臨床実習のための
画像診断入門

監修 奥村 明之進　土岐 祐一郎
編集 渡部 健二　和佐 勝史

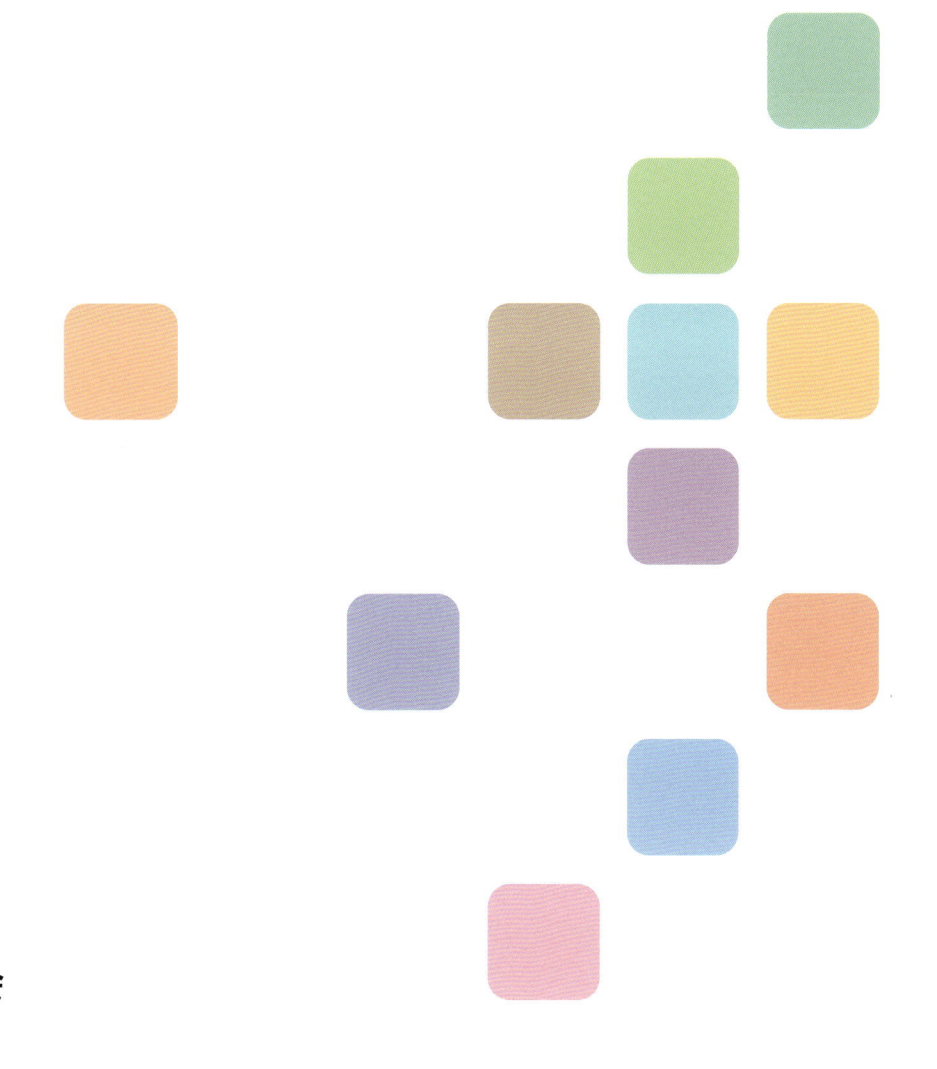

大阪大学出版会

序　文

　現代の臨床医療における技術革新は日進月歩であり、毎年の進歩には驚愕させられる。
　手術手技においては、内視鏡ビデオモニターの高画質化や３Ｄ画像化など画像技術の進歩に加えて、多種類の自動縫合器やenergy deviceが開発され、この10年間に内視鏡下の低侵襲手術が非常に大いに発展した。外科医療における将来像は、低侵襲かつ微細な手技を実現するロボット技術であろう。
　薬物治療においても、分子学的・遺伝子学的レベルでの病態解明により多大な進歩がもたらされている。特定の分子を標的とする低分子化合物やヒト型モノクローナルの開発は新たな方法論を生み出した。分子標的療法といわれるこれらの治療による臨床成績には驚くべきものがあり、難治性疾患の治療にも展望が開けてきた。そして、疾患の原因に即した個別化医療、いわゆるオーダーメイド医療により、治療方法は細分化している。
　放射線医療にも、３次元定位照射、IMRT、重粒子線治療など新たな技術革新があり、切除不能の悪性腫瘍やpoor risk患者の治療にも道が開けている。
　このような高度な治療を最大限に有効活用するには、的確な診断技術に基づく正確な診断が必須である。とりわけ、疾患の診断や進行度の評価において画像診断が果たす役割は極めて大きい。実際、画像診断技術においても、CT画像やMRI画像の細密化、３Ｄ画像化、PET-CTなどの機能的診断技術の開発などの革新が続いている。
　このようにますます高度化する臨床医療の現場において、治療の効果を最大限に引き出すには、病態の確実な把握が必須である。そのためには、疾患の特徴的な画像や内視鏡所見の理解が求められる。
　また、複雑化した治療を安全・確実に行っていくには、医師・看護師・薬剤師・放射線技師・検査技師などの職種が協力して医療にあたるチーム医療が重要であり、コメディカル・スタッフにも病態の理解が求められる。
　本書を編集するに当たり、医学生のための臨床医学への入門、医療現場に入った臨床研修医の知識の整理だけではなく、コメディカル・スタッフにも病態の理解の手助けになることを目的として編集した。医療現場におけるあらゆる職種の若い世代が、本書を通じて疾患を正しく理解し、的確に診療に携わり、将来の日本の医療を担うべく成長してくれることを大いに期待している。

前医学科教育センター長　呼吸器外科学教授　奥村　明之進
現医学科教育センター長　消化器外科学教授　土岐　祐一郎

執筆者一覧（執筆順）

大阪大学医学部附属病院

放射線科	本多 修、堀 雅敏
呼吸器内科	合屋 将[*1]、長友 泉、井上 幸治
呼吸器外科	新谷 康、奥村 明之進
循環器内科	南野 哲男、彦惣 俊吾、中岡 良和、奥山 裕司[*2]、坂田 泰史、坂田 泰彦[*2]、黒田 忠、角辻 暁[*2]、南都 伸介[*2]、山口 修
消化器内科	巽 智秀、宮崎 昌典、渡部 健二[*3]、西田 勉
老年高血圧内科	神出 計[*4]、杉本 研、小黒 亮輔
腎臓内科	川田 典孝[*5]、高畠 義嗣、猪阪 善隆
神経内科・脳卒中科	坂口 学[*6]
脳神経外科	中村 元
血液・腫瘍内科	柴山 浩彦

[*1] 大阪府立呼吸器・アレルギー医療センター、
[*2] 大阪大学大学院医学系研究科 先進心血管治療学寄付講座、[*3] 大阪大学医学部医学科教育センター、
[*4] 大阪大学大学院医学系研究科 保健学専攻 総合ヘルスプロモーション科学講座、
[*5] 大阪大学保健センター、[*6] 大阪大学医学部附属病院 脳卒中センター
（所属は初版刊行時のもの）

CONTENTS

序文 ………………………………………………………………… i
執筆者一覧 ………………………………………………………… ii

第1章　画像アトラス …………………………………………… 3
① 脳MRI横断像（T2強調像）……………………………………… 4
② 胸部CT横断像 …………………………………………………… 6
③ 腹部造影CT横断像 ……………………………………………… 12

第2章　胸部レントゲン写真の読影 …………………………… 19
解説 ………………………………………………………………… 38

第3章　呼吸器 …………………………………………………… 45
① 正常CT画像 ……………………………………………………… 46
② 肺癌 ……………………………………………………………… 49
③ 縦隔腫瘍 ………………………………………………………… 55
④ 肺移植 …………………………………………………………… 62
⑤ 悪性中皮腫 ……………………………………………………… 64
⑥ 気胸 ……………………………………………………………… 65
⑦ びまん性肺疾患 ………………………………………………… 66
⑧ その他 …………………………………………………………… 72
Answer・解説 ……………………………………………………… 75

第4章　循環器内科 ……………………………………………… 85
① 胸部単純X線 …………………………………………………… 86
② 心電図 …………………………………………………………… 88
③ 心臓超音波法 …………………………………………………… 97
④ 心筋シンチグラフィー ………………………………………… 105
⑤ 冠動脈造影 ……………………………………………………… 107
⑥ 心臓CT …………………………………………………………… 112
⑦ 症例 ……………………………………………………………… 115
Answer・解説 ……………………………………………………… 117

第5章　消化器・肝臓 …………………………………………… 119
① はじめに ………………………………………………………… 120
② 解剖 ……………………………………………………………… 121
③ エコー …………………………………………………………… 122
④ CT／MRI ………………………………………………………… 123
⑤ 血管造影 ………………………………………………………… 128
⑥ 腹腔鏡・FDG-PET ……………………………………………… 129
⑦ 症例 ……………………………………………………………… 130
Answer ……………………………………………………………… 133

第6章　消化器・消化管 …………………………… 135
① 胃癌 ……………………………………………… 138
② 食道癌 …………………………………………… 141
③ 膵臓癌 …………………………………………… 143
④ 大腸ポリープ …………………………………… 146
⑤ 大腸癌 …………………………………………… 147
Answer ……………………………………………… 148

第7章　老年・高血圧内科 ………………………… 153
① 腎血管性高血圧（RVHT）……………………… 154
② 原発性アルドステロン症 ……………………… 159
③ 認知症 …………………………………………… 161
Answer・解説 ……………………………………… 164

第8章　腎臓内科 …………………………………… 167
腎超音波検査・腎血流ドプラ・造影CT ………… 168
Answer ……………………………………………… 174

第9章　脳卒中 ……………………………………… 175
① MRI / CT 編 …………………………………… 176
② 超音波検査編 …………………………………… 190
③ 脳循環代謝編 …………………………………… 196
Answer・解説 ……………………………………… 200

第10章　頭蓋内出血 ………………………………… 209
① 正常解剖について ……………………………… 210
② 脳神経外科診療で用いられる各種画像検査について … 212
③ Q&A ……………………………………………… 216
Answer・解説 ……………………………………… 219

第11章　血液 ………………………………………… 221
① 正常血液細胞 …………………………………… 222
② 急性白血病の分類 ……………………………… 225
③ 急性白血病細胞 ………………………………… 228
④ リンパ球系腫瘍の分類 ………………………… 231
⑤ リンパ系腫瘍細胞 ……………………………… 232

第1章

画像アトラス

❶ 脳MRI 横断像（T2強調像）

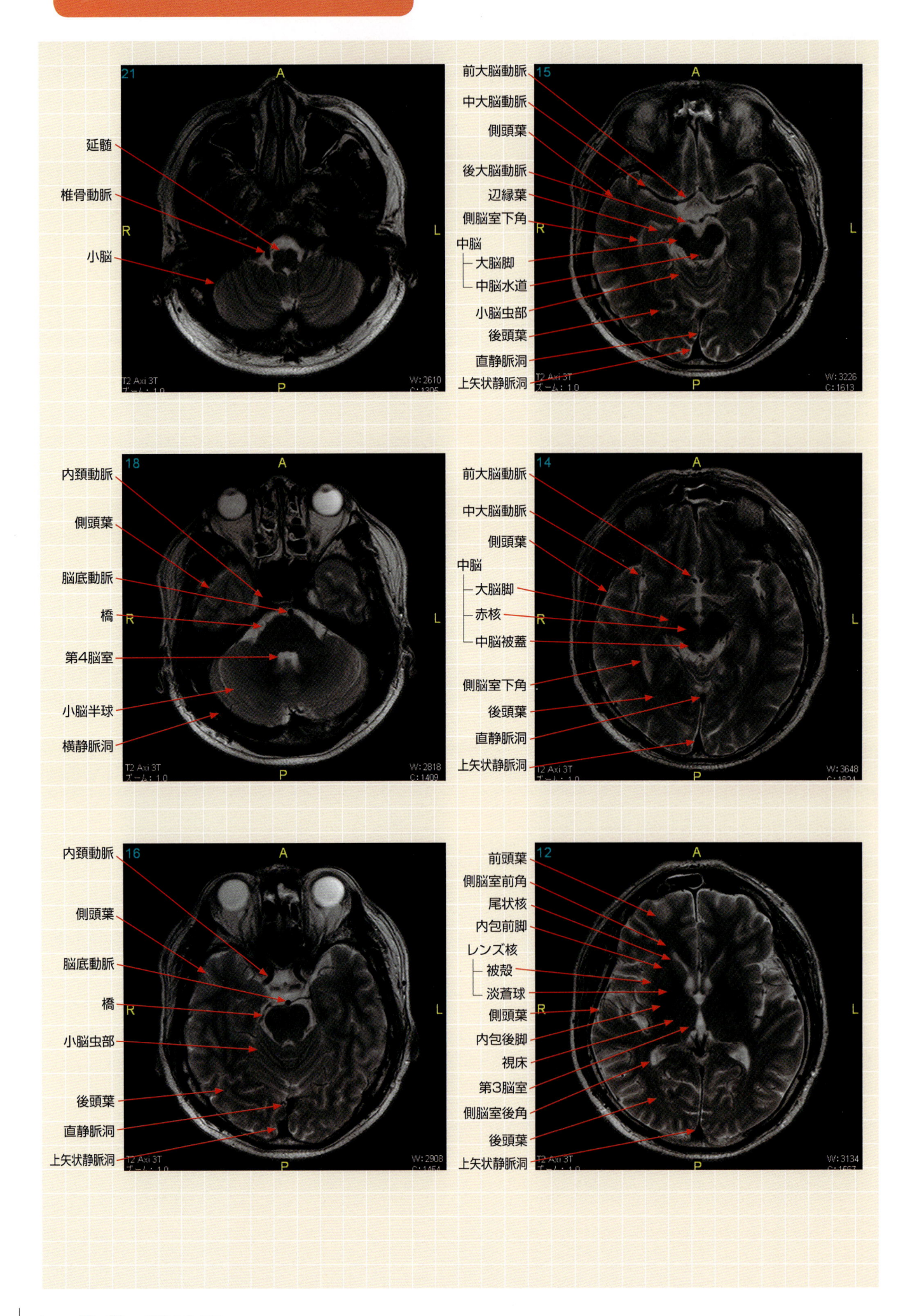

画像21
- 延髄
- 椎骨動脈
- 小脳

画像15
- 前大脳動脈
- 中大脳動脈
- 側頭葉
- 後大脳動脈
- 辺縁葉
- 側脳室下角
- 中脳
  - 大脳脚
  - 中脳水道
- 小脳虫部
- 後頭葉
- 直静脈洞
- 上矢状静脈洞

画像18
- 内頸動脈
- 側頭葉
- 脳底動脈
- 橋
- 第4脳室
- 小脳半球
- 横静脈洞

画像14
- 前大脳動脈
- 中大脳動脈
- 側頭葉
- 中脳
  - 大脳脚
  - 赤核
  - 中脳被蓋
- 側脳室下角
- 後頭葉
- 直静脈洞
- 上矢状静脈洞

画像16
- 内頸動脈
- 側頭葉
- 脳底動脈
- 橋
- 小脳虫部
- 後頭葉
- 直静脈洞
- 上矢状静脈洞

画像12
- 前頭葉
- 側脳室前角
- 尾状核
- 内包前脚
- レンズ核
  - 被殻
  - 淡蒼球
- 側頭葉
- 内包後脚
- 視床
- 第3脳室
- 側脳室後角
- 後頭葉
- 上矢状静脈洞

第1章　画像アトラス

❶ 脳MRI横断像（T2強調像）

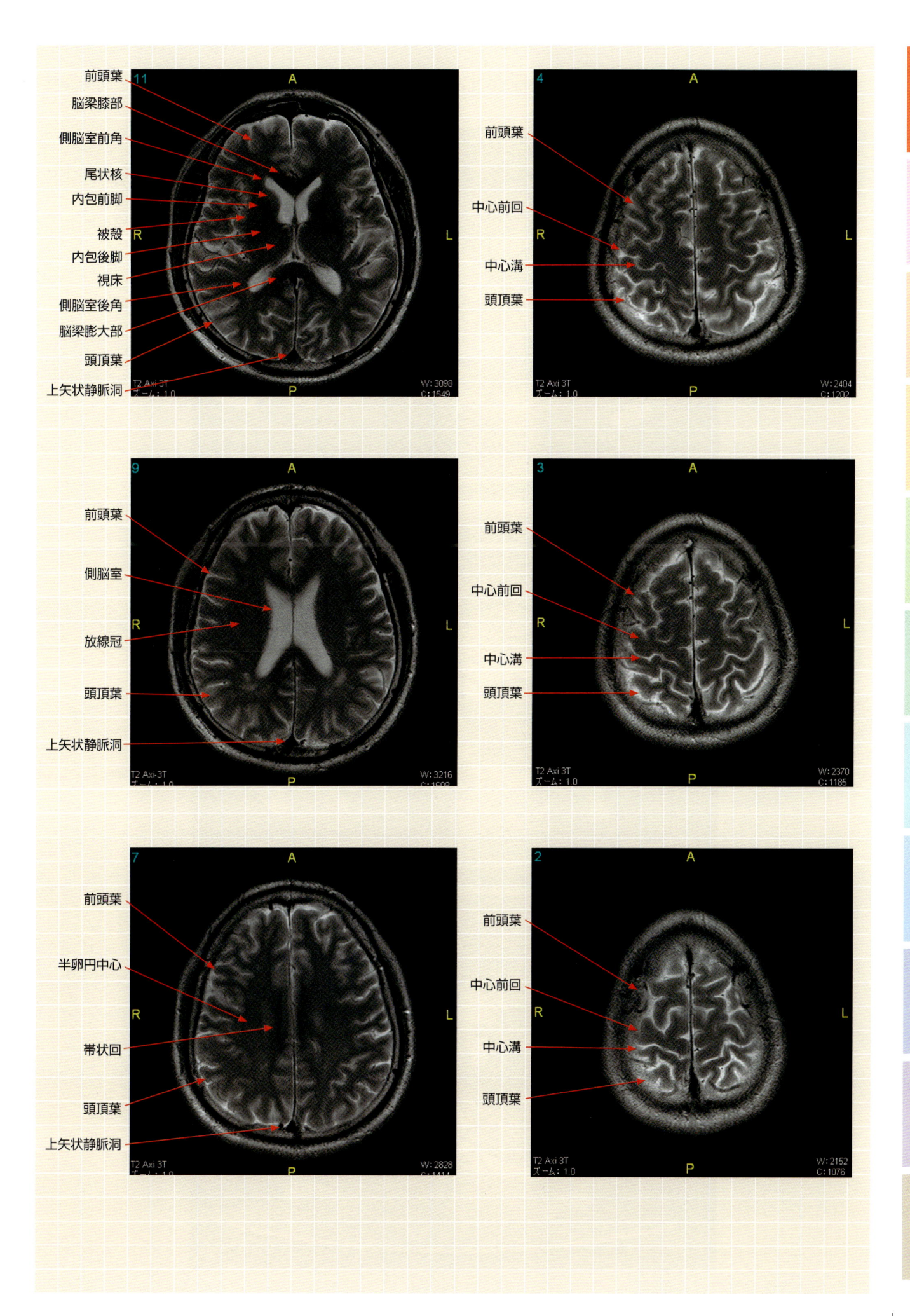

❷ 胸部CT横断像

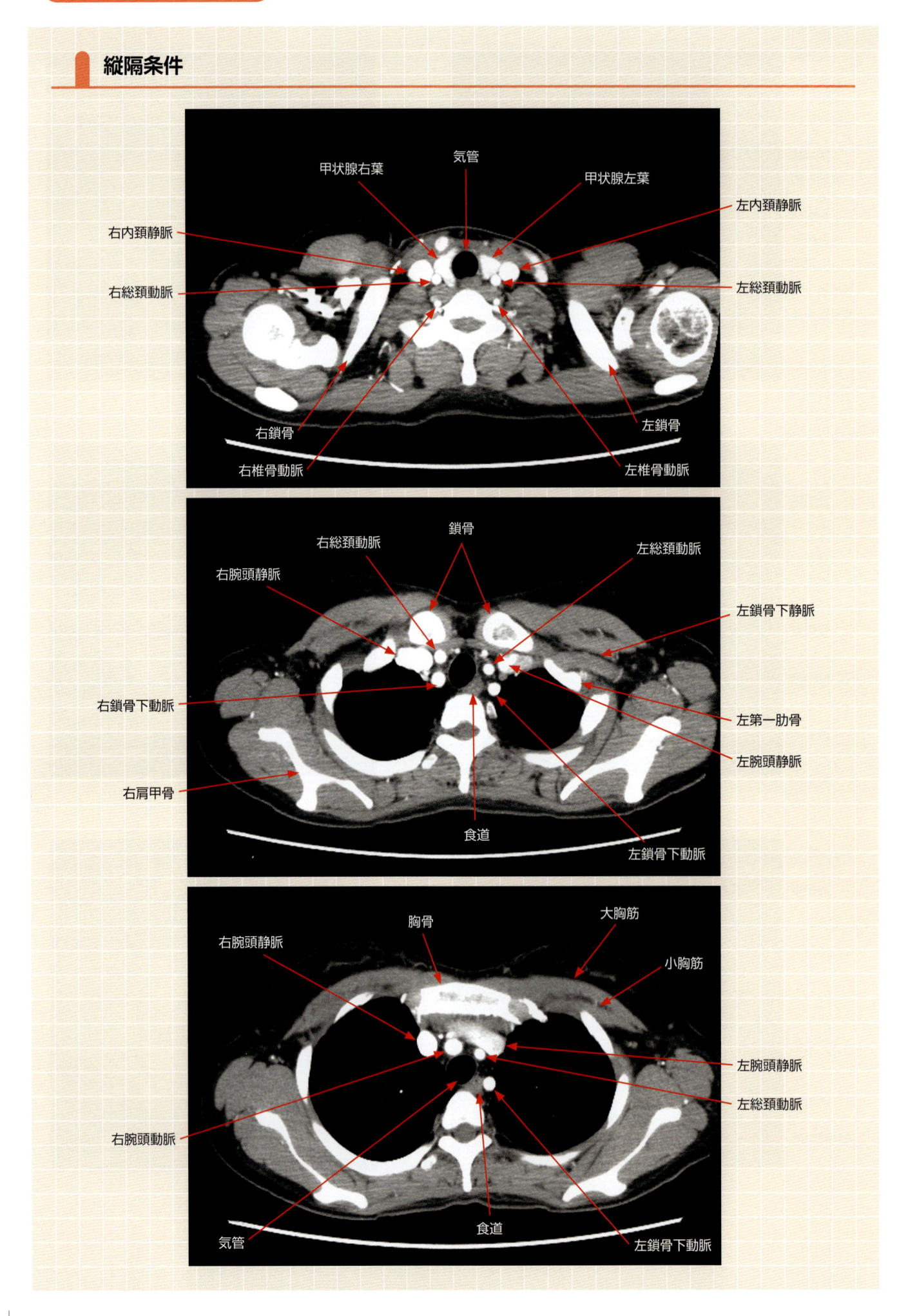

縦隔条件

❷ 胸部 CT 横断像

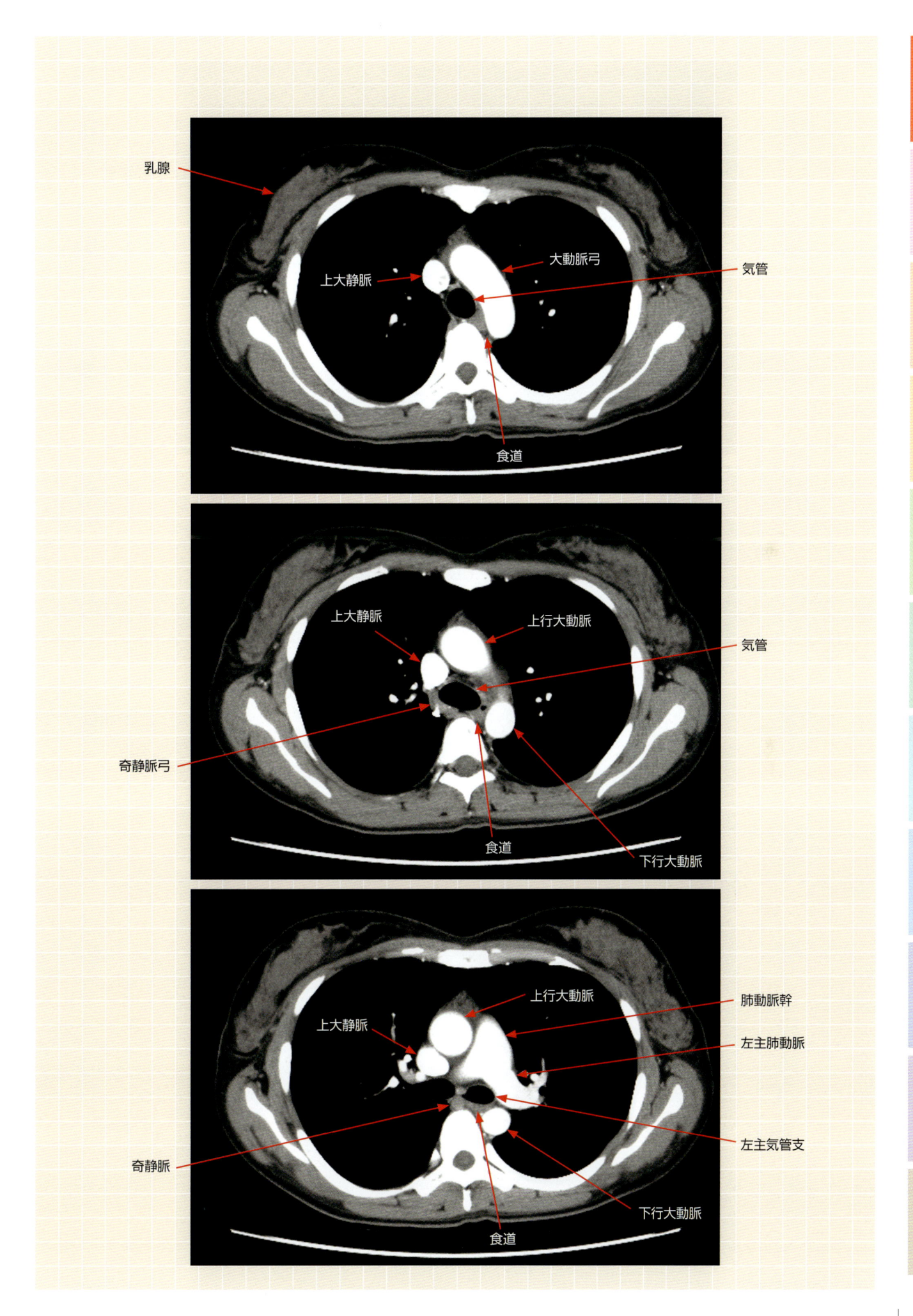

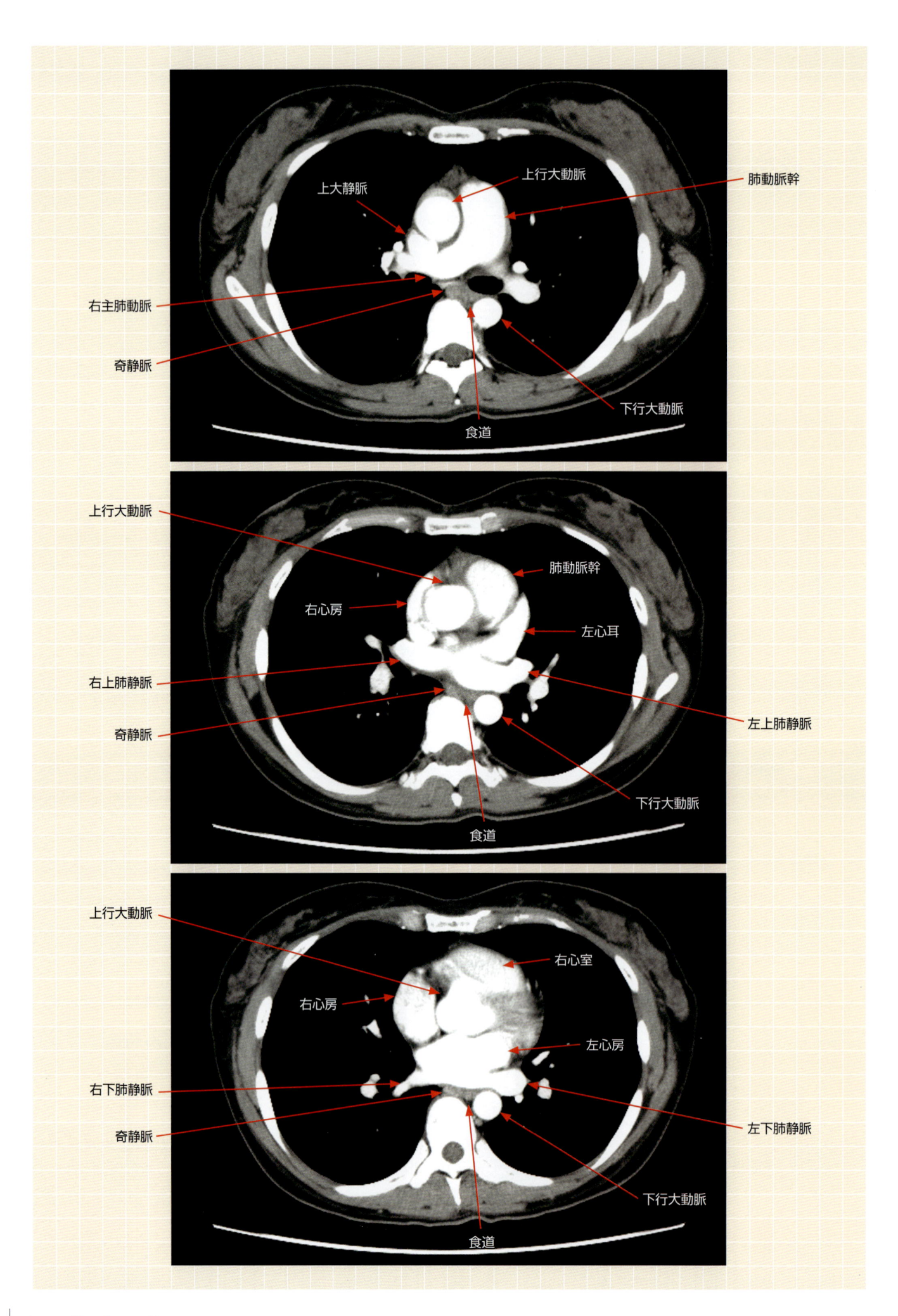

画像1（上段）
- 上大静脈
- 上行大動脈
- 肺動脈幹
- 右主肺動脈
- 奇静脈
- 食道
- 下行大動脈

画像2（中段）
- 上行大動脈
- 肺動脈幹
- 右心房
- 左心耳
- 右上肺静脈
- 左上肺静脈
- 奇静脈
- 下行大動脈
- 食道

画像3（下段）
- 上行大動脈
- 右心室
- 右心房
- 左心房
- 右下肺静脈
- 左下肺静脈
- 奇静脈
- 下行大動脈
- 食道

第1章　画像アトラス

右心室
右心房
心室中隔
左心室
左心房
下行大動脈
食道

肺野条件

右大葉間裂
左大葉間裂
気管

右大葉間裂
左大葉間裂
気管分岐部

❷ 胸部CT横断像

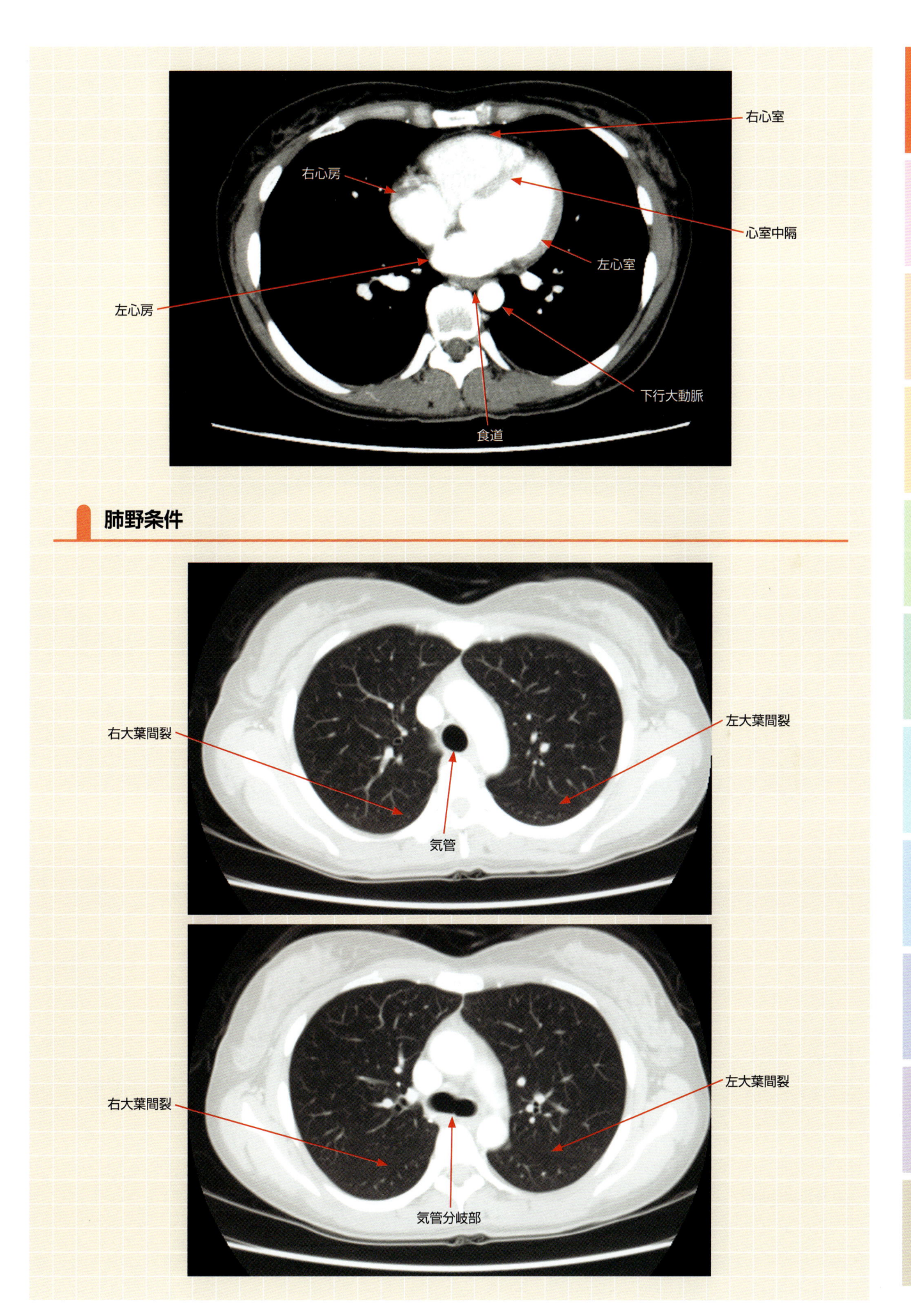

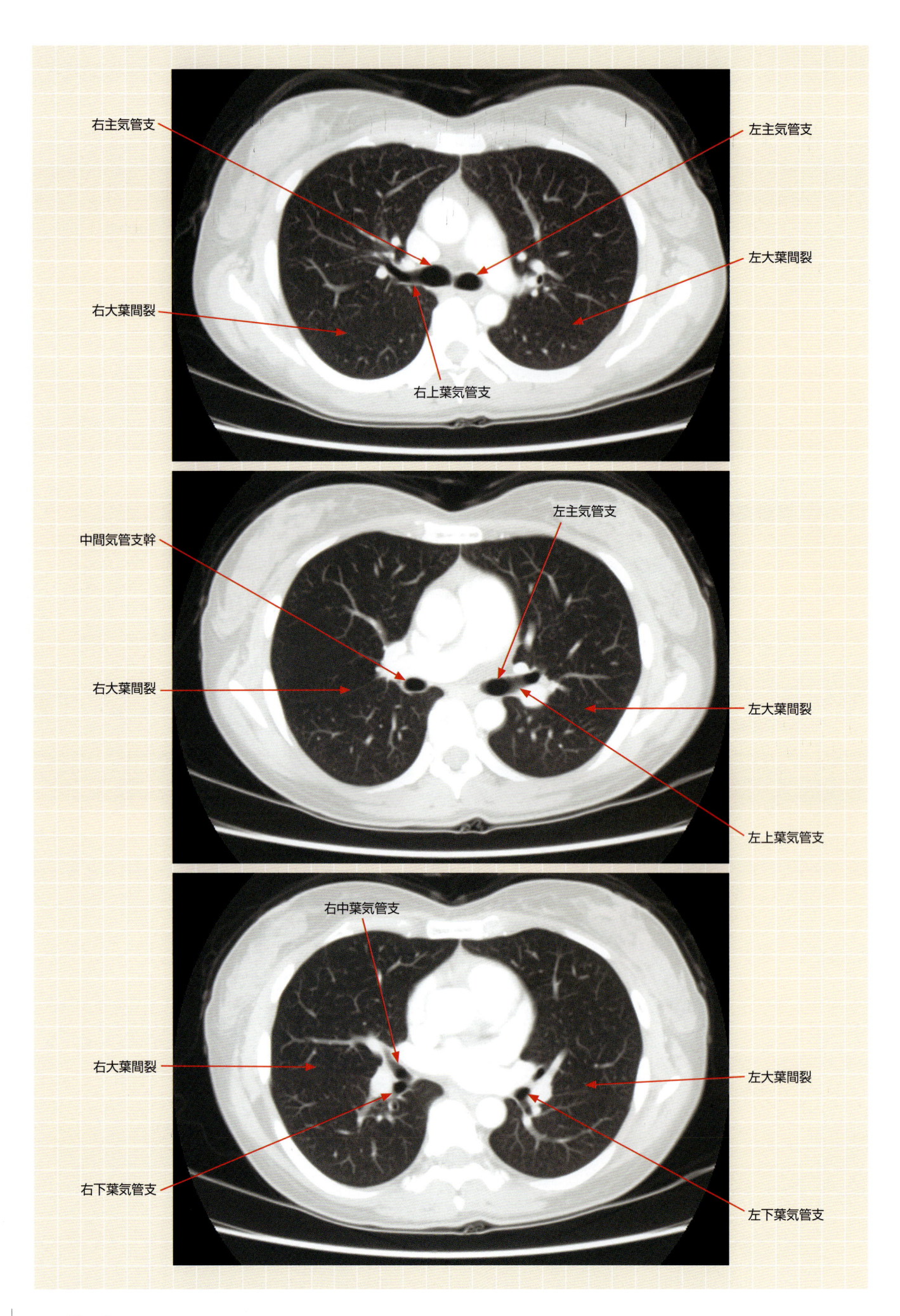

右主気管支 / 左主気管支
左大葉間裂
右大葉間裂
右上葉気管支

中間気管支幹 / 左主気管支
右大葉間裂 / 左大葉間裂
左上葉気管支

右中葉気管支
右大葉間裂 / 左大葉間裂
右下葉気管支 / 左下葉気管支

肺高分解能 CT 正常画像

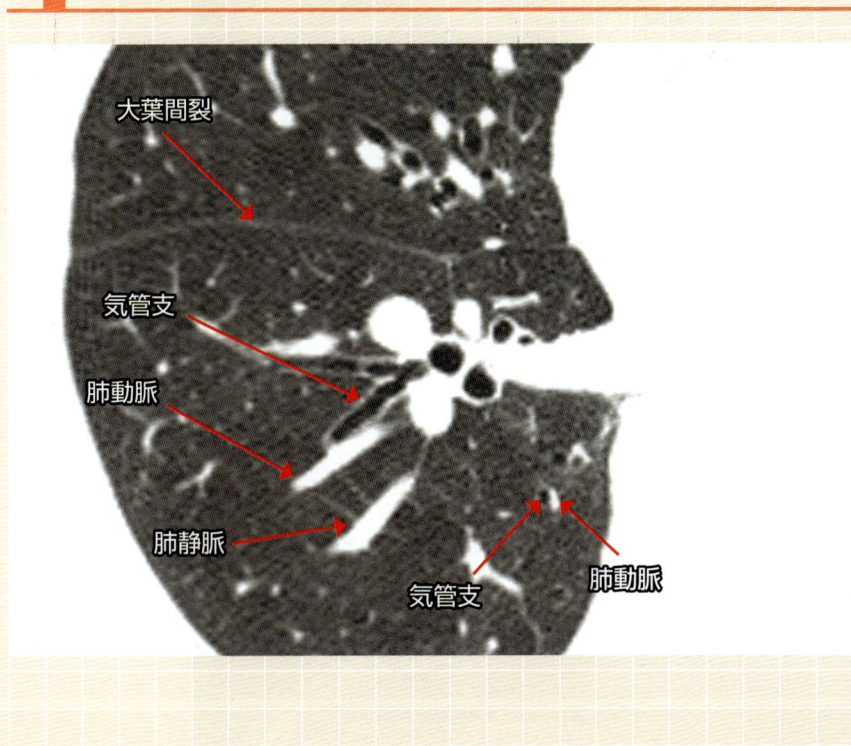

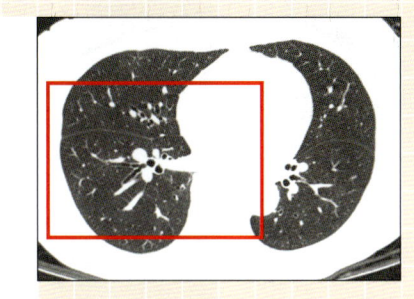

- 大葉間裂
- 気管支
- 肺動脈
- 肺静脈
- 気管支
- 肺動脈

・肺動脈と気管支は伴走する
・肺動脈と気管支はほぼ同径

❷ 胸部 CT 横断像

❸ 腹部造影 CT 横断像

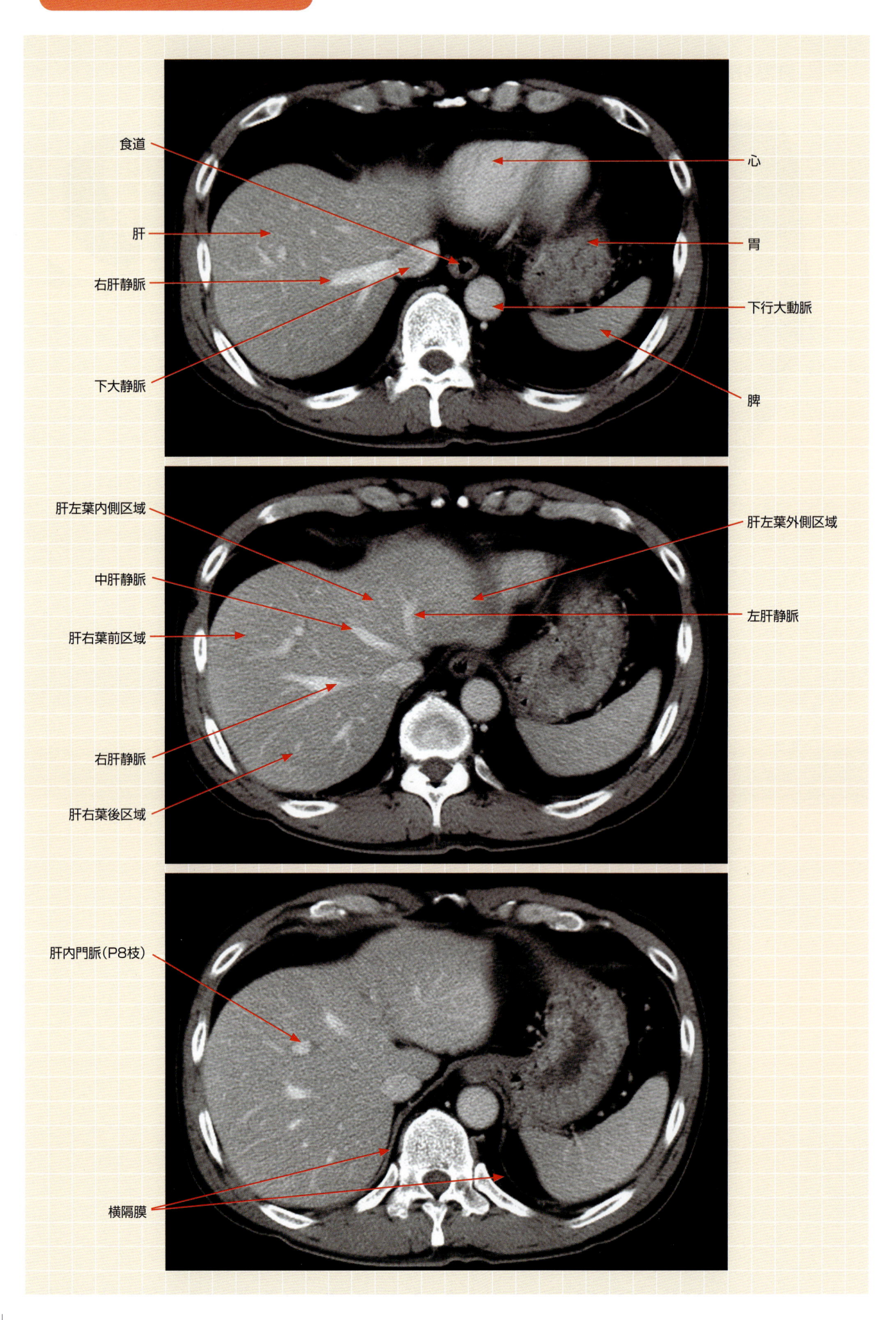

画像1（上）ラベル:
- 食道
- 肝
- 右肝静脈
- 下大静脈
- 心
- 胃
- 下行大動脈
- 脾

画像2（中）ラベル:
- 肝左葉内側区域
- 中肝静脈
- 肝右葉前区域
- 右肝静脈
- 肝右葉後区域
- 肝左葉外側区域
- 左肝静脈

画像3（下）ラベル:
- 肝内門脈（P8枝）
- 横隔膜

❸ 腹部造影CT横断像

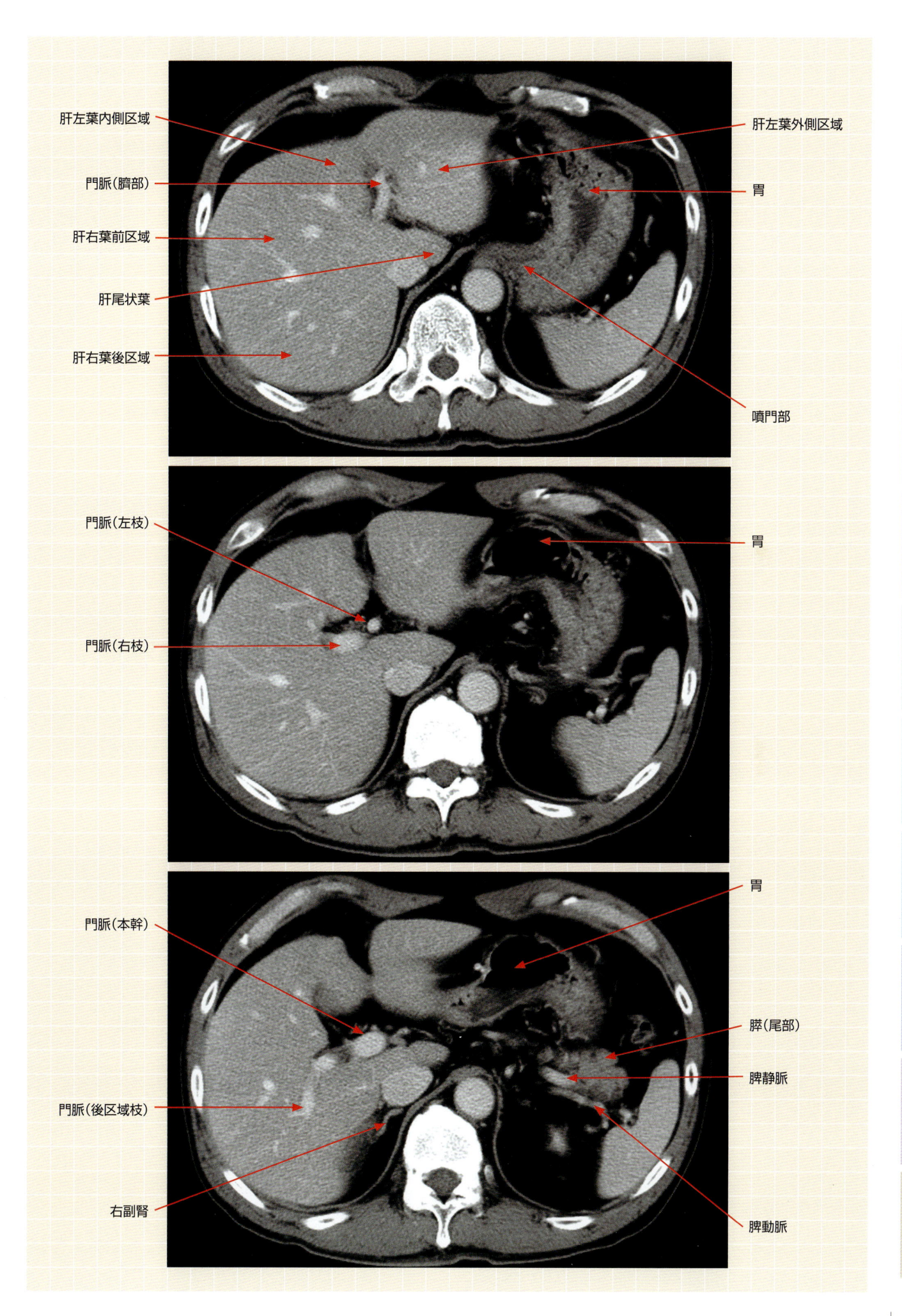

胆嚢
門脈(本幹)
右副腎
右腎

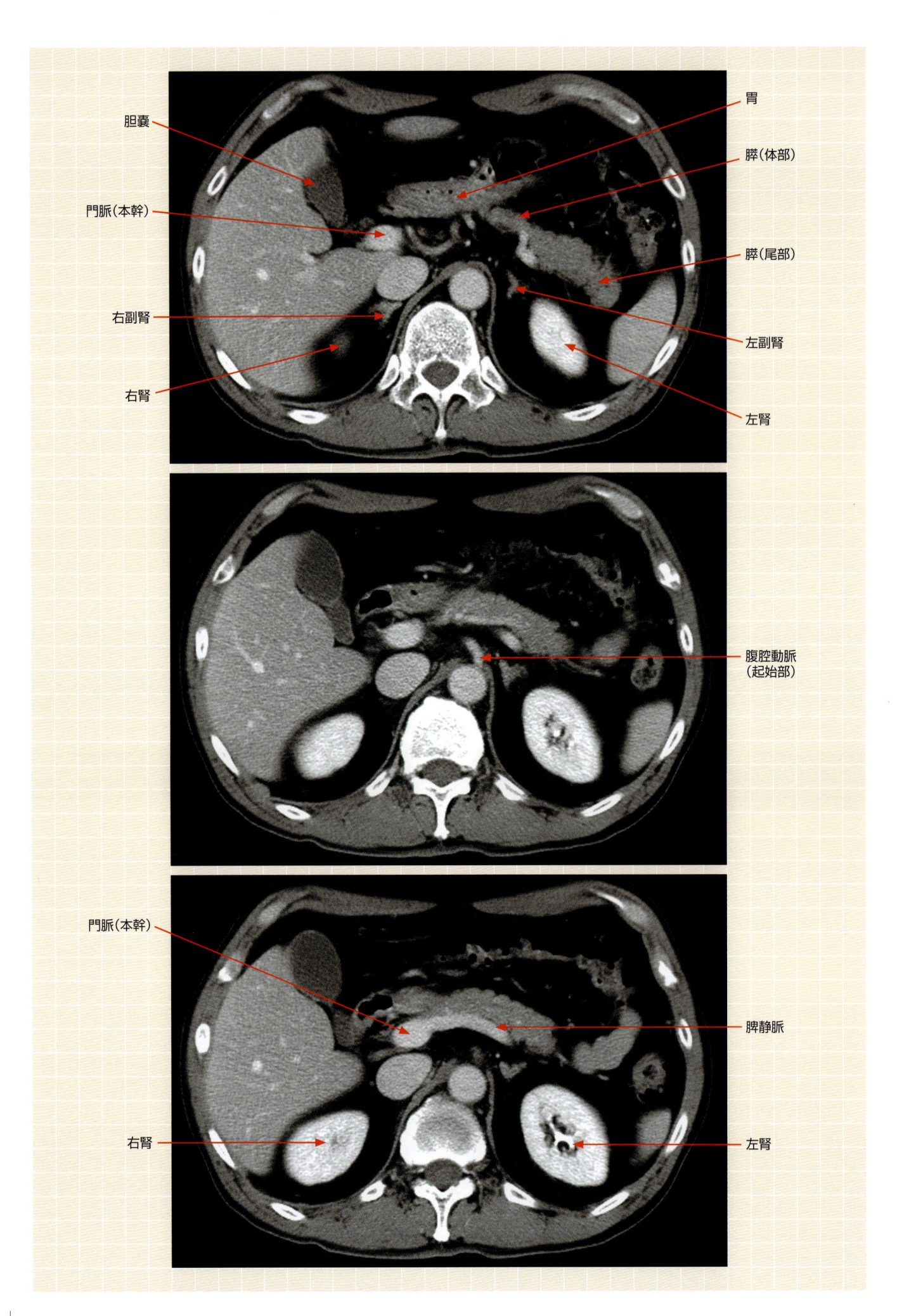

胃
膵(体部)
膵(尾部)
左副腎
左腎

腹腔動脈(起始部)

門脈(本幹)
右腎

脾静脈
左腎

14　第1章　画像アトラス

❸ 腹部造影CT横断像

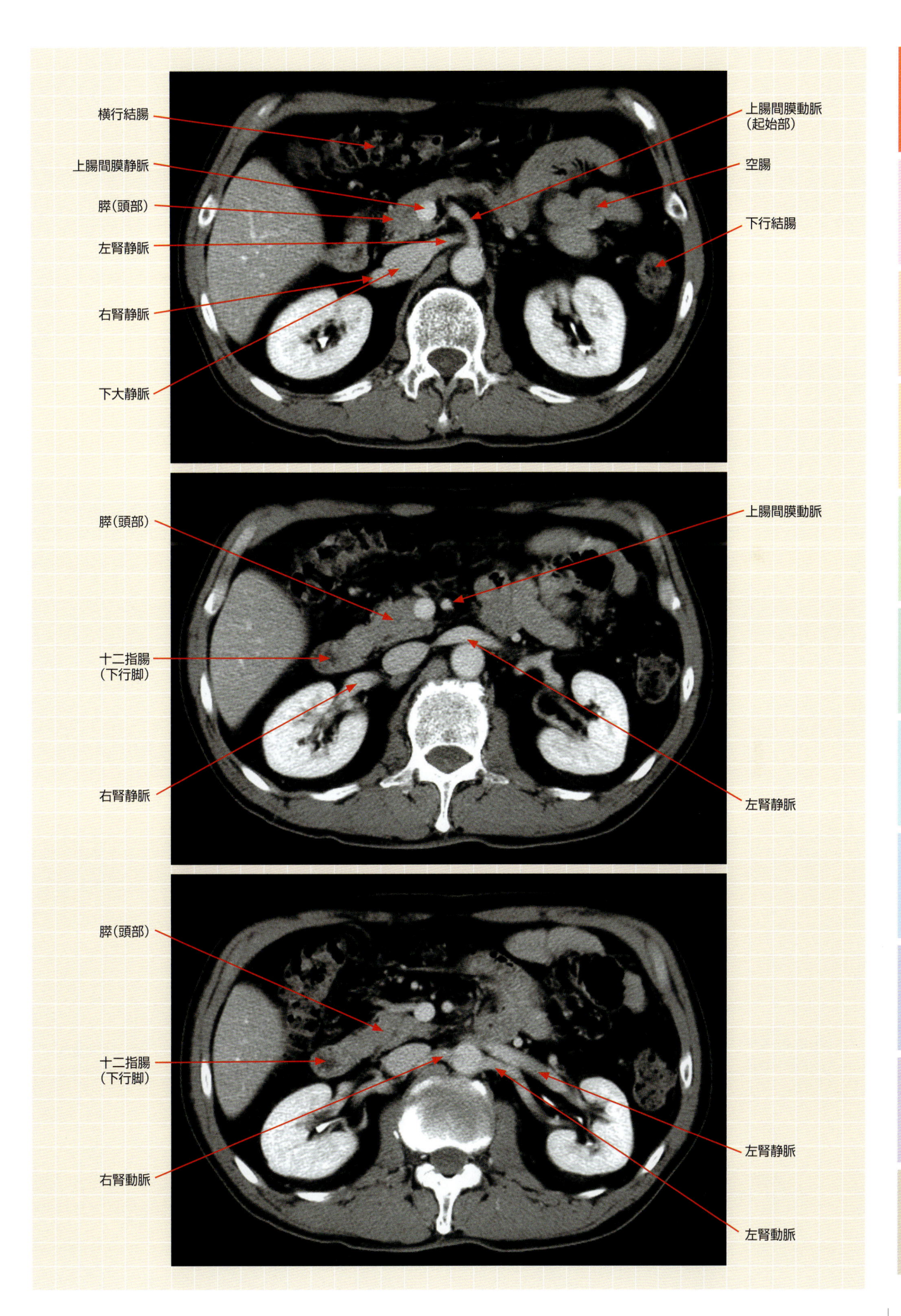

結腸
（肝弯曲部）

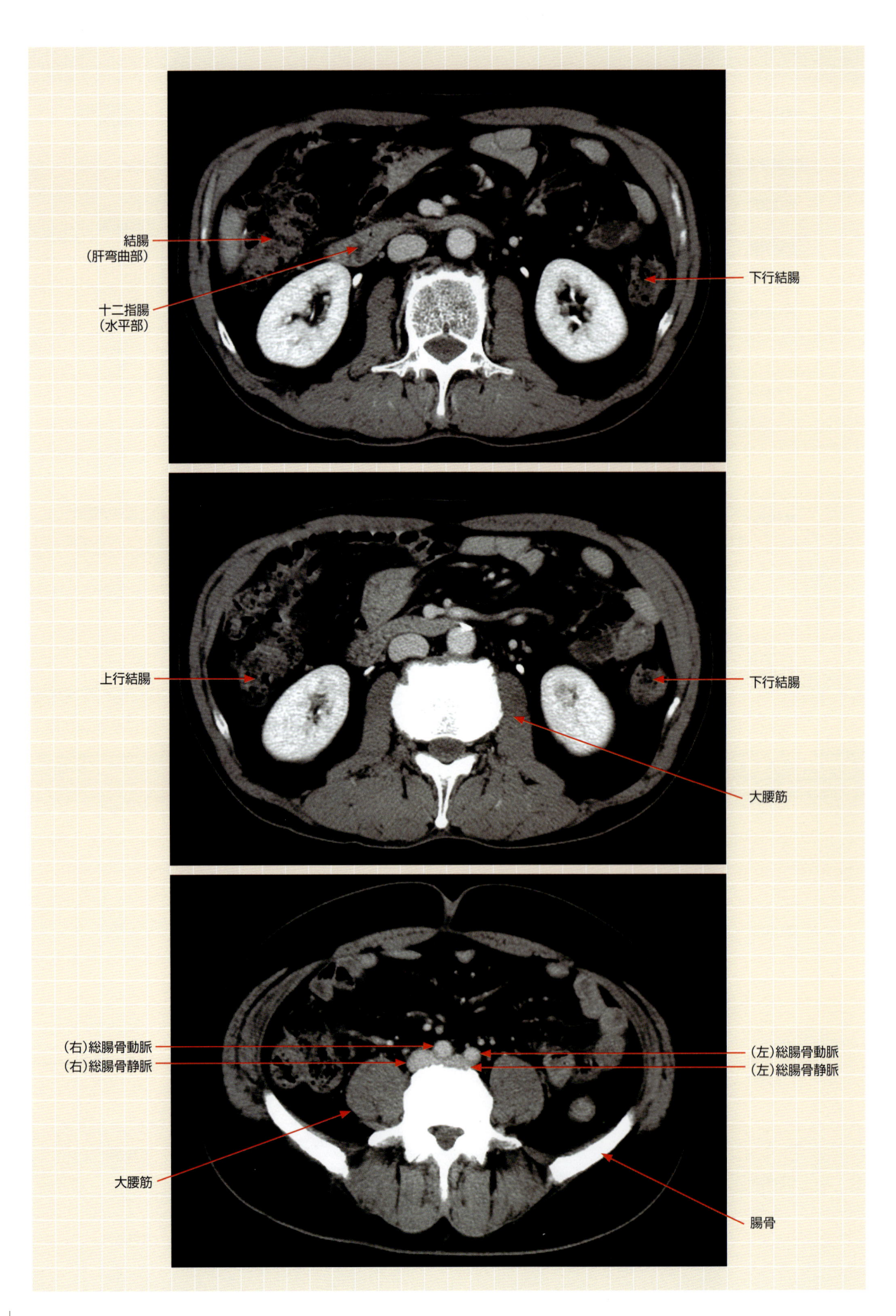

十二指腸
（水平部）

下行結腸

上行結腸

下行結腸

大腰筋

（右）総腸骨動脈
（右）総腸骨静脈

（左）総腸骨動脈
（左）総腸骨静脈

大腰筋

腸骨

男性骨盤

❸ 腹部造影CT横断像

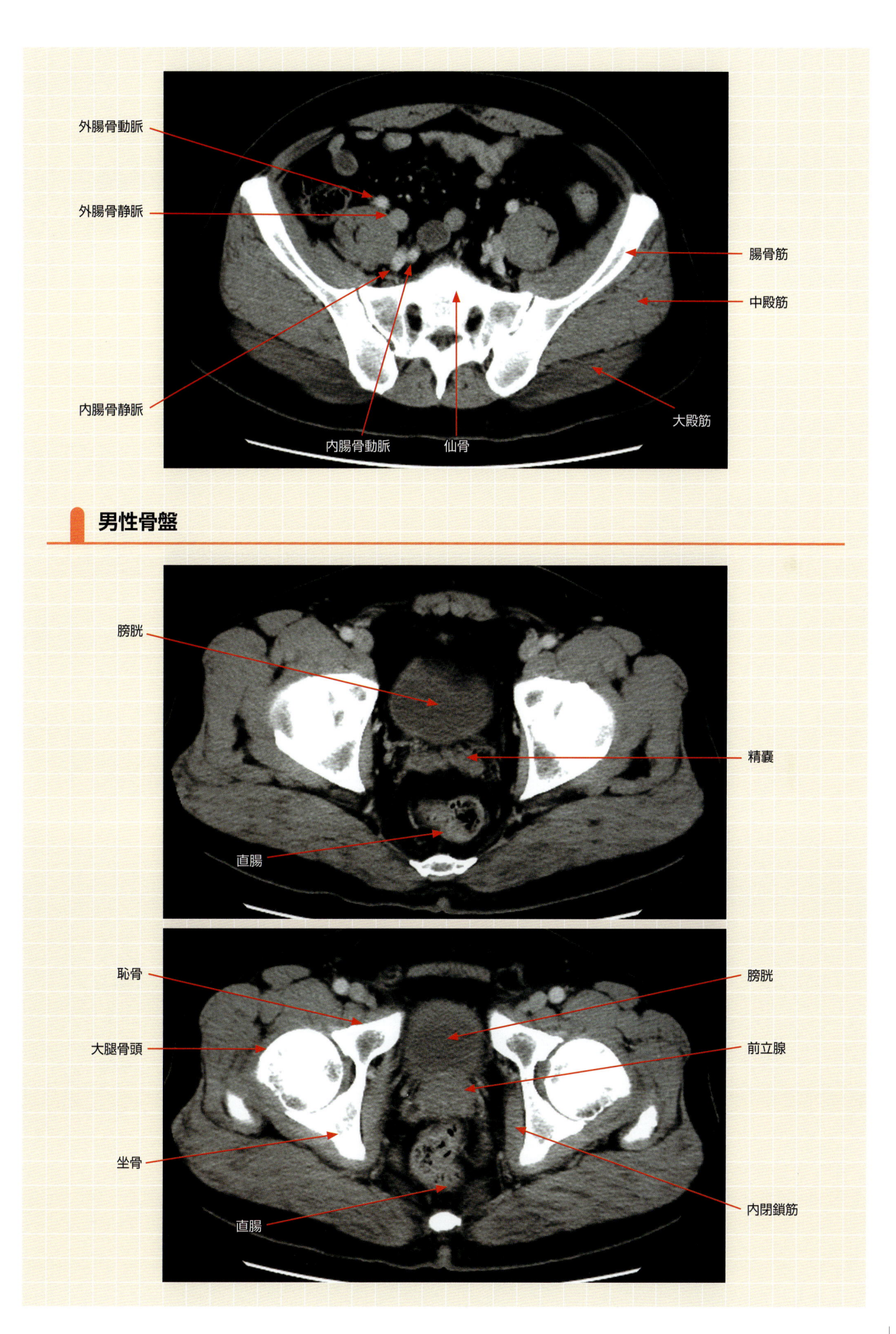

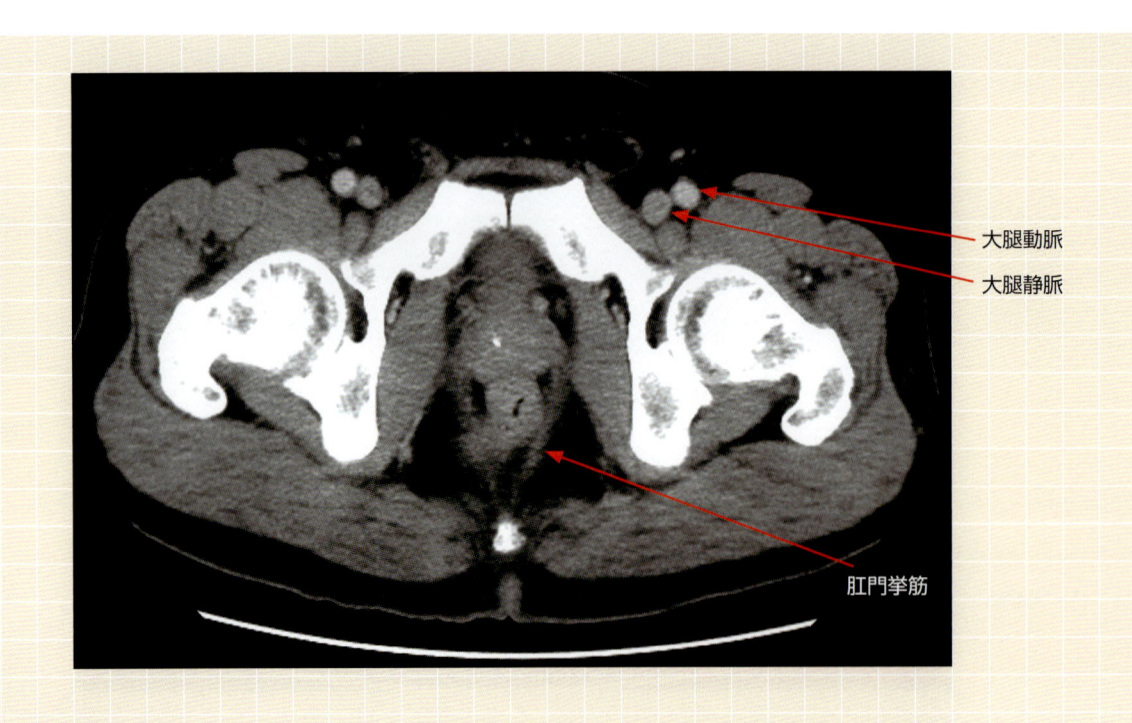

女性骨盤

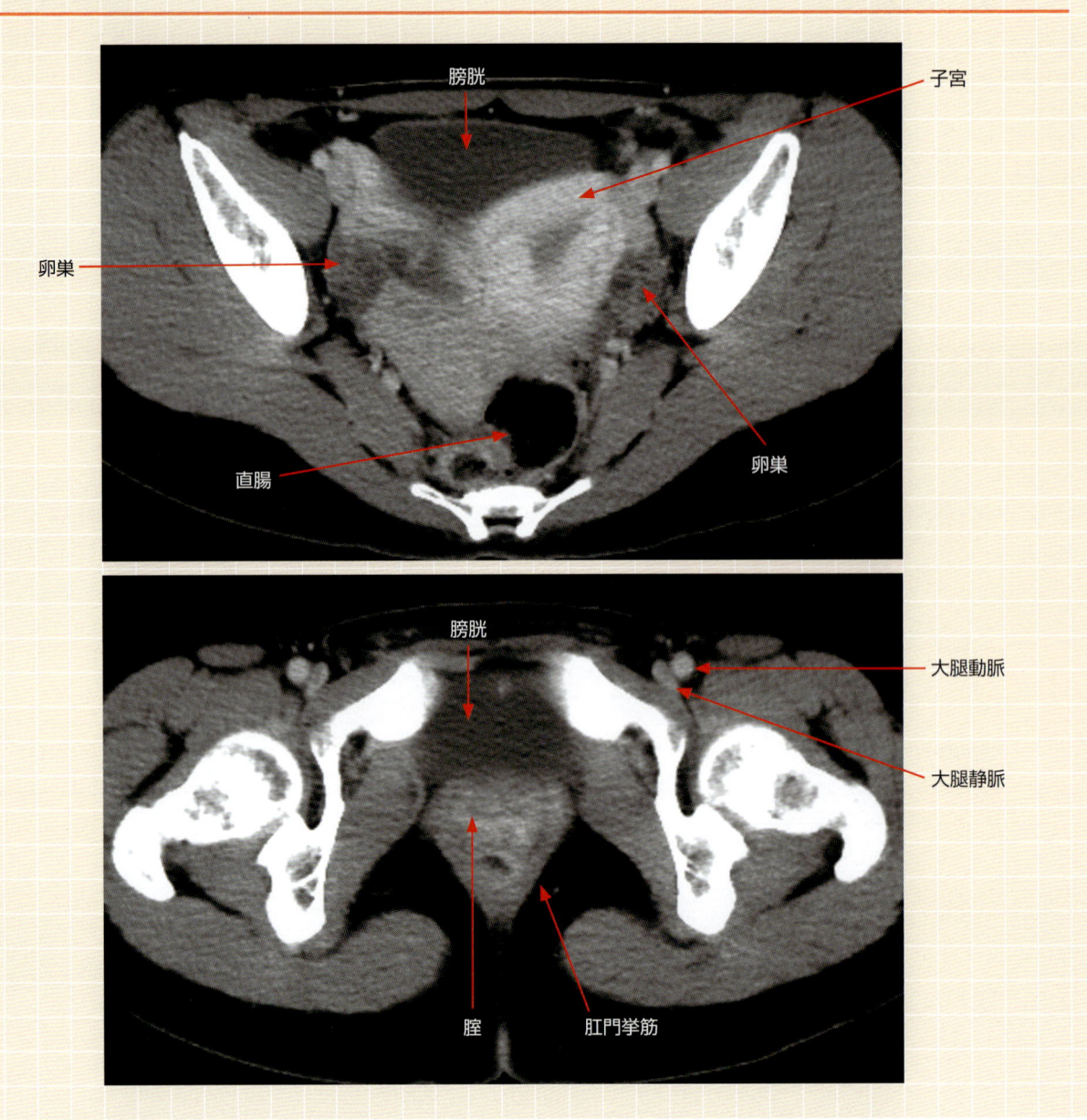

第2章

胸部レントゲン写真の読影

■ 胸部X線像の基本濃度

X線像：白い（X線があまり透過しない）
- Bone density ：骨
- Water density：筋肉、血液、胸水など（X線の減弱度がほぼ水に等しいもの）
- Fat density ：皮下脂肪、縦隔の脂肪
- Air density ：気道や肺の空気

X線像：黒い（X線がよく透過する）

■ 気管・気管支の解剖および肺動脈系との位置関係

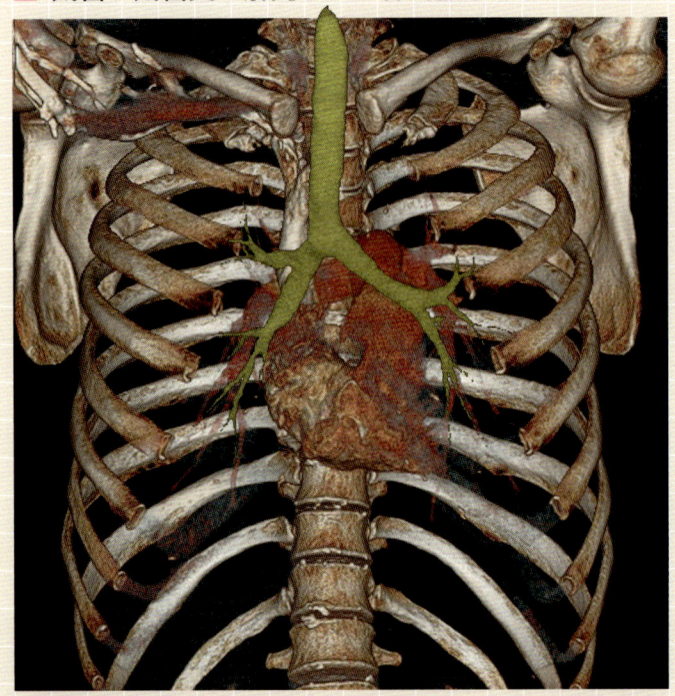

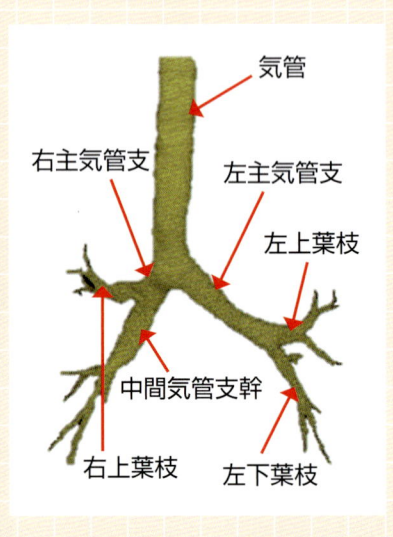

左肺門影は右肺門影よりも高い位置

気管
右主気管支
左主気管支
左上葉枝
中間気管支幹
右上葉枝
左下葉枝

■ 気管気管支の分岐角

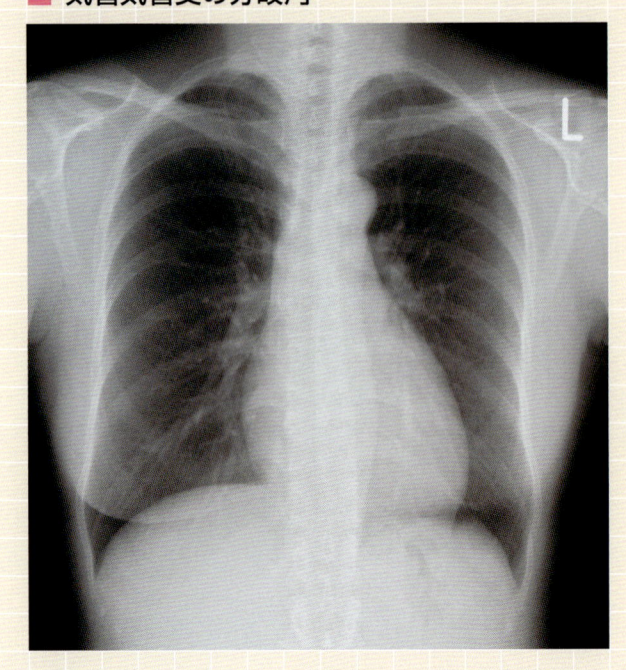

90°を超えると異常を考慮する
- 気管分岐下の腫瘤
- 左心房拡大
- 肺容積減少に伴った気管支偏位

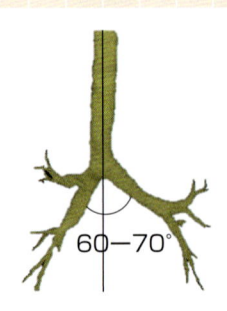

60–70°

小葉間裂
➡解説1（p.38）を参照

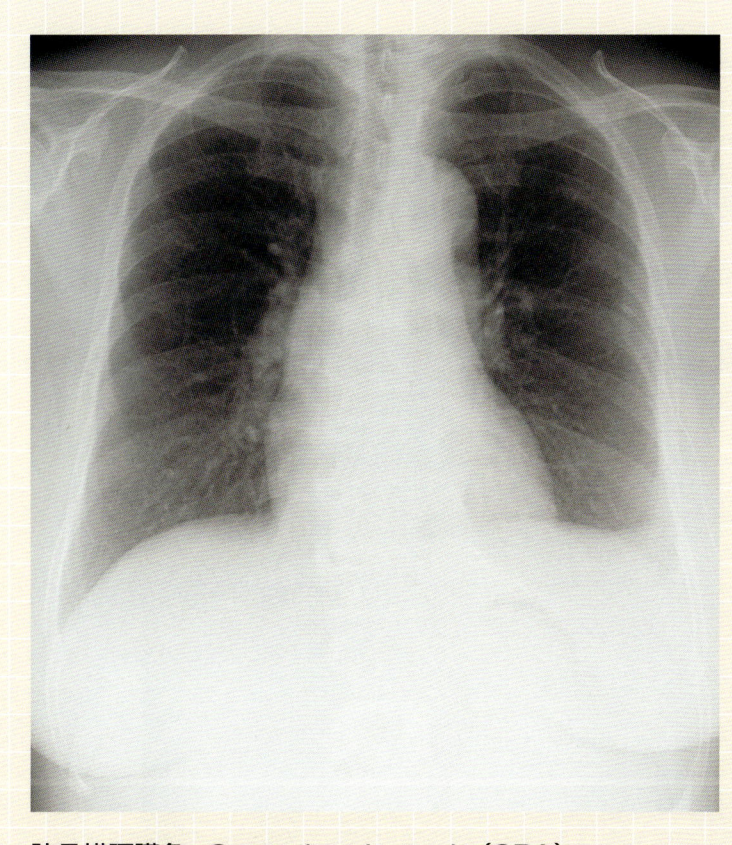

肋骨横隔膜角：Costophrenic angle（CPA）
➡解説2（p.38）を参照

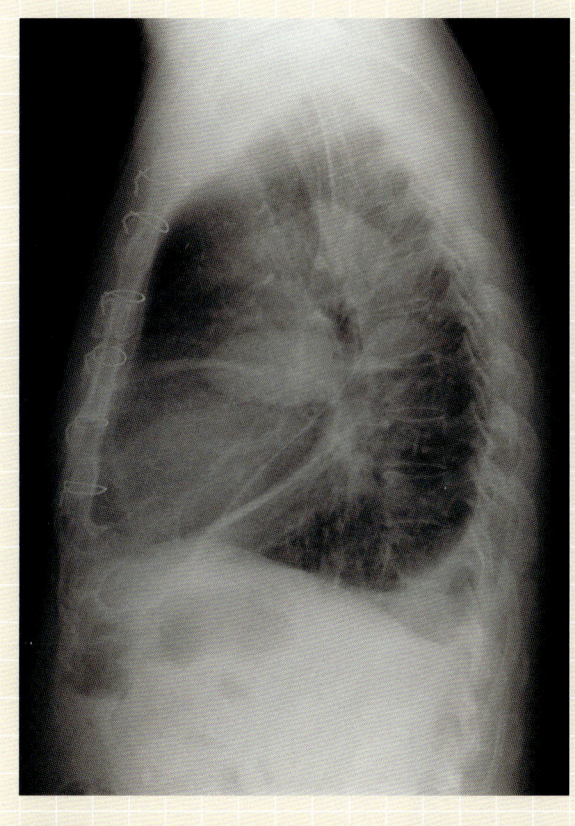

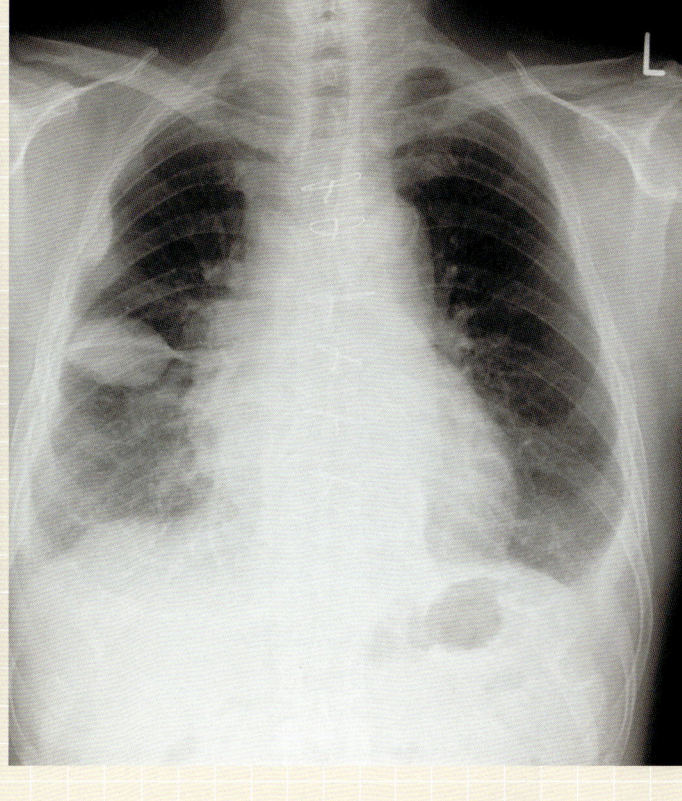

葉間胸水

■ **胸部単純写真の読影前にチェックすること**
1．主訴・年齢・性別の確認
2．体位（立位か、臥位か）の確認
　　臥位では肩甲骨内側縁が中枢側に偏位　第1・第2肋骨交差点を結んだ上方に肺尖部
3．正面性（胸椎棘突起の正中性・左右鎖骨胸骨端の椎体側縁からの距離）
4．深吸気の確認
5．撮影範囲の確認（肺野がすべて含まれているか）

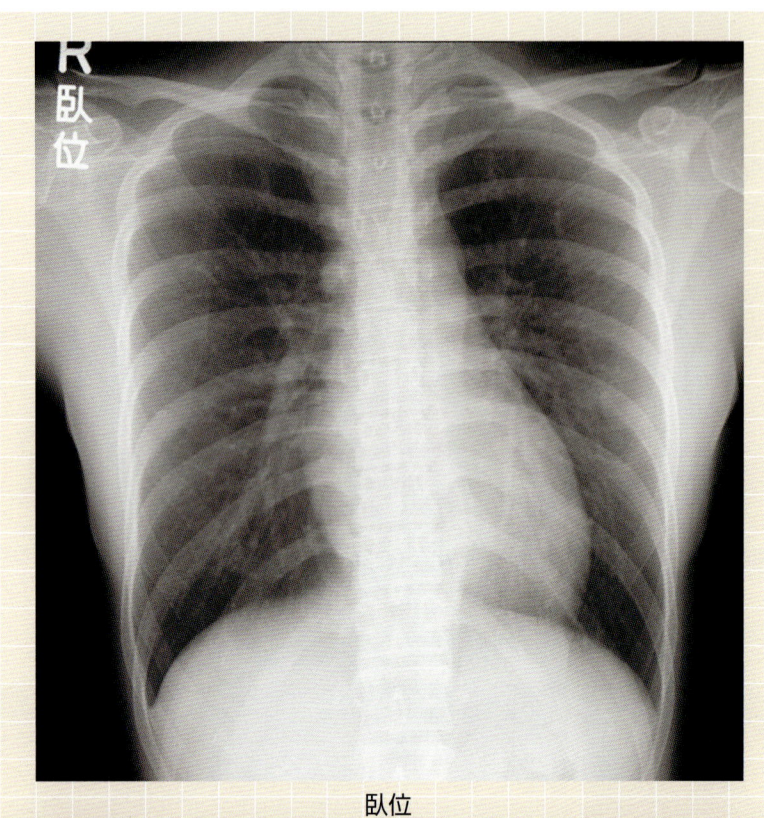

臥位

臥位撮影
➡ 解説3（p.38）を参照

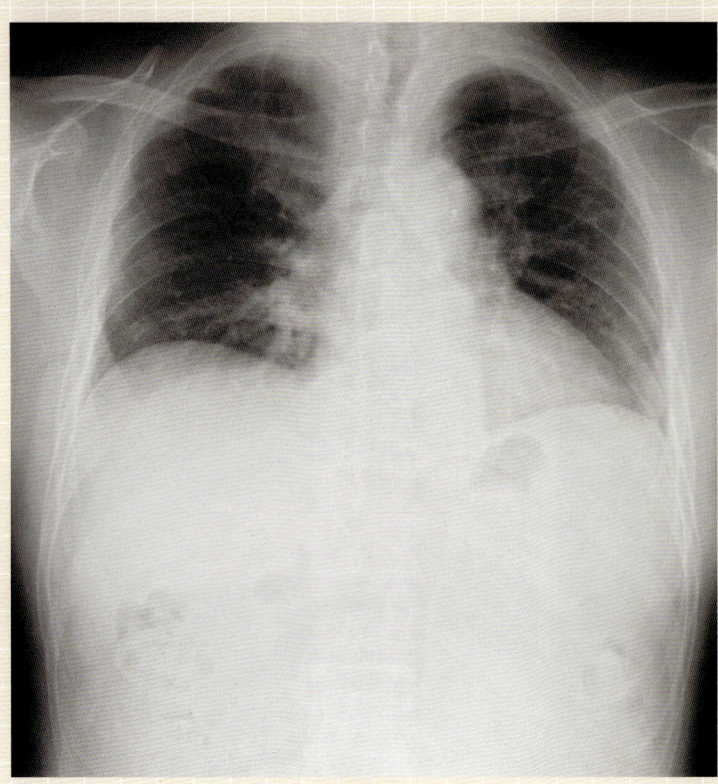

呼気

呼気撮影
➡ 解説4（p.38）を参照

横隔膜
➡解説5（p.39）を参照

吸気

呼気

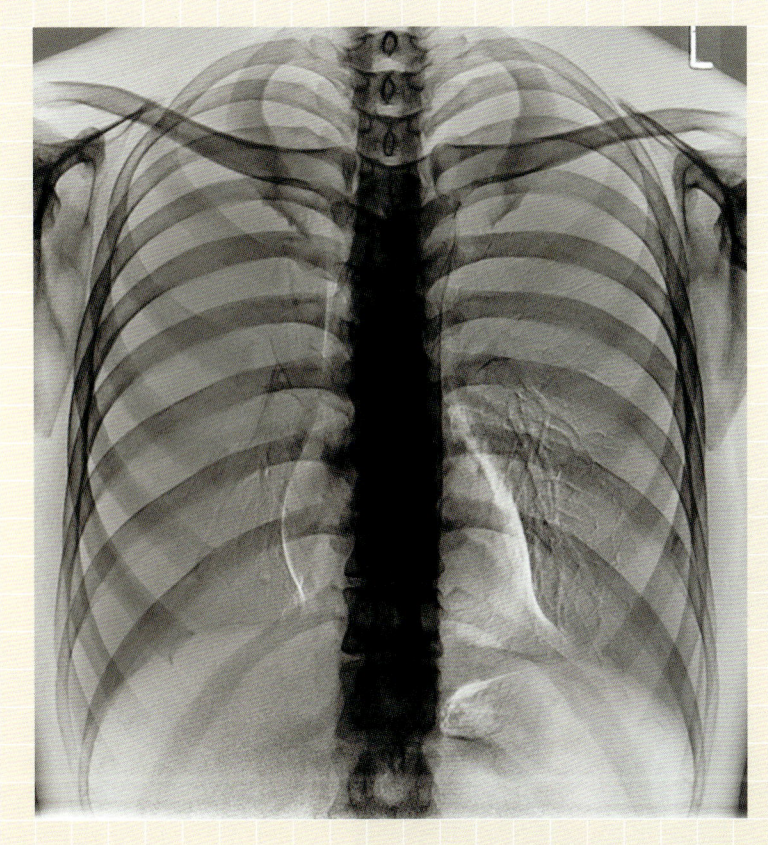

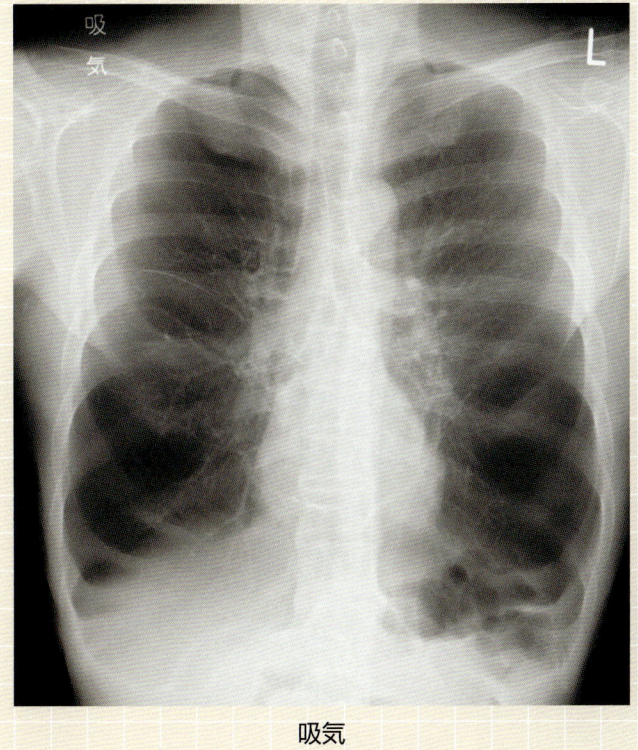

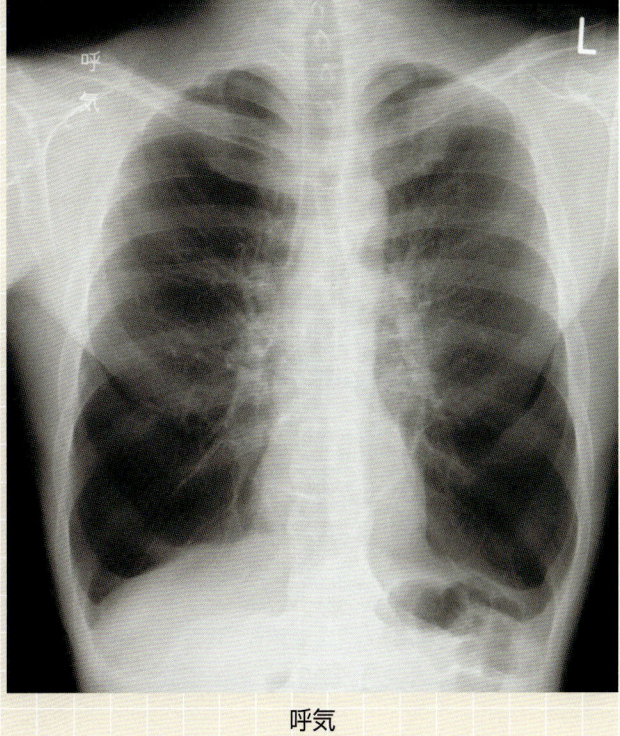

肺気腫
➡解説6（p.39）を参照

■ 胸部単純写真の読影すべきもの

| 肺野
肺門
縦隔
横隔膜
骨
軟部組織
腹部 |

- 最初に左右対称性をみよ
- 異常陰影を見つけたら細かく解析せよ
- 正常構造の偏位・消失を探せ
- ひとつの異常を見つけたらもう一つ探せ

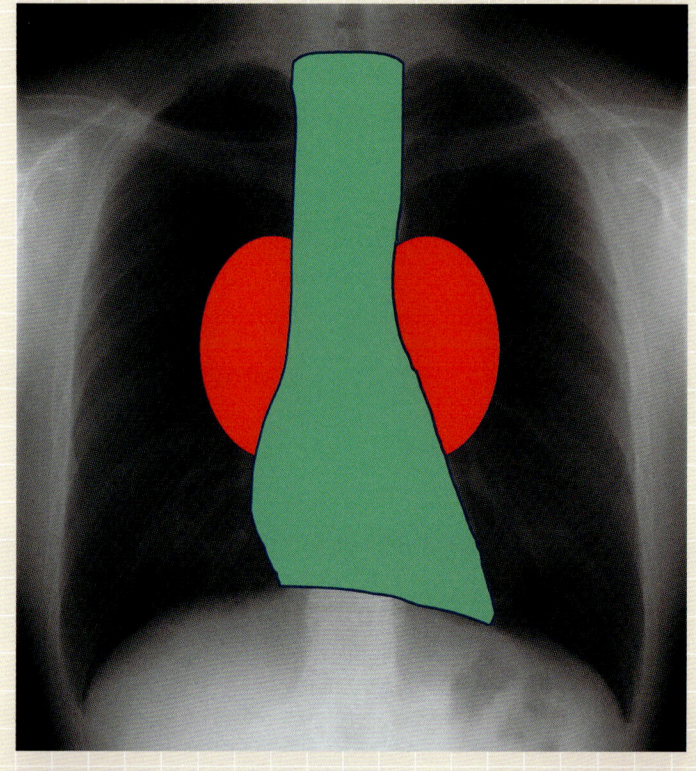

胸部単純写真読影で位置をさす用語
- 中央陰影（心縦隔陰影）：心臓、大血管、気管、食道などを含む
- 肺野：肋骨内縁、縦隔の外縁、横隔膜で囲われた領域
- 肺門：肺動脈、肺静脈、気管支の総合像

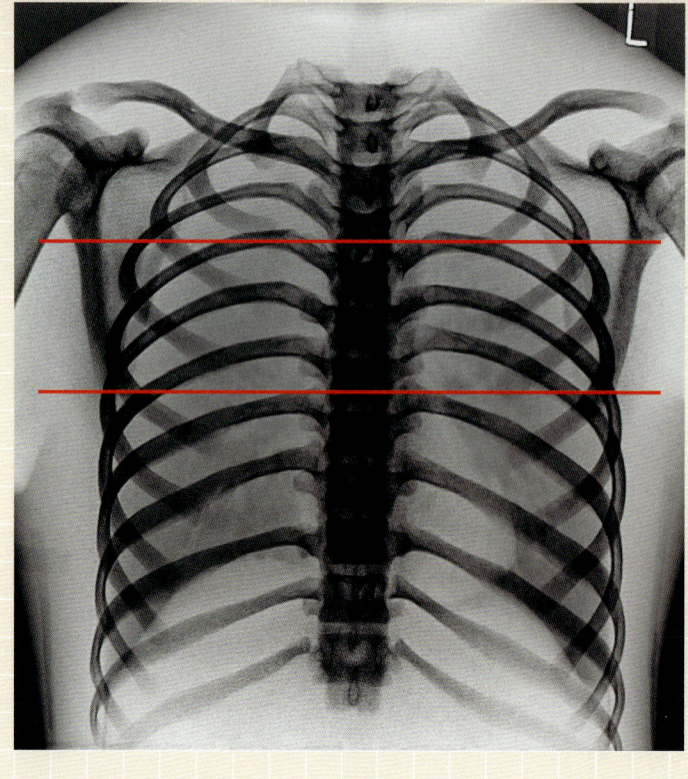

肺野の区分

上肺野・中肺野・下肺野と上葉・中葉・下葉とは全く異なる

- 肺尖野：鎖骨より上部
- 上肺野：第2肋骨先端部より上部
- 中肺野：第4肋骨先端部より上部
- 下肺野：第4肋骨先端部より下部

■ 肺野の読影
左右の肺野の比較を行う（重要）
・肺血管陰影………走行・太さ、辺縁の鮮明度
・気管支……………走行・太さ、気管支内腔・壁の厚さ
・肺野の明るさ……異常な陰影が見えているか？
　　　　　　　　　正常構造の偏位がないか？
　　　　　　　　　正常で見える陰影が消失していないか？

■ 肺野病変分布の評価
・両側性、片側性
・上肺野優位、下肺野優位
・肺門側優位、末梢側優位
・限局性、びまん性
・単発、多発

■ 肺野病変局所の評価
・濃度、内部正常
・境界、辺縁
・周囲構造への影響

■ 上肺野優位の分布
・二次性結核
・サルコイドーシス
・ランゲルハンス細胞組織球症（肺好酸球性肉芽腫症）
・珪肺
・小葉中心性肺気腫

■ 下肺野優位の分布
・特発性肺線維症
・非特異性間質性肺炎
・石綿肺
・血行性肺転移

■ 肺門部優位の分布
・肺水腫
・ニューモシスチス肺炎
・肺胞蛋白症

蝶形陰影
(Butterfly shadow)
➡解説7（p.39）を参照

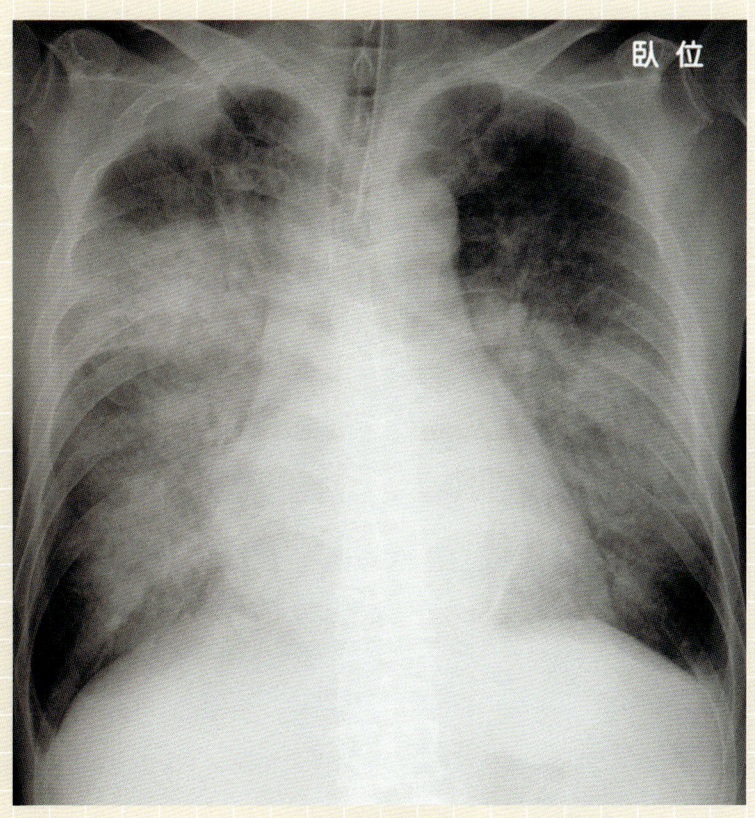

肺胞性肺水腫

■ 肺血管陰影
・立位では上肺野よりも下肺野で太い
・肺の末梢の方が細い
・レントゲンでは胸膜直下の血管は見えない
・肺動脈は気管支と伴走し、ほぼ同径である（B^{3}bは輪切り像として描出されるため、血管拡張の評価としてよく使われる）

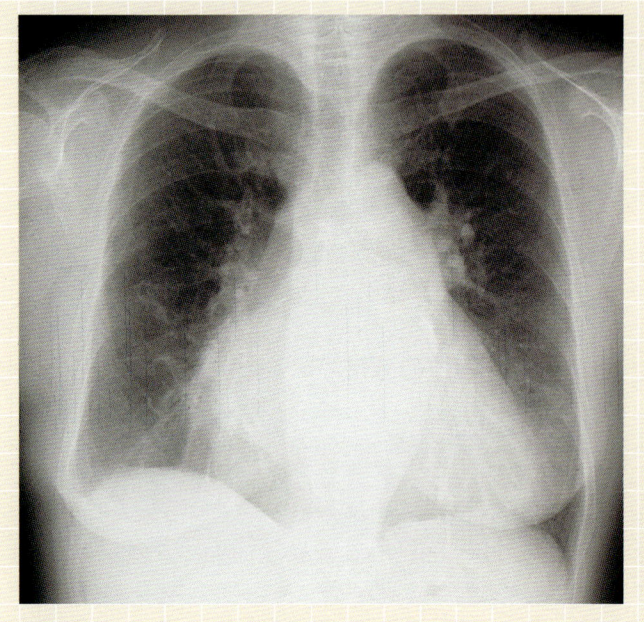

血流の再分布（redistribution）
→解説8（p.39）を参照

治療により肺血管陰影の拡張は改善
→解説9（p.39）を参照

■ 肺野のX線透過性の表現
肺野の明るさ　明るい：X線透過性が亢進→黒く見える……肺気腫、ブラ、気胸、乳房切除後など
　　　　　　　暗　い：X線透過性が低下→白く見える……肺の炎症、無気肺、肺水腫、肺腫瘍、胸水、胸膜疾患、胸壁疾患など
※左右の肺野の明るさを比べることも重要

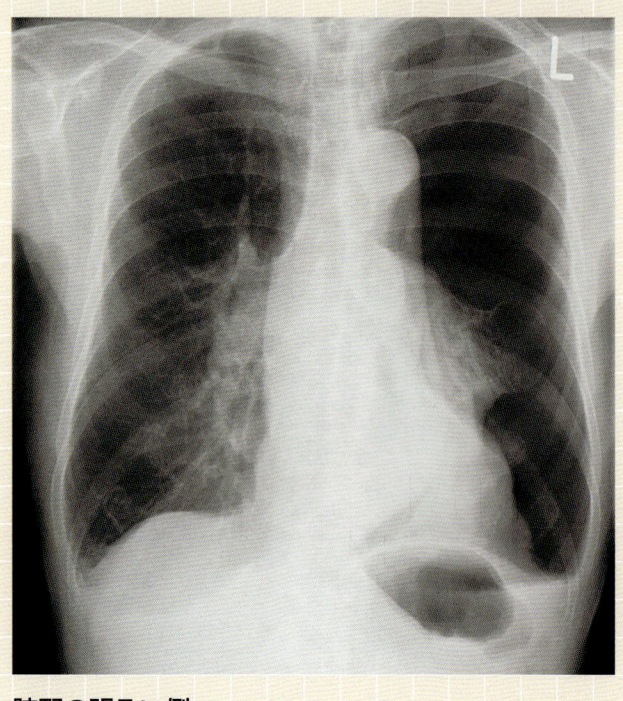

肺野の明るい例
→解説10（p.40）を参照

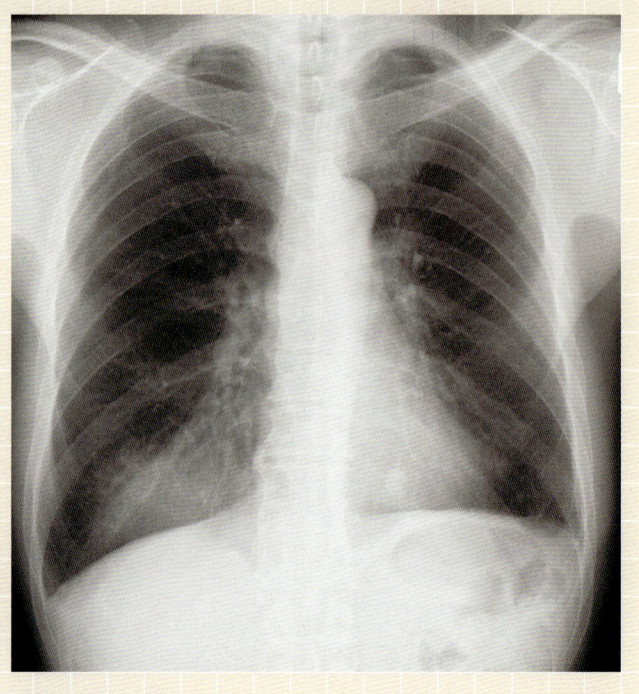

肺野の暗い例
→解説11（p.40）を参照

■ コンソリデーション（consolidation）
- 元来は含気腔（air space）が液体や組織で置換された状態を指す病理組織学的用語
- 容積減少を伴わない、比較的均等な水濃度を呈する境界不明瞭な融合陰影
- 内部に気管支透亮像（air bronchogram）を伴うことがある

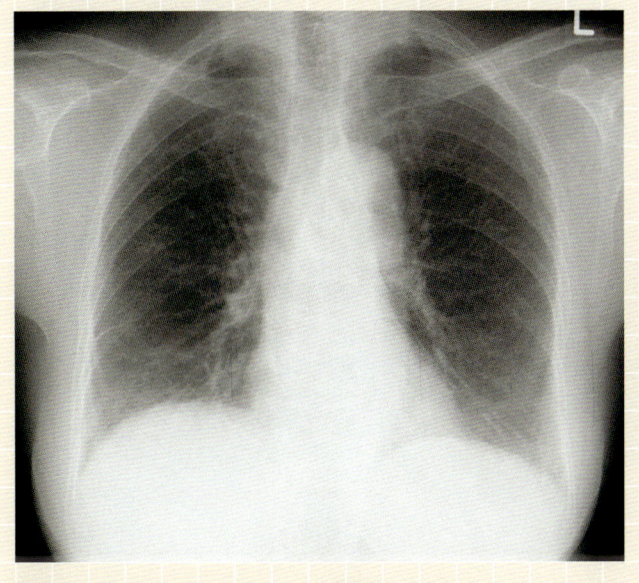

肺野の暗い例（すりガラス陰影）

➡解説12（p.40）を参照

肺野の暗い例

➡解説13（p.40）を参照

■ カーリーライン（Kerley line）
- 肺野に見られる線状影であり、肺内の小葉間隔壁肥厚を反映したもの
- 場所や走行などによりAライン、Bライン、Cラインに分けられる
    Aライン：上～中肺野、肺門から末梢に向かう線状影。胸膜面には達しない
    Bライン：下肺野の肋骨横隔膜角近傍の線状影。胸膜面に直角に接する
    Cライン：多数の線状影が重なり、網目状を呈する

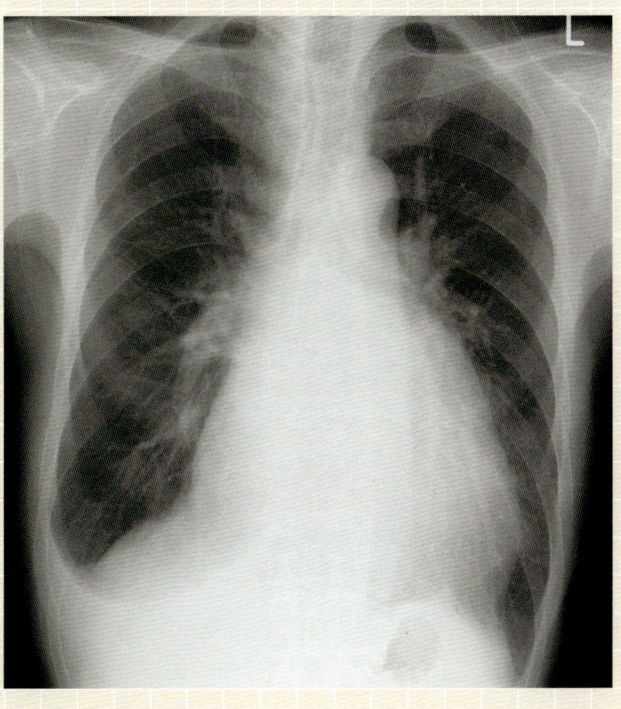

カーリーBライン

➡解説14（p.41）を参照

円形陰影

➡解説15（p.41）を参照

■ 結節・腫瘤の読影ポイント
・大きさ
・境界（明瞭・不明瞭）
・辺縁（整・不整）
・内部正常（石灰化・空洞の有無）
・周囲正常構造への影響（肺血管・気管支・骨、その他）
・周囲病変の有無

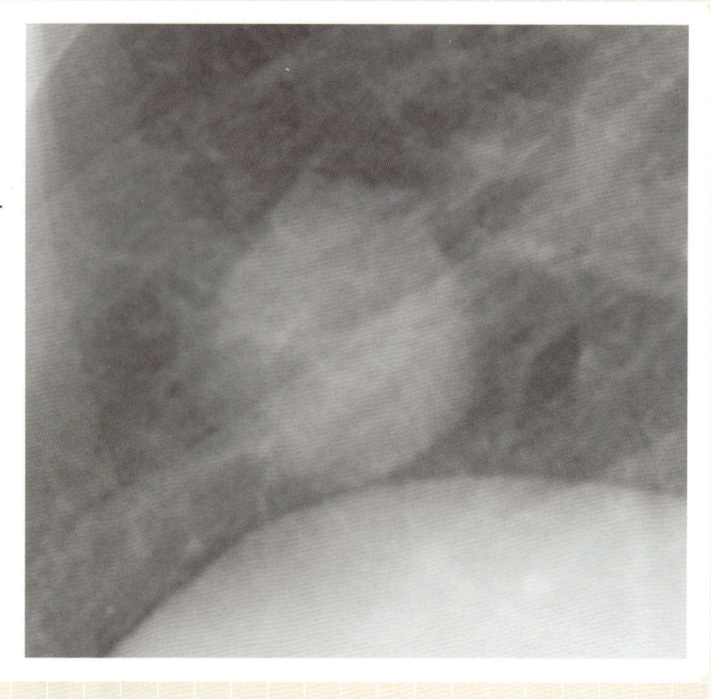

■ 結節・腫瘤の良悪性の鑑別

肺癌を疑わせる孤立性肺結節
　・形が不整・分葉状・棘状で不鮮明な輪郭を呈する
　・大きさが大きい
　・石灰化がない
　・胸膜嵌入

良性を疑わせる孤立性肺結節
　・過去のフィルムと比較して少なくとも2年間、増大傾向がない
　・結節の中心部に石灰化が見られる

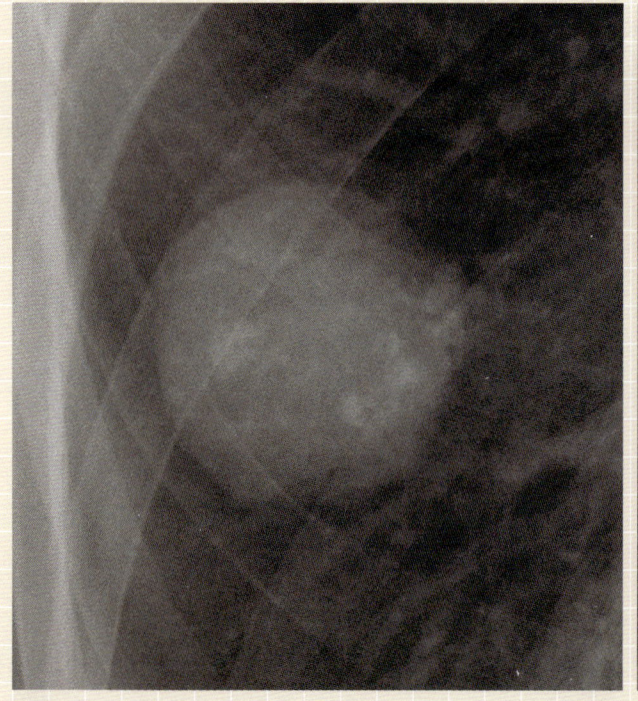

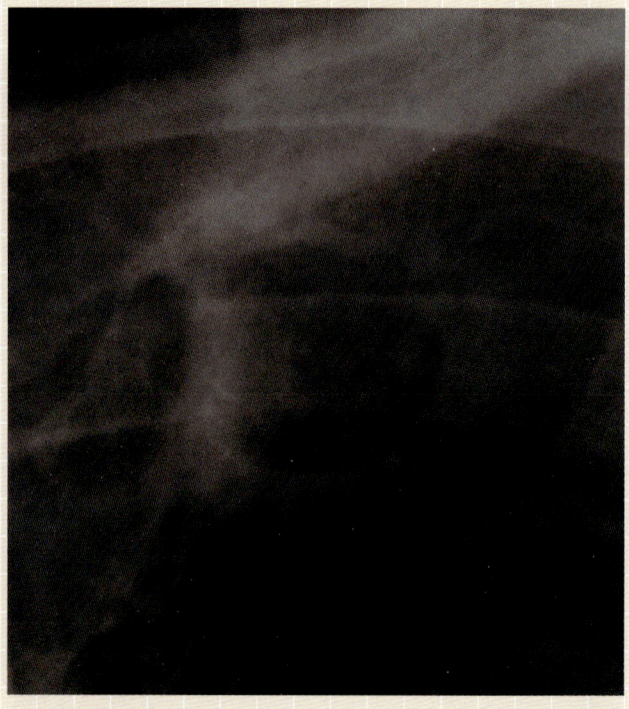

結節
➡解説16（p.41）を参照

■ 境界明瞭な辺縁が確認できるための条件（これらに当てはまらない場合は辺縁が不鮮明になる）

1. 対象が境界明瞭な辺縁を持っている
2. X線透過性の異なるものが接している
3. 接線をつくる

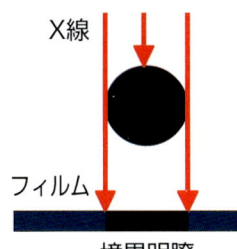

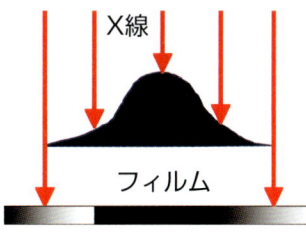

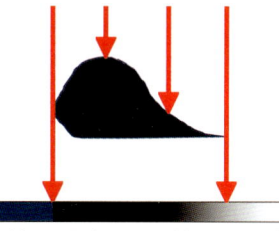

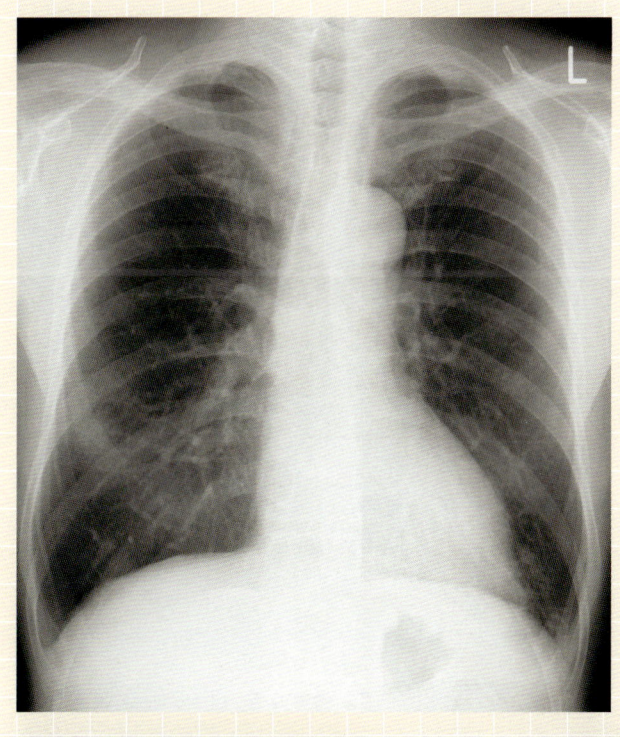

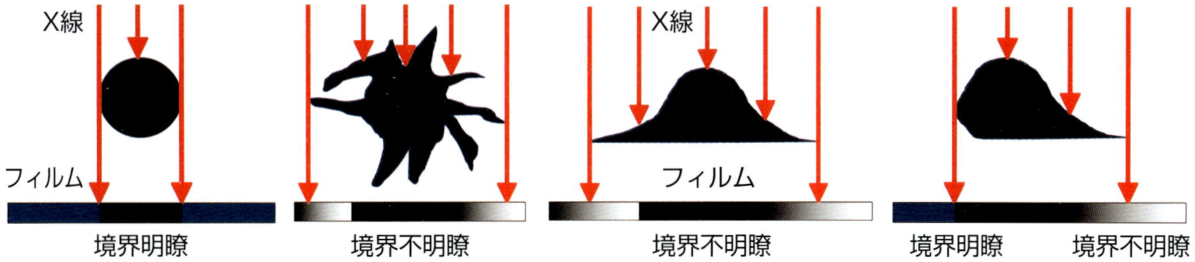

境界不明瞭な結節の例
➡ 解説17（p.41）を参照

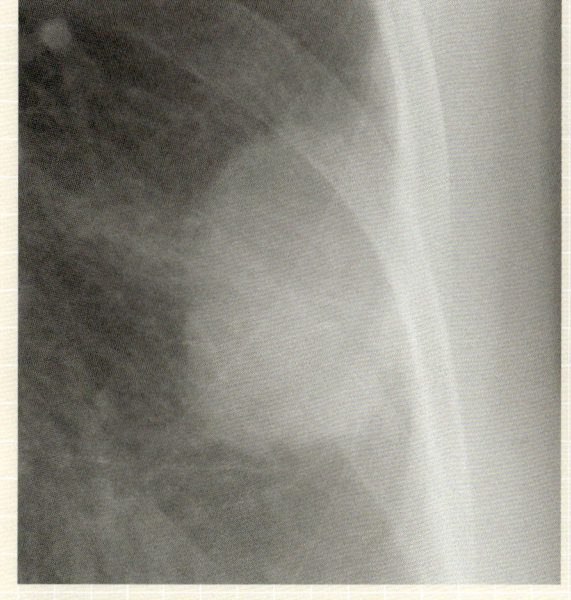

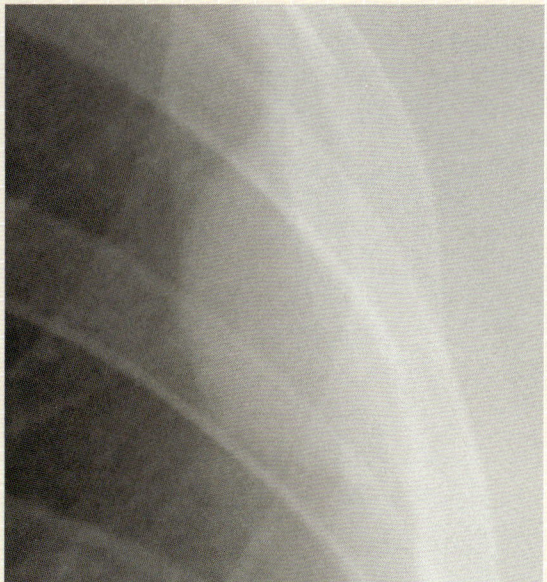

胸膜外徴候（extrapleural sign）
➡ 解説18（p.41）を参照

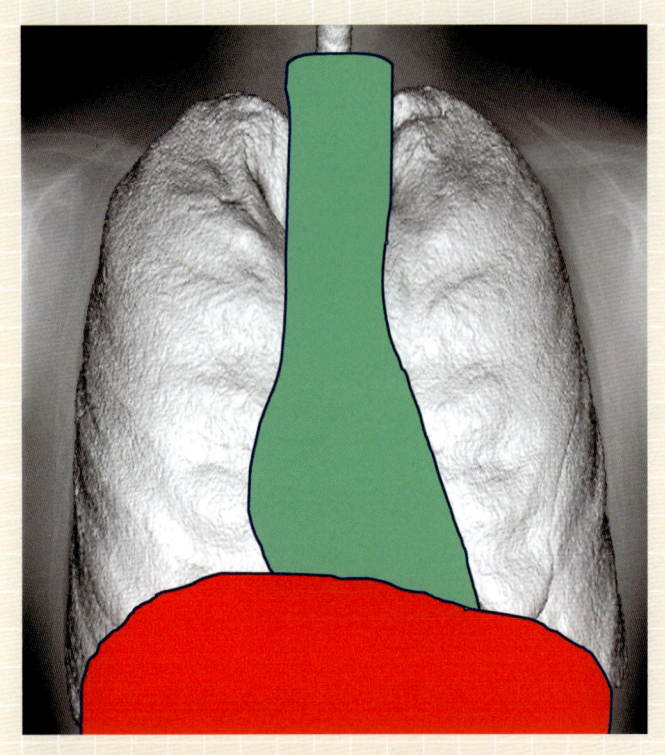

縦隔・横隔膜に隠れた部分にも肺野がある

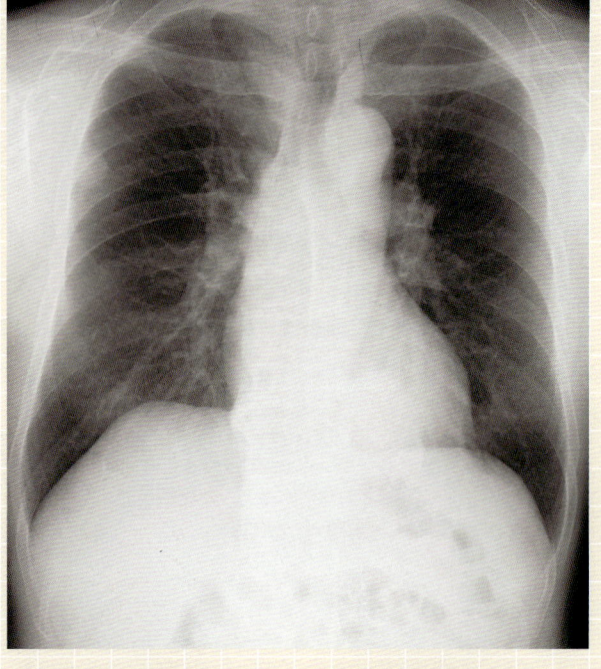

心臓や横隔膜に重なった部分にも病変が隠れている可能性がある。

縦隔陰影や横隔膜に重なった部分も読影する

➡解説19（p.42）を参照

■ よく使われる肺野異常を記載する用語
- Consolidation、浸潤影
- すりガラス陰影
- X線透過性の低下、亢進
- 線状影・索状影
- 網状影
- 蜂巣肺
- エアーブロンコグラム
- カーリーライン
- 肺血管陰影の増強、減少
- 腫瘤影、塊状影
- 結節影
- 粒状影
- 斑状影

■ 蜂巣肺、蜂窩肺（honeycombing）
- 多発する小輪状影があり、あたかも蜂の巣のように見える。胸膜直下に強く認められることが多い。
- 肺の線維化を呈する様々な疾患で認められる特発性間質性肺炎、膠原病肺、過敏性肺炎、薬剤性肺炎、塵肺、肉芽腫性肺疾患　etc.
- 特発性肺線維症では下肺野に強い（容積減少のため横隔膜が挙上する）。

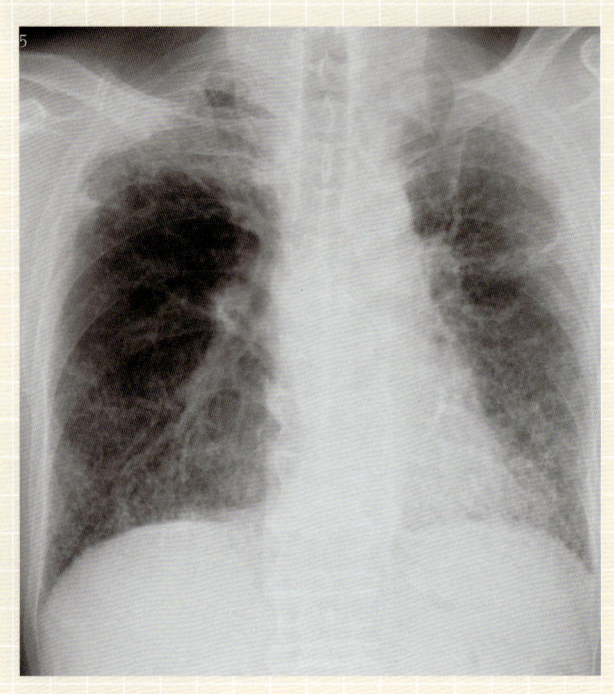

特発性肺線維症

➡解説20（p.42）を参照

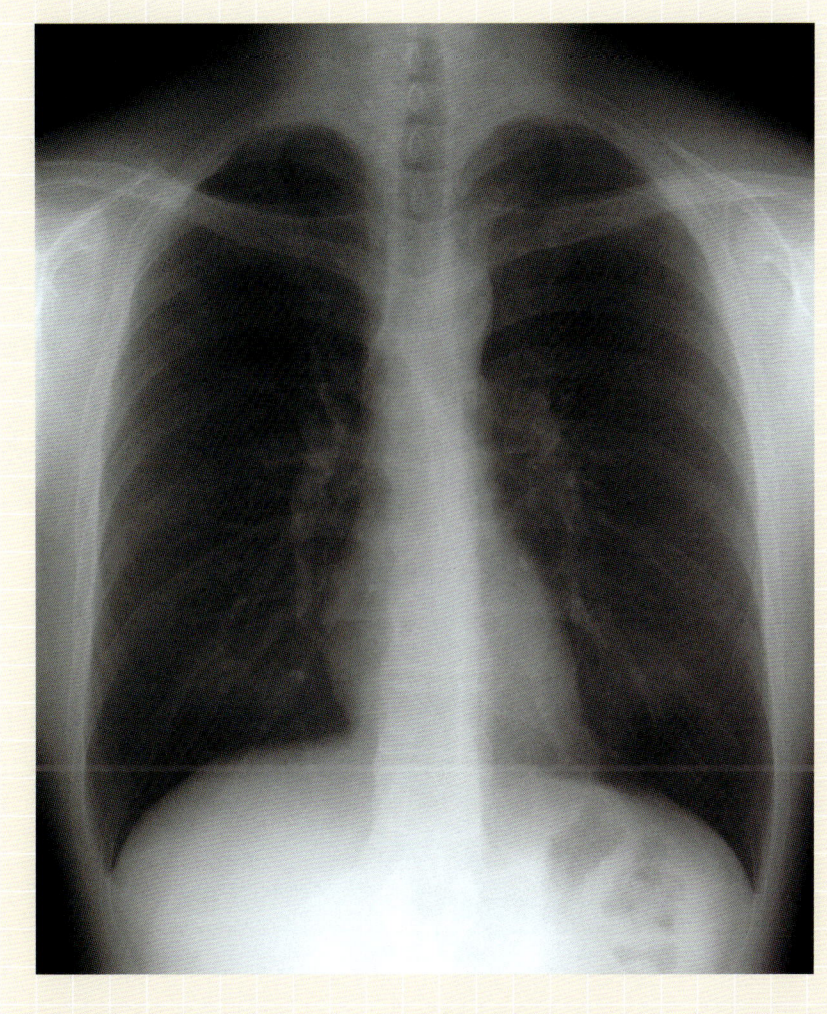

肺門部
- 肺動脈とその分枝、上肺静脈、大きな気管支、リンパ節、結合組織から構成される
- 左肺門部のほうが高い
- 肺門の位置、範囲、大きさを読影（個人差はある）
   両側肺門拡大：
    （リンパ節腫脹、肺血管拡張など）
   一側性肺門拡大：
    （悪性腫瘍、肺動脈塞栓、肺動脈瘤など）
- 濃度を読影する

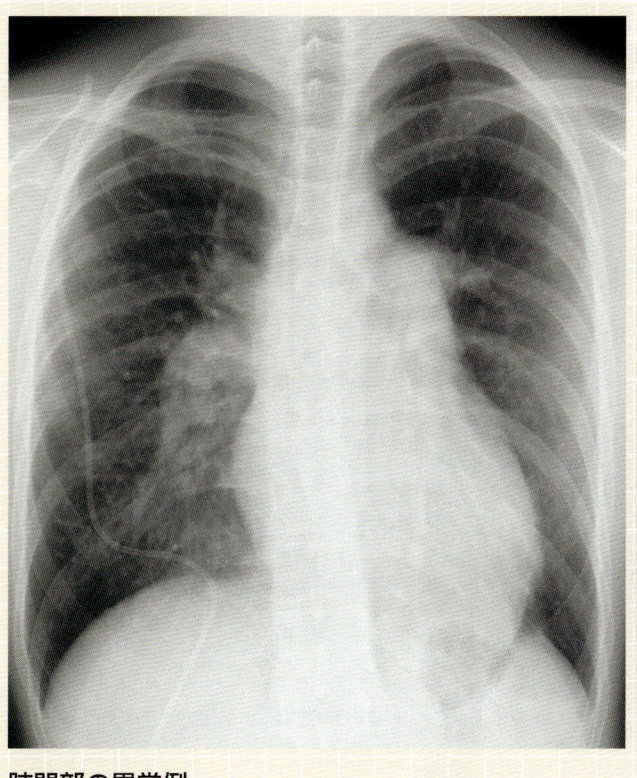

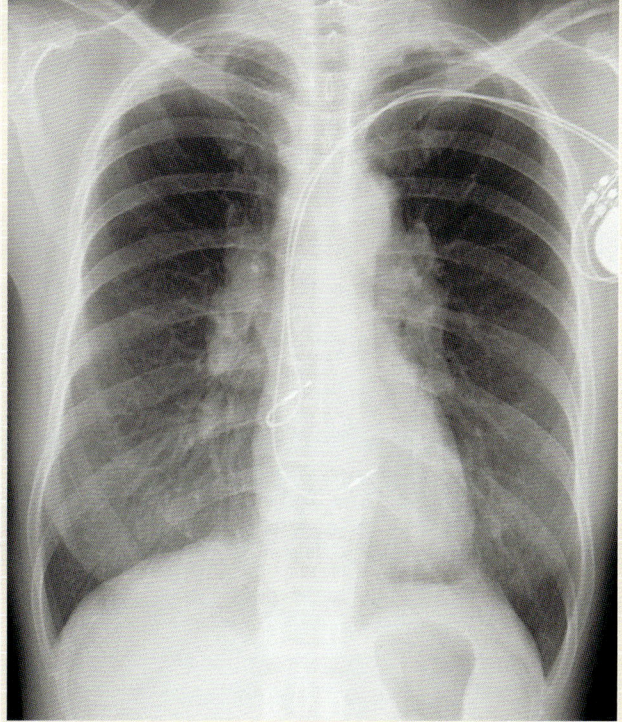

肺門部の異常例
➡解説21（p.42）を参照

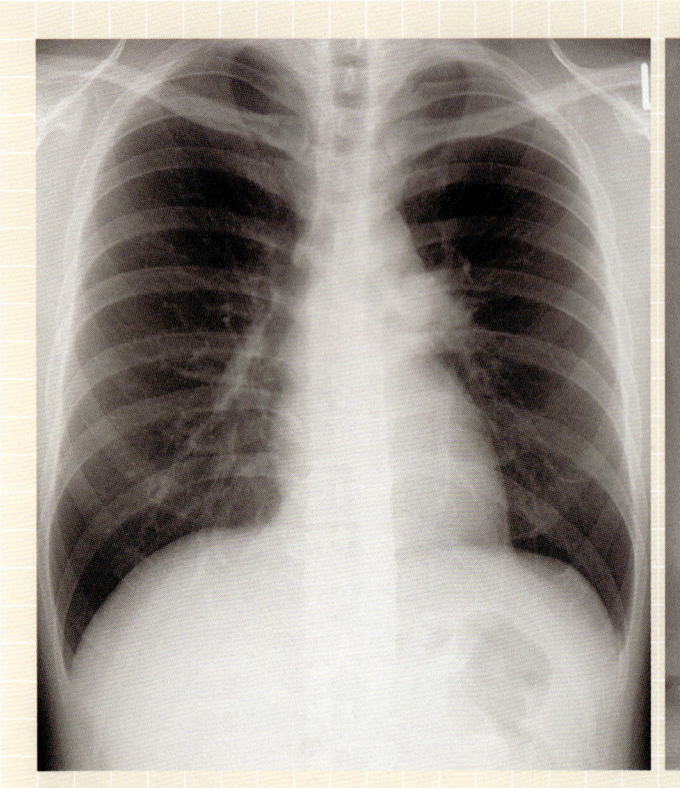

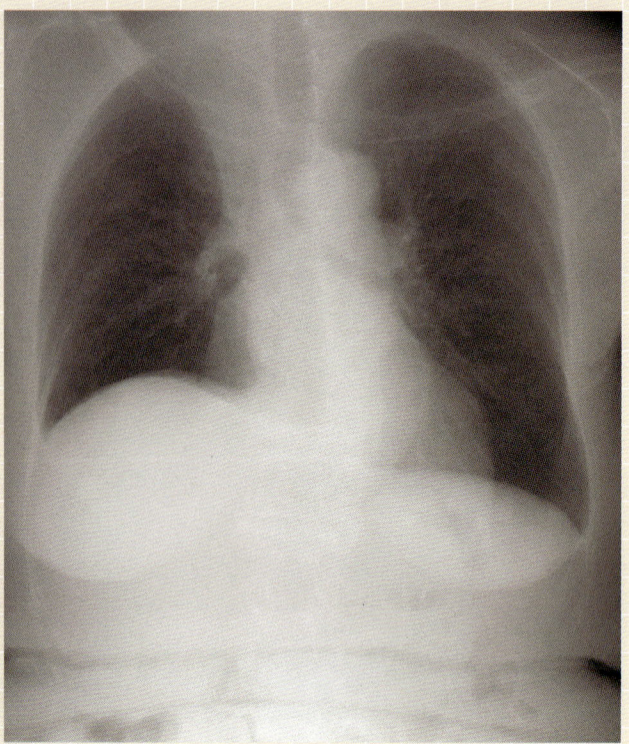

肺門部の異常例
➡解説22（p.42）を参照

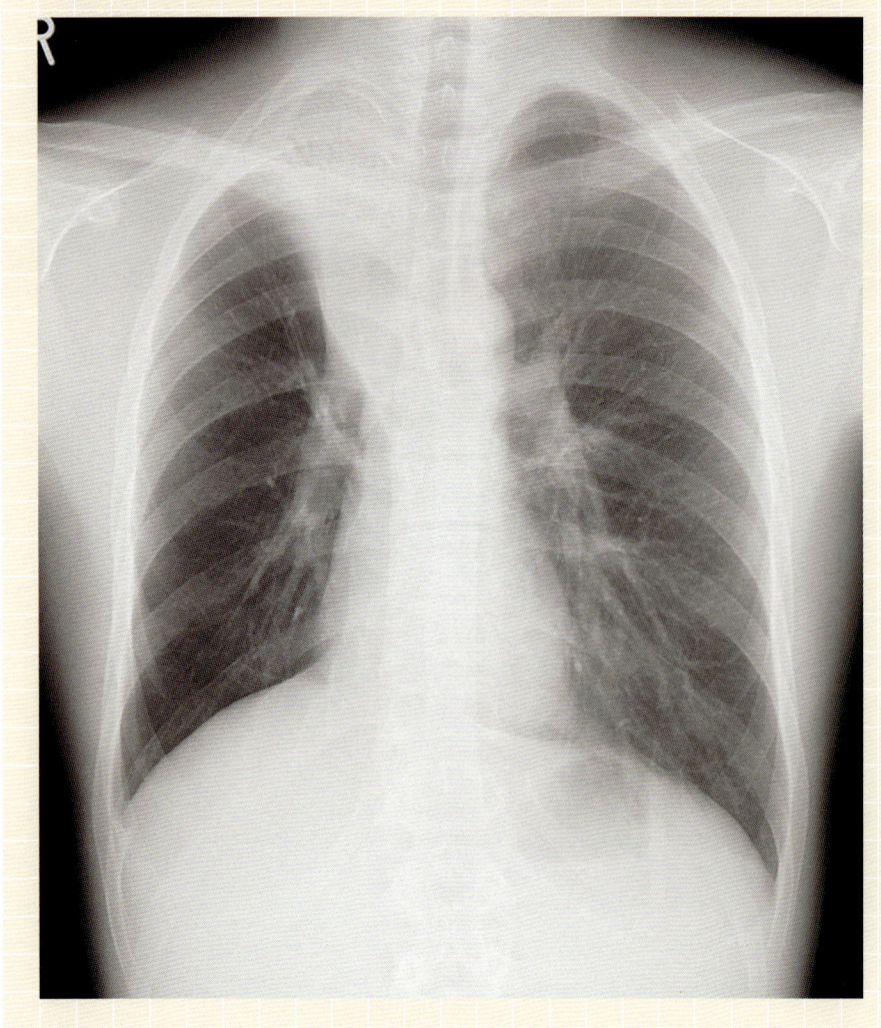

Reversed S sign, Inverted S sign, S sign of Golden
（逆S字サイン）
➡解説23（p.42）を参照

■ 縦隔

中心陰影には心臓、大血管（上大静脈、大動脈、肺動脈など）、気管・気管支、食道が含まれている。

〈縦隔陰影の読影〉
- ・縦隔陰影の拡大の有無
- ・異常な石灰化・空気の有無
- ・気管、気管支の確認
- ・肺縦隔境界線

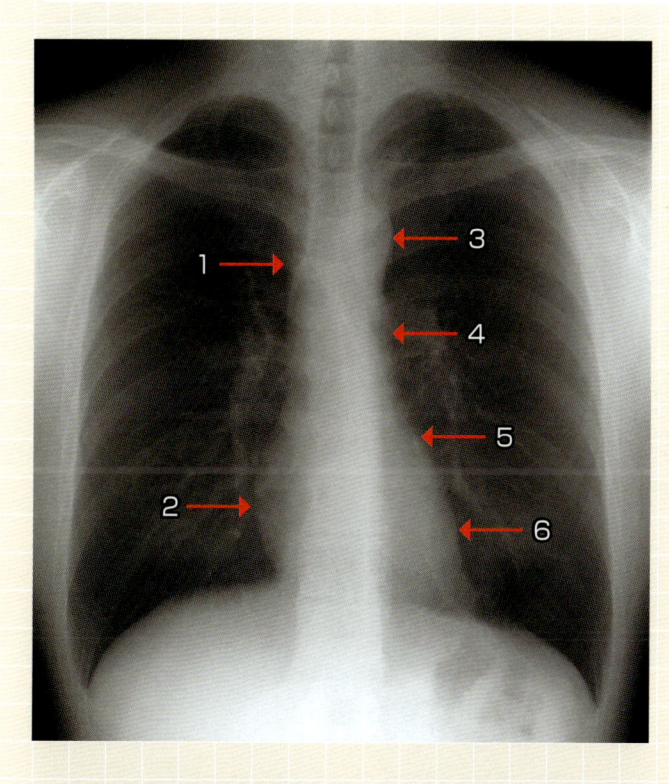

胸部正面　正常像
1. 右第一弓　上大静脈
2. 右第二弓　右心房
3. 左第一弓　大動脈弓
4. 左第二弓　肺動脈幹
5. 左第三弓　左心耳
6. 左第四弓　左心室

右心室と左心房は中央陰影内にあり、辺縁は見えない。

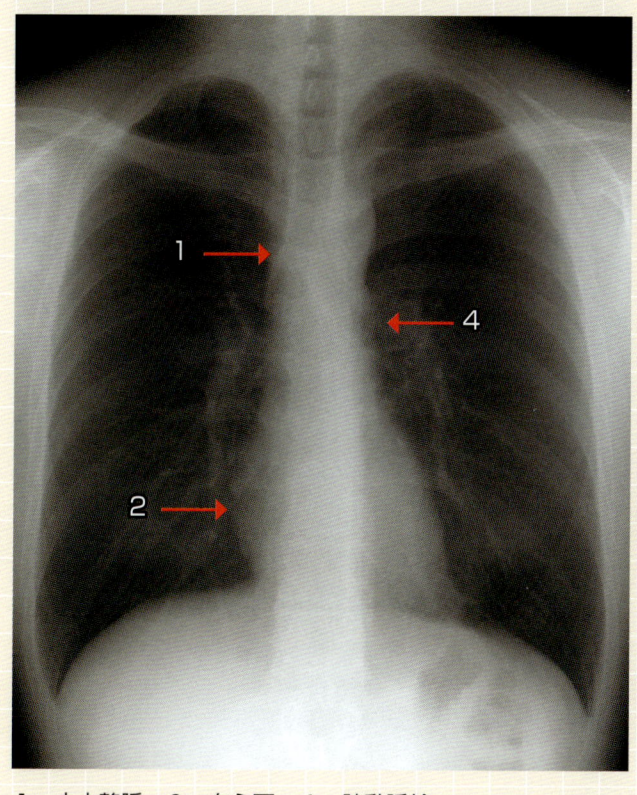

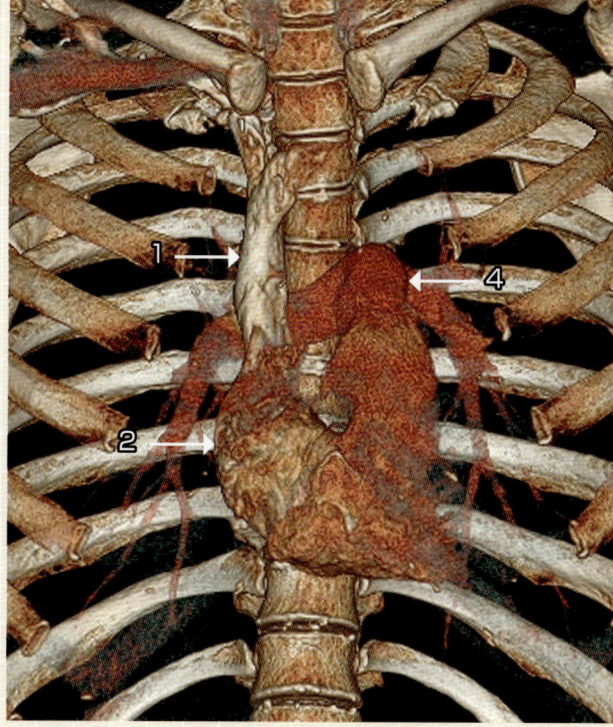

1．上大静脈　2．右心房　4．肺動脈幹

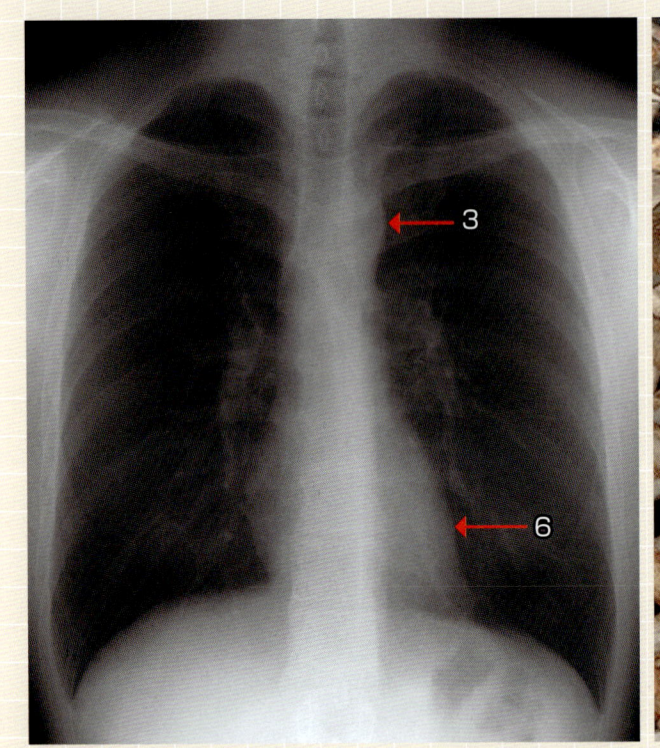

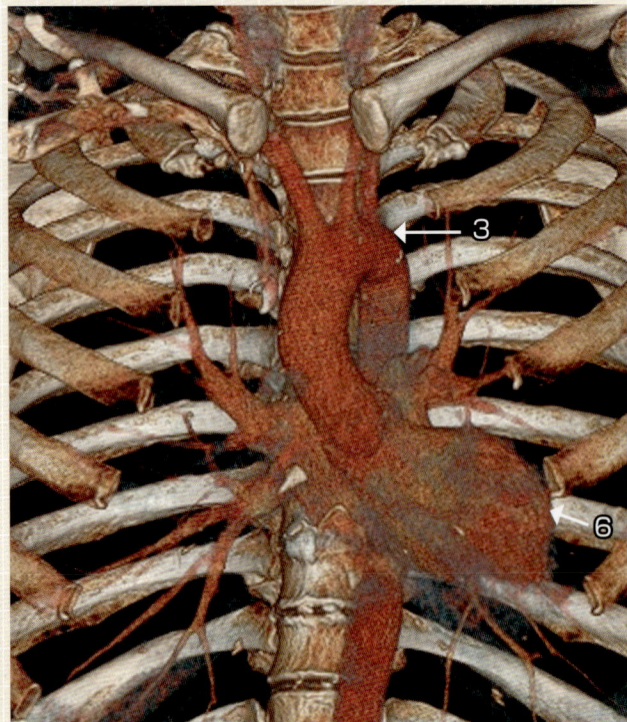

3．大動脈弓　6．左心室

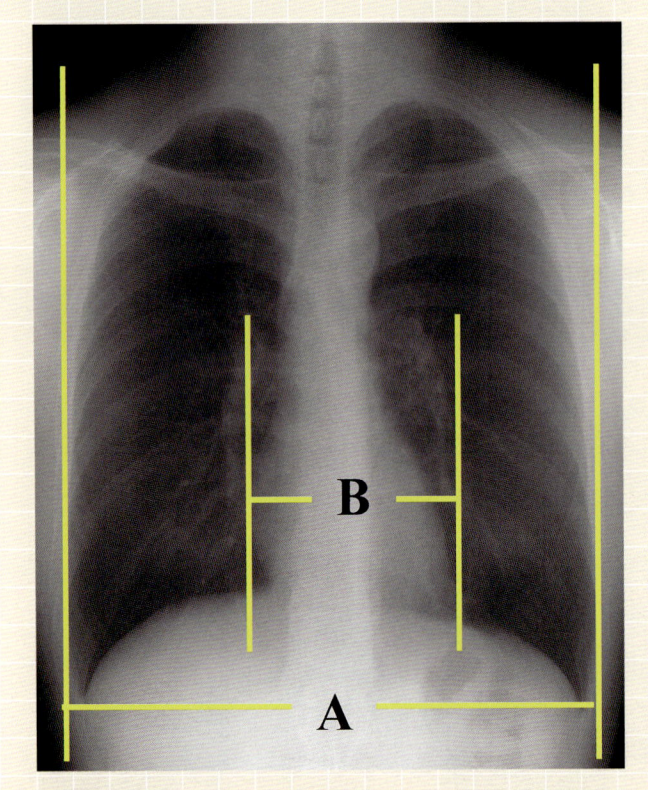

心胸郭比：
Cardiothoracic ratio (CTR)

$$CTR(\%) = \frac{最大心臓横径（B）}{最大胸郭横径（A）} \times 100$$

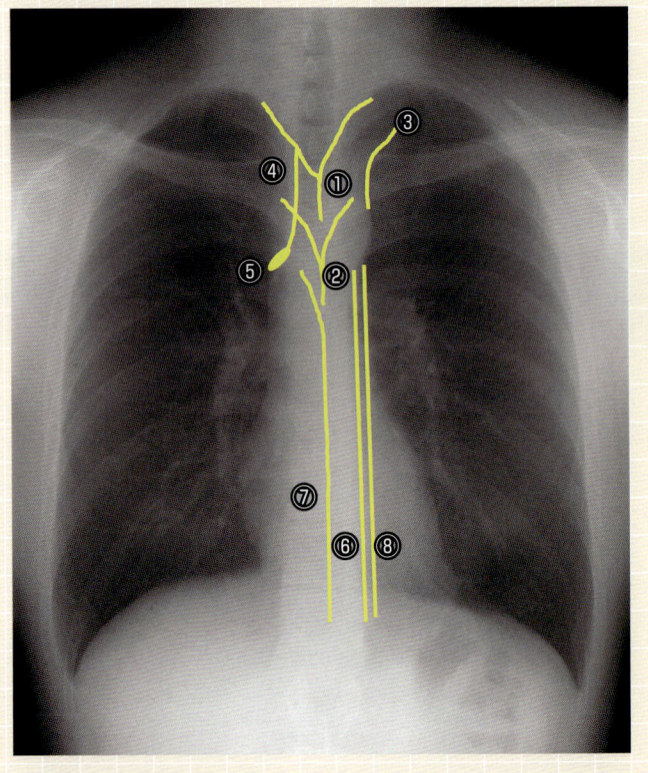

・基準値：35-50%

代表的な肺縦隔境界線

①後接合線　②前接合線
③左鎖骨下動脈線　④右気管傍線
⑤奇静脈弓　⑥左脊椎傍線
⑦奇静脈食道線　⑧下行大動脈線

34　第2章　胸部レントゲン写真の読影

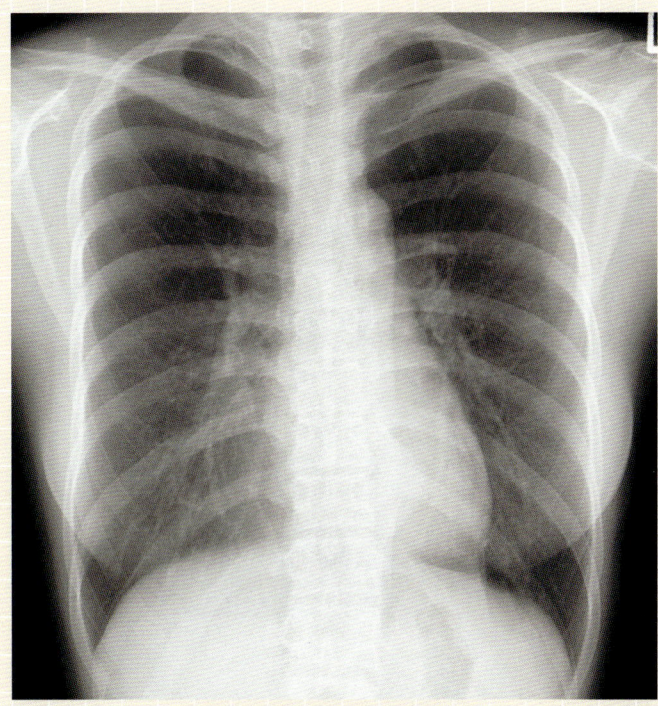

後縱隔腫瘤
➡解説24（p.43）を参照

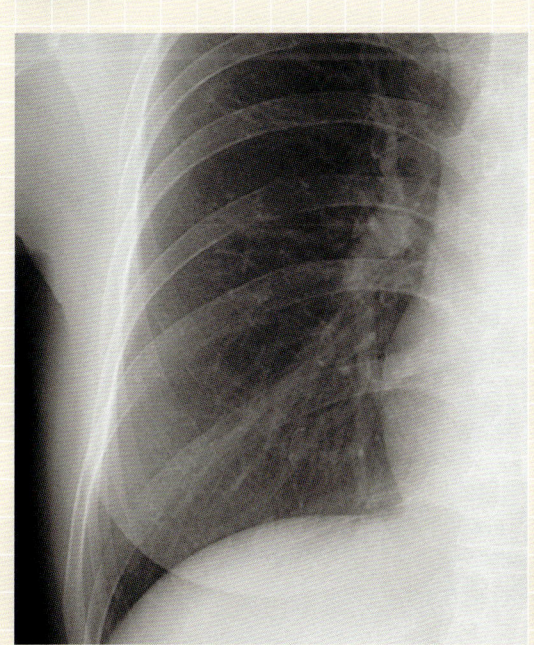

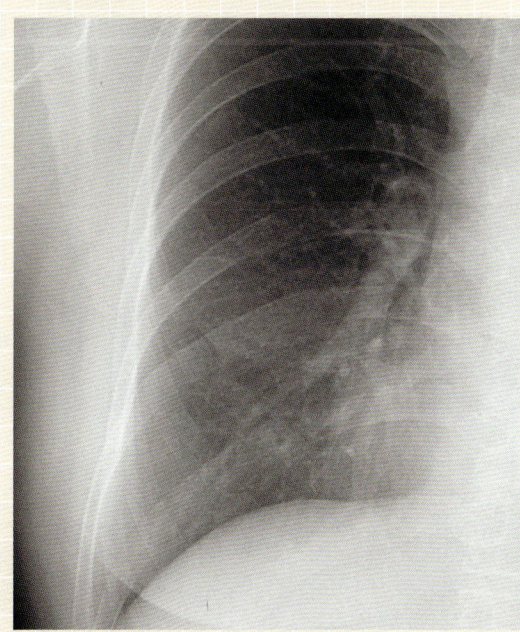

■ シルエット・サイン
・心臓、大動脈、横隔膜などの辺縁に水濃度の病変が接し、その正常構造の辺縁を不鮮明にする。
　→シルエット・サイン陽性
・病変が心臓、大血管、横隔膜などと重なって認められるが、これらと接していない場合は正常構造の辺縁は保たれる。

シルエット・サインの例
➡解説25（p.43）を参照

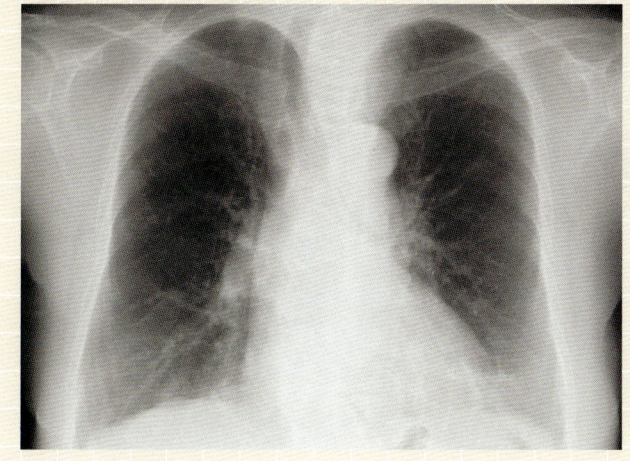

上縦隔腫瘤
➡解説26（p.43）を参照

■ 骨・軟部組織

骨性胸郭：椎体、肋骨、鎖骨、肩甲骨、胸骨が撮像範囲が含まれる。変形、骨折、骨破壊、骨硬化を探す。
軟性胸郭：皮膚・筋肉などが含まれる。軟部組織の肥厚・左右差、異物石灰化を探す。

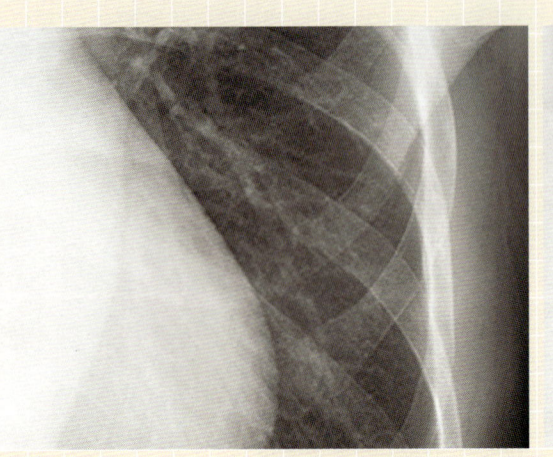

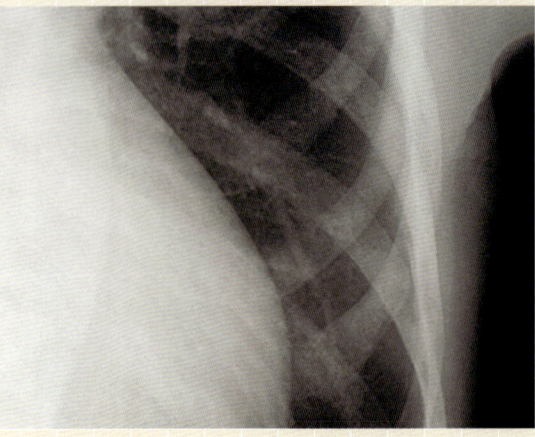

骨の異常例
➡解説27（p.43）を参照

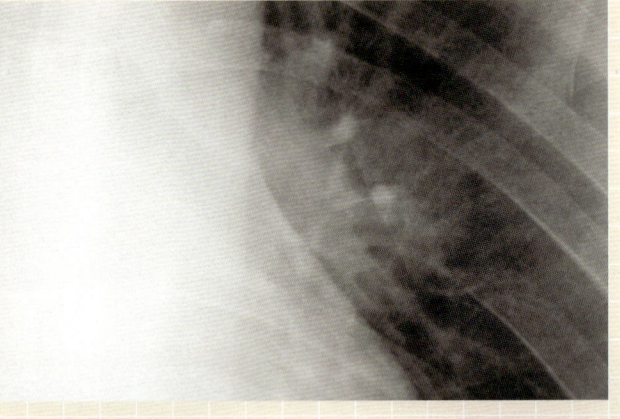

肝細胞癌の肋骨転移（骨破壊）
➡解説28（p.43）を参照

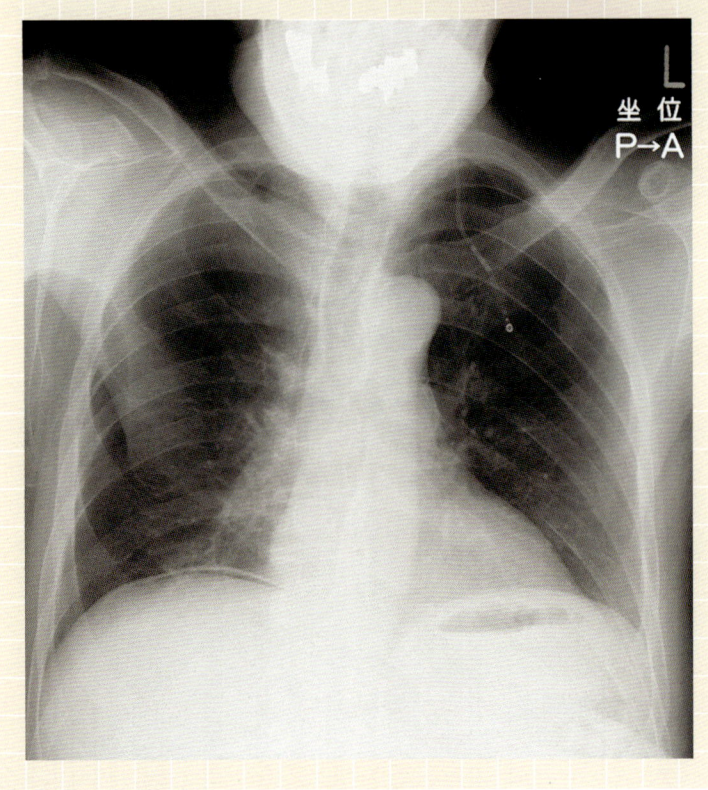

腹部
➡解説29（p.44）を参照

■ 胸部単純写真（側面）
- 右側面、左側面がある（通常は左側面を撮影）
- 側面像の利点：正面像での弱点・盲点を補う。心・大血管、縦隔などの解剖の立体的評価。

■ 胸部正面像での盲点・見落としやすいもの
- 肺病変
  肺門付近、胸骨後部、心背部、横隔膜ドーム背部、肺尖
- 胸骨、椎体の異常
- 少量の胸水
  胸部側面像だけで病変を指摘できる症例は非常に少なく、胸部正面像の補足的な意味合いが強い。

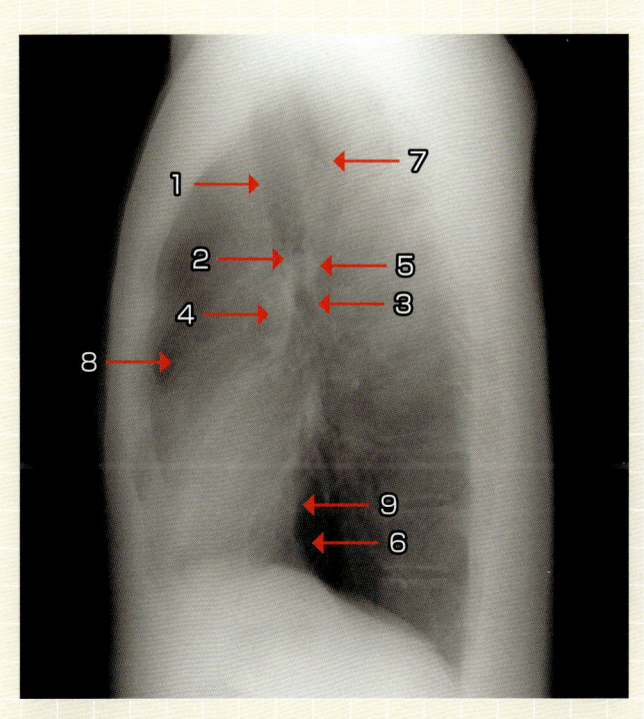

胸部側面　正常像
1. 気管
2. 右上葉気管支
3. 左上葉気管支
4. 右肺動脈
5. 左肺動脈
6. 下大静脈
7. 大動脈
8. 右心室
9. 左心室

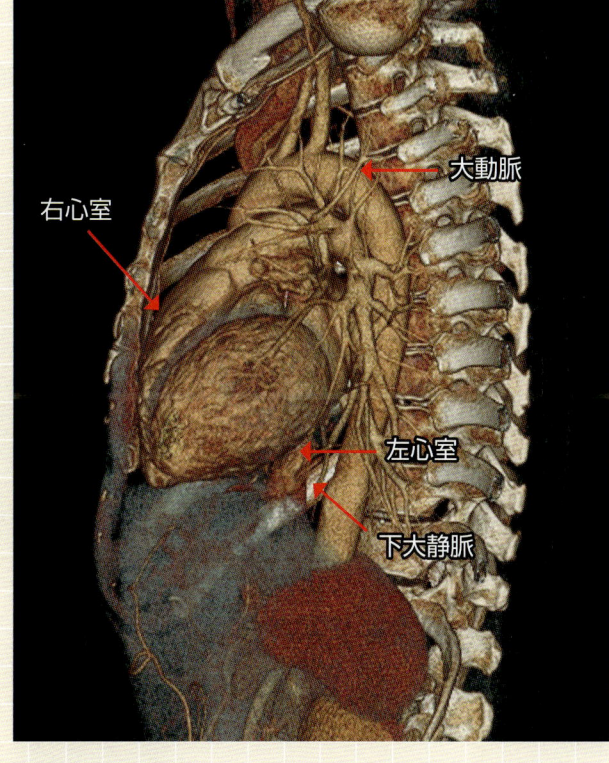

肺門部の異常例

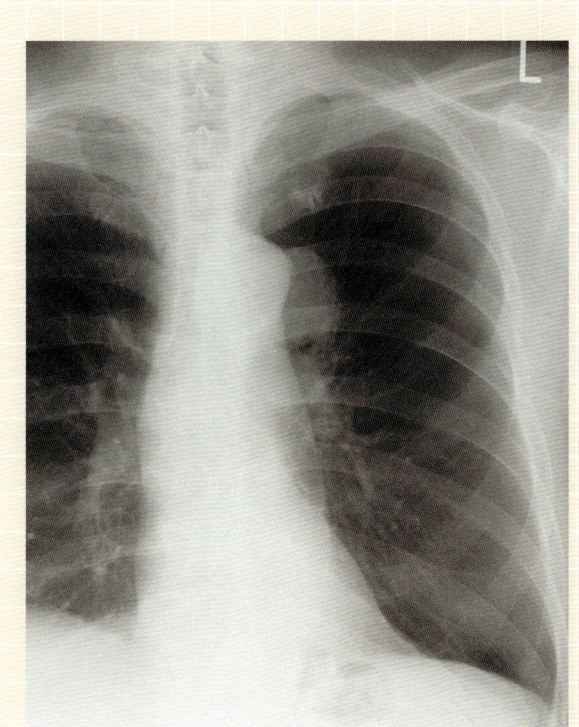

側面像では立体的な評価を加えることができる
➡解説30（p.44）を参照

解説

●解説1

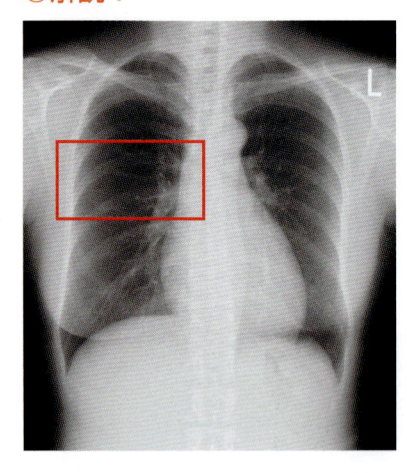

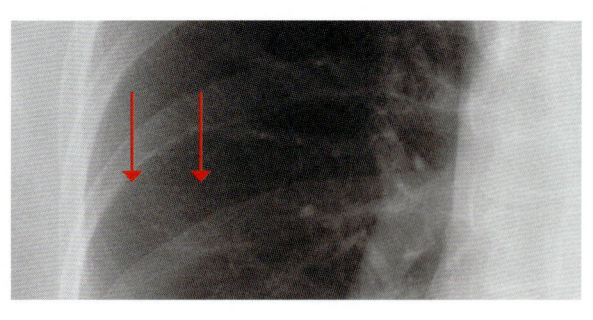

・右肺に見られる
・上葉・中葉間の臓側胸膜
・正常ではほぼ水平
・肺葉の容積の変化で偏位する

●解説2

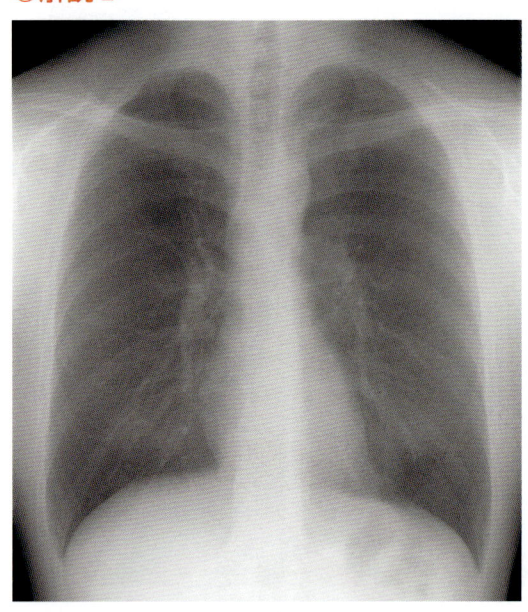

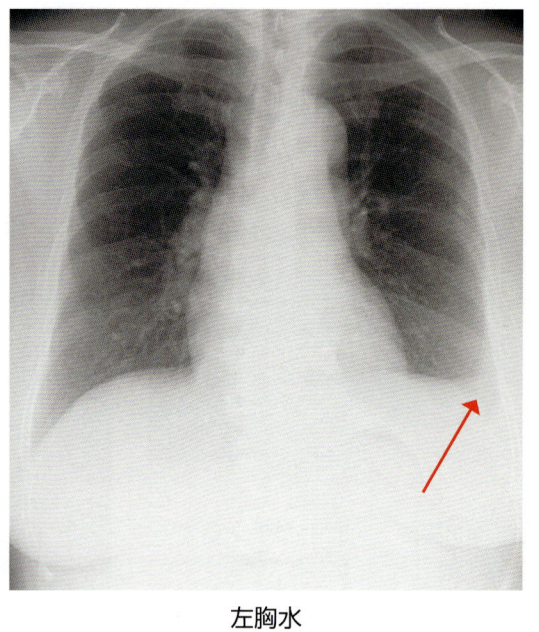

正常

左胸水

胸水貯留、胸膜炎後の癒着、肺気腫などで鈍化

●解説3

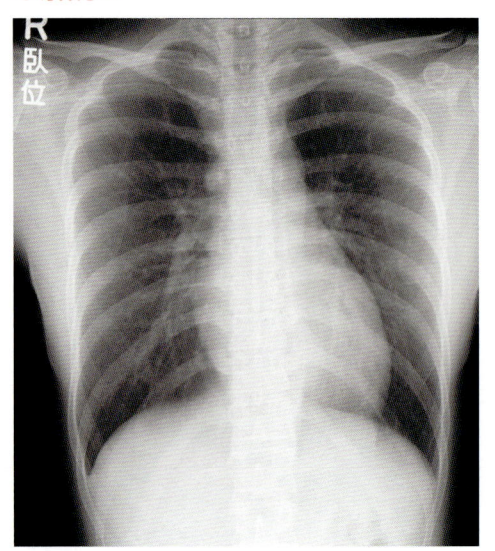

臥位

臥位では
・肺尖部が小さくなる
・肩甲骨が肺野に重なる
・心陰影が拡大する

●解説4

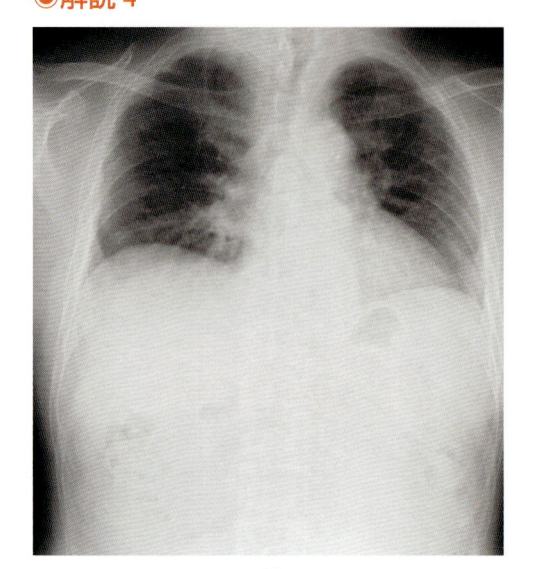

呼気

呼気では
・横隔膜が上昇する
・肺野のX線透過性が低下
・心陰影が拡大する

● 解説 5
横隔膜

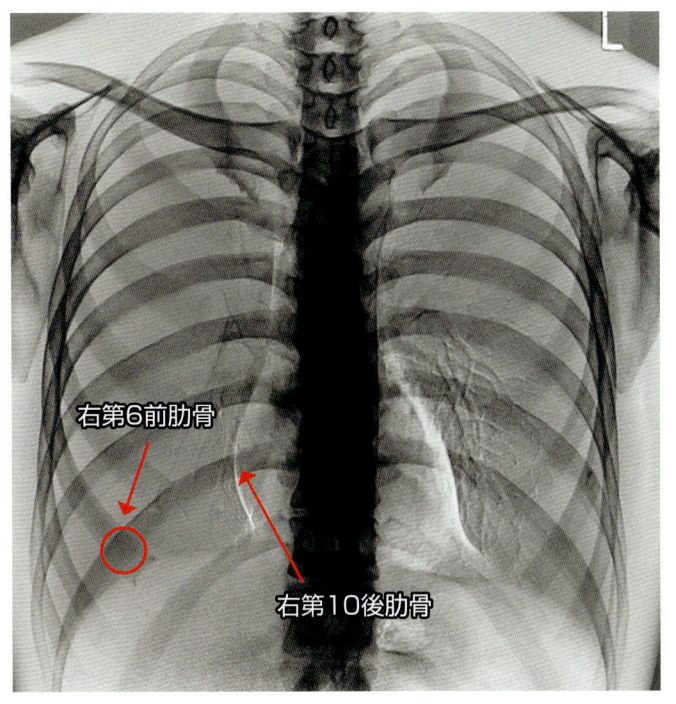

・右横隔膜の最上縁の高さ。第10肋骨後部と第6肋骨前部の交点付近。
・左横隔膜は右側と比較して約1/2肋間低い。
・肥満者では高く、やせた人は低くなる。
・上方に凸。肺の過膨張があれば下方に伸ばされ、横隔膜は平坦化。

（画像内ラベル：右第6前肋骨、右第10後肋骨）

● 解説 6
横隔膜は平低化、呼気では可動性不良。

● 解説 7
・肺門部を中心とした consolidation
・胸膜直下の病変は少ない
・肺胞性肺水腫、肺出血、ニューモシスチス肺炎、肺胞蛋白症

● 解説 8

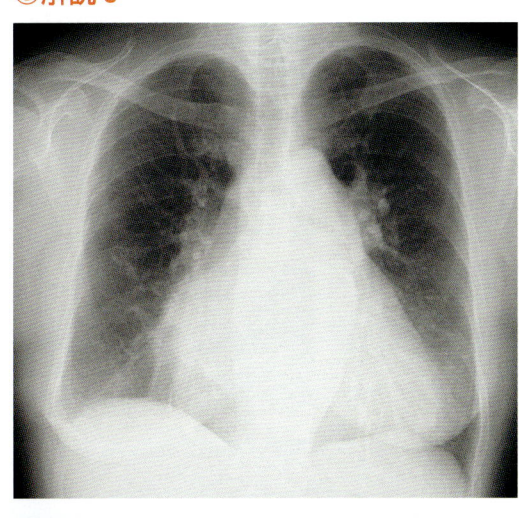

・上肺野の血管陰影の増強（拡張）。
・僧帽弁疾患や左心不全により肺静脈が上昇したときに見られる。

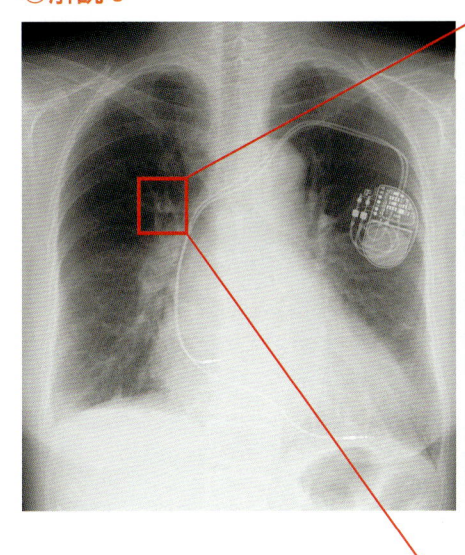

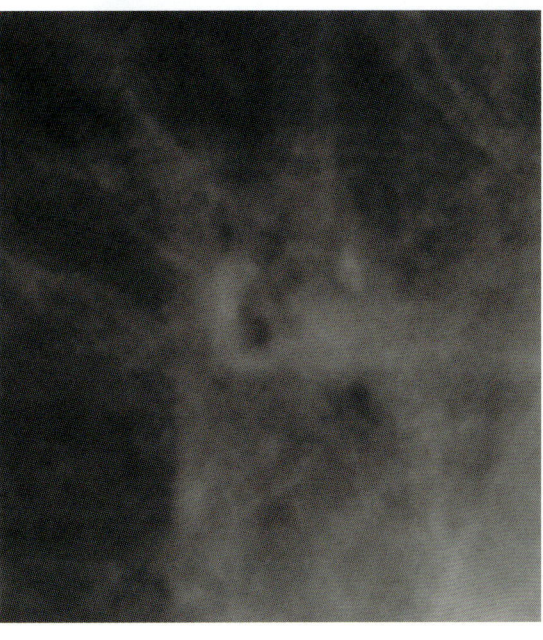

● 解説 9

broncial cuffing
気管支が前後に走行する場合の壁肥厚は輪状影として見られる

● **解説10**

気胸：臓側胸膜と壁側胸膜の間のスペースに空気が貯留する。（ひどい場合は無気肺を伴う）
・X線透過性の亢進
・肺血管構造を欠く

● **解説11**

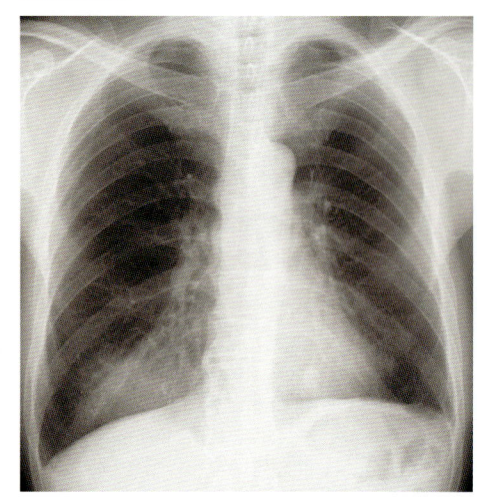

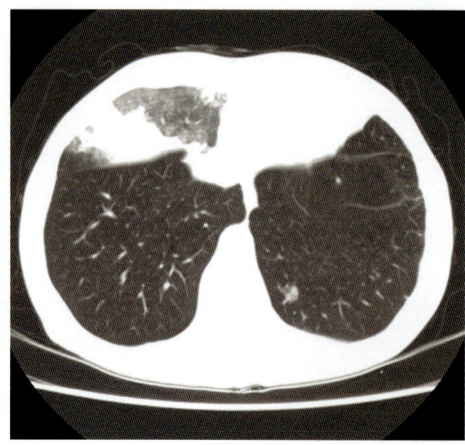

肺炎

● **解説12**

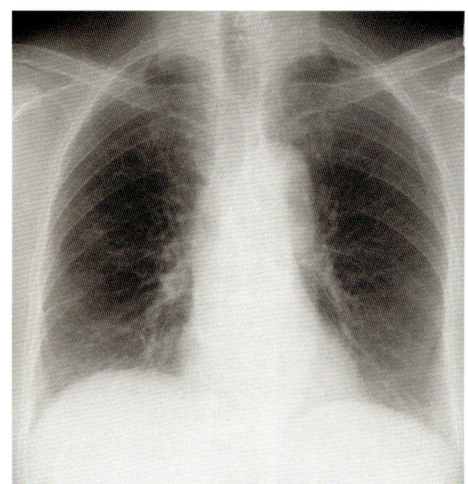

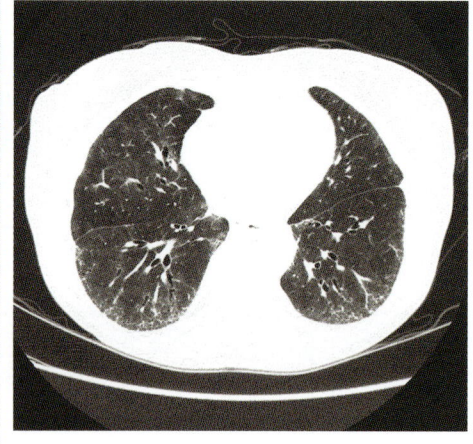

間質性肺炎

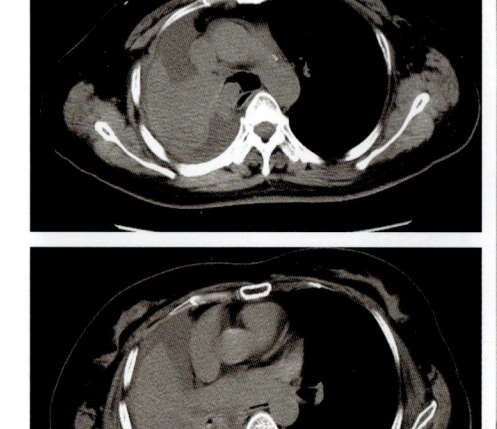

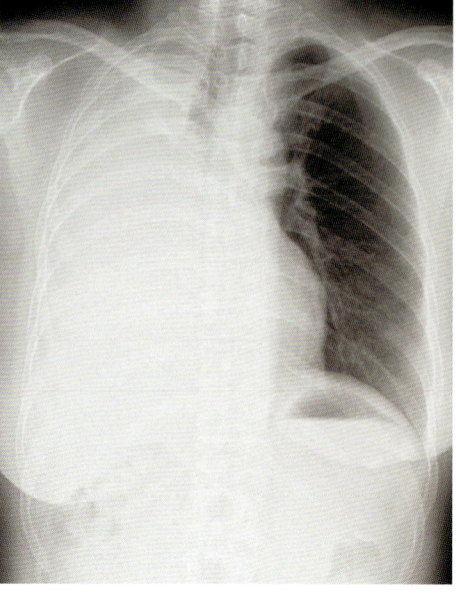

● **解説13**

右主気管支腫瘍
無気肺＋胸水

●解説14

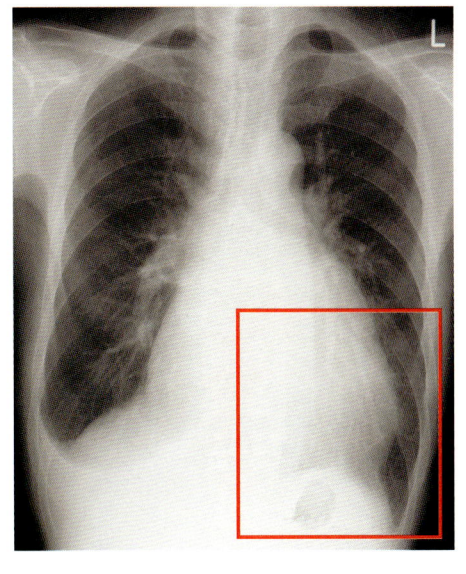

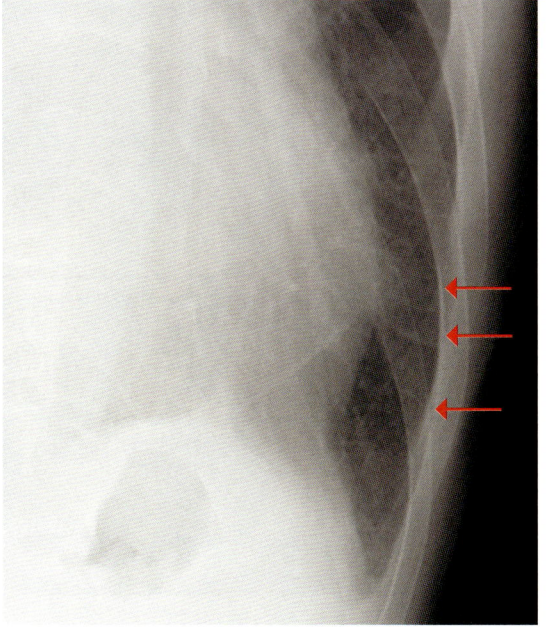

●解説15
腫瘤影：3 cm 以上
結節影：3 cm 未満
　小結節：1 cm 未満
粒状影：数 mm

●解説16
左：石灰化を伴う結節
右：空洞を伴う結節

●解説17
境界不明瞭な結節の例

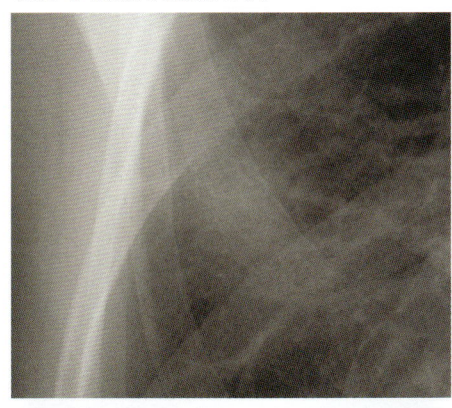

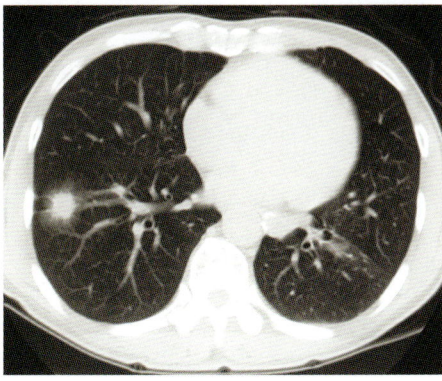

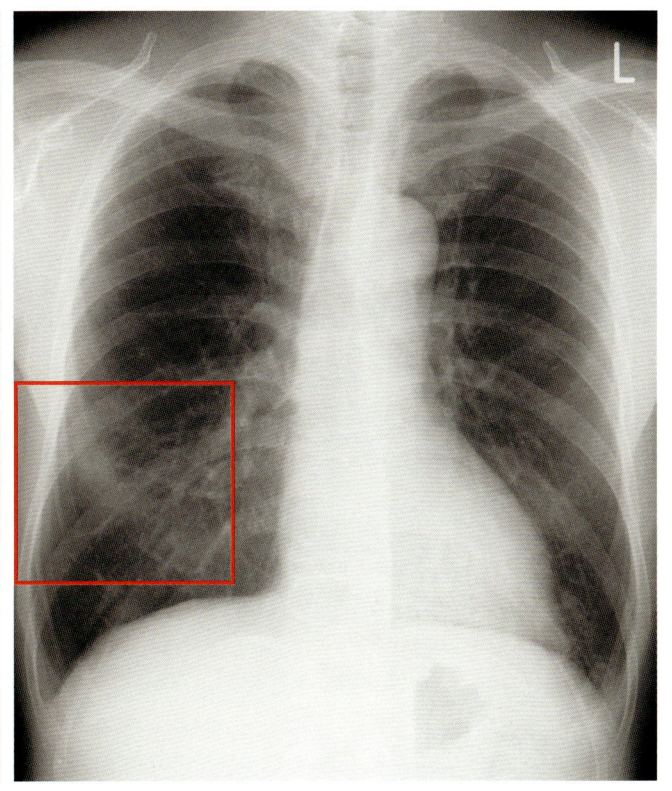

肺腺癌

●解説18
胸膜外徴候（extrapleural sign）
左は肺癌、右は胸壁腫瘍。右の像では、肺に突出する骨や胸壁の病変では輪郭が明瞭で、裾野の部分がなだらかになっている。

● 解説19

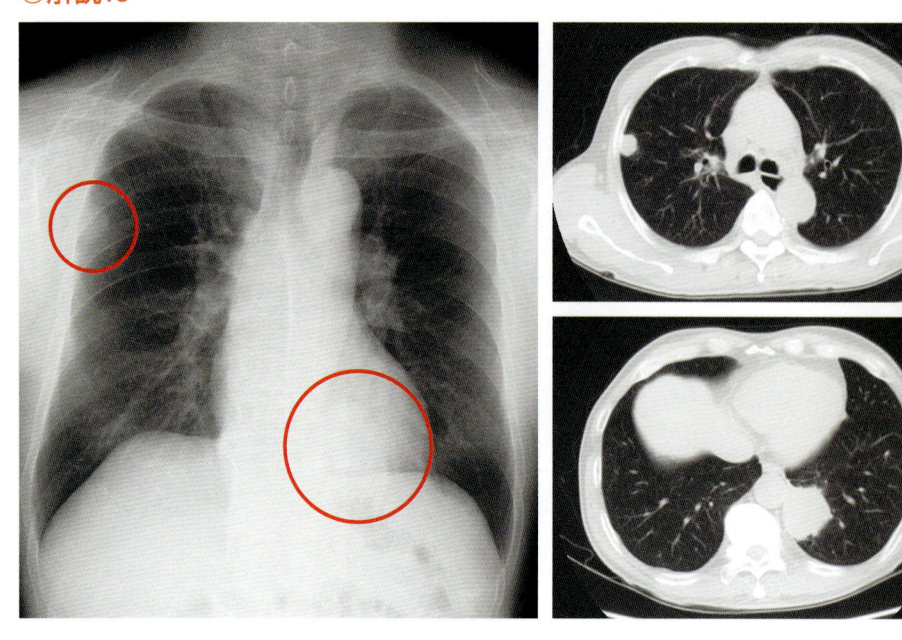

● 解説20
特発性肺線維症

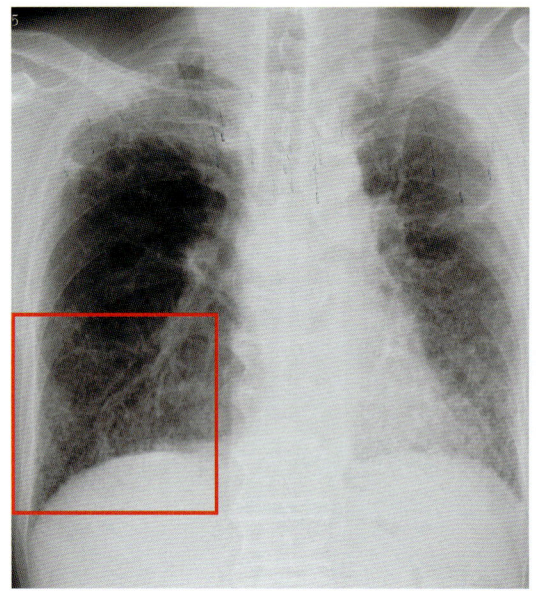

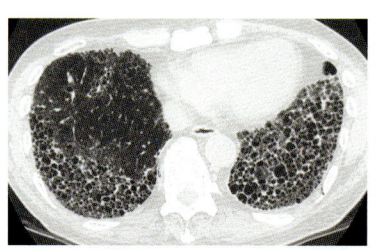

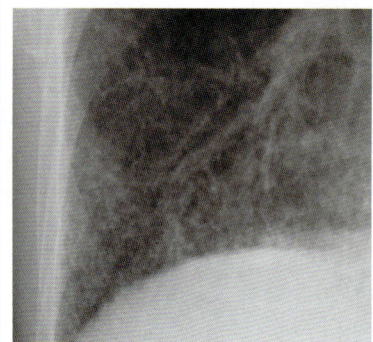

蜂巣肺

● 解説21
左は肺動脈性肺高血圧症、右はサルコイドーシス。

● 解説22
左は肺門部肺癌、右は右上葉無気肺。

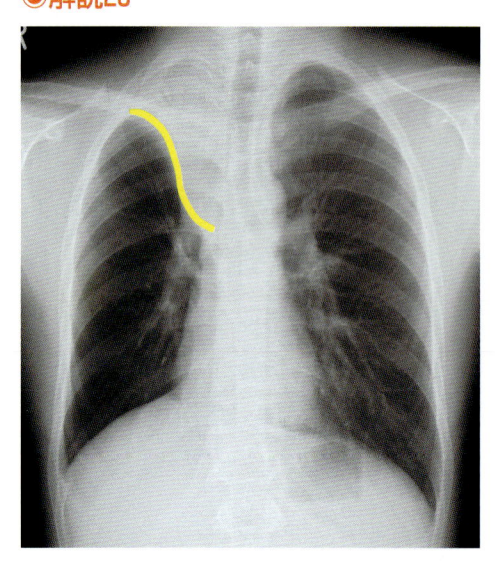

● 解説23

肺門側の腫瘍により肺門部が拡大し、無気肺の辺縁が逆S字型となる。

● 解説24
後縦隔腫瘍

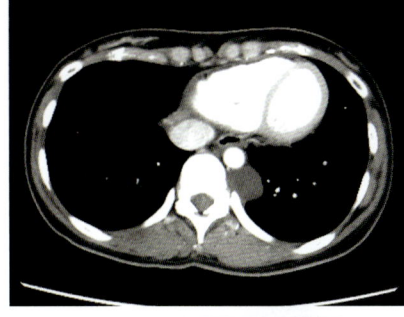

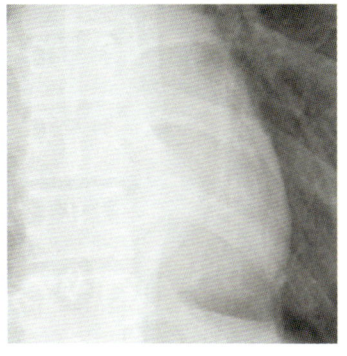

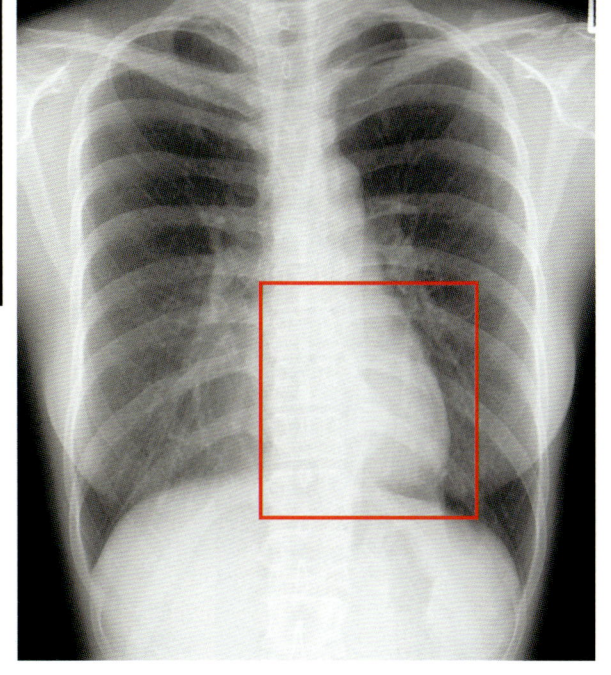

● 解説25
左は正常、右は肺炎。

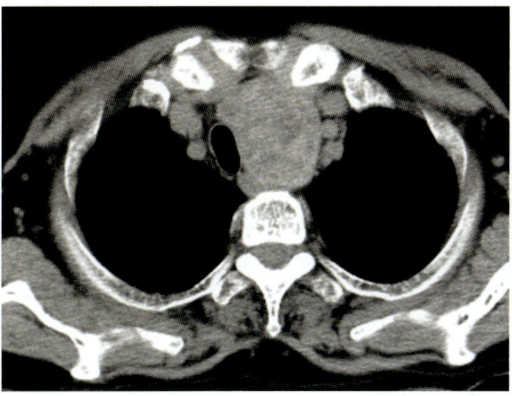

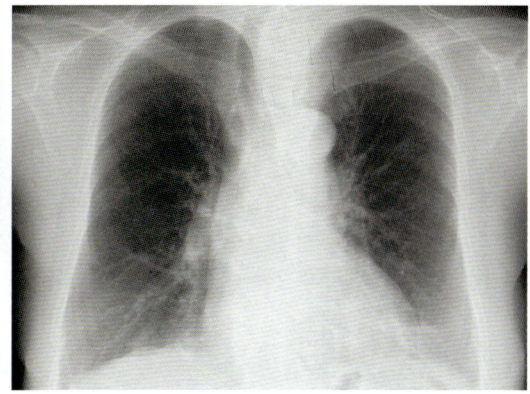

● 解説26
上縦隔腫瘍

● 解説27
左は正常、右は前立腺癌骨転移骨硬化像。

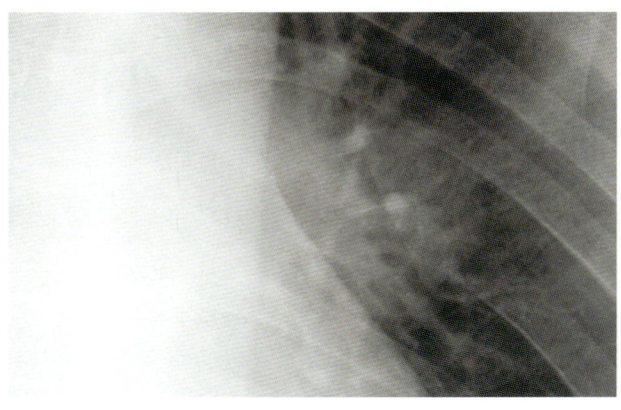

● 解説28
腫瘍周囲の正常構造（骨）も読影する。

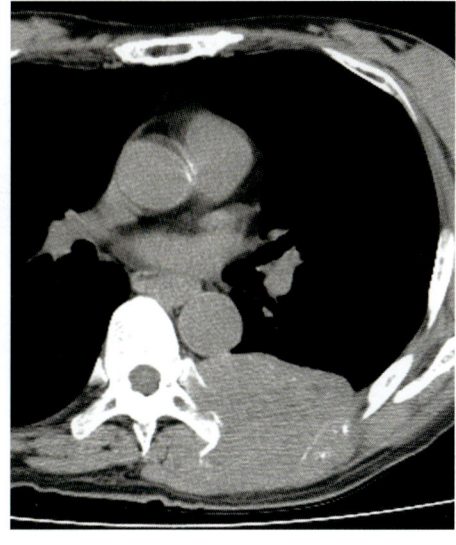

● 解説29

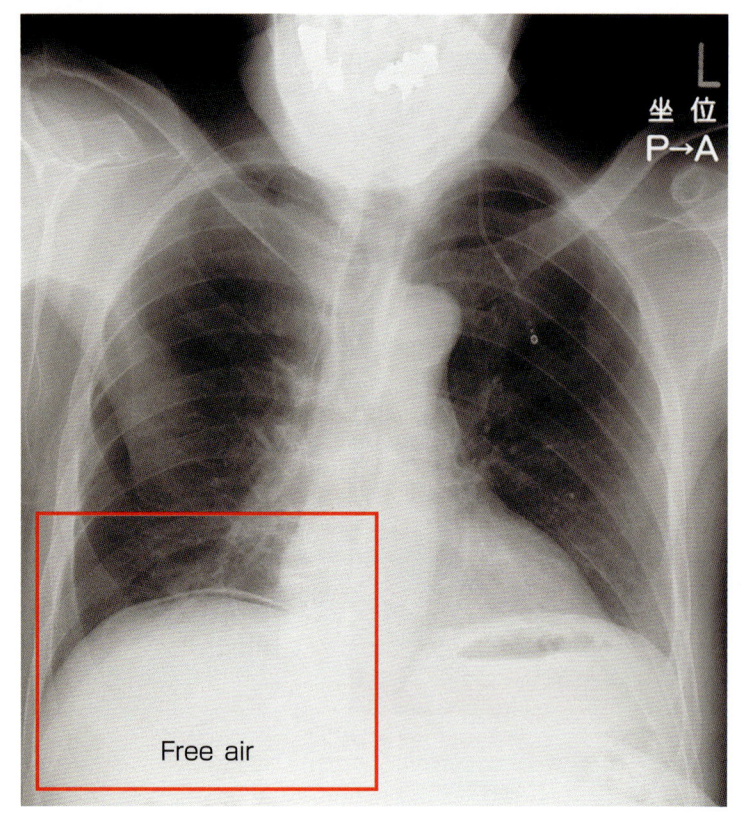

上腹部で見られる正常陰影：
胃泡、腸管ガス、肝臓、脾臓

上腹部で見られる異常陰影：
石灰化（胆石、慢性膵炎）、空気（Free air）

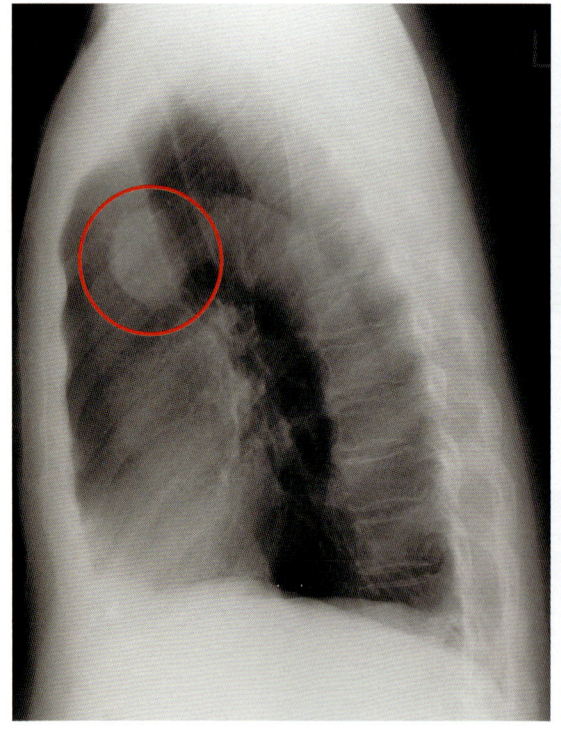

● 解説30

側面像では立体的な評価を加えることができる

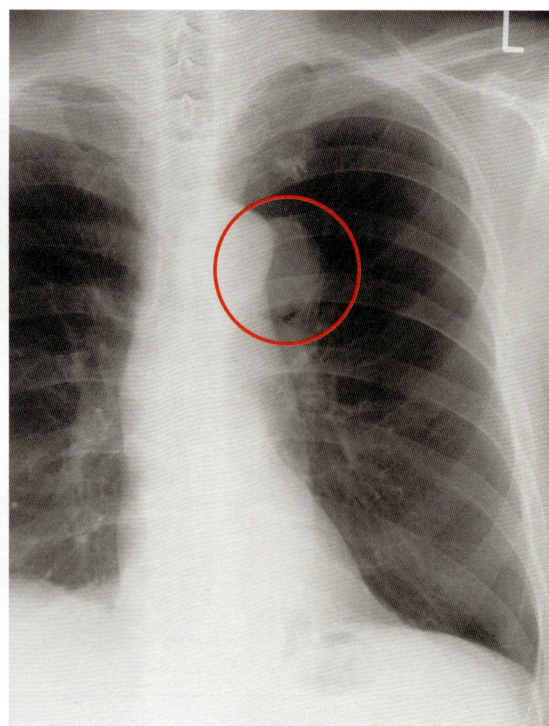

大動脈瘤

第3章

呼吸器

❶ 正常CT画像

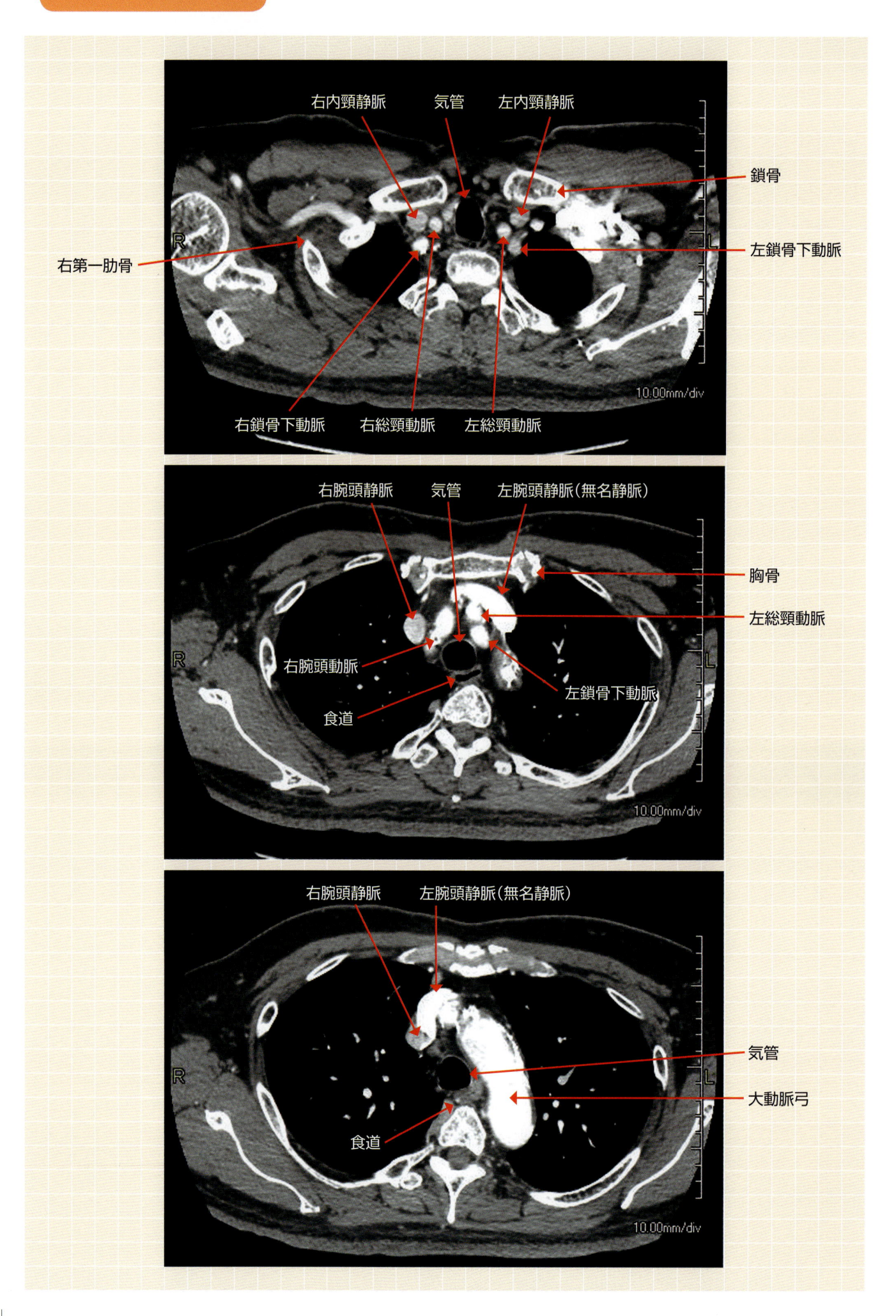

第3章　呼吸器

❶ 正常CT画像

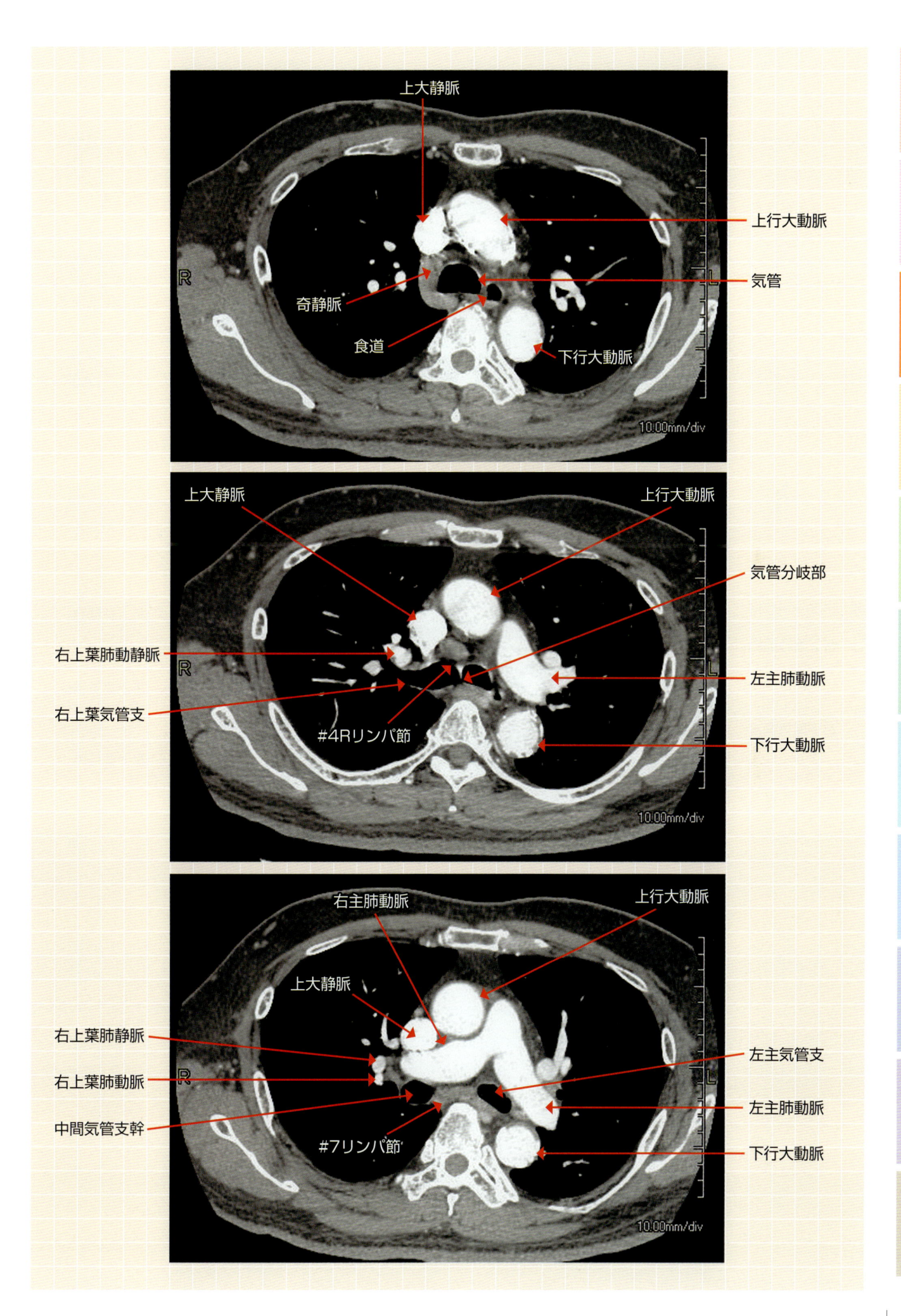

48　第3章　呼吸器

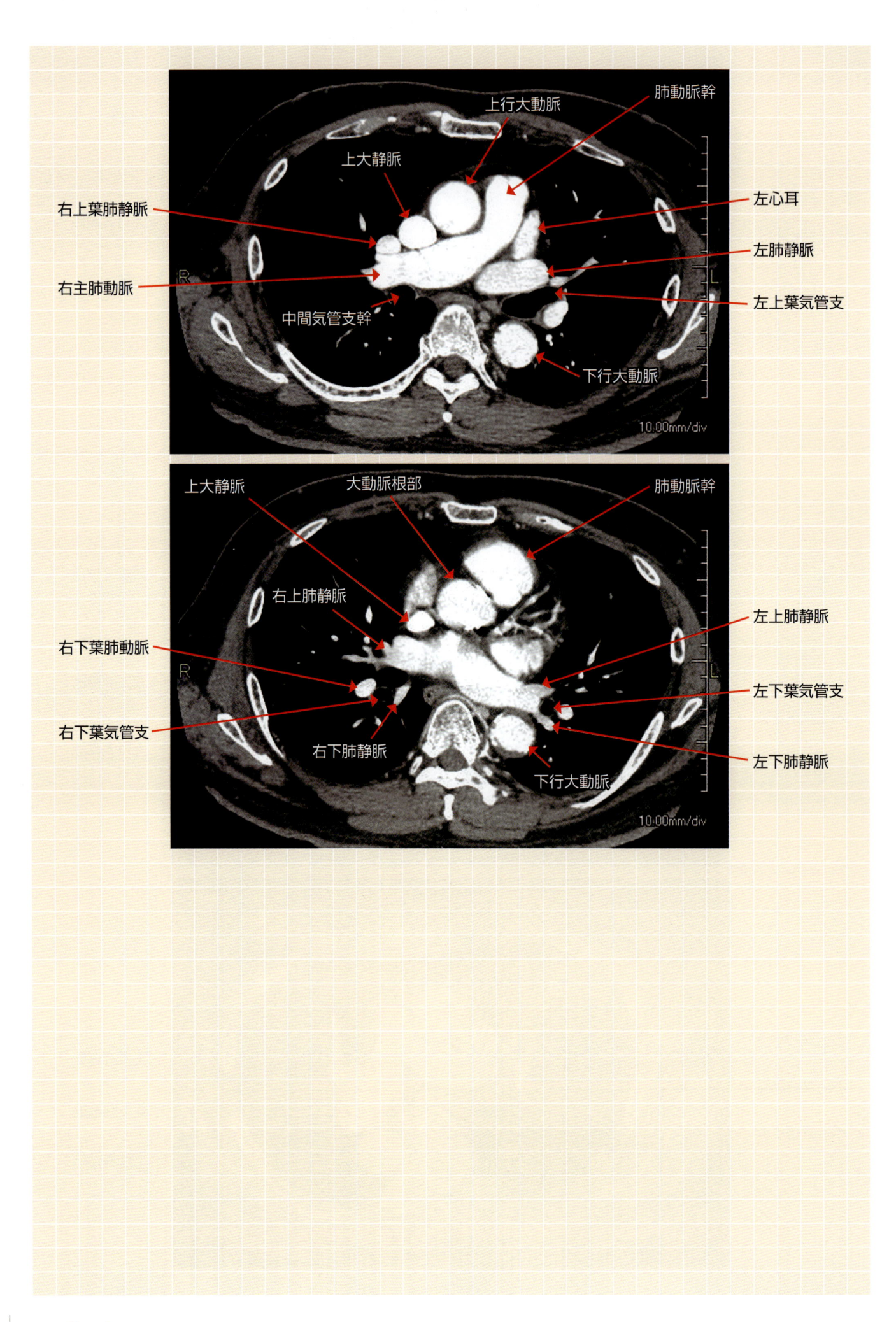

❷ 肺癌

症例1

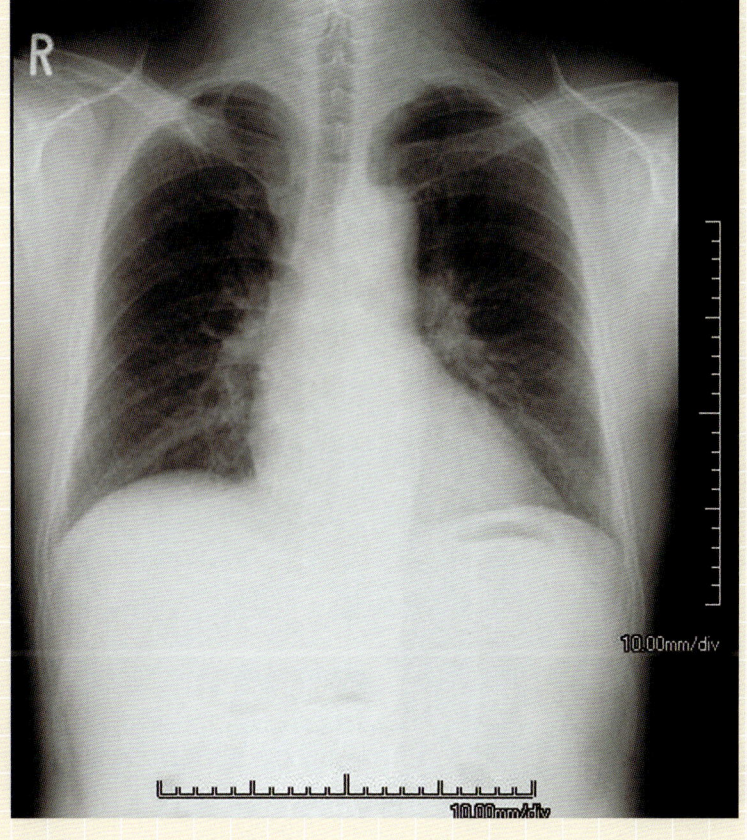

Question 1
画像所見を述べなさい。
→ Answer 1 p.75

Question 2
次に行うべき検査を①〜③について分けて検討せよ。
①胸部レントゲンの次に行うべき検査
②組織診断のために行うべき検査
③病期決定のために行うべき検査
→ Answer 2 p.75

症例2

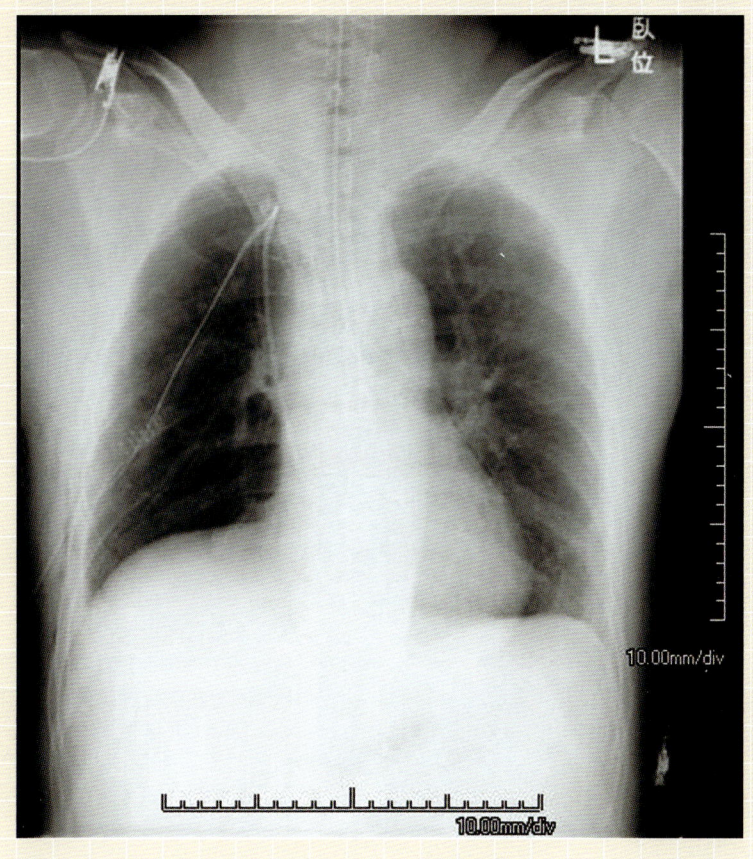

Question 3
原発性肺癌 cT1bN0M0 として手術（右上葉切除）を行った術後の胸部X線写真である。所見を述べよ。
→ Answer 3 p.76

❷ 肺癌

症例3

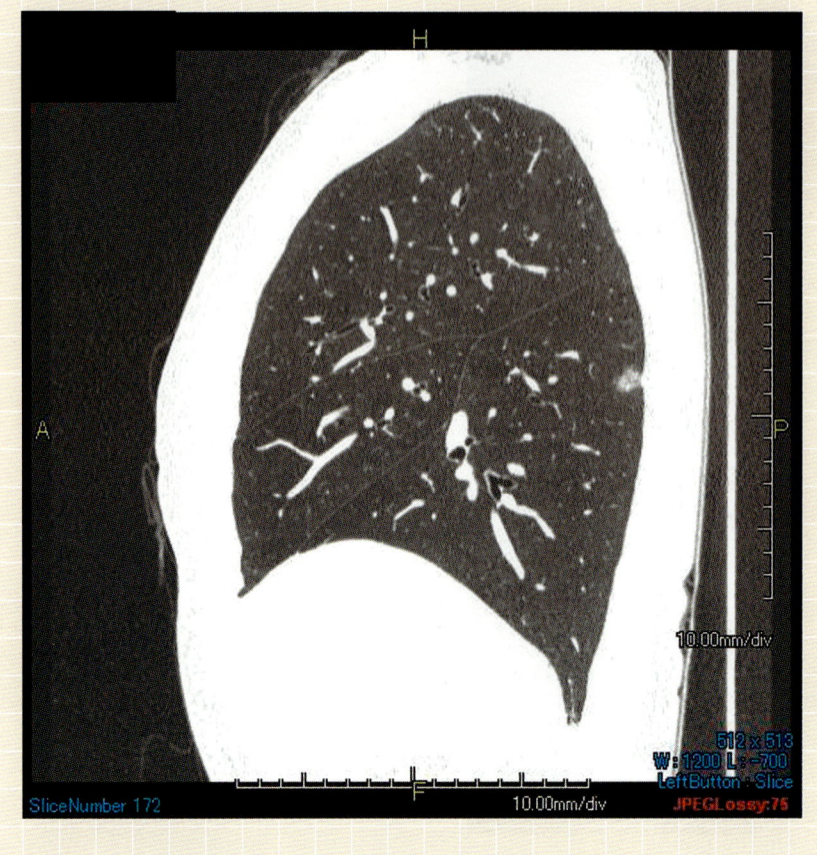

CT写真の症例検討

Question 4
どのようなスライスを表示しているか説明しなさい。また画像所見を述べなさい。

➡ Answer 4 p.76

CTの進歩 〜バーチャル気管支鏡〜

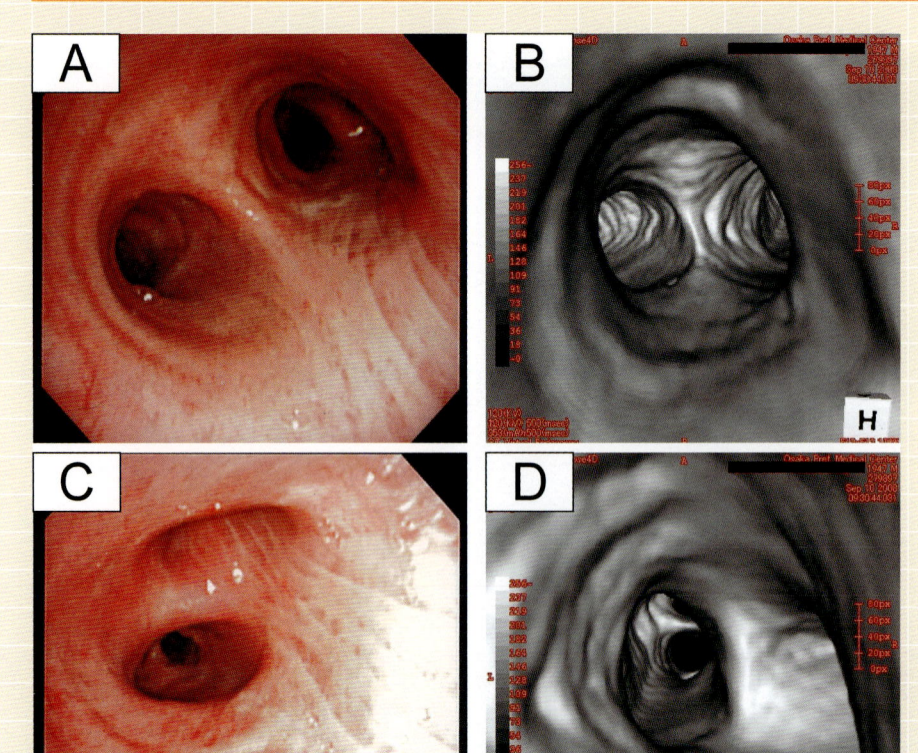

視点を気管内や大腸内に置き、これら臓器の内面を立体的に表示する、バーチャル内視鏡が実用化されている。(A、C) は実際の内視鏡（気管支鏡）で、(B、D) はCTのdataを3次元グラフィックスで表示したものである。

CTの進歩 ～肺形態の描出～

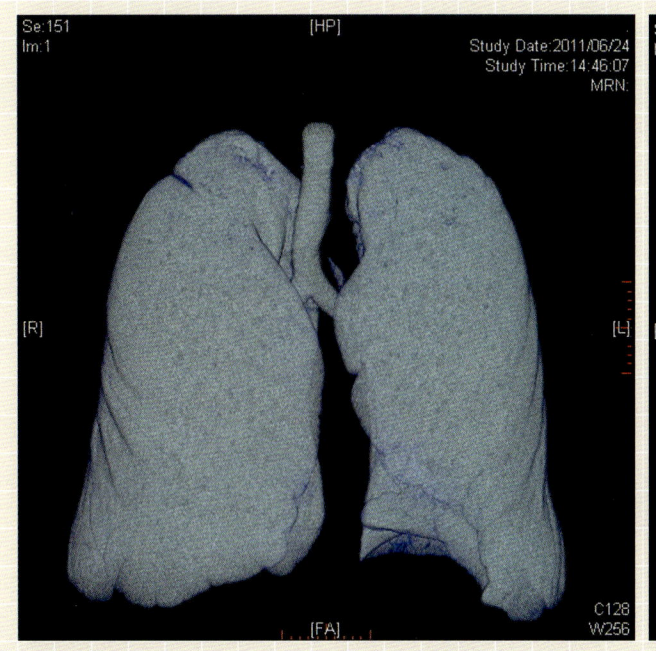

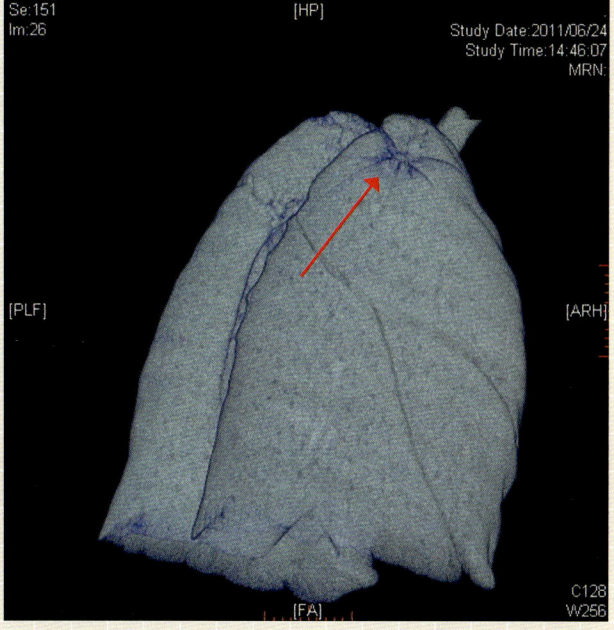

症例1の肺形態を再合成した。肺表面の胸膜陥入像が映し出されている。

CTの進歩 ～肺血管の描出～

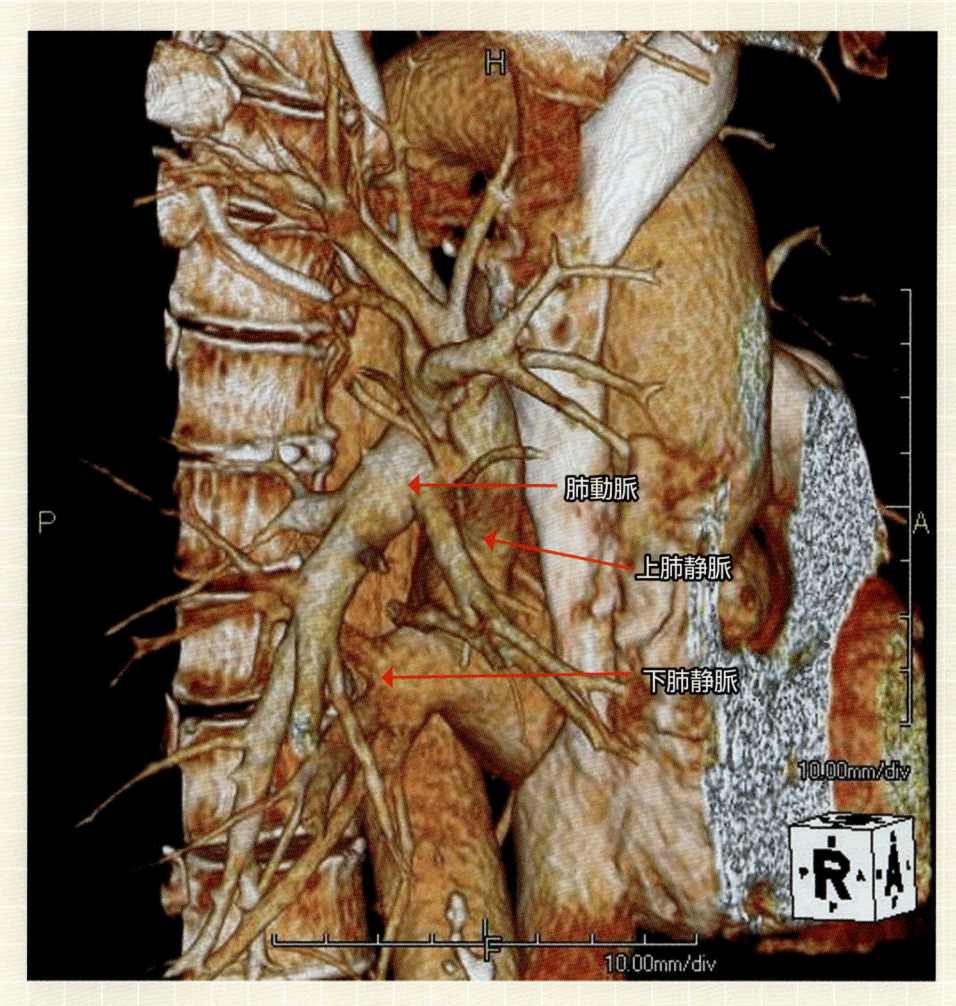

肺動脈
上肺静脈
下肺静脈

症例1の肺血管である。手術前に予習することで、手術を安全に行える。

❷ 肺癌

■ 気管支鏡検査

呼吸器疾患の診断・治療を目的として行う内視鏡検査。口または鼻から咽頭を通して直径5〜6mmの気管支鏡（気管支ファイバースコープ）を気管や気管支の中に挿入し、内腔を観察したり、組織や細胞、分泌物などの検体を採取する。

■ 気管支鏡検査（検体採取）

直視下に気管・気管支粘膜を観察し、異常があれば擦過細胞診や生検を行う。生理食塩水により肺胞領域を洗浄し、炎症細胞を回収、解析する。

- 気管支肺胞洗浄（BronchoAlveolar Lavage；BAL）
  病変が直視できない場合、透視下で経気管支的に擦過細胞診や生検を行う。
- 経気管支生検（TransBronchial Biopsy；TBB）
- 経気管支肺生検（TransBronchial Lung Biopsy；TBLB）
  気管支粘膜を貫いて、気管支周囲リンパ節の穿刺細胞診・生検を行う。
- 経気管支吸引細胞診（TransBronchial Needle Biopsy；TBNA）
- 超音波気管支鏡下-（EndoBronchial UltraSound-guided-；EBUS-）

■ 気管支鏡検査（治療）

- レーザー照射による焼灼・昇華治療
- 光線力学的治療
- 高周波治療
- 密封小線源治療
- 気道ステント留置
- 喀血と気道分泌物の処置
- 異物除去

気管支鏡アトラス

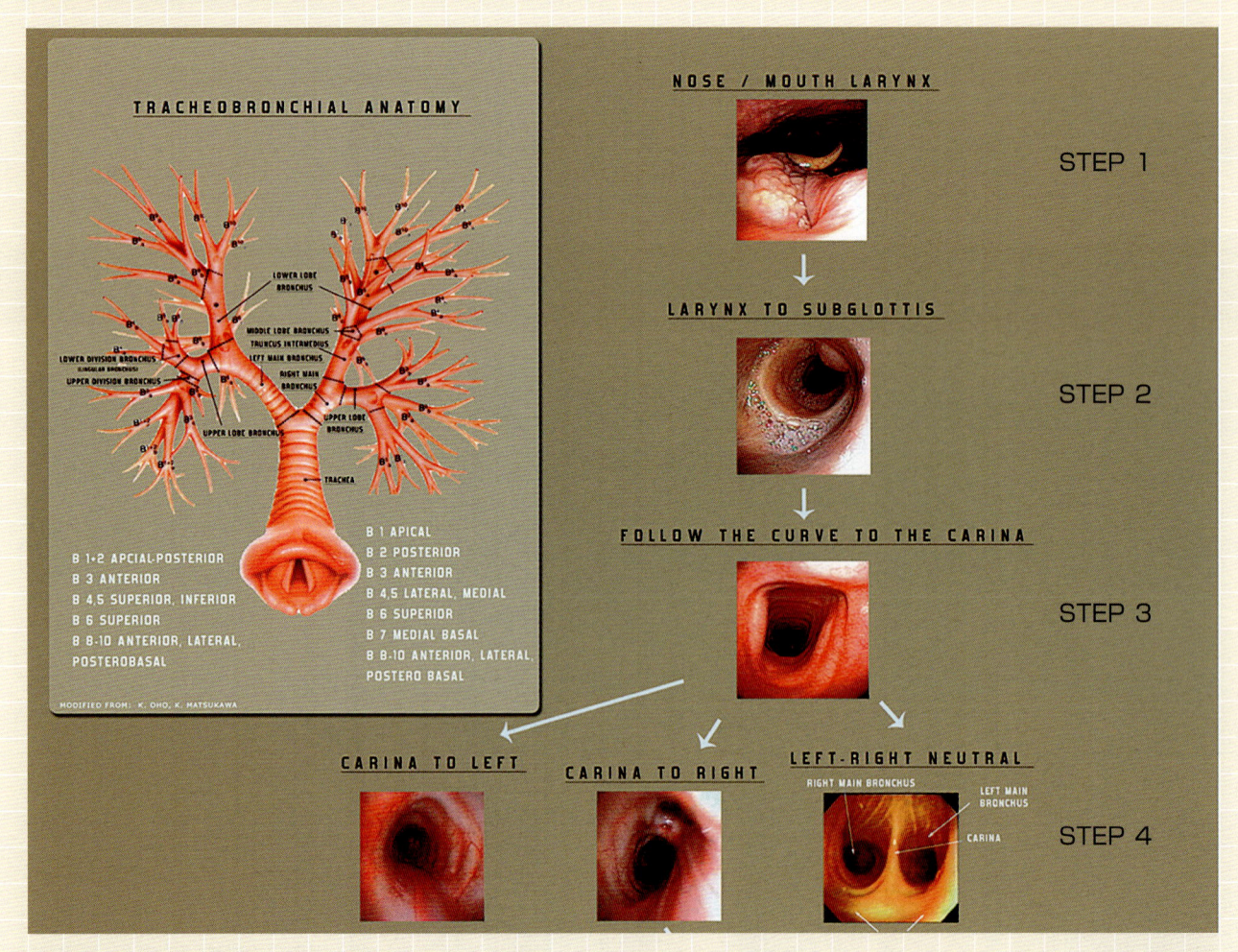

Bronchoscopy International (http://www.bronchoscopy.org/index.asp)
Dr. Henri Colt より許諾を得て抜粋し転載

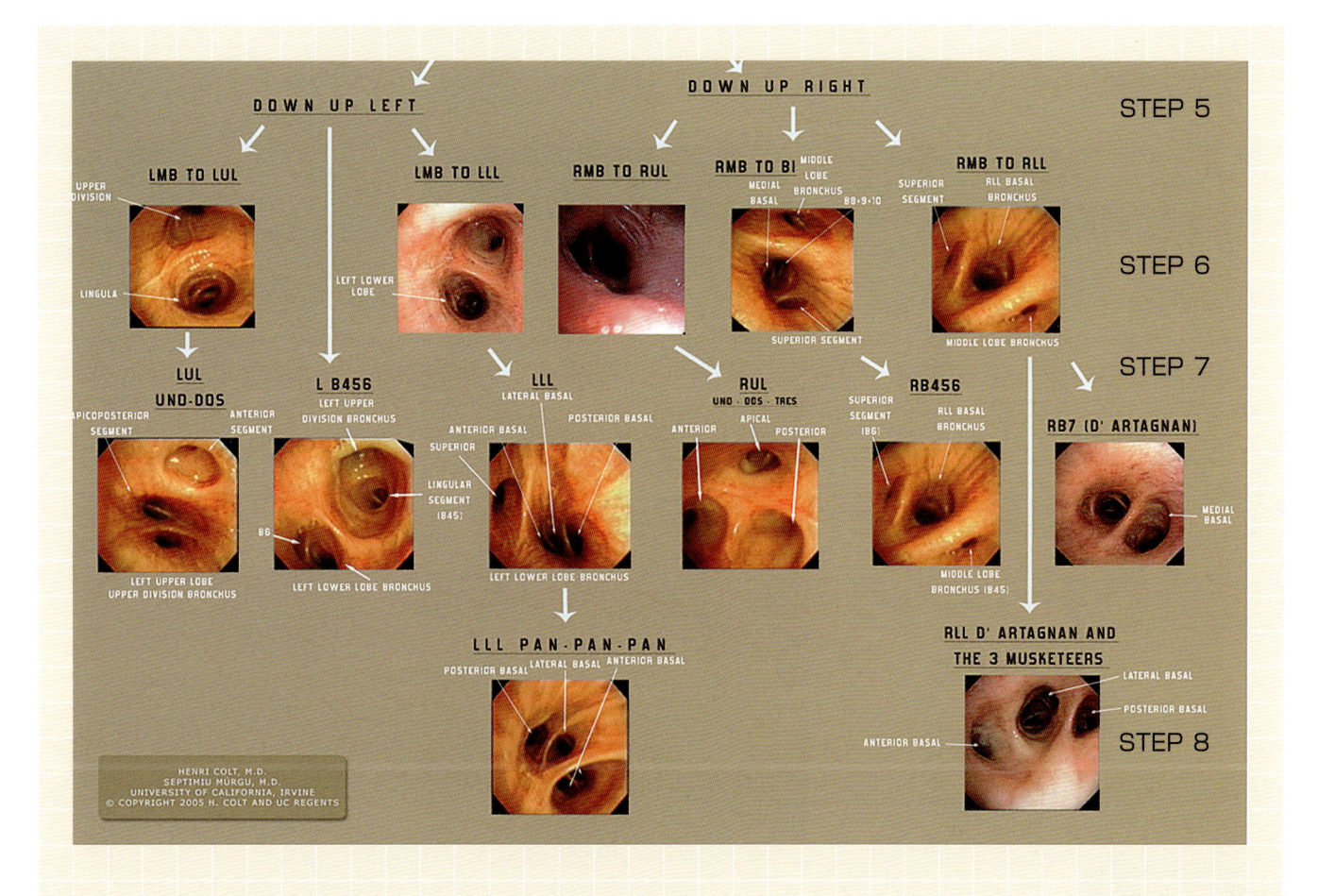

症例4

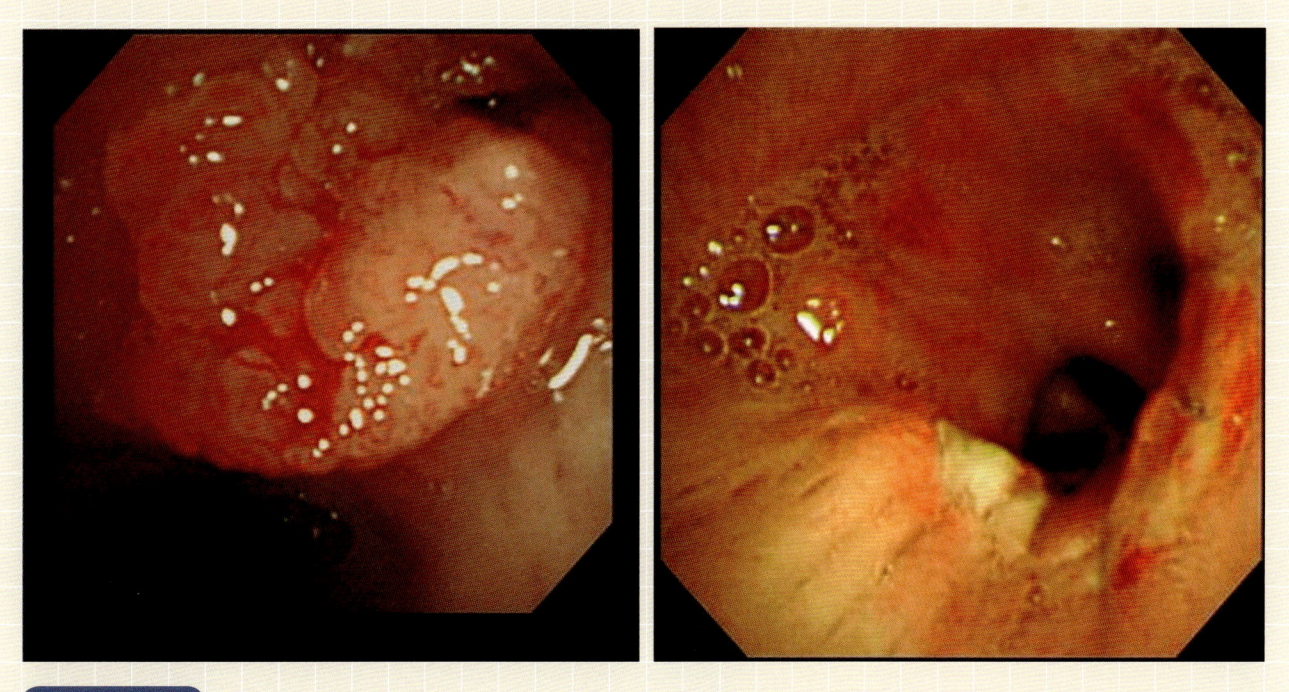

Question 5
症例は64歳の男性。右上葉原発の扁平上皮癌である。左は術前の気管支鏡検査である。所見を述べよ。右は術後の写真である。どのような手術を行ったか答えよ。

➡ Answer 5 p.77

❷ 肺癌

症例5

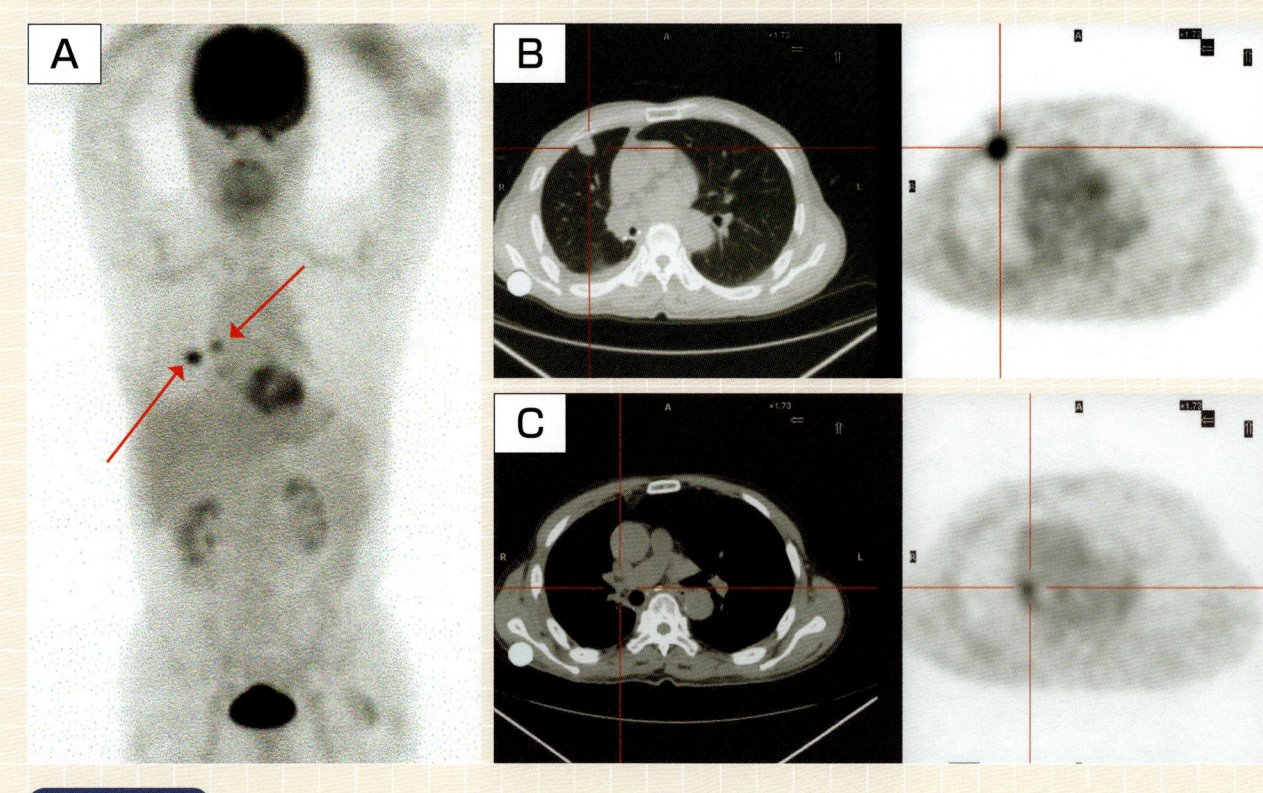

A B C

Question 6
PET画像及びそれぞれに対応するCT画像を示す。図Aの矢印は何を意味しているのか図BおよびCを参考にして答えよ。

→ Answer 6 p.78

■ FDG-PETと炎症：肺炎・結核・サルコイドーシス

FDG-PETの弱点は、FDGが癌だけでなく、糖代謝の活発な脳、心臓、炎症部にもとりこまれることである。とくに炎症病変と腫瘍性病変の鑑別は臨床上大きな問題になることがある。活動性炎症（肺炎、結核、膿瘍、サルコイドーシスなど）では偽陽性を示す。また、肺癌領域では、肺胞上皮癌、高分化型腺癌、10mm以下の小さい肺癌ではFDGが集積することは少なく、偽陰性を示す。また、FDGの排泄経路となる尿路系腫瘍は同定することができない。スライドはサルコイドーシスの症例である。左右対称性の複数の点状の集積は、悪性腫瘍の転移よりも先ず非特異的炎症やサルコイドーシスを疑う。

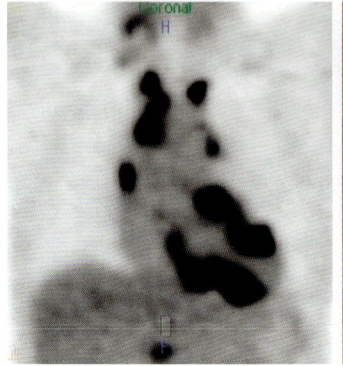

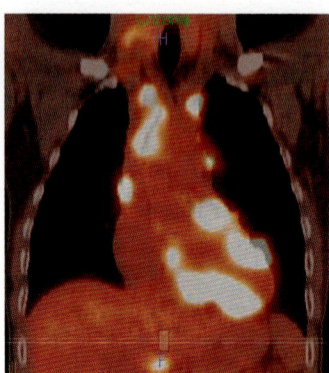

第3章　呼吸器

❸ 縦隔腫瘍

縦隔の解剖

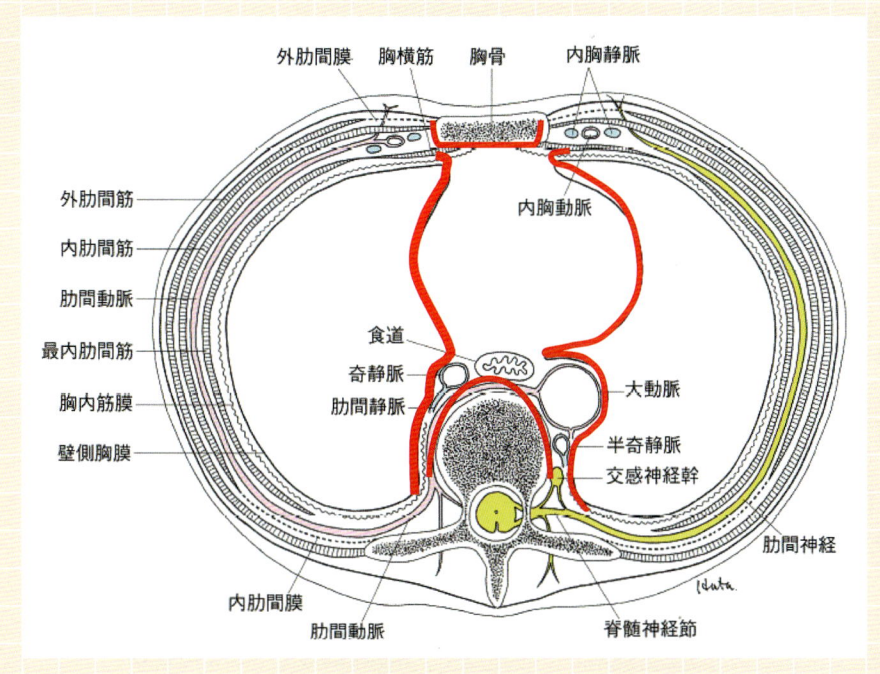

外肋間膜　胸横筋　胸骨　内胸静脈
外肋間筋
内肋間筋
肋間動脈
最内肋間筋
胸内筋膜
壁側胸膜
内胸動脈
食道
奇静脈
肋間静脈
大動脈
半奇静脈
交感神経幹
肋間神経
内肋間膜
肋間動脈
脊髄神経節

胸腔内で左右の縦隔胸膜、脊椎、胸骨で境界される部位（赤）

縦隔腫瘍と症状

前縦隔
胸腺腫
　上大静脈症候群
　（筋無力症状）
胚細胞性腫瘍（奇形腫）
　穿破→発熱、胸痛
　（クラインフェルター症候群）

上縦隔
甲状腺腫
食道嚢腫
気管支嚢腫
　嗄声、嚥下困難

中縦隔
リンパ性腫瘍
心膜嚢胞

後縦隔
神経原性腫瘍
　Horner症候群、嗄声
　（von Recklinghausen病）
消化管嚢胞
　嚥下困難、吃逆

傍腫瘍性症候群
- 胸腺腫：自己免疫疾患の合併
　重症筋無力症→ 眼瞼下垂、複視、全身脱力
　赤芽球癆→ 貧血
　低γグロブリン血症
- 胸腺 carcinoid：クッシング症候群→肥満
- 神経原性腫瘍（褐色細胞腫）：→高血圧、頭痛

■咳嗽，喀痰，呼吸困難

前縦隔の病期分類、正岡分類（胸腺腫、胸腺癌）

Ⅰ 腫瘍皮膜外への浸潤なし、Ⅱ 縦隔胸膜への浸潤、Ⅲ 心嚢、肺、大血管浸潤、Ⅳa 心膜播種、胸膜播種
Ⅳb リンパ節転移、遠隔転移

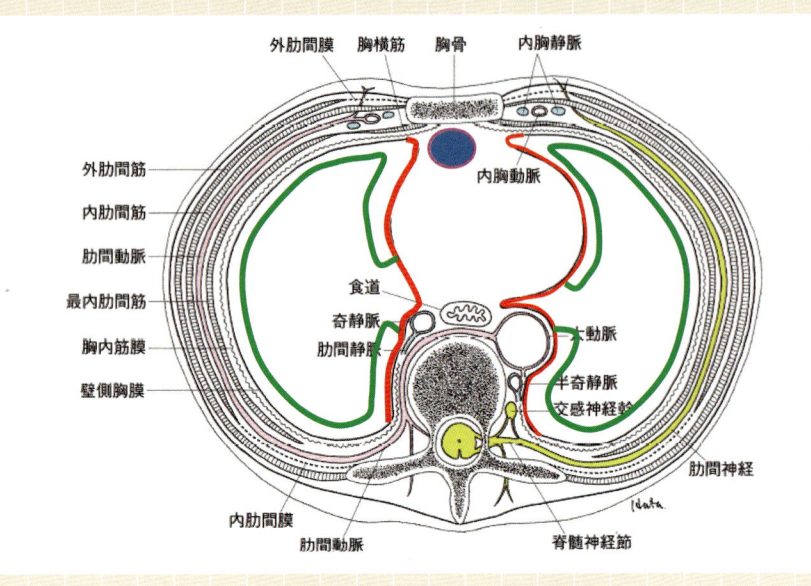

胸腺腫　正岡分類　Ⅰ期
腫瘍皮膜外への浸潤なし

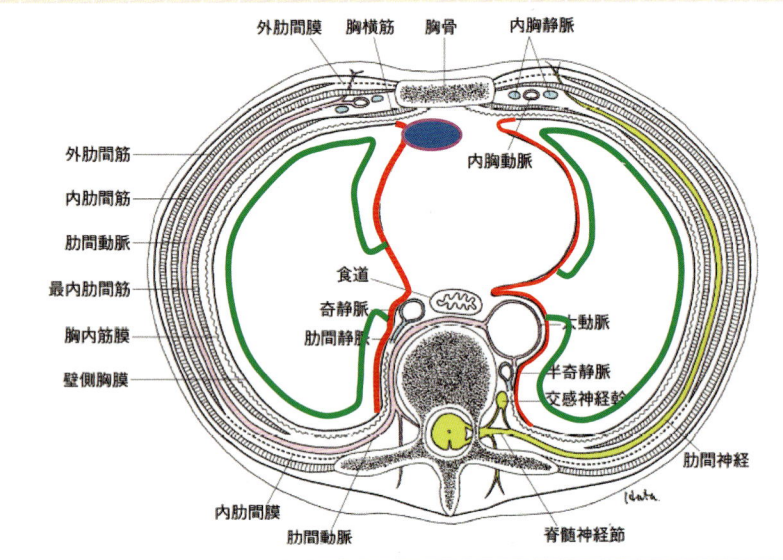

胸腺腫　正岡分類　Ⅱ期
縦隔胸膜への浸潤

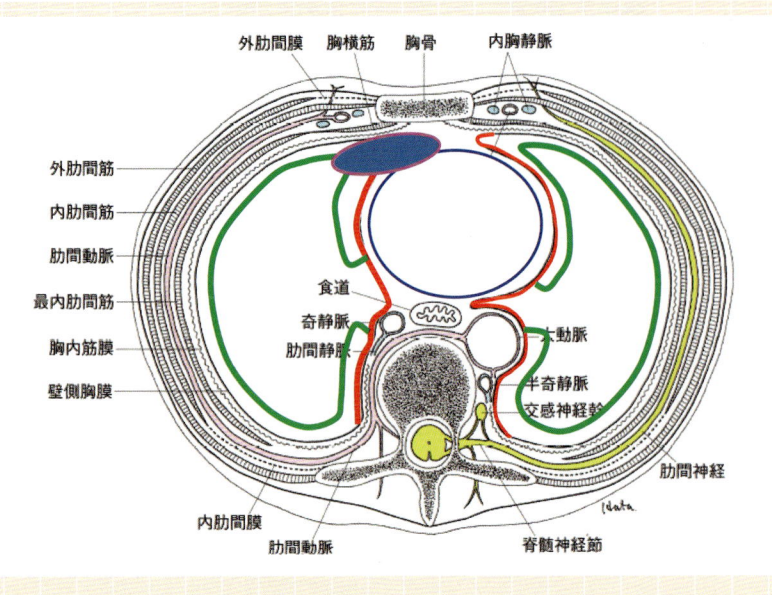

胸腺腫　正岡分類　Ⅲ期
心嚢、肺、大血管浸潤

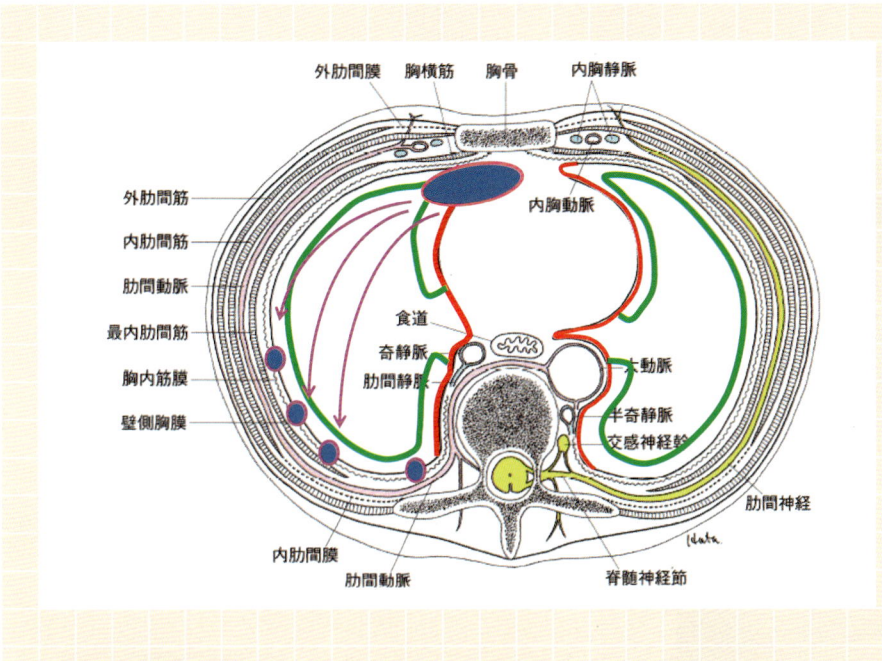

胸腺腫　正岡分類　Ⅳa期
心膜播種、胸膜播種

「畠中陸郎『呼吸器外科手術書 改訂5版』, p.15, 2007, 金芳堂」より許諾を得て抜粋し転載

症例6

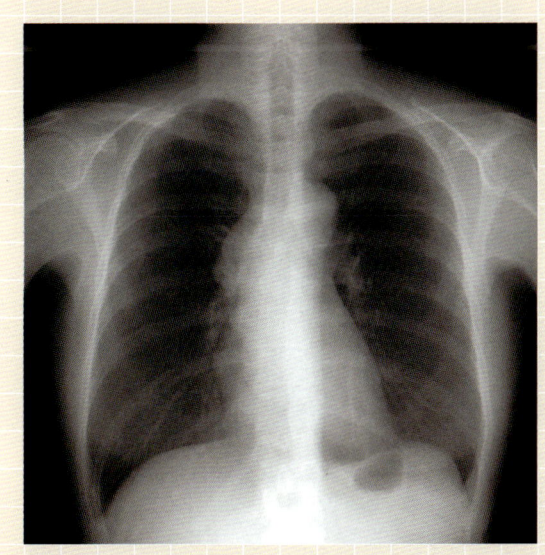

Question 7
画像所見を述べなさい。
➡ Answer 7　p.78

症例7

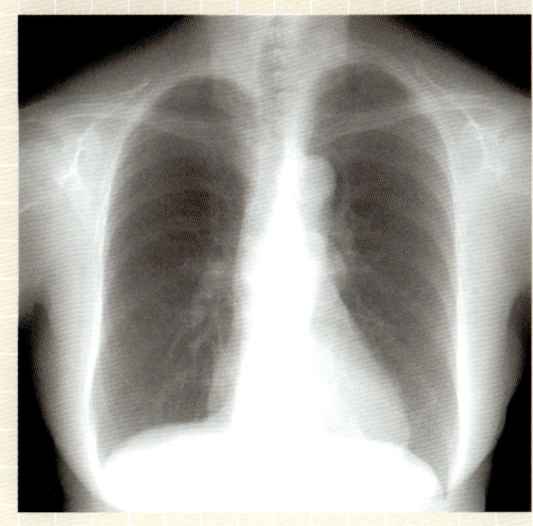

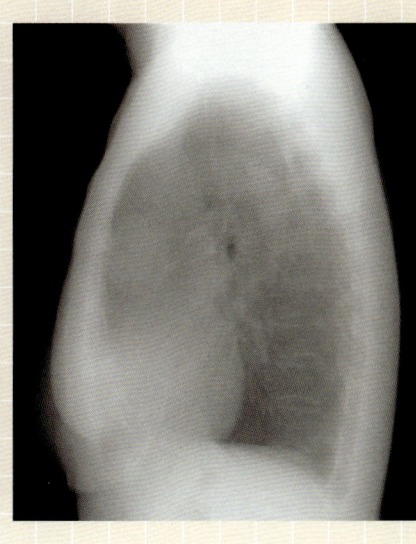

胸部X線写真

Question 8
画像所見を述べなさい。
➡ Answer 8　p.78

❸ 縦隔腫瘍

症例8　前縦隔腫瘍の症例　胸腺癌（thymic carcinoma）

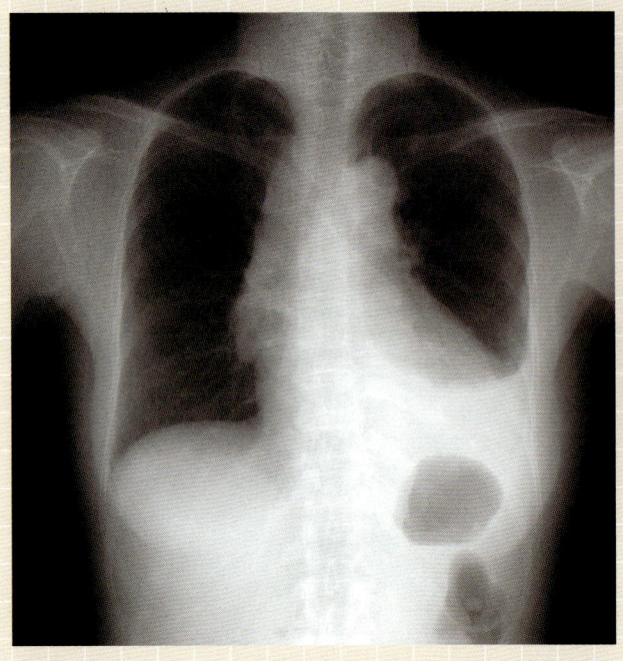

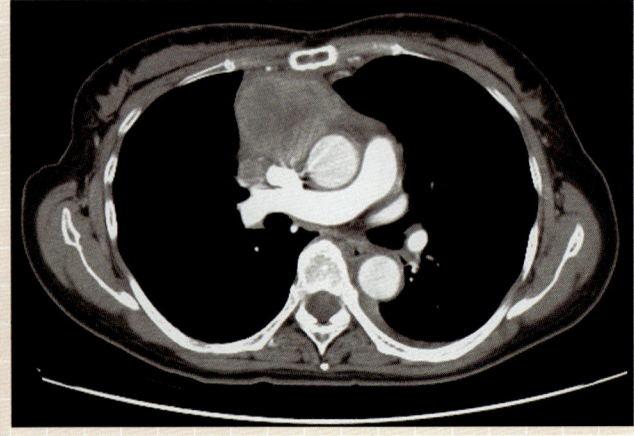

経皮針生検→ Anaplastic carcinoma

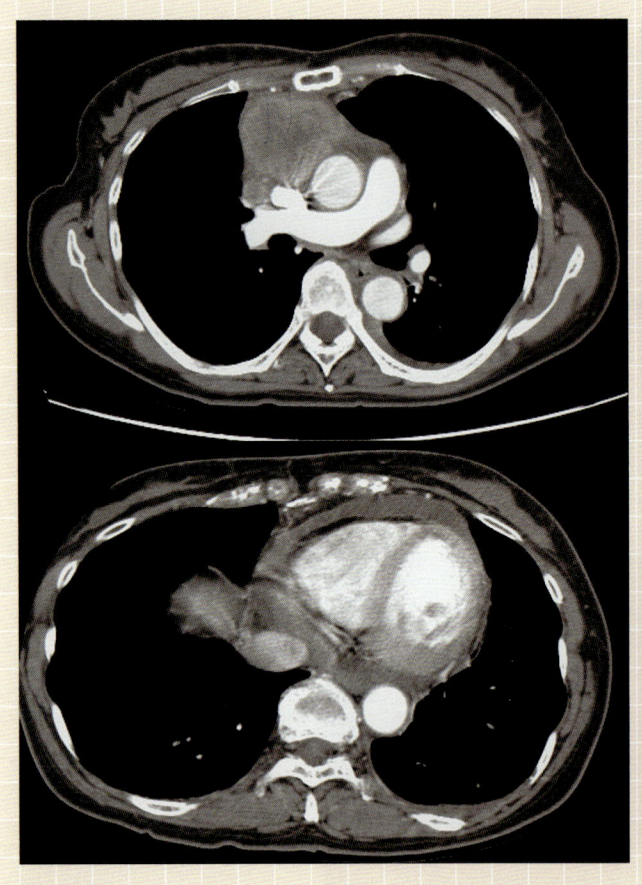

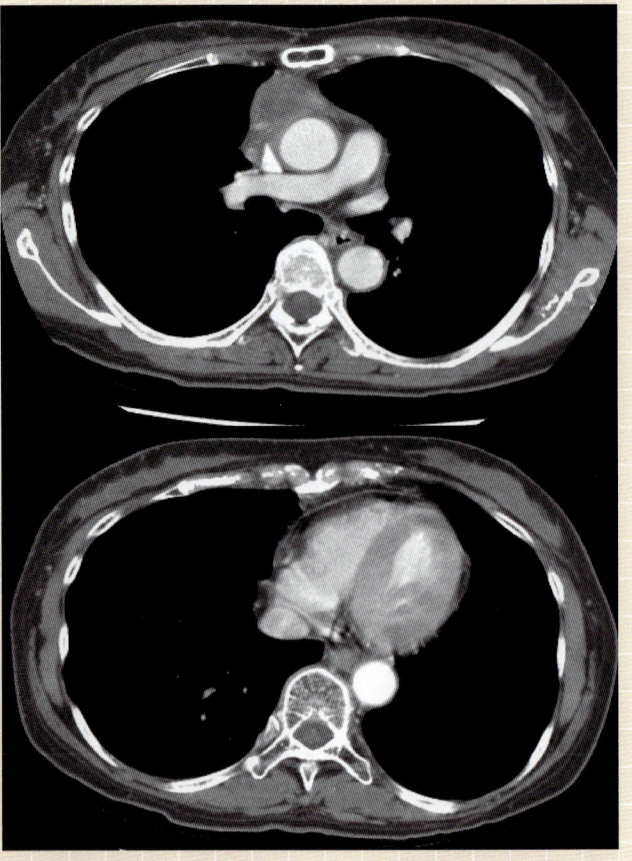

胸部CT

左：治療前　右：放射線・化学療法後

FDG-PET

左：治療前　右：放射線・化学療法後

左右腕頭静脈、心膜再建後

SVC　　pericard

術中写真、病理

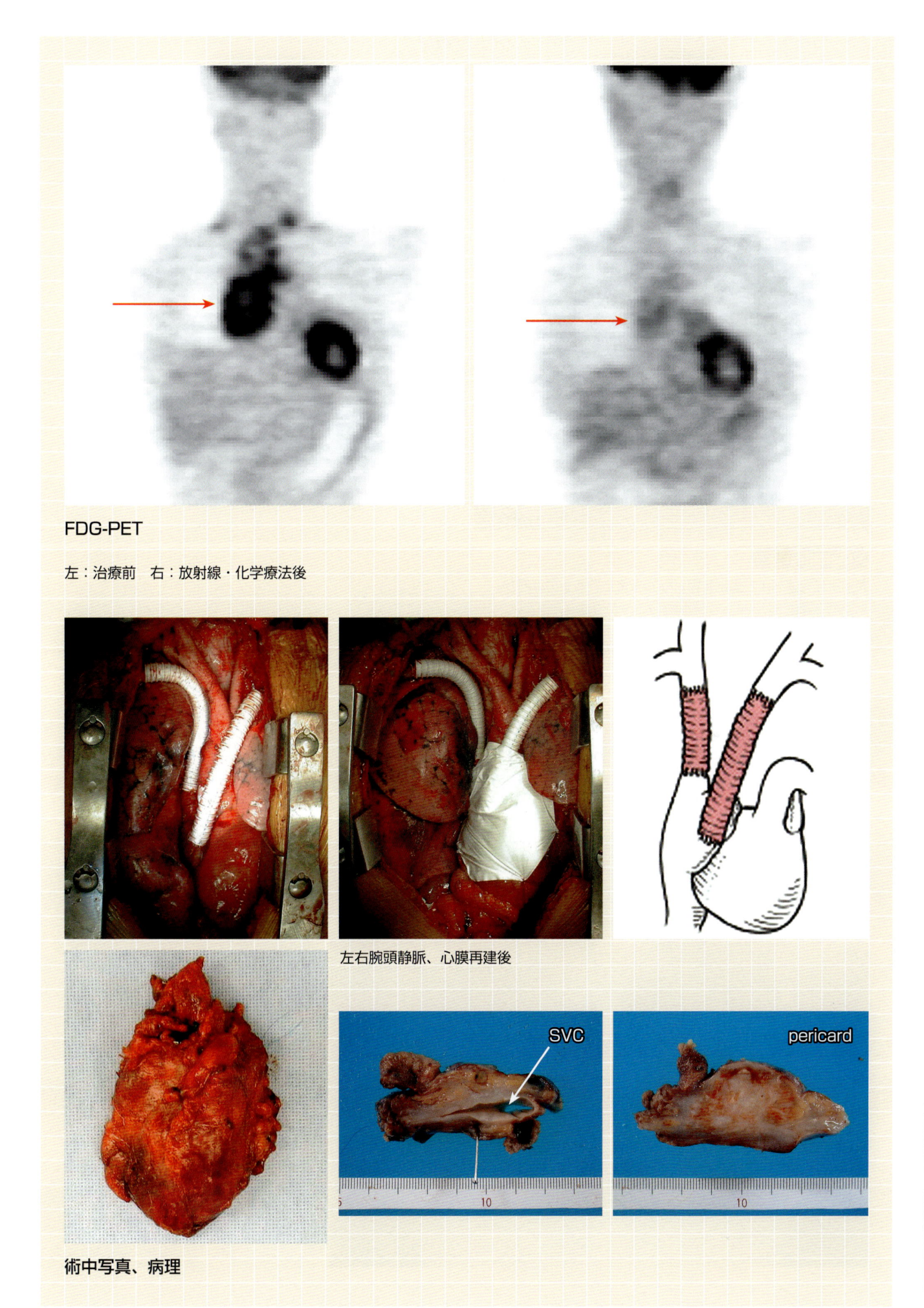

❸ 縦隔腫瘍　59

症例9

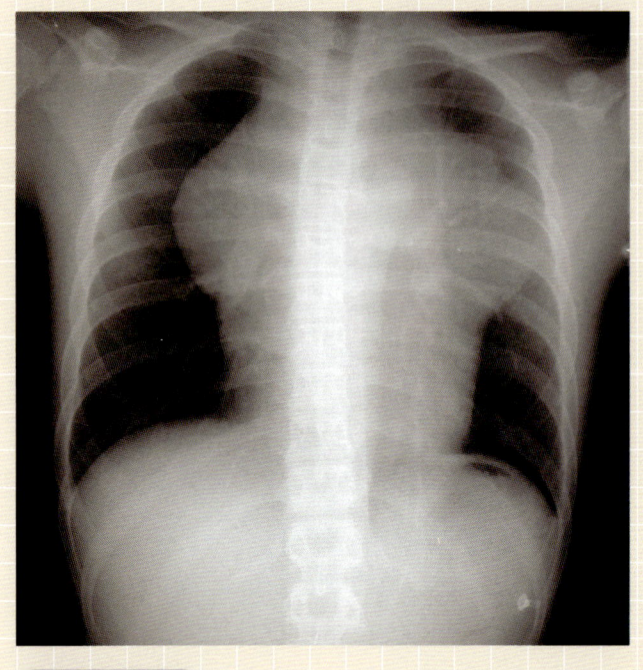

Question 9

異常所見を述べよ。鑑別診断として考えられるものは何か。

→ Answer 9　p.79

症例10

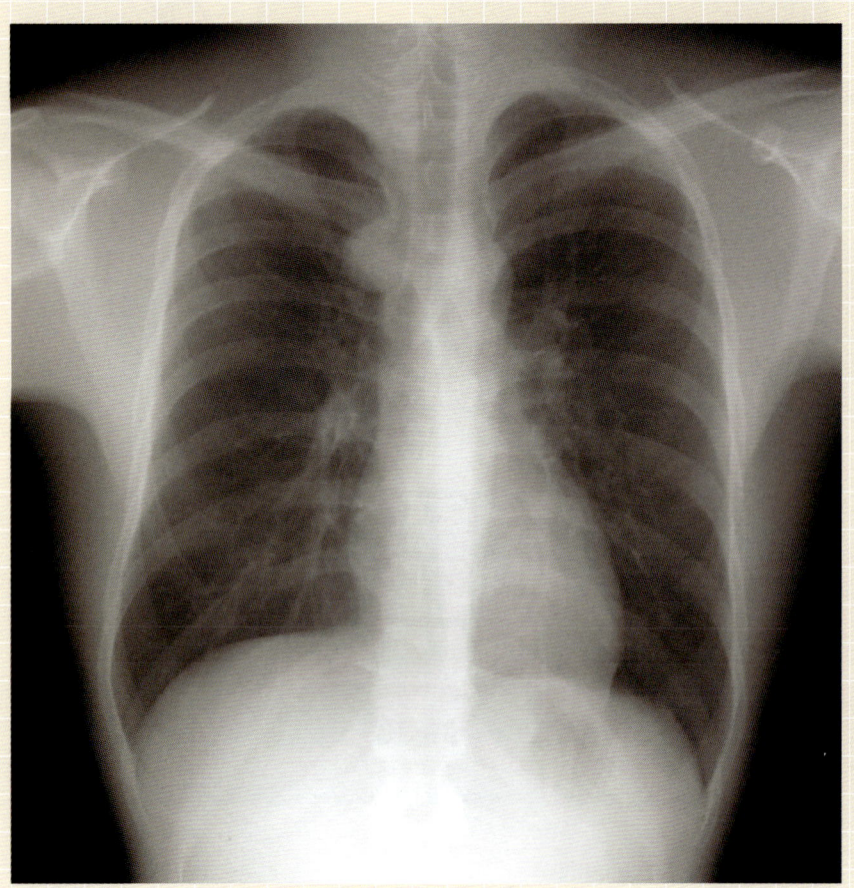

Question 10

胸部正面X線写真の画像所見を述べなさい。

→ Answer10　p.79

手術術式

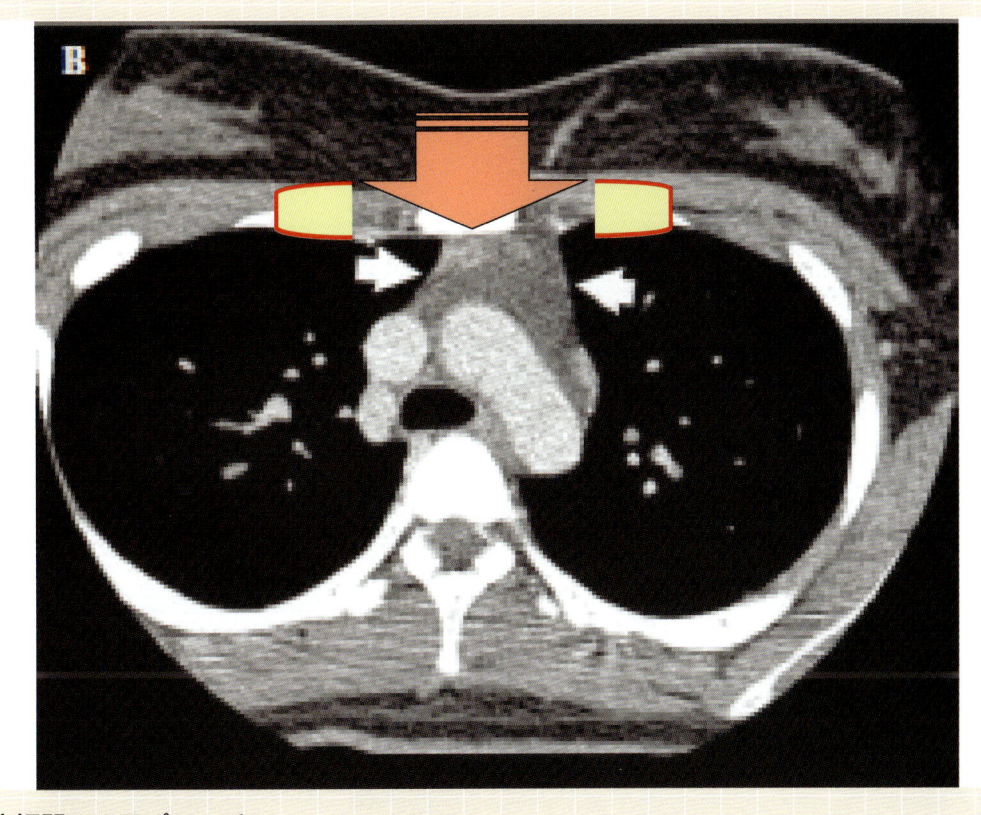

胸骨正中切開でのアプローチ

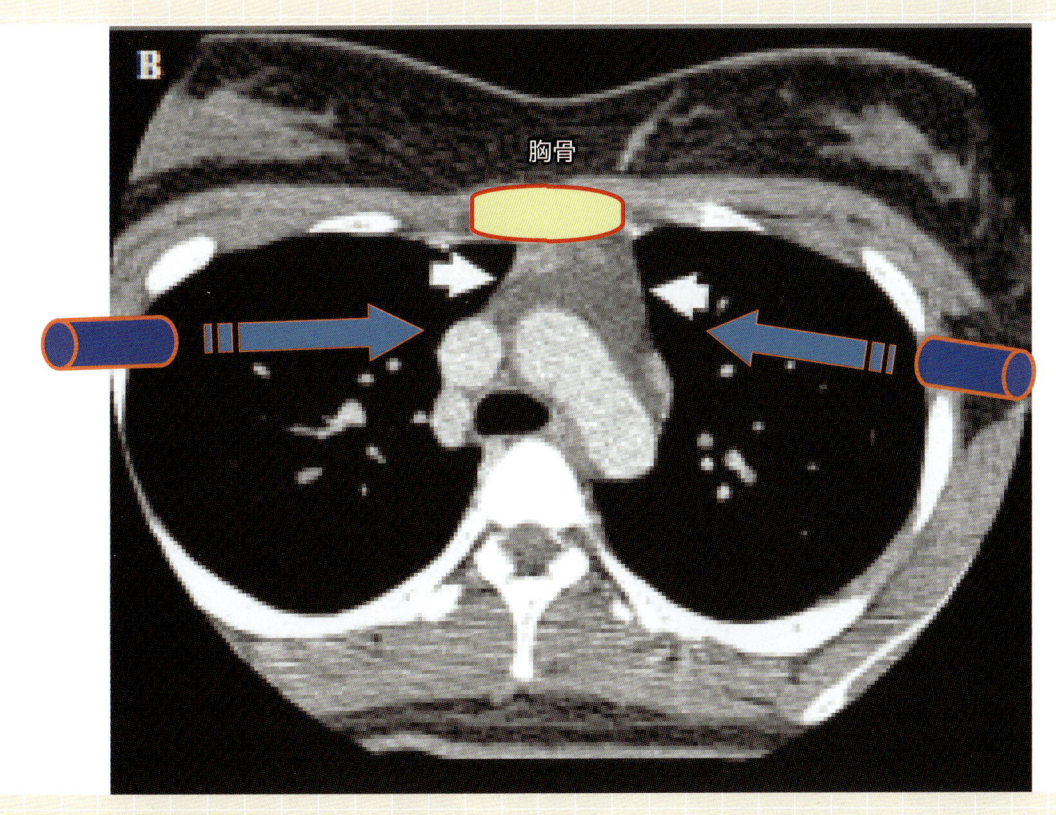

内視鏡手術（胸腔鏡）でのアプローチ

胸骨

❹ 肺移植

症例11

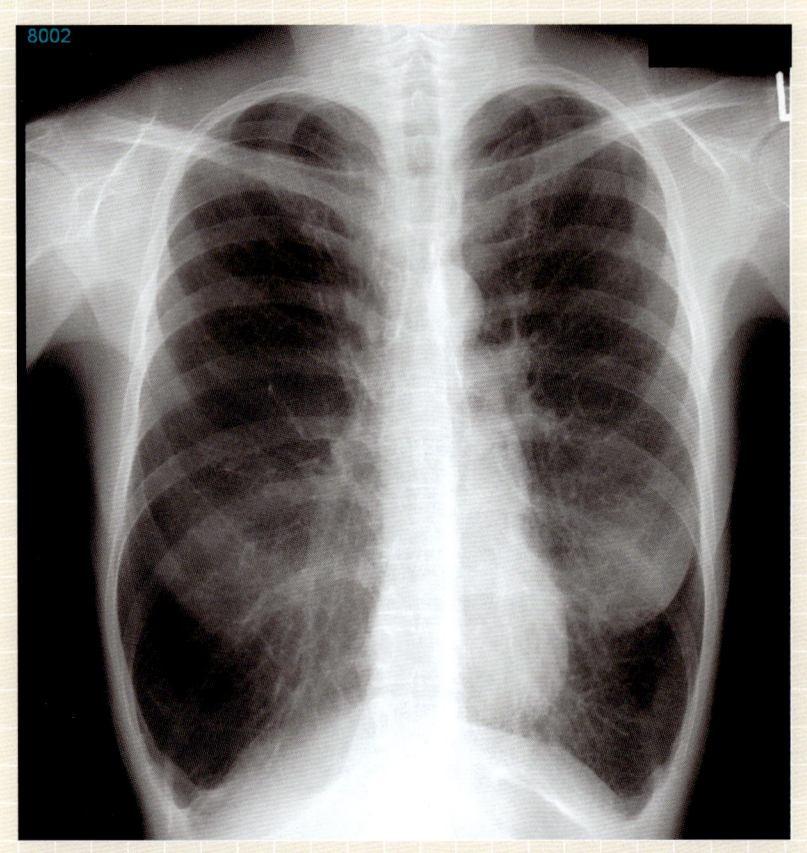

Question 11
胸部正面X線写真の画像所見を述べなさい。

Question 12
患者は35歳女性である。喫煙歴なし。
労作時呼吸困難を訴える。次に行うべき、検査について検討せよ。

→ Answer11,12 p.79

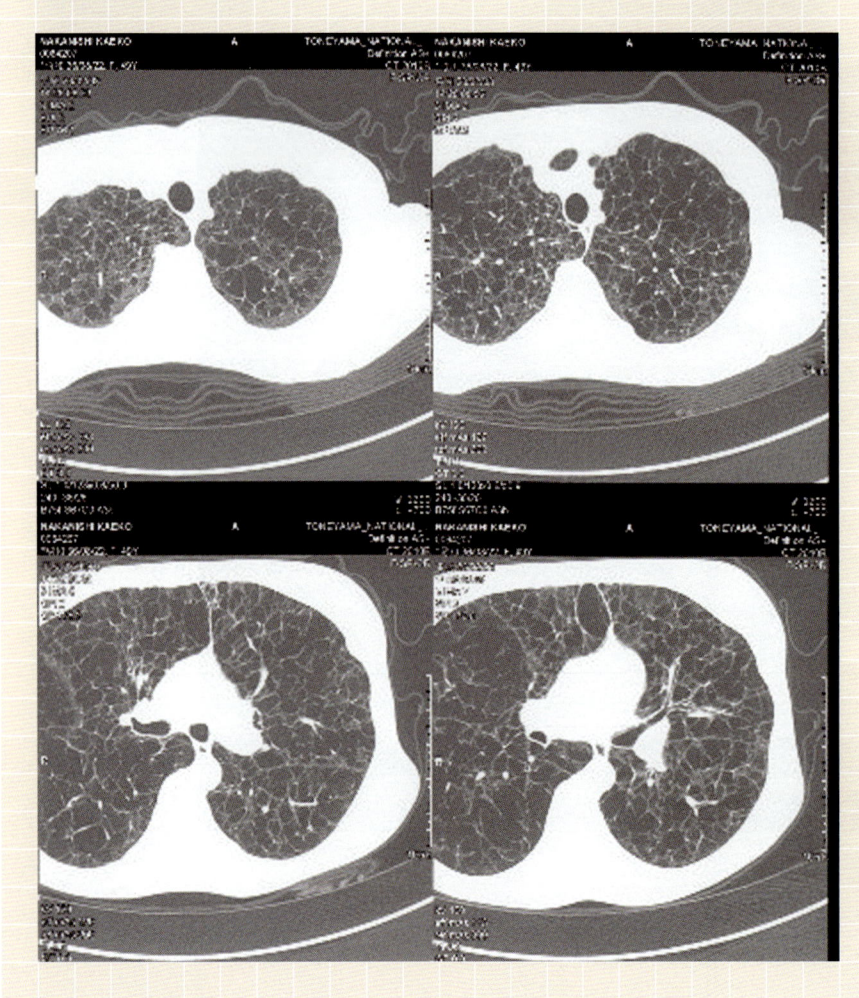

胸部CT検査

Question 13
胸部CT検査の画像所見を述べなさい。

→ Answer13 p.79

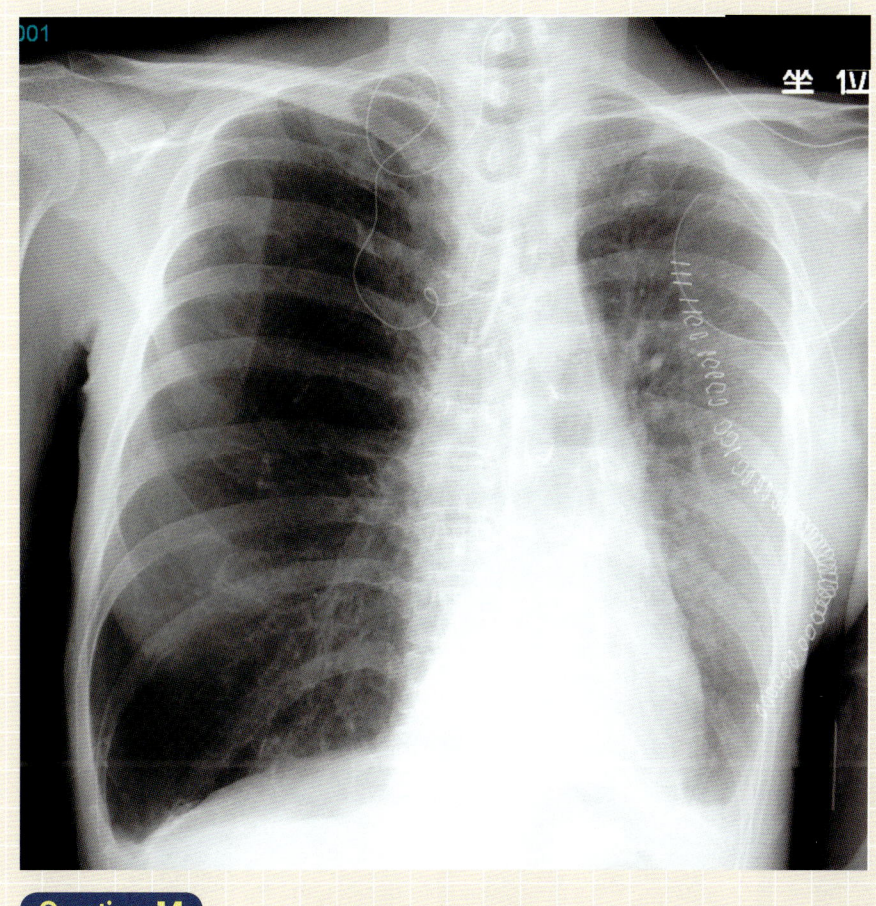

Question 14

片肺移植術後である。移植肺は左右どちらであるか？

→ Answer14 p.80

❹ 肺移植

❺ 悪性中皮腫

症例12

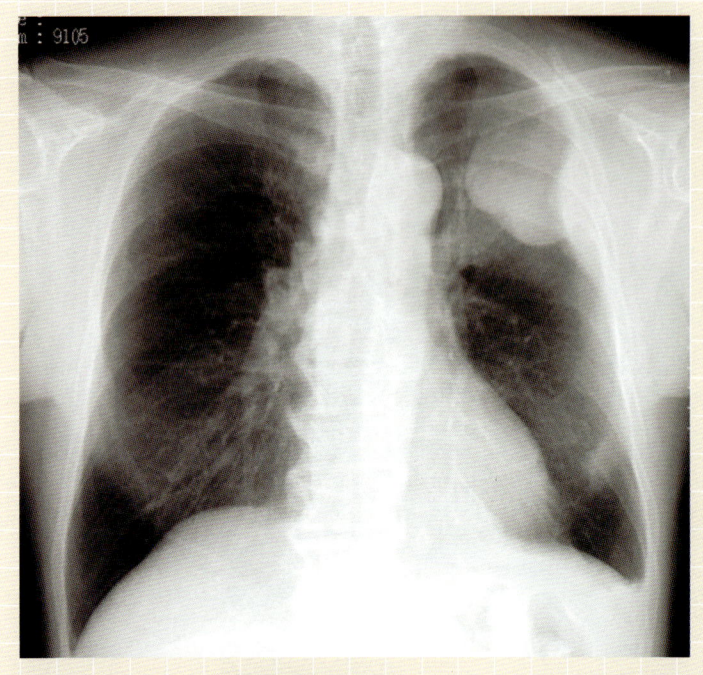

58歳、職業 左官
石綿曝露歴あり

Question 15
胸部正面X線写真の画像所見を述べなさい。

➡ Answer15 p.80

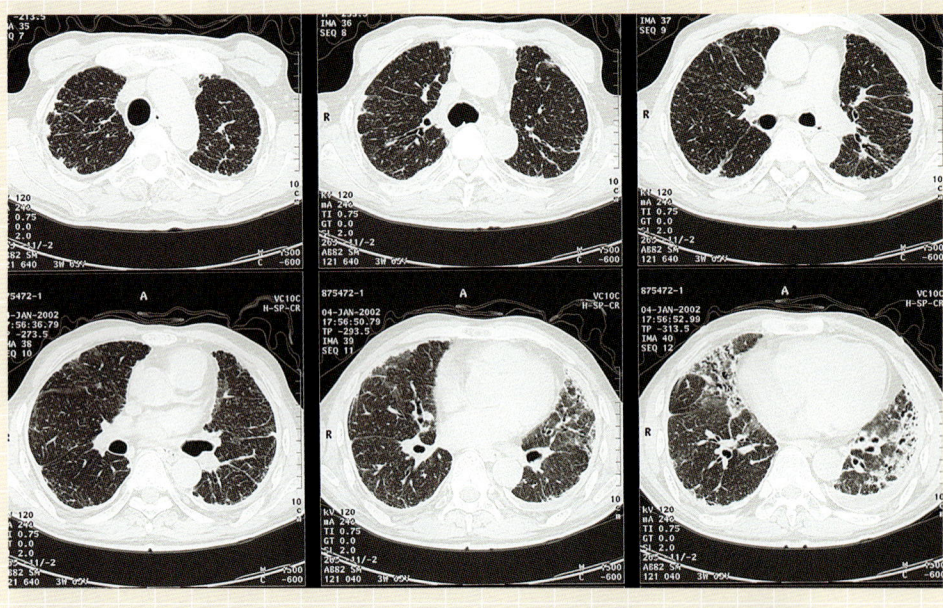

胸部CTでは、胸膜肥厚像と肺野に線状影を主とする異常影を認める。

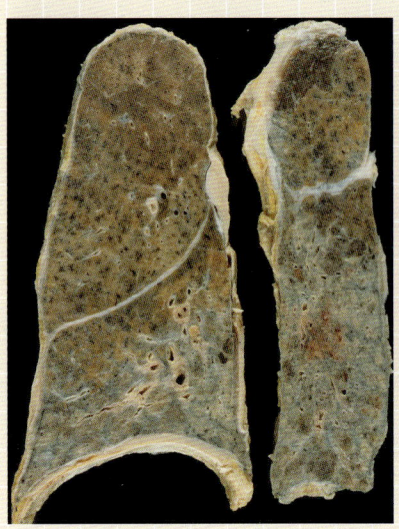

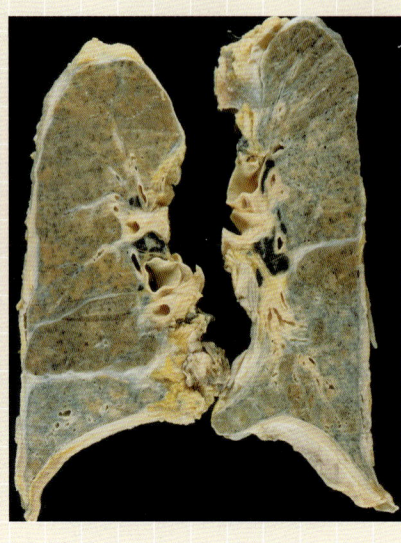

石綿肺＋びまん性胸膜肥厚＋胸膜プラークを認める。病理診断では、胸膜中皮腫であった。

❻ 気胸

症例13

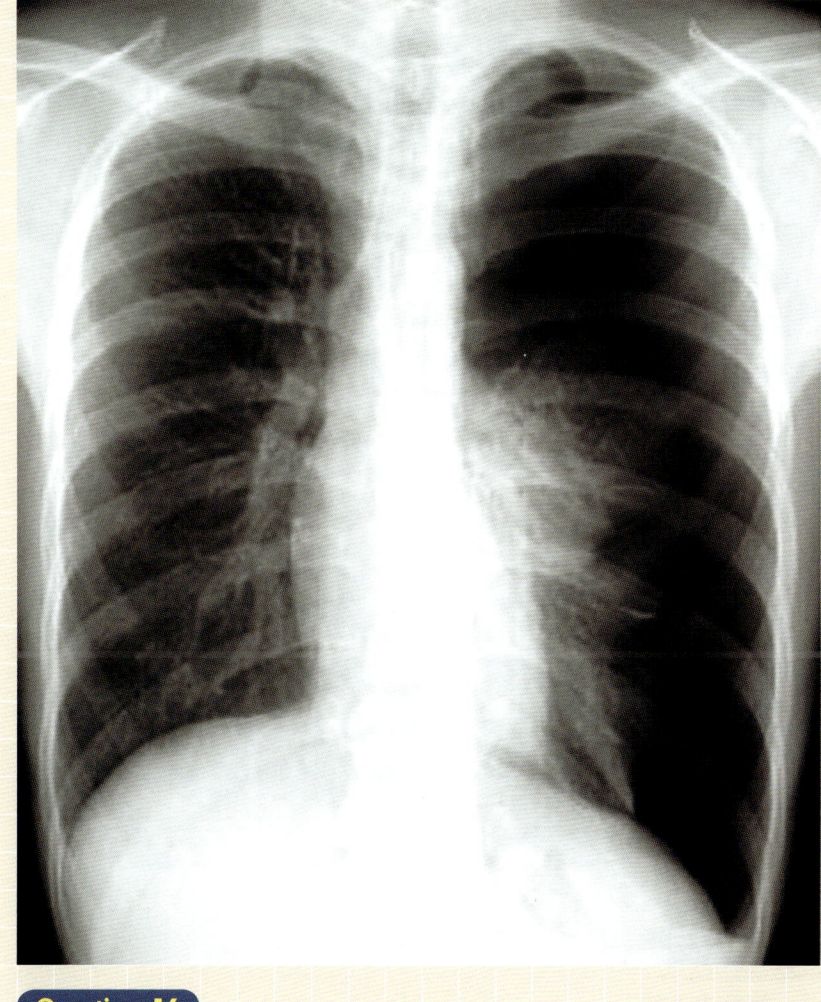

Question 16
胸部正面X線写真の画像所見を述べなさい。

➡ Answer16 p.80

❼ びまん性肺疾患

びまん性肺疾患のCT読影

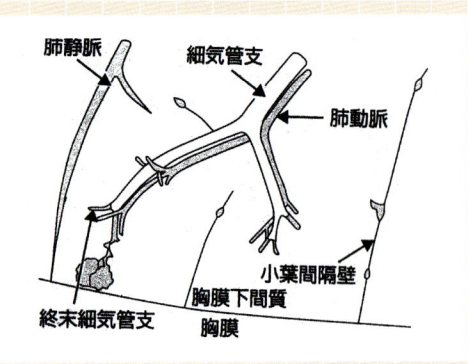

びまん性肺疾患は、病変の成り立ちにより、二次小葉内において特徴的な病変分布を示します。それを読み解くことにより診断に近づくことができます。二次小葉とは小葉間隔壁により境界された領域のことで（0.5〜2cm）、その内部には以下に示すような肺の既存構造が存在します。

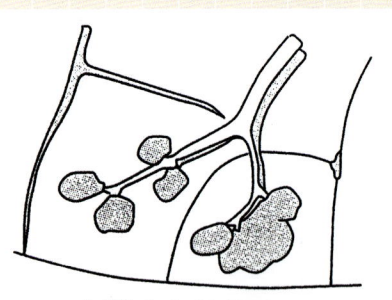

小葉中心性分布
気道を介して起こる病変は小葉中心性の分布をとります。小葉辺縁（小葉間隔壁や胸膜）から2-3mmの距離をおいて病変が分布します。
代表的疾患：過敏性肺臓炎、びまん性汎細気管支炎（DPB）

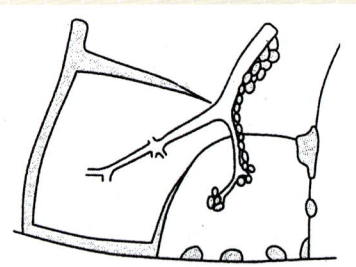

小葉辺縁性分布・気管支血管周囲分布
小葉の辺縁にはリンパ路が存在するため、この部位が侵される疾患は 小葉辺縁性分布・気管支血管周囲分布を示します。
代表的疾患：サルコイドーシス、癌性リンパ管症

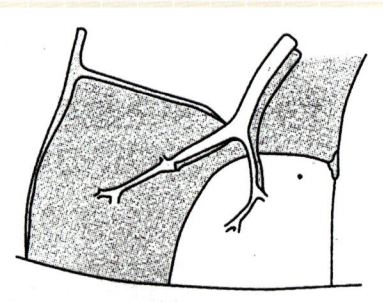

汎小葉性分布
小葉全体の濃度が比較的均一に上昇します。
代表的疾患：肺炎（細菌性は濃密な陰影、ウイルス性やニューモシスチス肺炎は淡いすりガラス影を呈する）、Cryptogenic Organizing Pneumonia（COP）

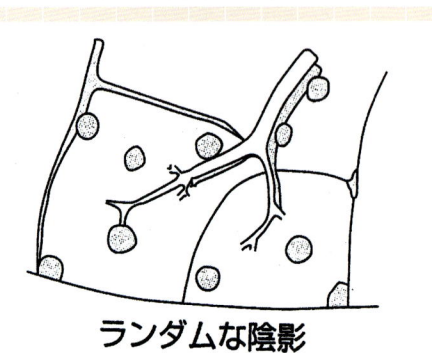

ランダムな陰影の分布
血行性に病変が分布する場合には、病変は既存構造とは一定の関係を示さずランダムに分布します。
代表的疾患：粟粒結核、悪性腫瘍の肺転移

（村田喜代史：『びまん性肺疾患の画像診断指針』（2008, 医学書院）より許諾を得て抜粋し転載）

画像アトラス

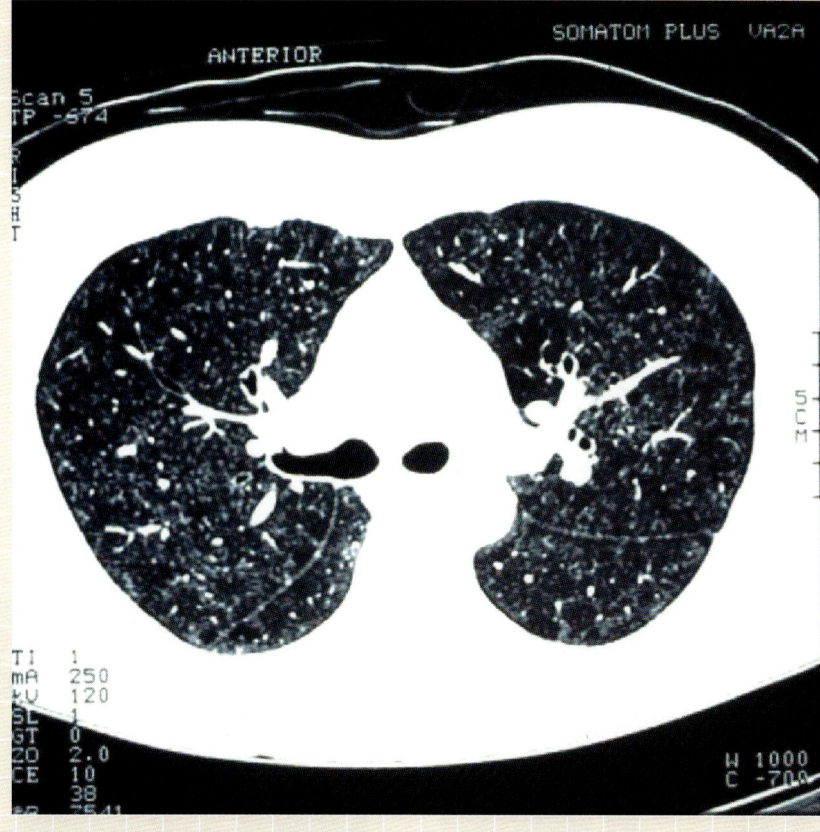

小葉中心性粒状影（過敏性肺臓炎）

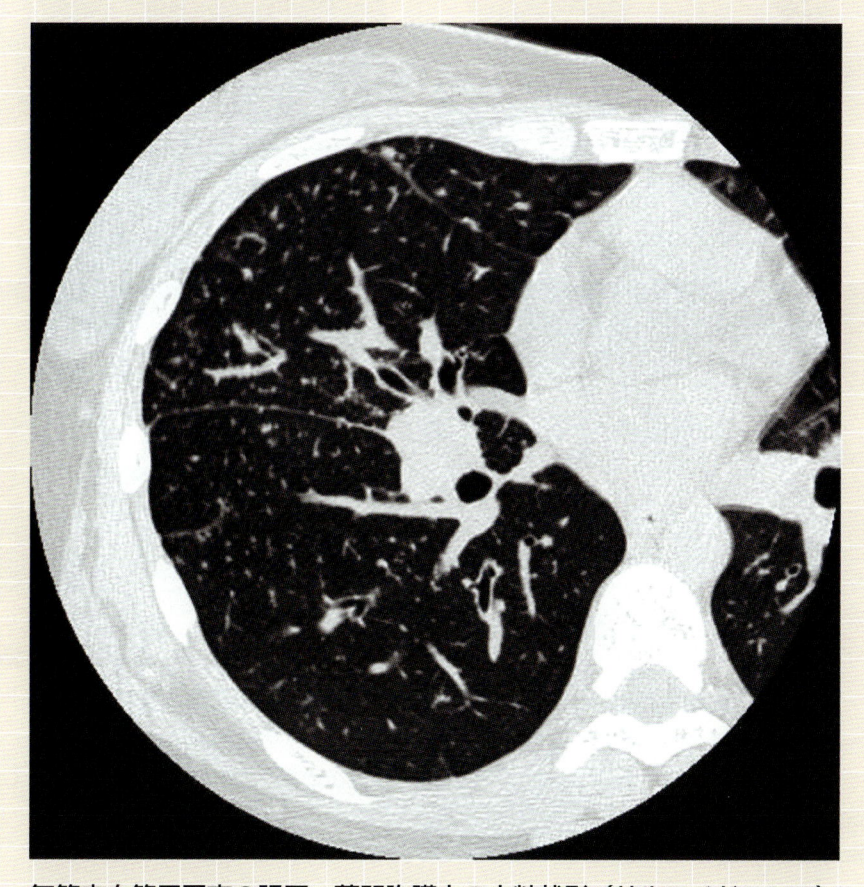

気管支血管周囲束の肥厚，葉間胸膜上の小粒状影（サルコイドーシス）

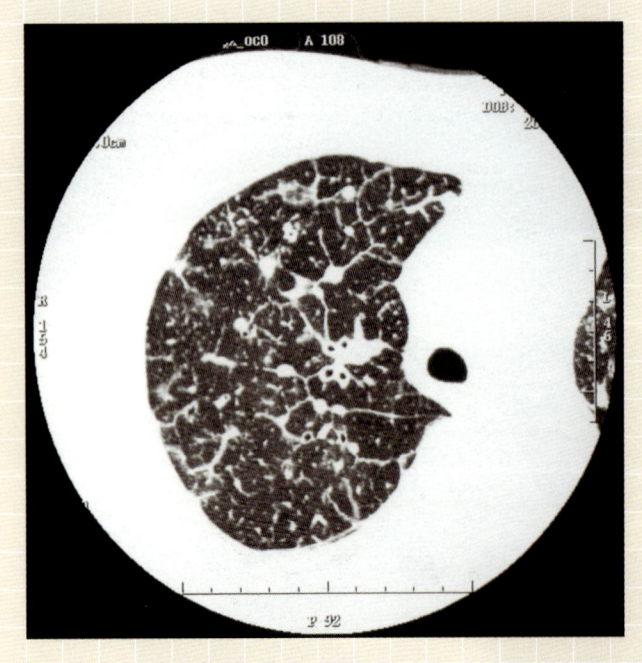

小葉間隔壁の肥厚
(癌性リンパ管症)

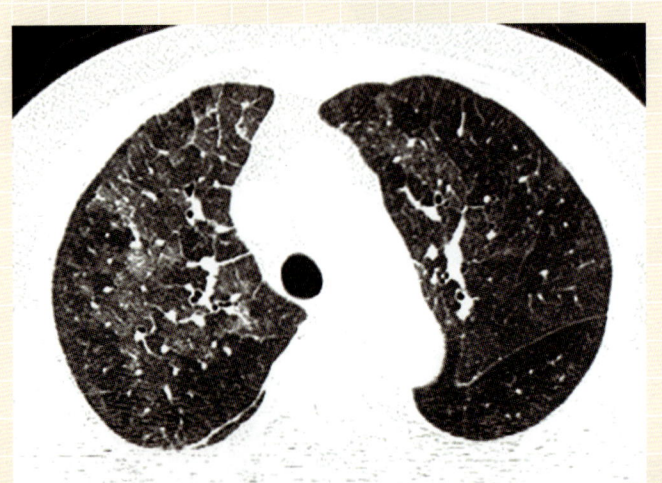

びまん性濃度上昇＝すりガラス影，汎小葉性分布
(ニューモシスティス肺炎)

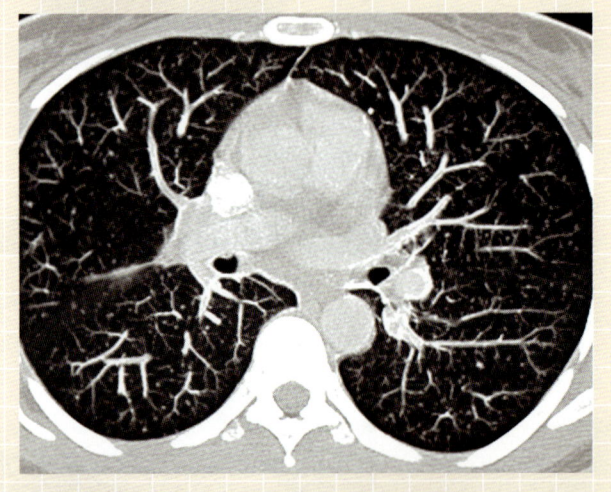

小結節影のランダムな分布（粟粒結核）

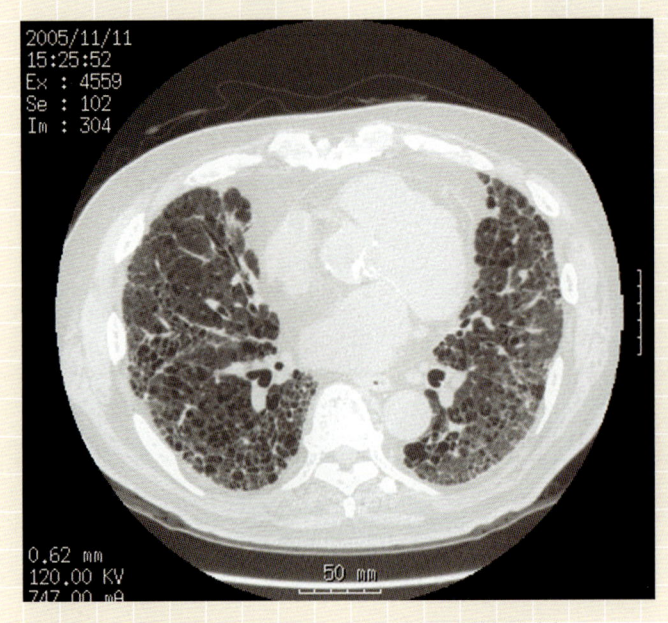

蜂窩肺、牽引性気管支拡張（特発性間質性肺炎）

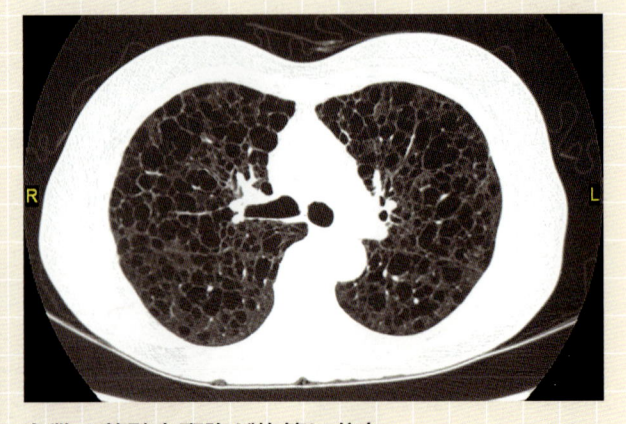

多数の薄壁小嚢胞が均等に分布
(肺リンパ脈管筋腫症：
Lymphangioleiomyomatosis; LAM)

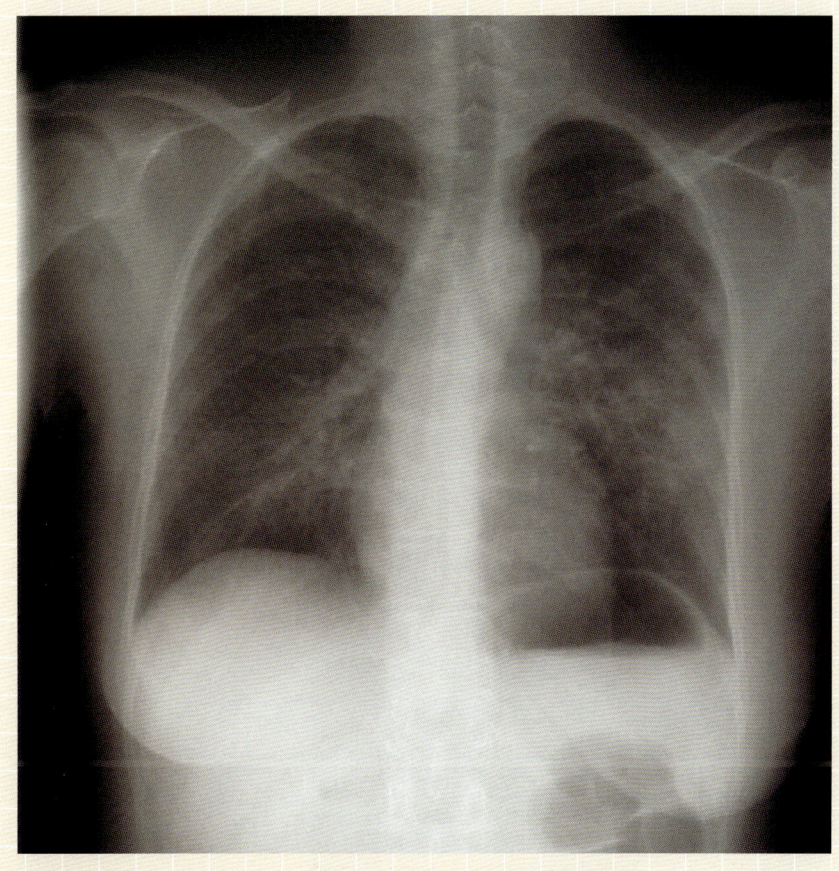

両肺野びまん性に広がるすりガラス影（過敏性肺臓炎）

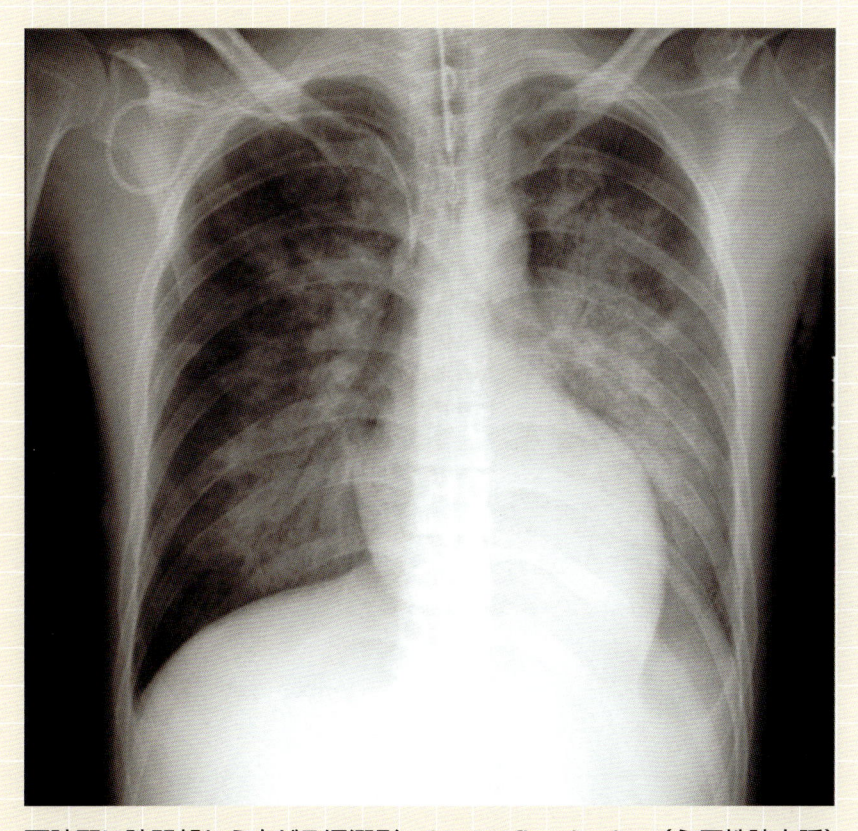

両肺野に肺門部から広がる浸潤影＝butterfly shadow（心原性肺水腫）

症例14

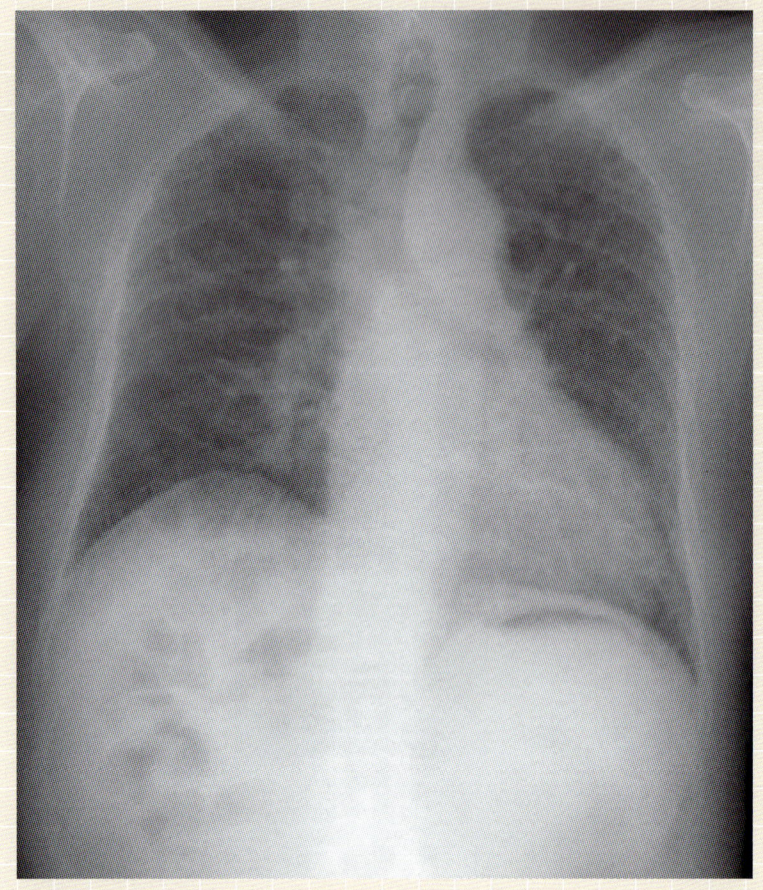

Question 17
胸部正面X線写真の異常所見を述べなさい。
→ Answer17 p.81

症例15

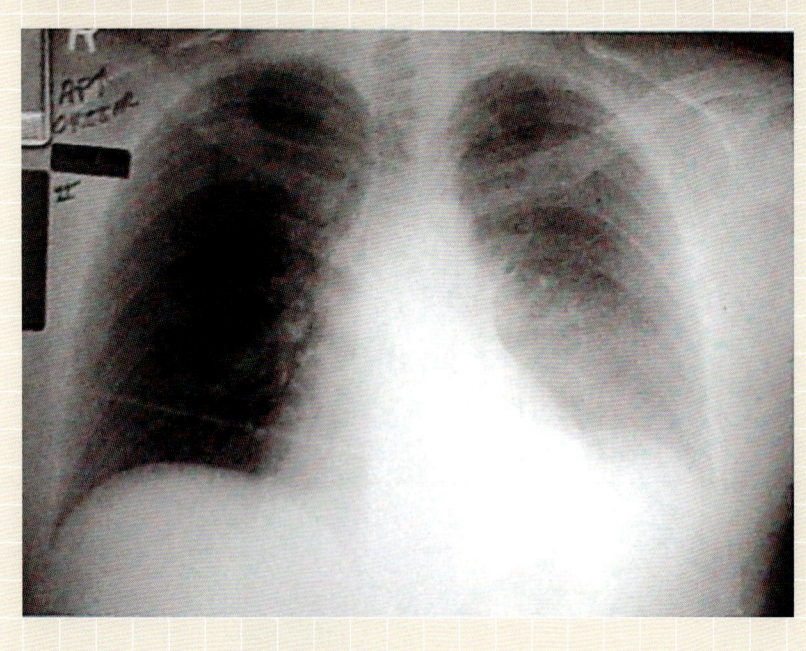

Question 18
異常所見があるのは右か左か。また、病態を確認する画像診断法を3つ述べなさい。
→ Answer18 p.81

症例16

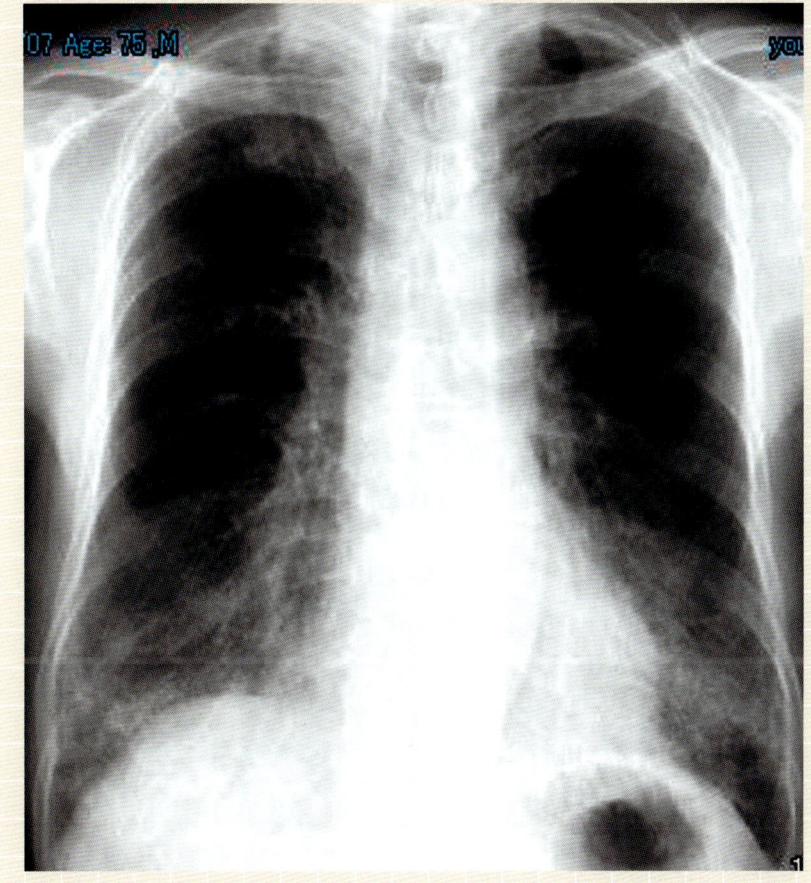

Question 19

胸部正面X線写真の異常所見を述べなさい。
次に行うべき検査について検討せよ。

➡ **Answer19 p.82**

❼ びまん性肺疾患

❽ その他

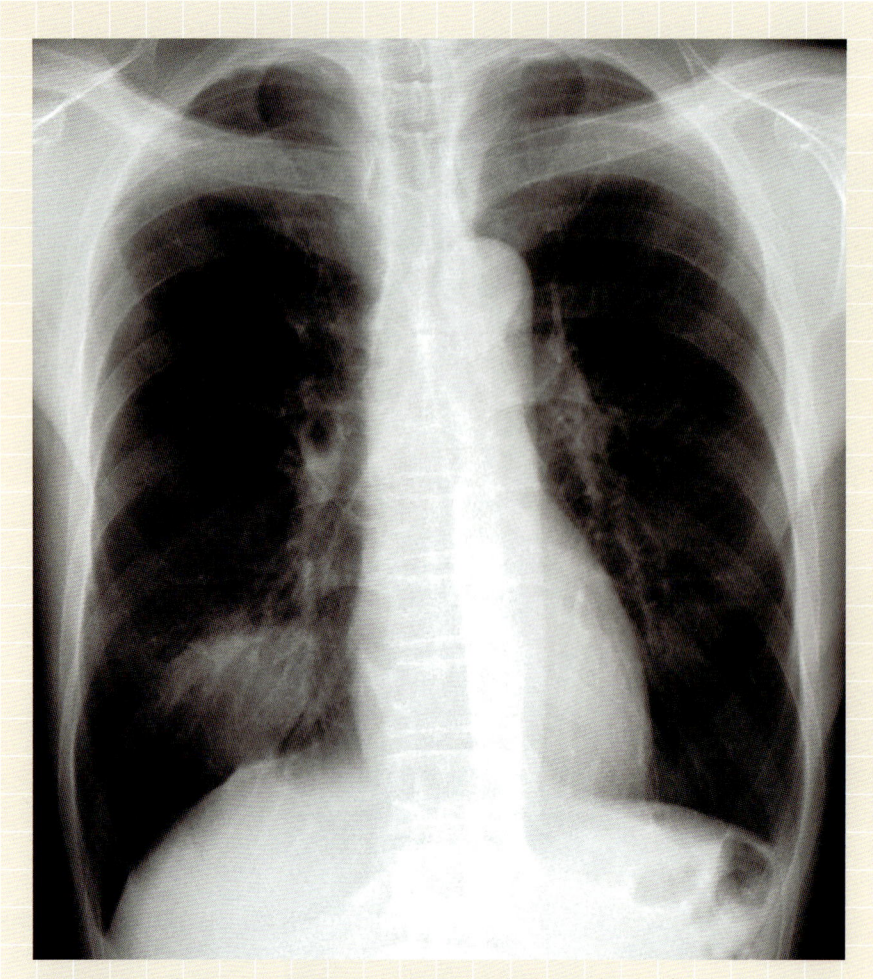

右下肺野に浸潤影コンソリデーション（大葉性肺炎）

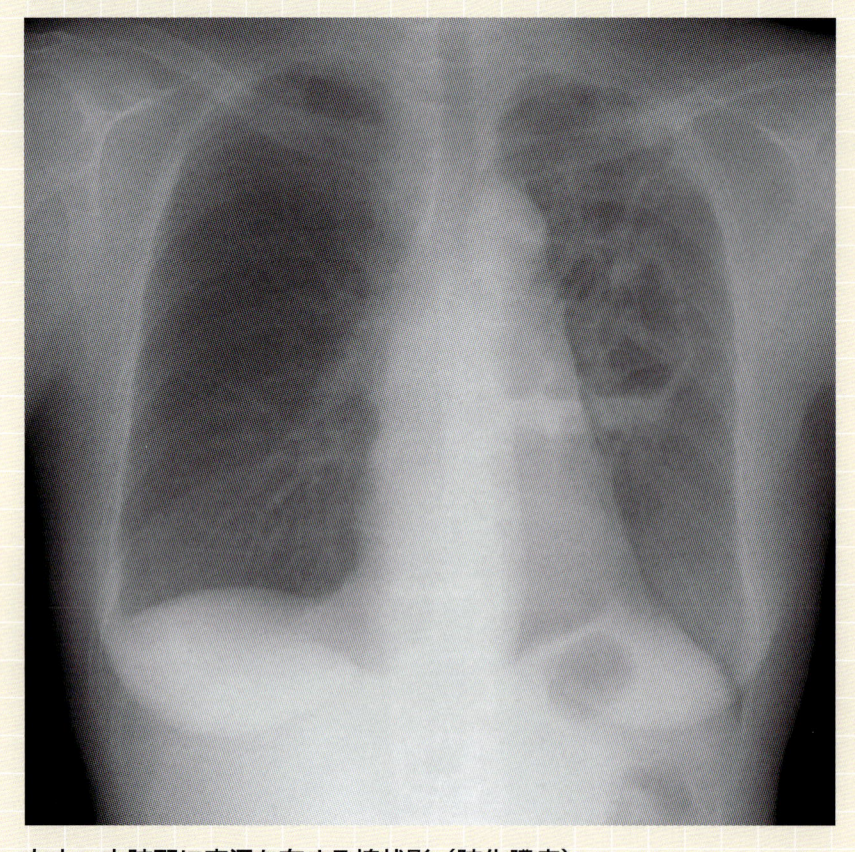

左上〜中肺野に空洞を有する塊状影（肺化膿症）

症例17

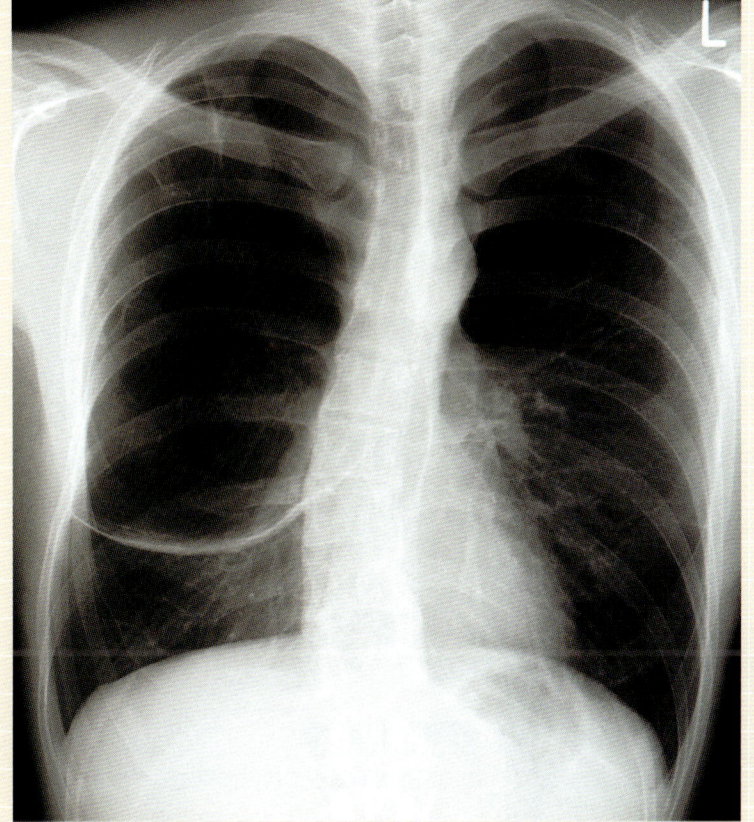

Question 20
胸部正面X線写真の異常所見を述べなさい。

➡ Answer20 p.83

症例18

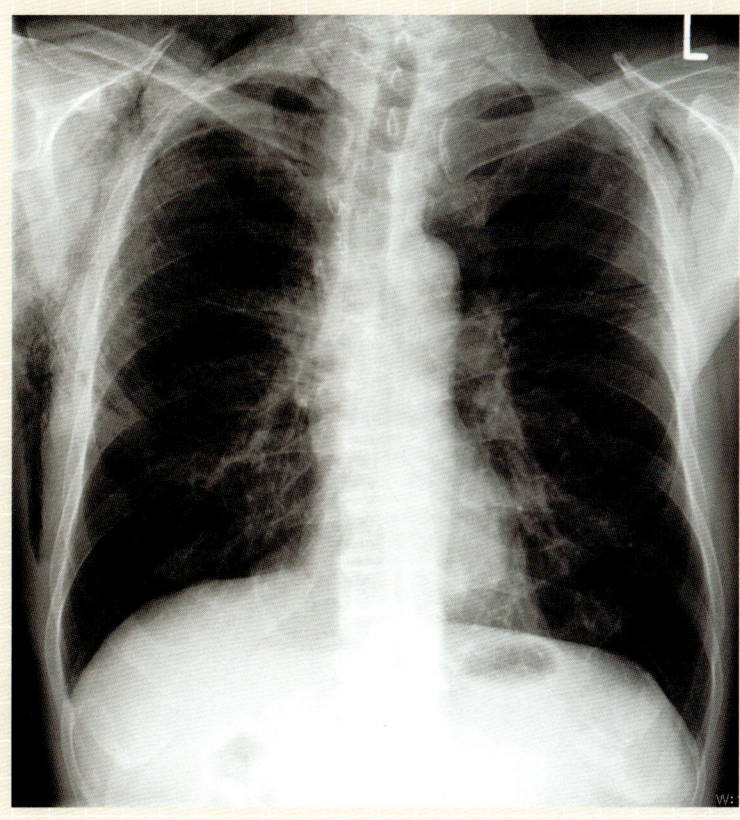

Question 21
肺切除術後患者のレントゲンである。画像の異常所見を述べなさい。

➡ Answer21 p.83

❽ その他

症例19

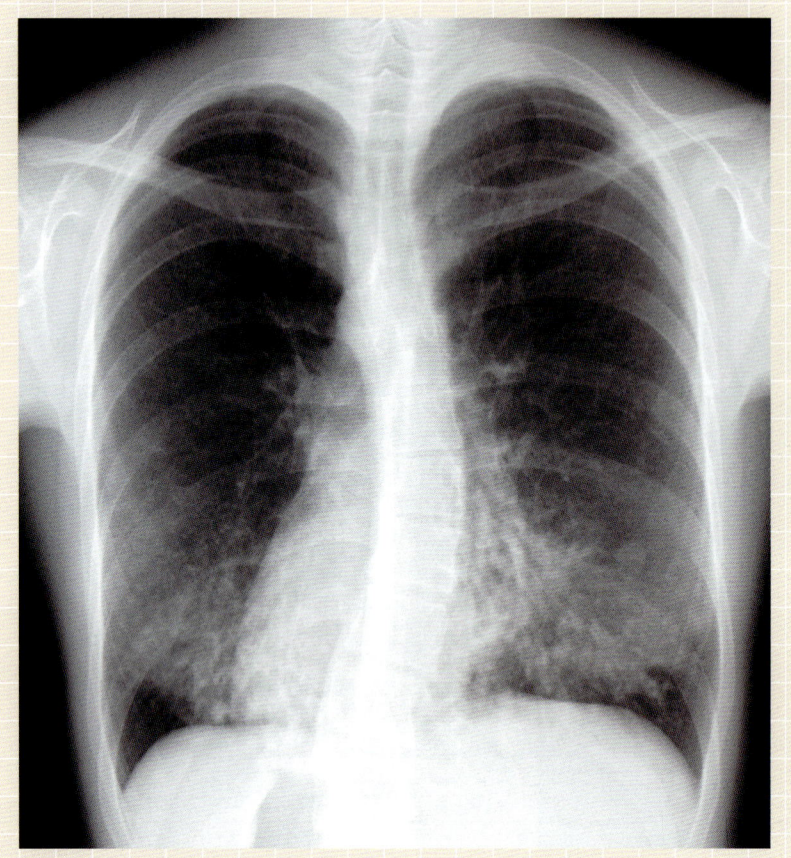

Question 22
胸部正面X線写真の異常所見を述べなさい。
➡ Answer22 p.83

Answer・解説

❷ 肺癌

Answer 1

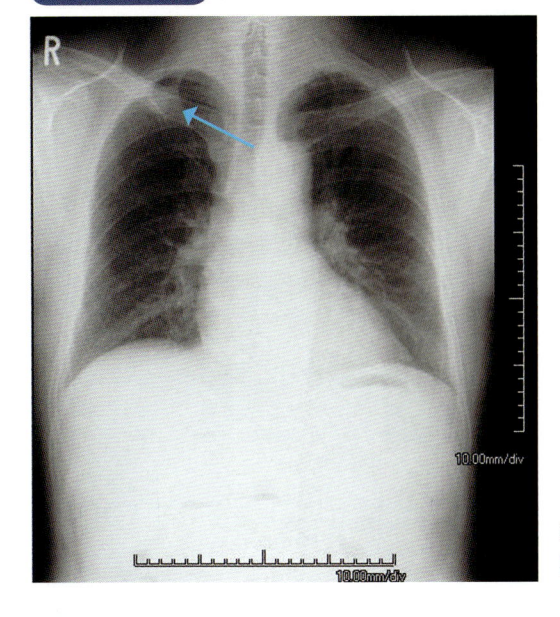

右鎖骨と重なって、径2cmの腫瘤影を認め、胸膜陥入像を伴う。

Answer 2 - ①

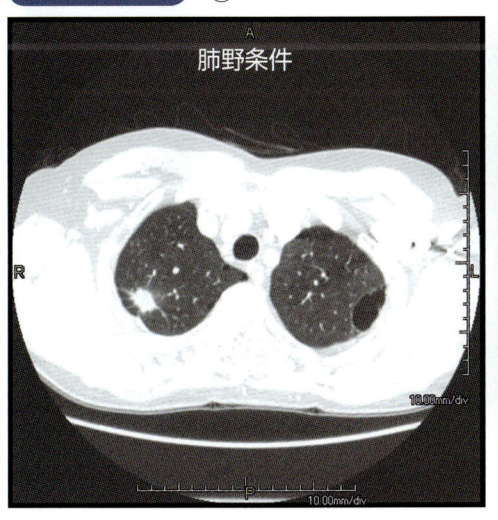

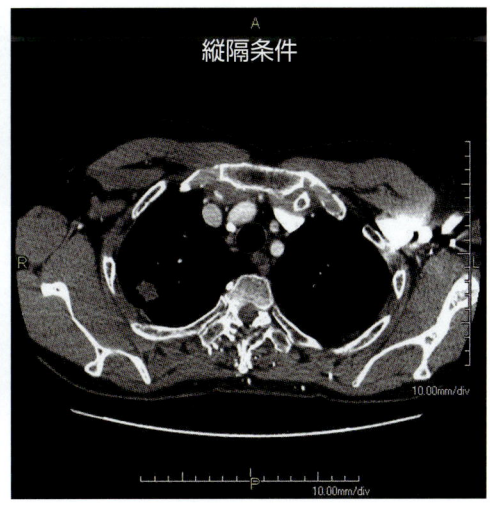

肺野条件　　　　　縦隔条件

胸部Xpで異常を指摘⇒胸部CT検査
⇒右肺S1に25mm大の不整な結節影を認める。縦隔条件でも結節は描出されている。

Answer 2 - ②

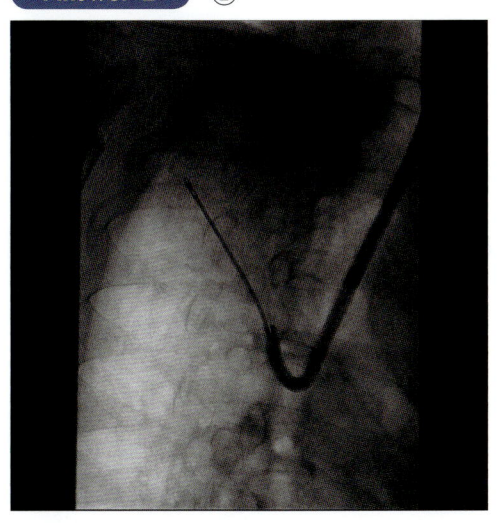

診断のため⇒組織診断を行う：気管支鏡検査
⇒組織診断は腺癌であった。

Answer 2 - ③

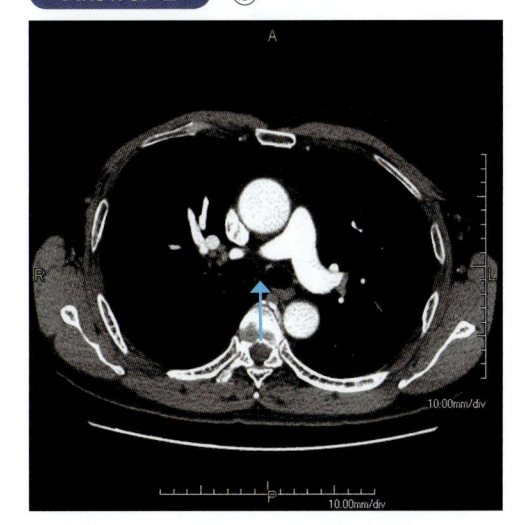

病期診断のため：胸部CT⇒縦隔の精査など
⇒#7リンパ節腫大なし（矢印）。

Answer 2 -③

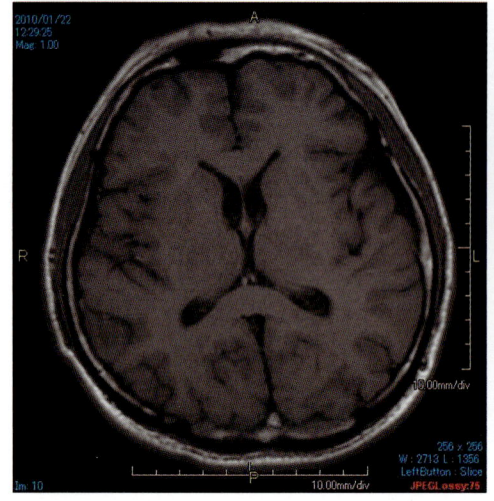

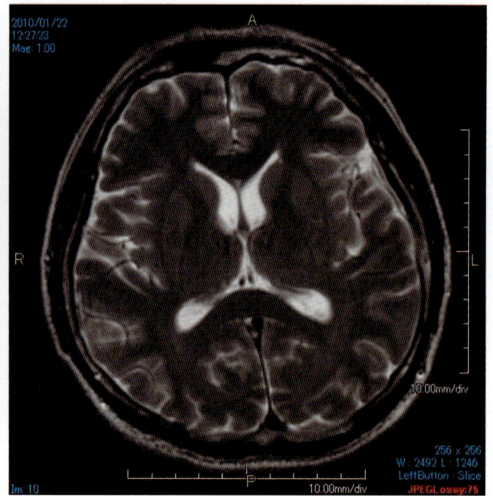

病期診断のため：頭MRI ⇒遠隔転移の精査

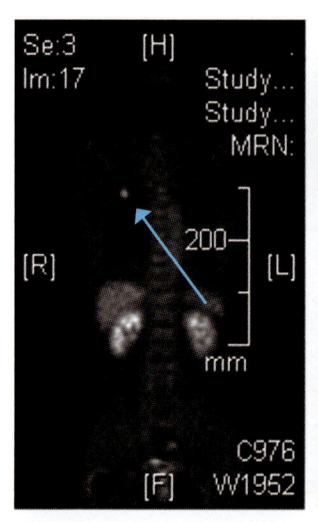

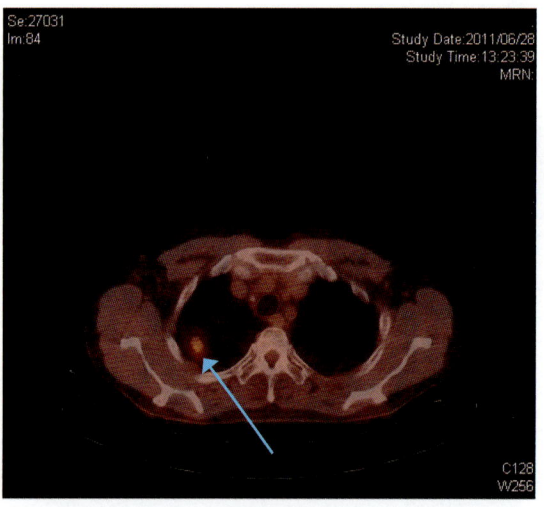

病期診断のため：FDG-PET
⇒ FDGの取り込みは右肺尖のみであり、PET-CTで結節に取り込みがあることを確認できた。

Answer 3

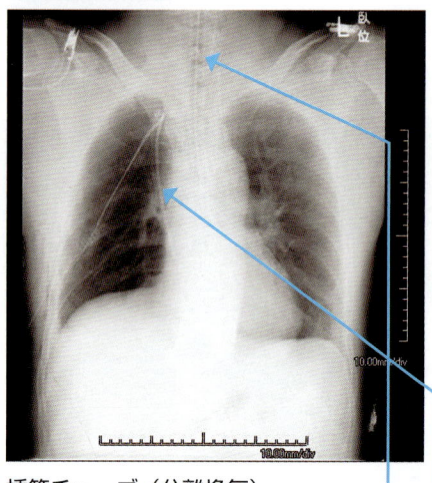

挿管チューブ（分離換気）
胸腔ドレーン
その他　硬膜外麻酔チューブ
異物の有無　無気肺・血腫の有無

Answer 4

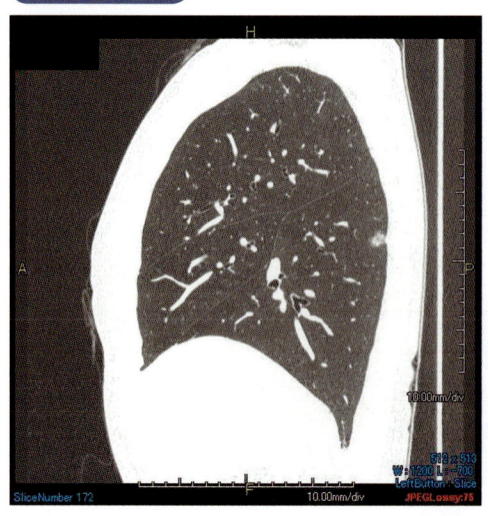

撮像技術の発達により、薄いスライス厚によって画像の枚数も大幅に増加したため、「輪切り」で体内構造を観察する必然性がなくなり、CT画像を3次元的に捉えることも可能になった。1度の撮影で得られたすべての画素を、CT値（X線吸収の程度）の3次元行列として捉える。対象物の任意の方向の断面を再構成して表示することを任意断面再構成（multiplanar reconstruction, MPR）と呼ぶ。細かい血管の走行や腫瘍の進展などについては1断面のみからでは把握しづらいため、MPRは診断に大きく寄与した。スライドは矢状断である。所見：右下葉の背側S6に腫瘍が位置していることがわかる。腫瘍は1.5cm大の結節であり、軽度の胸膜陥入像を伴う。胸水は認めず、分葉は良好である。

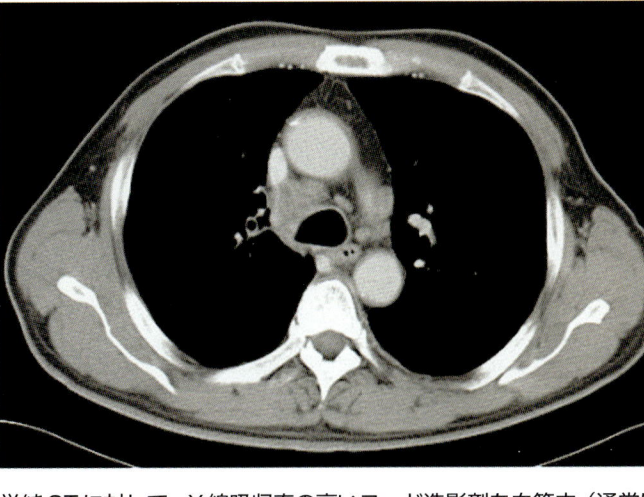

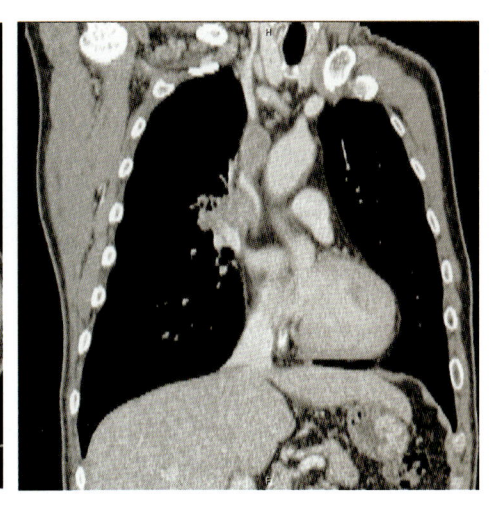

単純CTに対して、X線吸収率の高いヨード造影剤を血管内（通常は末梢の静脈内）に注射してから撮影を行うものを造影CT（contrast enhanced CT；CECT）と呼ぶ。造影剤は注入された後、血流に沿って全身の血管に分布した後、毛細血管からの拡散によりゆっくりと血管外の細胞外液にも移行し、各種臓器の実質を染める。血管内や、血流が豊富な組織が濃く（白く）描出され、画像のコントラストが明瞭になる。多くの腫瘍は周囲の正常組織より血流が豊富であるため、観察しやすくなる。一部の腫瘍や、虚血部分は造影されない（黒く描出される）ため、これによっても病変を診断できる。スライドでは血管が白く描出されており、腫瘍との位置関係がわかる。また、右図のように、先のMPR像を作成し、血管の走行と腫瘍を任意の方向の断面で描出することができる。右図は冠状断である。

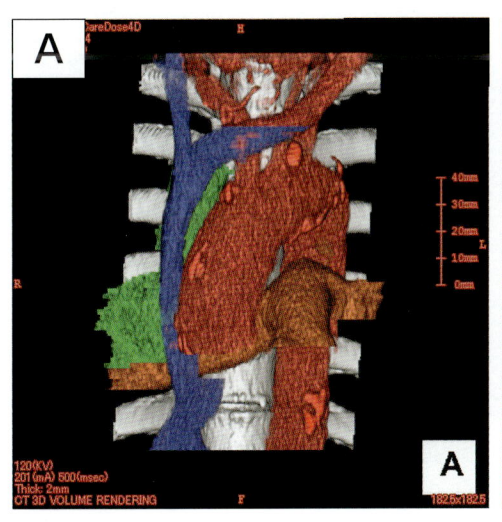

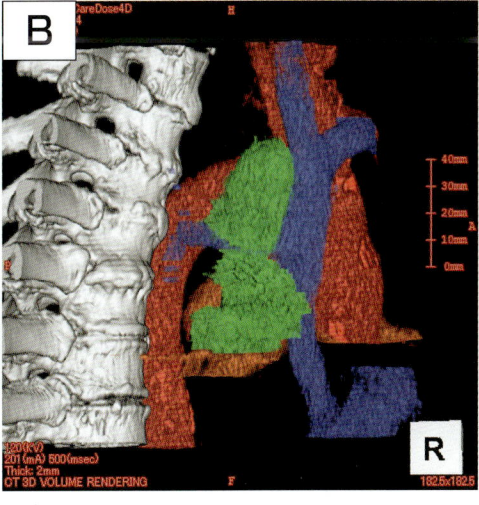

さらに、コンピュータを使ってdataを再構成することで、血管の走行と腫瘍の位置を、直感的に把握できる3次元グラフィックスとして表示できることから、術前に腫瘍の位置と大血管の位置を比較することができる（multiple planner reconstruction：MPR）。スライドは緑が腫瘍、青が上大静脈と奇静脈、赤が大動脈とその分岐である。

Answer 5

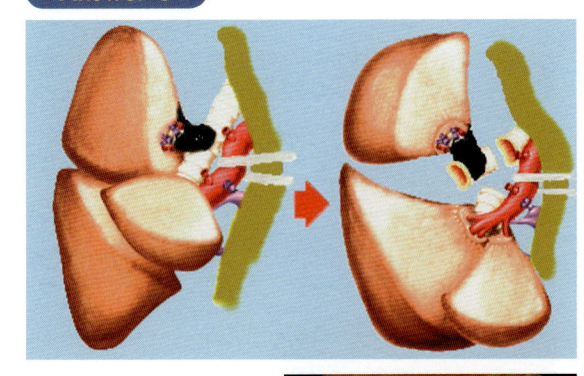

右上葉気管支入口部を占拠する、ポリープ状の腫瘍を認める。形態は不整、易出血性であり、悪性腫瘍を疑う
⇒ Visible tumor という。

手術は左図のように、右上葉管状切除を行った。左下図の気管支鏡写真は、術後の気管支吻合部（矢印）を撮影したものである。吻合部に使用した糸が見られる。

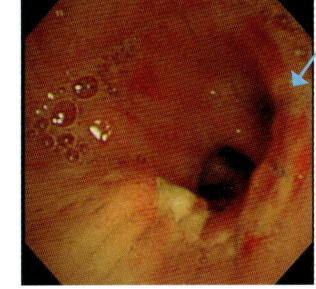

Answer 6

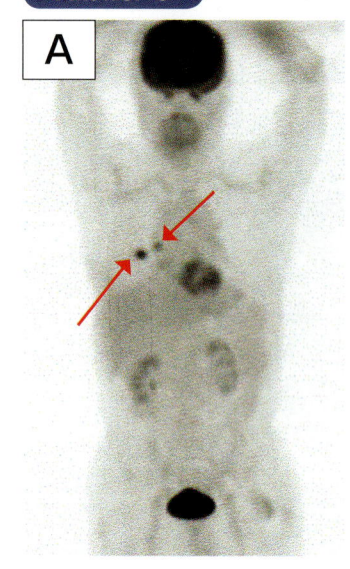

PETの画像だけでは、異常が発見されてもピントが悪いために「病気がどこにあるのか」ということがはっきりとわからない場合がある。この解決策として、PETの画像を評価する際には必ずCTやMRIといった、空間分解能のよい画像と対比させて診断することが重要である。PETにCT画像を組み合わせたPET-CTは、機能・代謝情報と形態・解剖情報に加え、それらの融合情報を提供する新たな診断装置である。CTは異常集積部位の同定のみならず、PET所見の乏しい病変の診断にも役立っている。PET，CTそれぞれの画像の意味を考えることで、より深い病態の理解が可能となり、多角的な画像診断が可能となる。スライドは、肺癌患者のPET-CTであるが、肺野の原発巣のほかに、肺門リンパ節へのFDGの取り込みを認め、リンパ節転移を有すると判断した。このように、FDG-PETは遠隔転移やリンパ節転移の診断に非常に有用である。

Answer 7

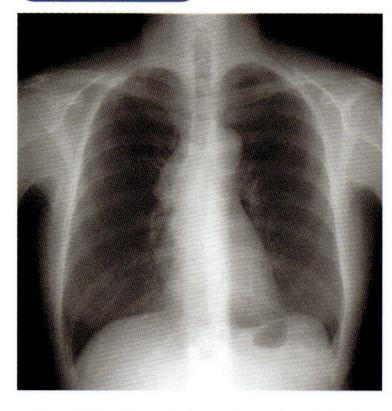

異常所見を述べよ→上大静脈線が右側へ拡大している
次に行うべき画像検査は何か→胸部CT

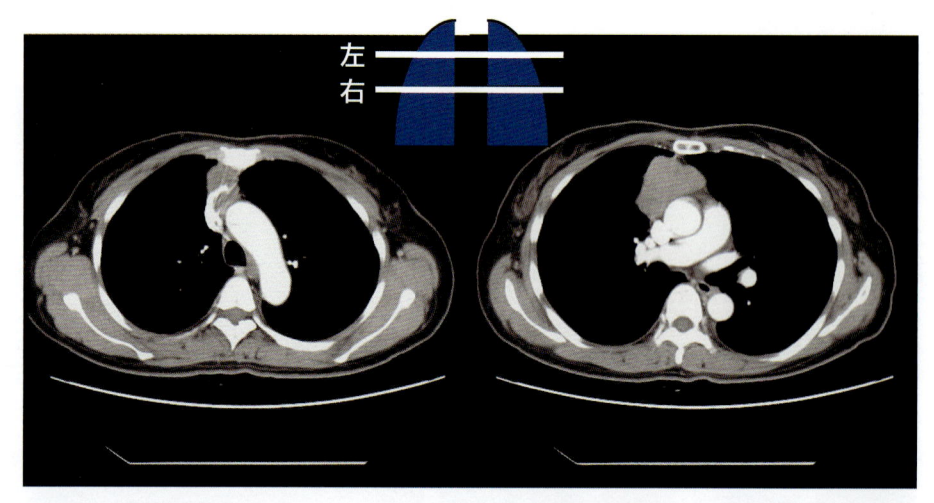

前縦隔に腫瘤陰影を認める。 左：左腕頭静脈周囲に腫瘍が存在し、腫瘍の浸潤によると考えられる左腕頭静脈の狭窄が認められる。 右：上大静脈及び上行大動脈前面に、縦隔腫瘍を認める。

Answer 8

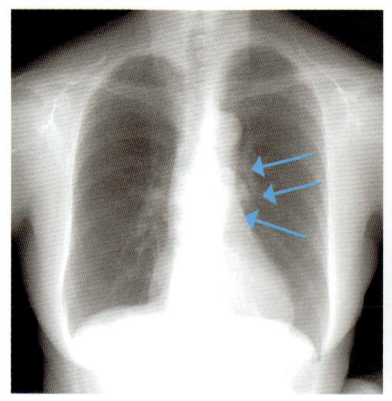

異常所見を述べよ→前縦隔に腫瘤影
次に行うべき画像検査は何か？→CT

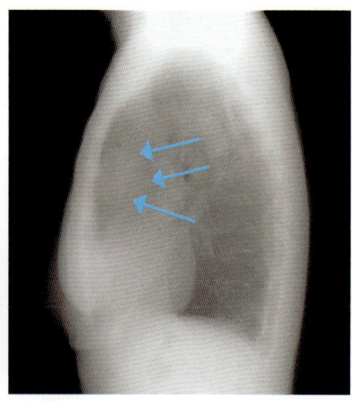

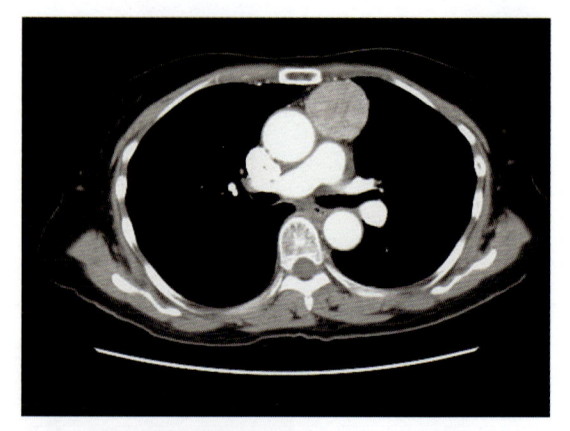

上行、下行大動脈が描出されており、左右気管支が観察される。大動脈弓部、気管分岐部よりは下位のスライスである。 大動脈（上行）及び肺動脈の腹側に腫瘤陰影を認める。前縦隔腫瘍と考えられる。鑑別診断としては、前縦隔腫瘍：胸腺腫、胸腺癌、胚細胞性腫瘍などがあげられる。

Answer 9

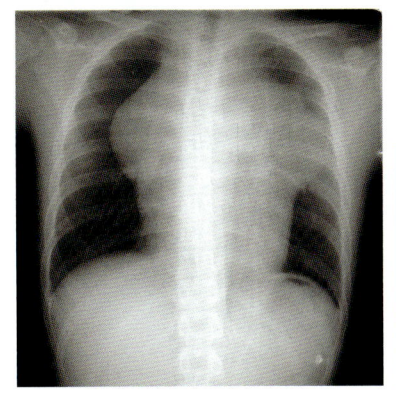

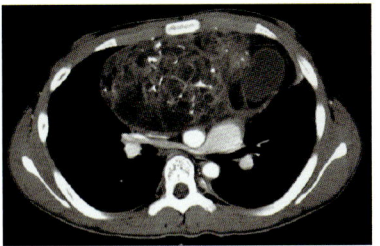

前縦隔に腫瘍を認め縦隔臓器が背側に圧迫されている。多房性の囊胞形成が認められる。大動脈（上行）及び肺動脈の腹側に腫瘤陰影を認める。前縦隔腫瘍と考えられる。胚細胞性腫瘍が最も考えられる。

Answer 10

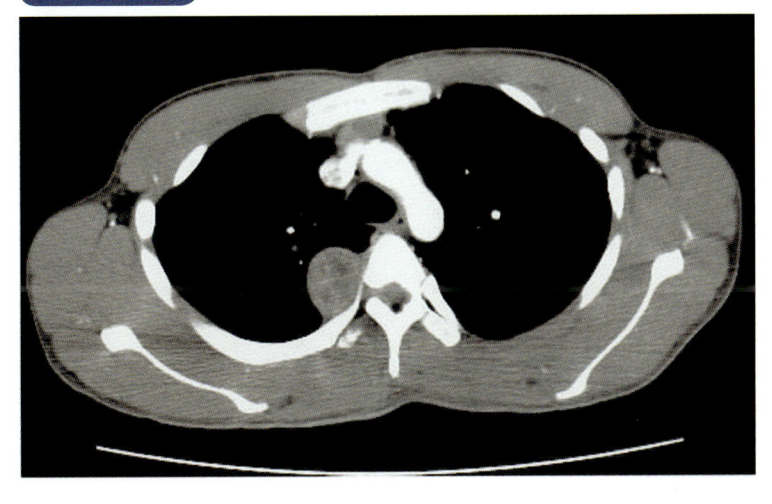

後縦隔右側に境界明瞭な腫瘤を、傍椎体部に認める。後縦隔原発の神経原生腫瘍が最も疑われる。

❹ 肺移植

Answer 11, 12

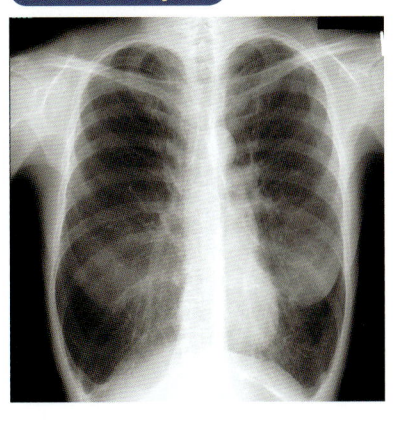

両肺の過膨張と横隔膜の平底化を認める。心陰影は滴状心である。胸部レントゲンの次に行うべきは胸部CT検査である。診断のため、肺生検を行うことがある。

Answer 13

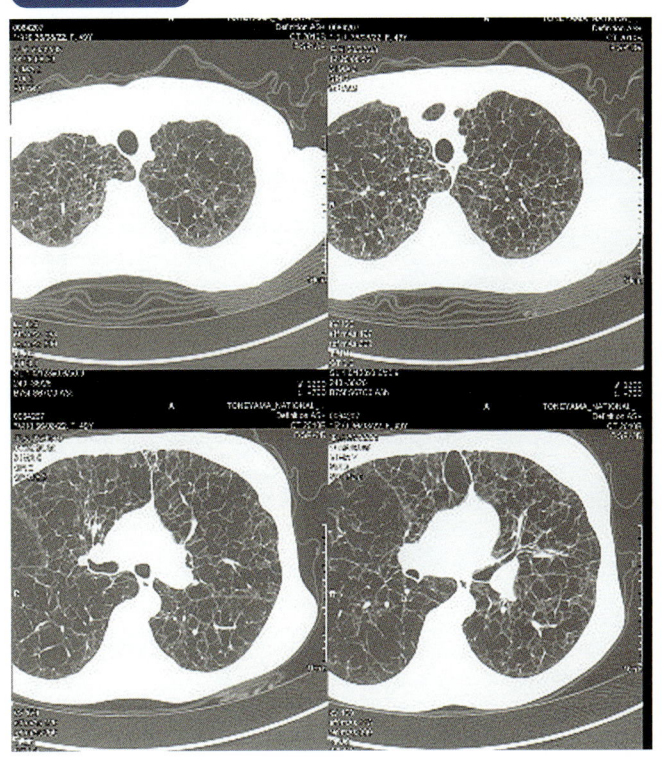

画像所見：両肺びまん性に気腫性変化を認める。肺生検（気管支鏡下、または胸腔鏡下）で、肺リンパ脈管筋腫症と診断した。

Answer 14

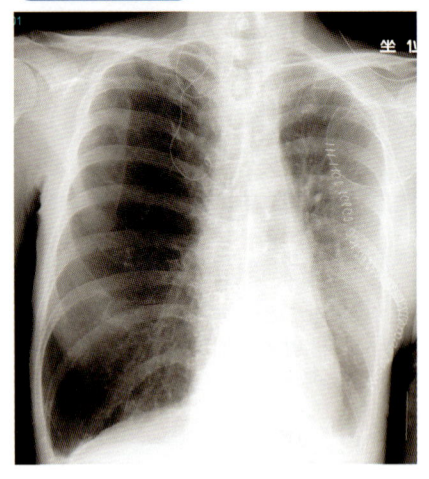

過膨張していない左側が移植肺である。皮膚ステープラを認める。

❺ 悪性中皮腫

Answer 15

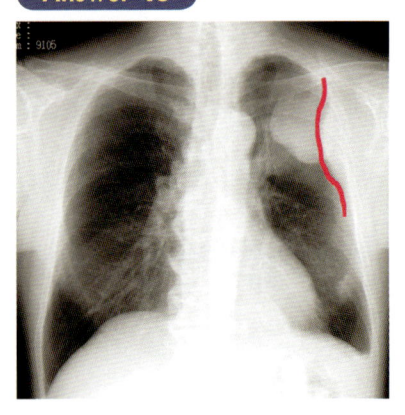

肺腫瘤＋extrapleural sign 陽性の腫瘤影を認める。

❻ 気胸

Answer 16

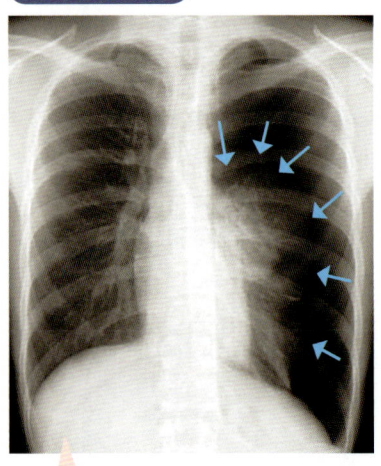

画像所見：臓側胸膜の辺縁を矢印で示した。肺の虚脱を認め、縦隔は偏移している。

自然気胸
何らかの原因で（多くは肺に穴があく）胸腔に空気が貯留した状態。肺の虚脱を伴うことが多い。

原発性と続発性
ブラまたブレブの破裂で起こる気胸を原発性気胸。肺気腫、肺がん、間質性肺炎、気管支喘息、リンパ脈管筋腫症などの基礎疾患が存在し発症するものを続発性気胸と呼ぶ。

疫学
若年者は長身、痩せ形体型の男子に原発性気胸が多い。中年以降は肺気腫などの続発性気胸が多い。稀に女性に月経随伴性気胸などが発症する。

画像所見から行うべき検査と治療

①初期治療
胸腔ドレナージ

初期治療として局所麻酔下に胸腔ドレナージ術を行う。胸部レントゲンだけでなく胸部単純CT検査もあればより確実に診断がつくが、胸部レントゲンだけでも肺虚脱が中等度以上と診断がつけば8～20Frのトロッカーカテーテルを肋間から挿入する。

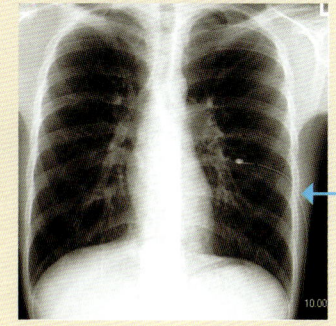

肺が再膨張した。

②胸部単純CT検査

肺尖部に責任病変であるブラ、ブレブの確認。その他、肺内病変の有無を確認。

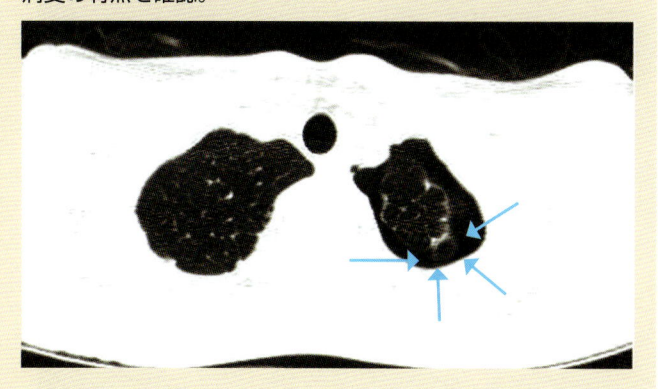

③方針
初期治療：胸痛、呼吸困難、咳嗽などの症状改善を目的
　a）安静，b）胸腔穿刺（脱気），c）胸腔ドレナージ
保存的治療：肺虚脱の改善を目的とする治療方法
　a）持続胸腔ドレナージ，b）胸膜癒着術，c）気管支鏡下気管支塞栓術
手術治療：1）再発を繰り返す症例，2）空気漏れの持続例，3）両側性気胸，4）膨張不全肺，5）社会的適応　などが適応。
　a）ブラ焼灼術，b）ブラ結紮術，c）肺縫縮術，d）ブラ切除肺縫縮術，e）肺部分切除術　などを全身麻酔下開胸下または胸腔鏡下に行う。

Answer 17

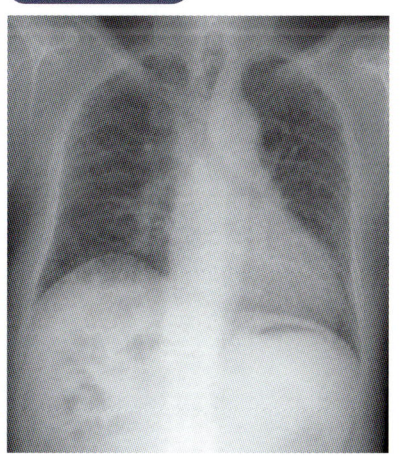

両肺野びまん性に広がる網状・粒状影を認める。
肺野の縮小がある。
⇒精査にて特発性間質性肺炎であった。

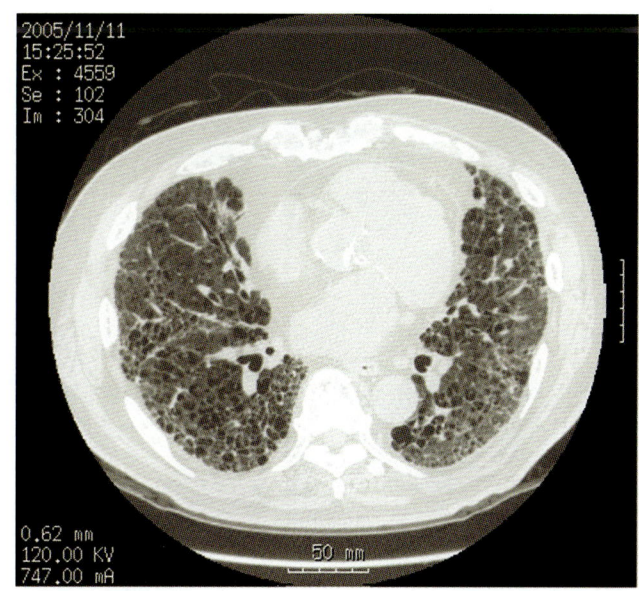

CTでは、蜂窩肺、牽引性気管支拡張を認める。

Answer 18

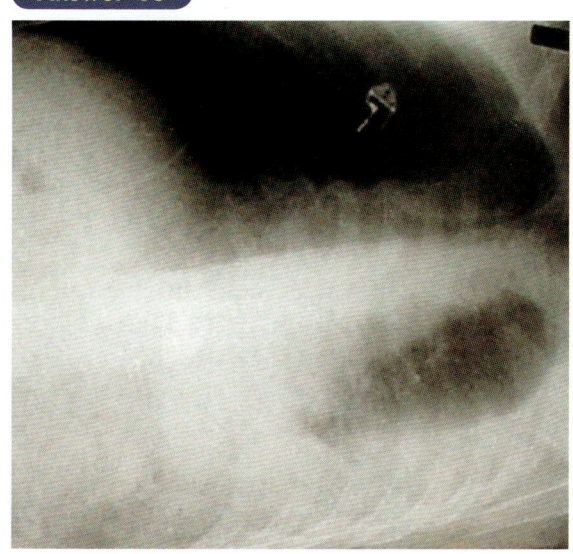

胸部単純X線写真左下側臥位

胸部正面単純X線写真：右に比べて左の肺野、特に下肺野の透過性の低下がみられ（白っぽく見え）、上肺野に行くに従って透過性の低下は改善している（白さが少なくなり、黒っぽく見える）。これは、胸水貯留時に見られる特徴的な所見である。

確認の画像診断は
1）患側を下にした側臥位で胸部単純X線写真
2）胸部CT
3）胸部超音波エコー検査
尾側に偏っていた胸水が頭側にも広がるため、側臥位では下（胸郭の外側）に陰影が移る。中央の陰影は心陰影、その間の透過性のある部分は肺である。

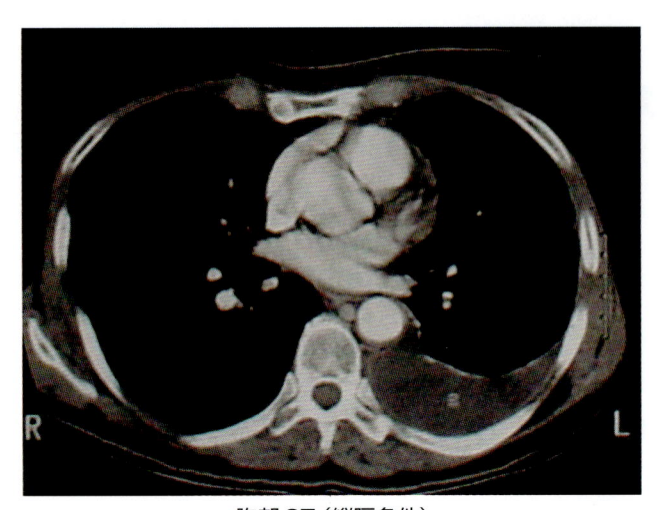

胸部CT（縦隔条件）

胸部CTは通常仰臥位で撮影検査をするため、胸水は背側に移る。

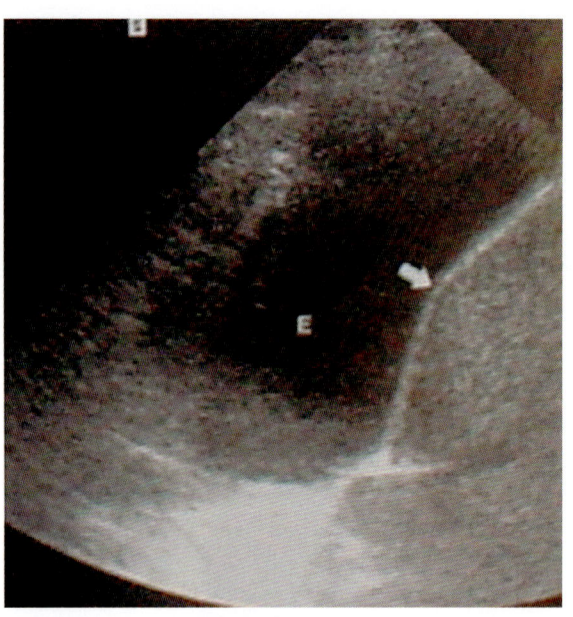

胸部超音波エコー検査

胸水は液体であるので、超音波エコー検査ではhypoechoicに映る（黒い）。逆に空気はhyperechoic（白い）である。矢印は横隔膜で、hypoechoicである。

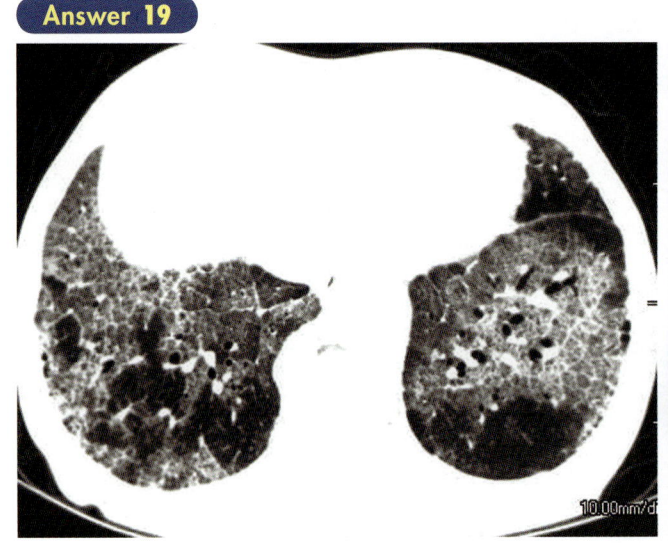

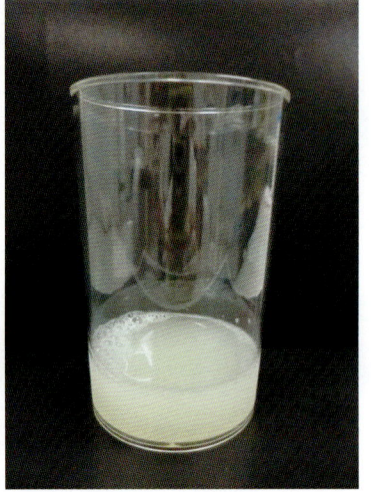

Answer 19

肺胞タンパク症の症例である。スリガラス様陰影（GGO）が境界明瞭に地図状に分布しており、patchy geographic pattern と呼ばれる。また、メロンの皮様所見（crazy paving appearance）も認める。気管支肺胞洗浄液（BALF）では、ミルク状（米のとぎ汁状）の外観を呈している。

❽ その他

Answer 20

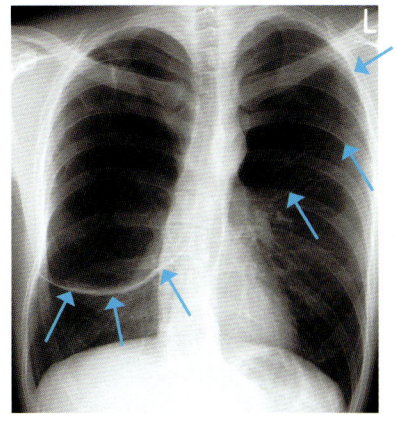

両上肺野に透過性の亢進を認める。右下肺野に弧状陰影があり、両側巨大肺囊胞と診断する（青矢印）。

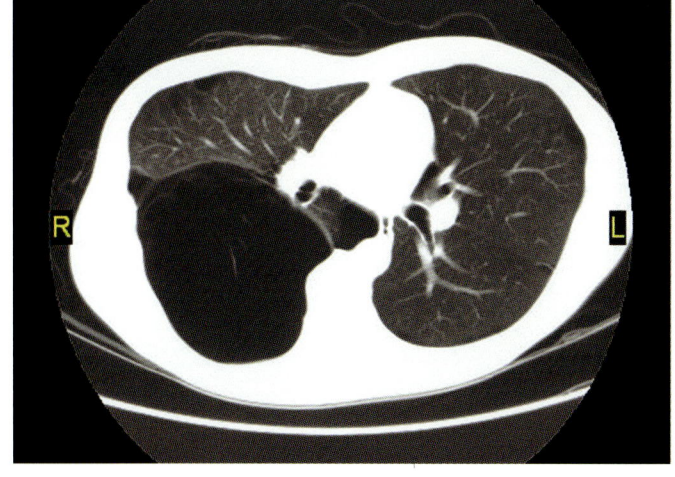

同患者の胸部CTでは背側に正常肺を圧排する巨大肺囊胞を認める。巨大肺囊胞はその切除により正常肺の膨張が期待できるため手術適応である。

Answer 21

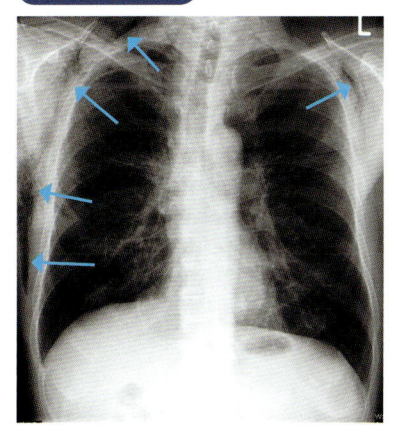

肺癌に対して肺切除術を施行した患者のレントゲンである。触診にて皮下に握雪感を伴う。レントゲン上、右側胸部から腋窩、鎖骨部、右腋窩に透過性亢進を認め、皮下気腫と診断する。

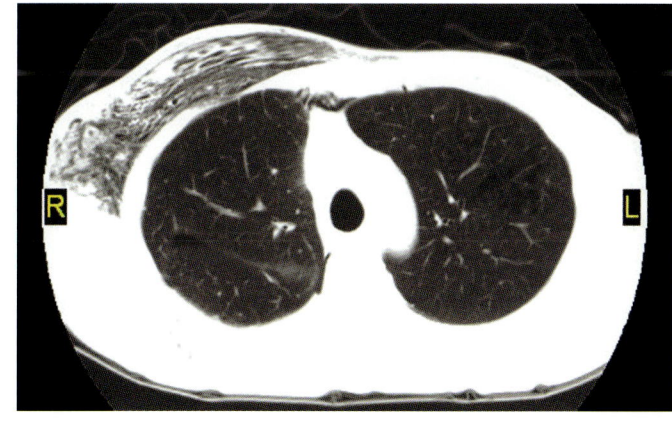

同患者の胸部CTである。右前胸壁に皮下気腫を認める。肺切除術後の胸腔ドレナージが不十分であった場合にこのような皮下気腫を呈することがある。幸い保存的に軽快した。増悪を認める場合には再ドレナージを検討する必要がある。

Answer 22

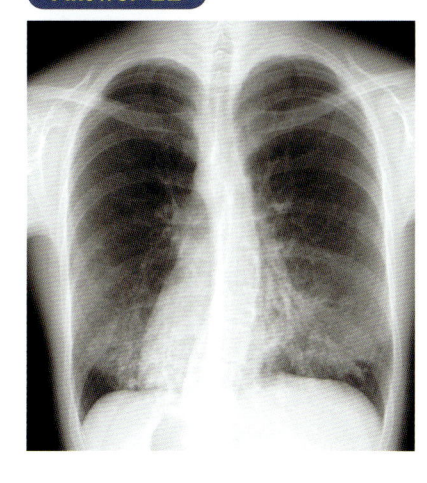

大動脈弓、心陰影は右側にあり、横隔膜は左が高い
→内臓逆位
両下肺野に浸潤影、気管支透亮像、脊椎側弯
⇒精査にてKartagener症候群であった。

Situs inversus,
Paranasal sinusitis
Bronchioectasis

第4章

循環器内科

❶ 胸部単純X線

■ 循環器領域における胸部単純X線読影のポイント

①中央陰影の確認
　右第1弓（上大静脈）、右第2弓（右心房）、左第1弓（大動脈弓）、左第2弓（肺動脈）、左第3弓（左心耳）、左第4弓（左心室）の陰影異常の有無を確認。左房拡大が著明な場合は右第2弓に二重陰影として右房の内側に左房辺縁を観察することがある。左第3弓は通常左房の拡大で膨隆し、正常では殆ど弓として認められない。左第4弓は左室拡大では左下方に垂れ下がるように拡大し、右室拡大や左室肥大が認められる場合は心尖部が挙上する。

②心拡大の評価
　横隔膜が十分下がっている状態で評価する。CTRは吸気不足や座位・臥位など横隔膜の挙上が生じる状態では大きくなるため要注意。通常は50％以上で心拡大とする。

③肺うっ血、肺水腫の有無の確認
　肺血管陰影、カーリーBライン

④胸水の有無の確認
　CPアングル、葉間胸水の有無、など

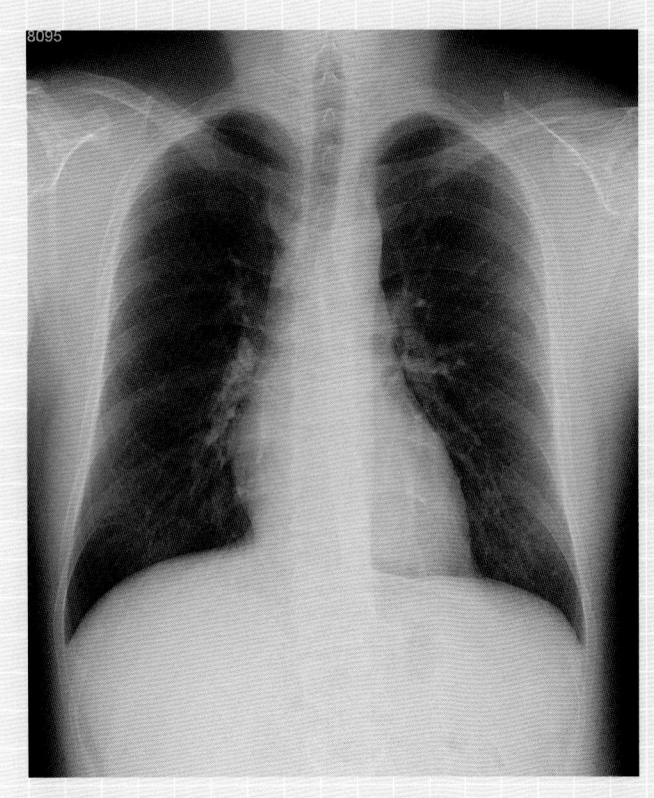

胸部単純X線撮影正面像①（正常例）

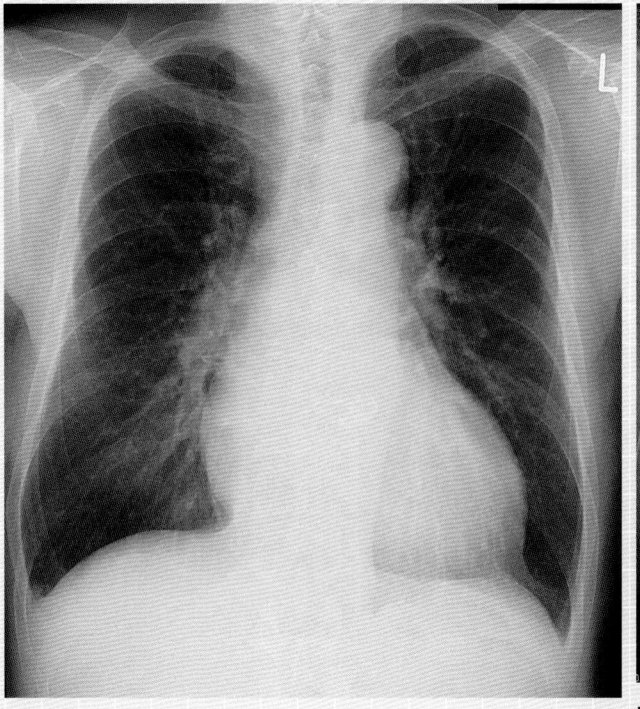

胸部単純X線正面像②（左心不全）
僧帽弁閉鎖不全症例：CTR 拡大、肺うっ血増強、少量の右側胸水を認める。

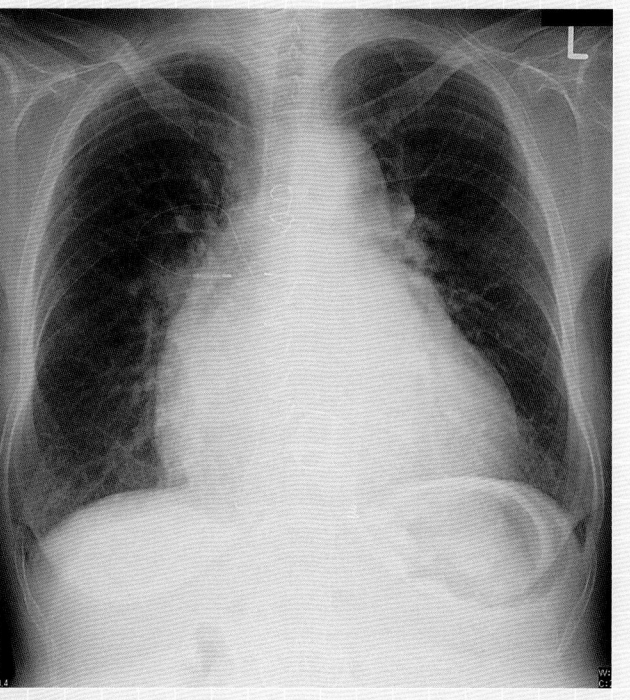

胸部単純X線正面像③（両心不全）
三尖弁閉鎖不全症、三尖弁置換術後症例：CTR 著明拡大、右2弓の著明な突出、カーリーBライン（右下肺）、肺うっ血像を認める。

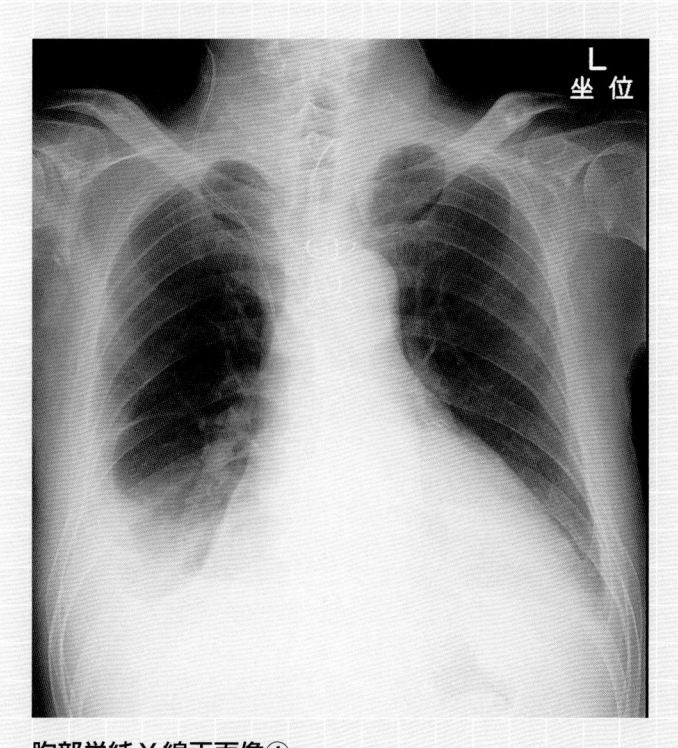

胸部単純X線正面像④
心拡大（右第2弓、左第4弓突出）、肺うっ血、右側胸水、左側胸水、右葉間胸水を認める。

❶ 胸部単純X線

❷ 心電図

■ 心電図波形の成り立ち

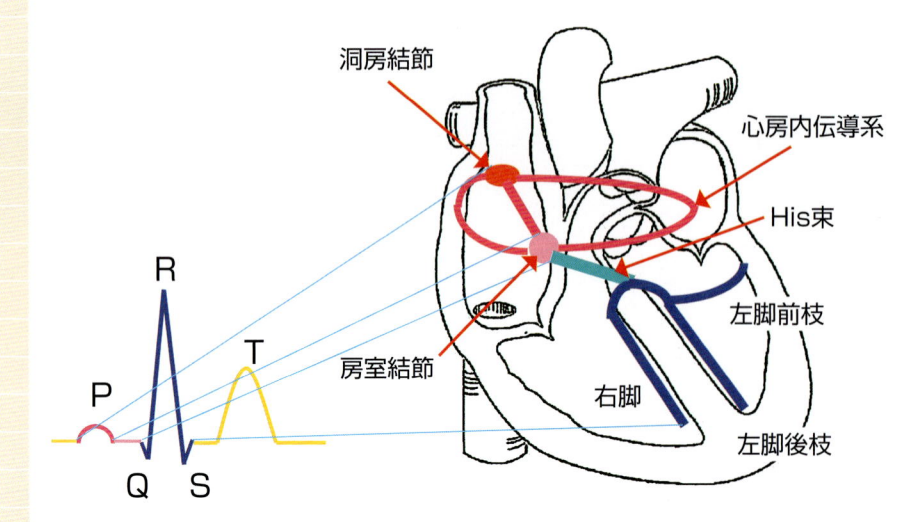

P波：心房の興奮（前半が右房、後半が左房）
P波の終末からQRSの始まりまで：大体房室結節の興奮伝導
QRS波：心室の興奮
ST部分：心室活動電位の第3相の前半部分に相当
T波：心室の再分極

■ QRSの極性の見方

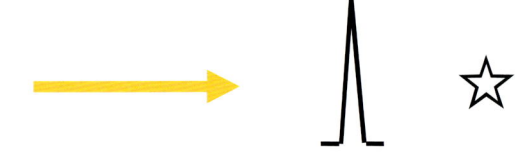

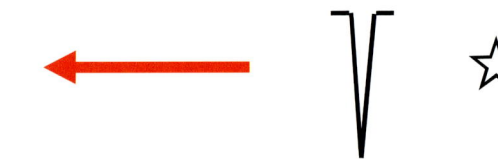

- 肢誘導では＋側から、胸部誘導では電極を貼り付けた方向から心室を眺めて、興奮が向かっていれば上向き、興奮が離れる方向に進んでいれば下向きに表示される。
- 心房についても同様

☆観察点
（例えばⅠ誘導であれば左手側、V1であれば第4肋間胸骨右縁から）

■ QRS電気軸の見方

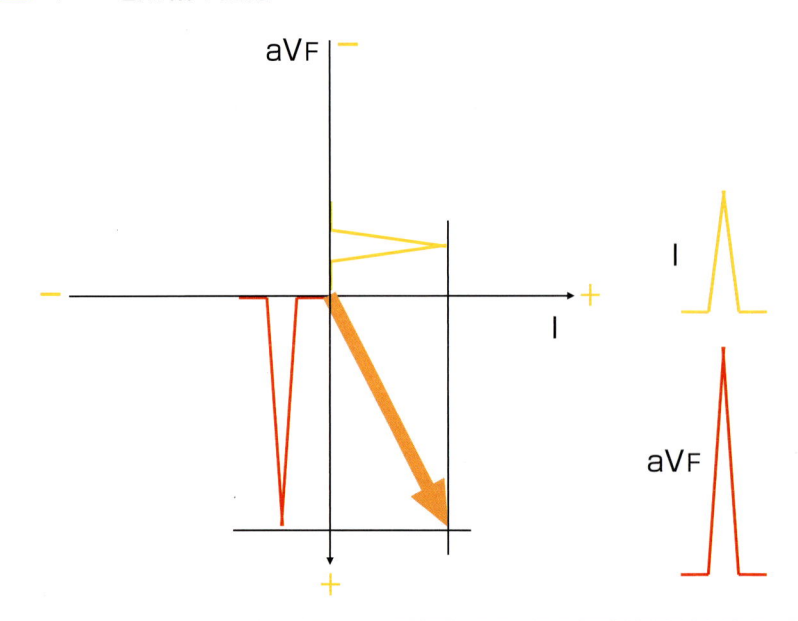

- 誤差はあるが、Ⅰ誘導とaVF誘導だけで見るのが簡便
- 両方とも上向きが基本

■ 心臓の電気的ベクトルと心電図

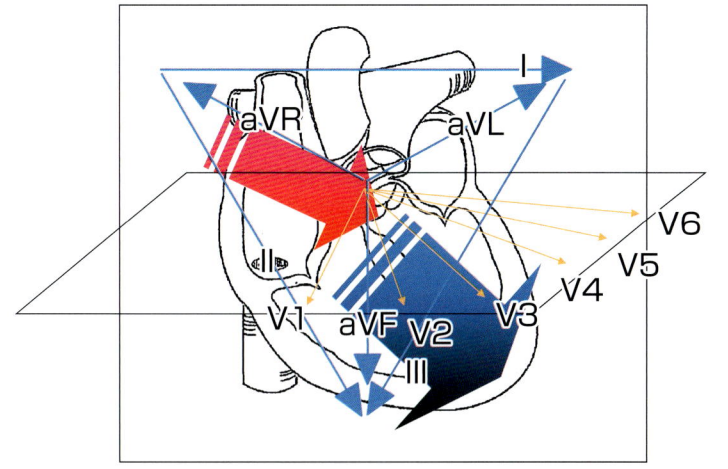

肢誘導は前額面、胸部誘導は水平面への電気活動の投影
心房興奮のベクトル：赤矢印（前方、左下向き）
心室興奮のベクトル：青矢印（前方、左下向き）

12誘導心電図の check point-1

基本パラメーターの計測と評価

基本調律
PQ時間／QRS幅／QT時間
RR間隔
電気軸
移行帯

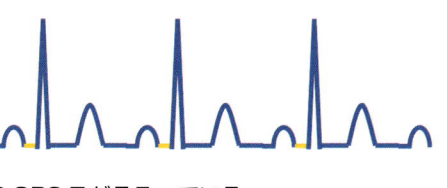

洞調律
P-QRS-T がそろっている

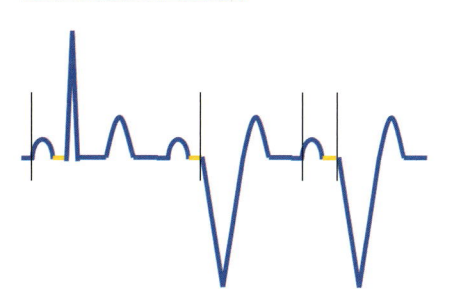

ペーシング
PまたはQRSに先行するスパイク
ペーシングによるQRSは幅が広い

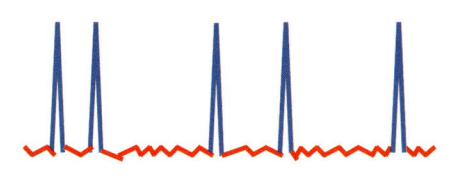

心房細動・粗動
Pがない
QRSが不整（絶対不整脈）
不規則な基線のゆれ（f波）

その他
発作性上室性頻拍
心室頻拍・心室細動
洞停止　など

基本調律

❷ 心電図　89

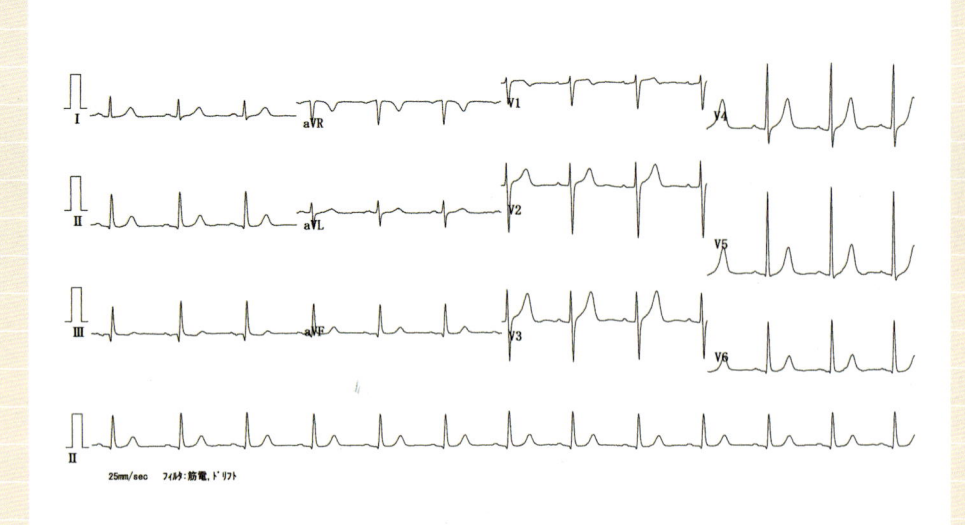

洞調律
心拍数75、PR時間0.16秒、QRS時間0.10秒、QT時間0.38秒、QTc 0.43、QRS電気軸60°

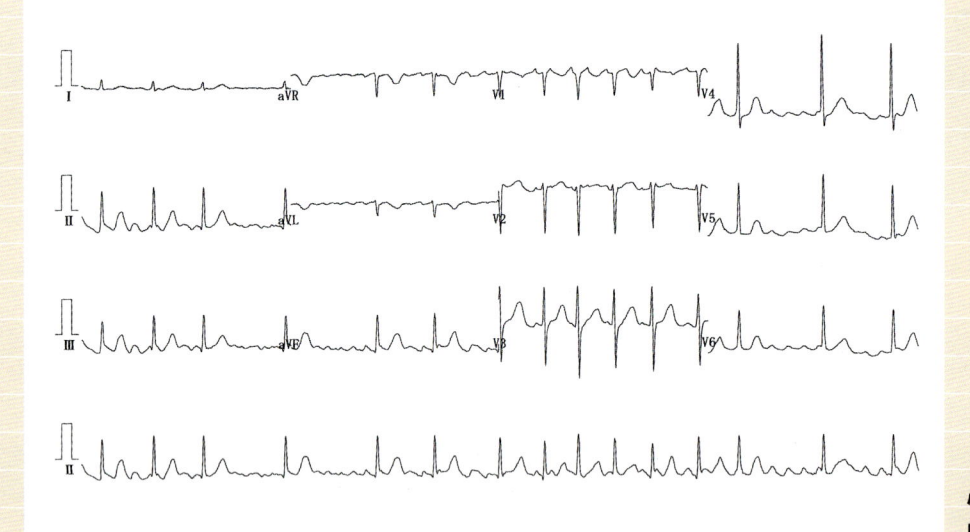

心房細動
RR不整、f波を認める。

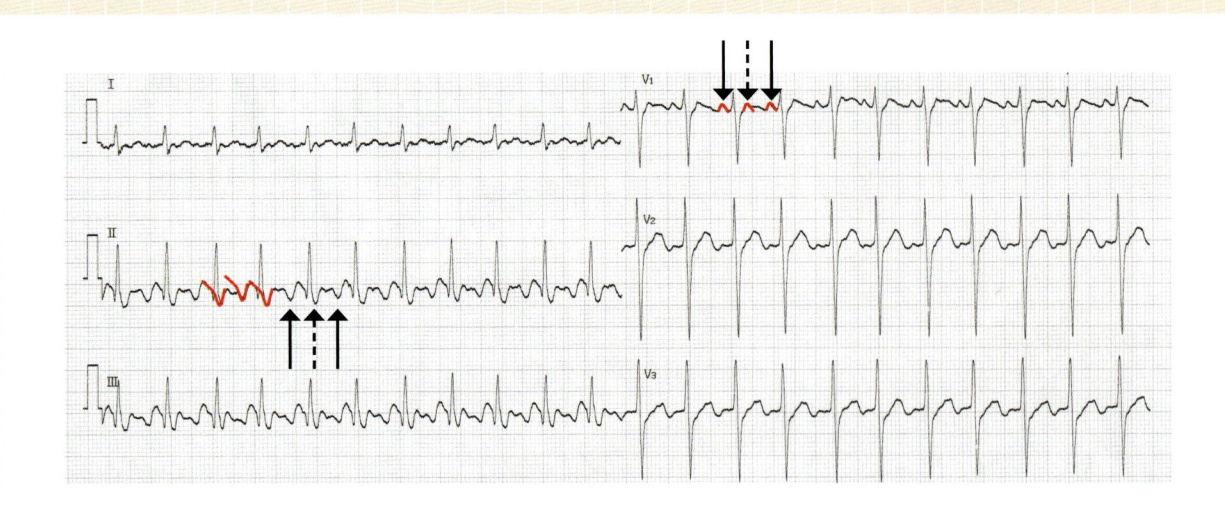

心房粗動
2：1房室伝導を呈する通常型心房粗動。QRS数の2倍の心房興奮波（この場合はF波）が認められる。II、III、aVF誘導の下向きの鋸歯状波とV1誘導の上向きF波が特徴的である。

■ PQ時間／QRS幅／QT時間

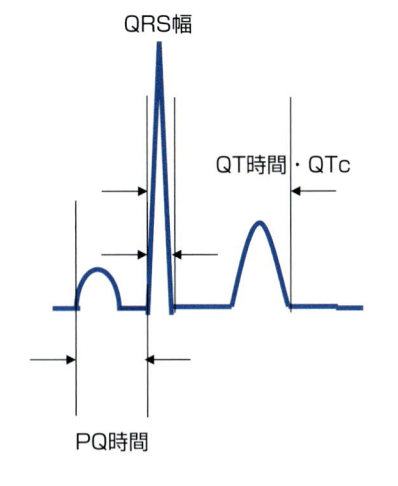

PQ時間（ms）＜210ms
QRS幅（ms）＜100ms

$$QTc = QT\sqrt{RR\,(sec)}$$

正常値：QTc＜420ms（男性），＜430ms（女性）
　　　　（c：corrected）

■ RR間隔

標準的には25mm＝1秒の紙送り速度で記録。1mm＝0.04秒＝40msec

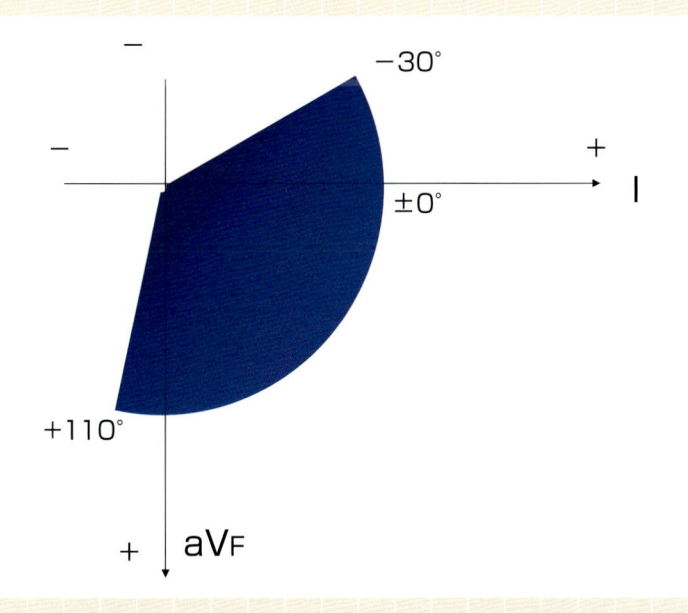

QRS波電気軸
電気軸：－30°～＋110°

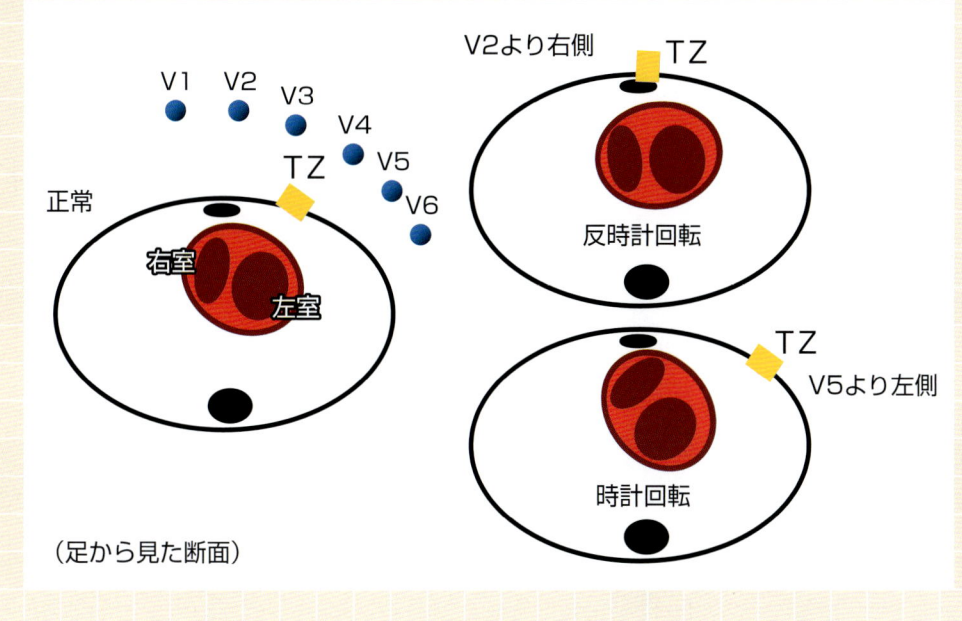

移行帯
R/S比がほぼ1になる誘導
（心室中隔の位置を反映）

（足から見た断面）
正常／反時計回転／時計回転
V2より右側／V5より左側

12誘導心電図の check point-2

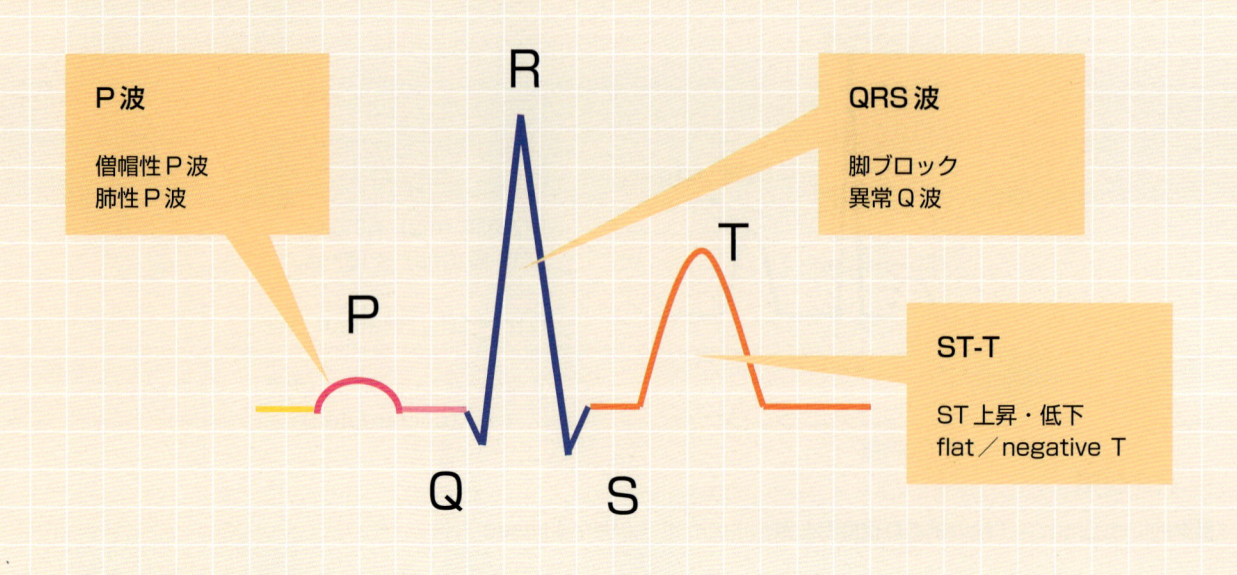

P波
- 僧帽性P波
- 肺性P波

QRS波
- 脚ブロック
- 異常Q波

ST-T
- ST上昇・低下
- flat／negative T

左房負荷（圧負荷・容量負荷）
①または②を満たすもの
① P波 ≧ 0.12秒
② V1のP波の陰性相が大きいこと
（通常の記録法の場合、1mm四方より大きい）

右房負荷（圧負荷・容量負荷）
①または②を満たすもの
① II、III、aVFのP波が高く尖鋭化し、P波の振幅 ≧ 0.25mV
② V1のP波が尖鋭で ≧ 0.20mV

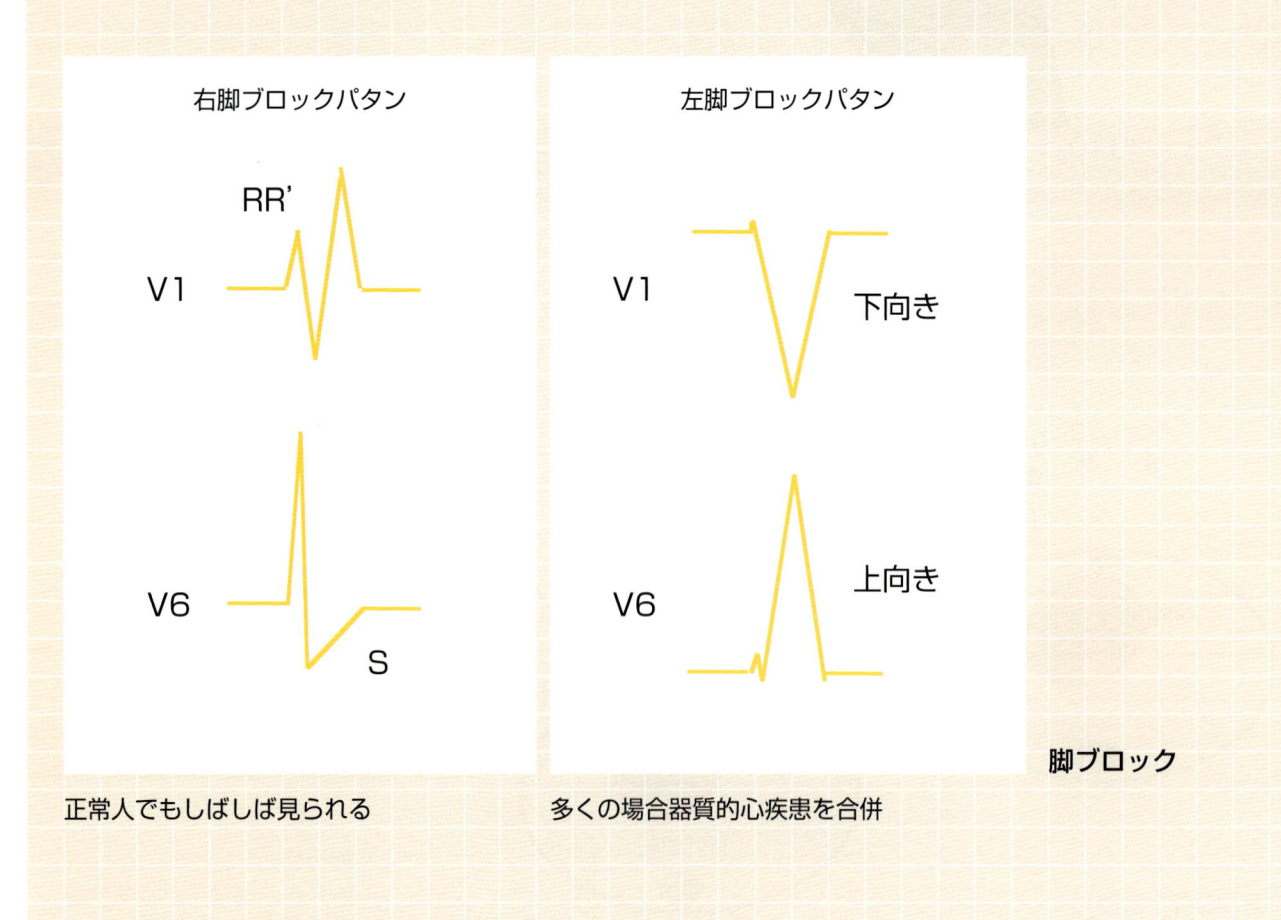

右脚ブロックパタン
- V1: RR'
- V6: S

正常人でもしばしば見られる

左脚ブロックパタン
- V1: 下向き
- V6: 上向き

多くの場合器質的心疾患を合併

脚ブロック

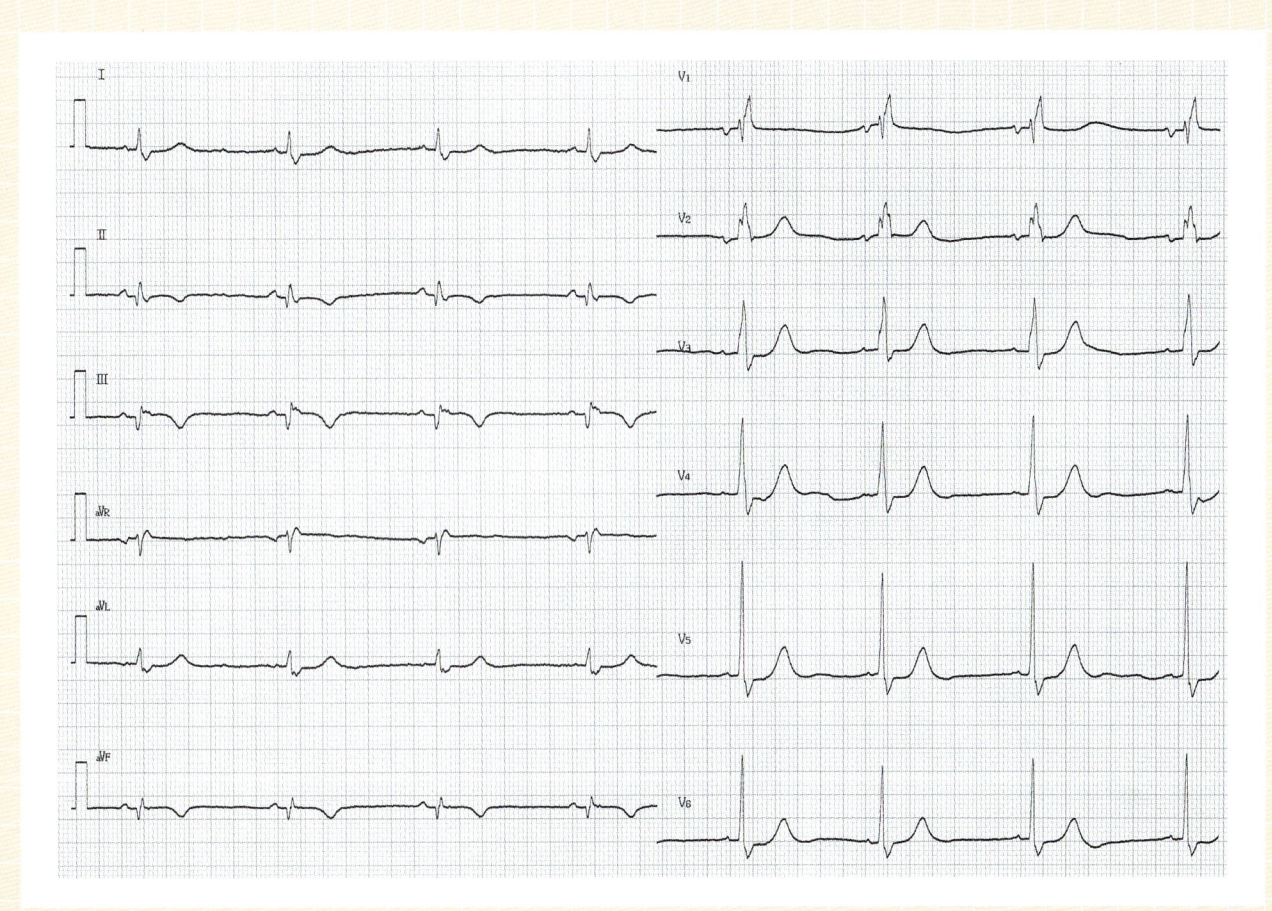

右脚ブロックパタン

■ ST低下

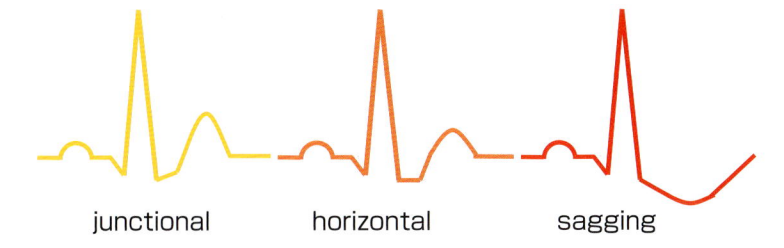

junctional　　horizontal　　sagging

Junctional：J点から0.08msの位置で0.1mV以上
Horizontal／Sagging：0.05mV以上

ST低下の典型例を図示する。一般に右側の形態ほど明確な虚血を表す。
労作時あるいは安静時でも胸部症状を伴って左記のようなST変化が観察されれば心筋虚血の存在が強く疑われる。
（注）糖尿病などがあれば心筋虚血が生じていても症状がないこともある

■ 心筋梗塞部位診断

ST上昇が出現する誘導と梗塞領域および（推定される）責任血管

前壁中隔	V2-V5	LAD
下壁	II, III, aVF	RCA
側壁	I, aVL, V5-6	LCx
後壁	V1-V2（ST低下がみられる）	LCx

（注1）Q波が観察できる誘導と梗塞領域の関係も上記と同様
（注2）ST上昇が明確でないからといって梗塞が否定できるわけではない

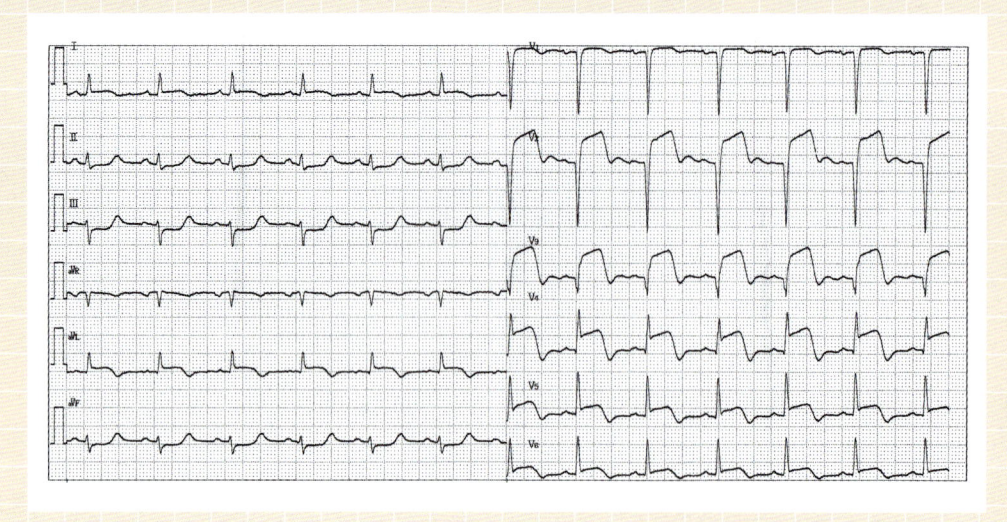

前壁中隔梗塞（急性期）
I, aVL, V1-5誘導で、ST上昇を認める。V1-3はQSパターン。

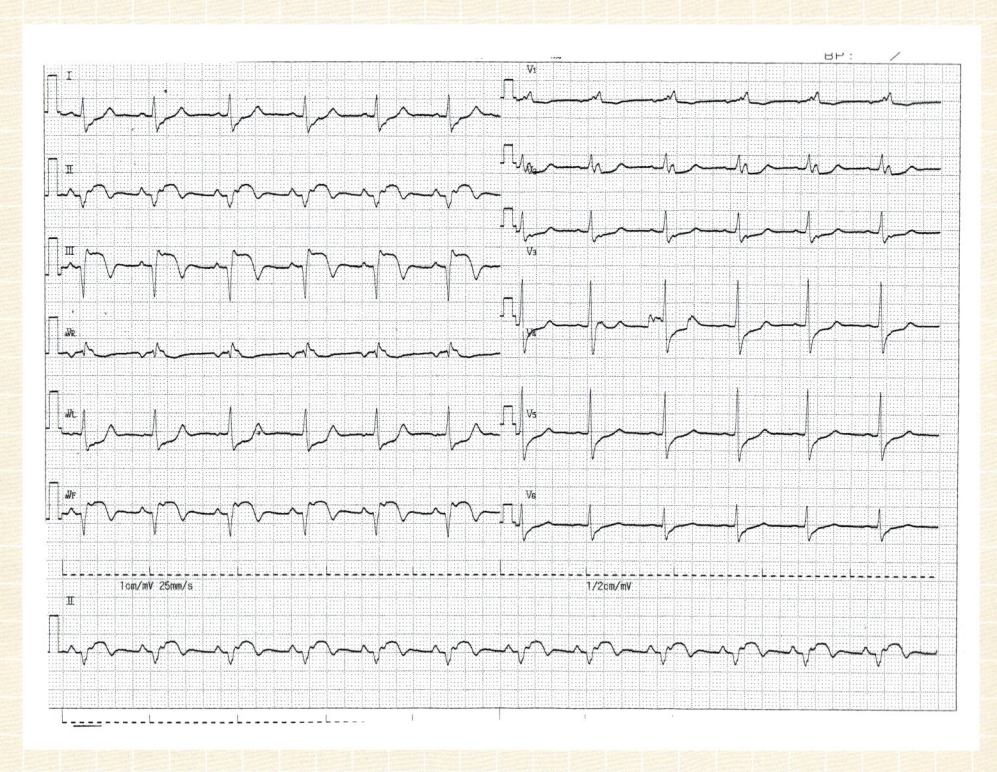

急性心筋梗塞（下壁）
II、III、aVF誘導で、異常Q波とST上昇を認める。

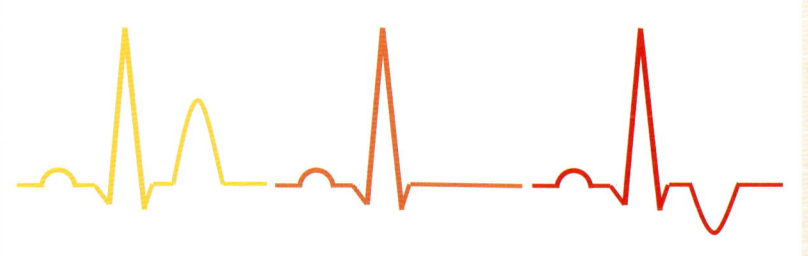

normal T　　flat T（平坦T）　　inverted T（陰性T）

平坦T・陰性T
QRSの高さ≧1.0mVでかつT波の高さ＜QRSの高さの1/10
→ flat Tと呼称
平坦T波は低カリウム血症で見られるほか虚血性心疾患などを原因とする広義の心筋障害時にも観察されることがある。

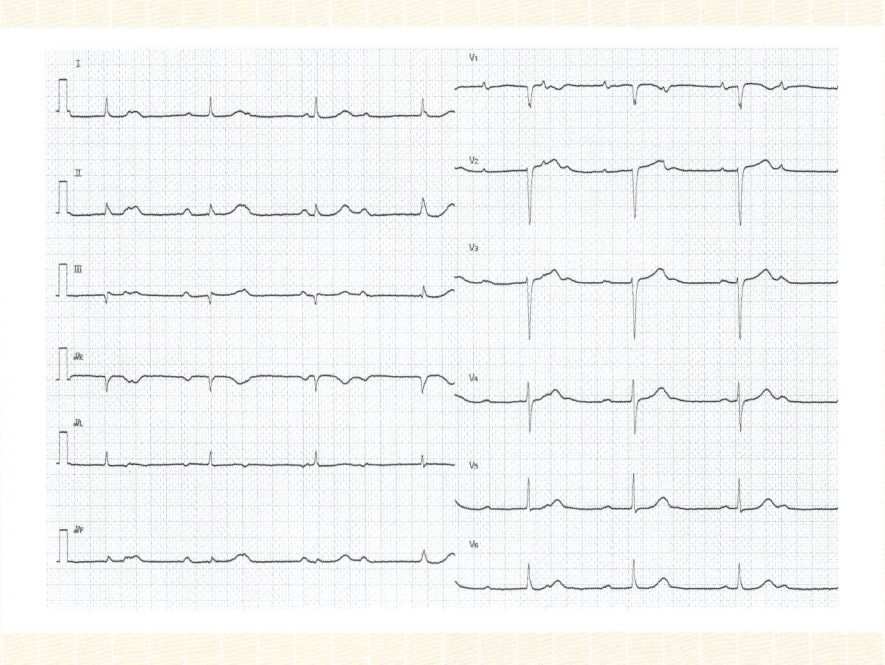

完全房室ブロック
P波とQRS波をそれぞれ独立した一定の間隔で認める。

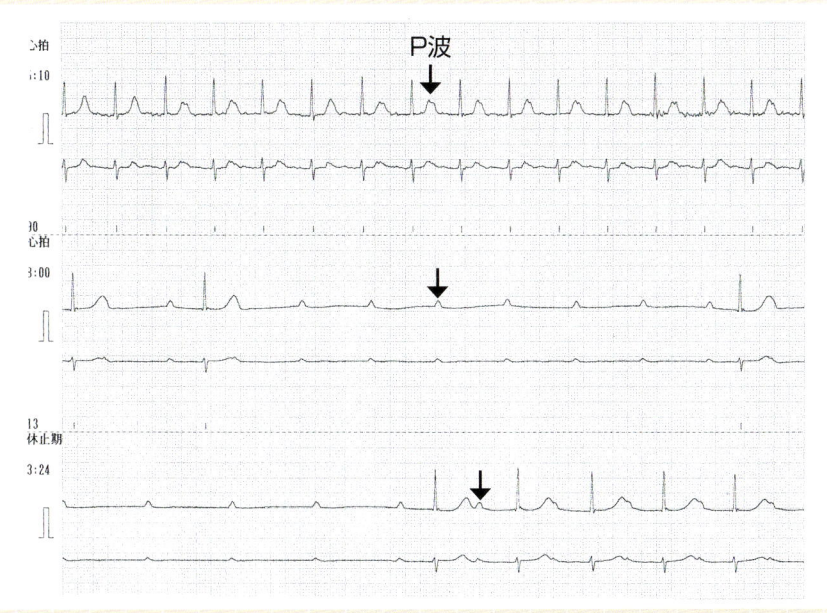

一度房室ブロックから高度房室ブロックへの移行
二拍以上連続して房室伝導が途絶する場合高度房室ブロックと呼称する。本例は完全房室ブロックと診断しても良いほど連続的に伝導が途絶している。

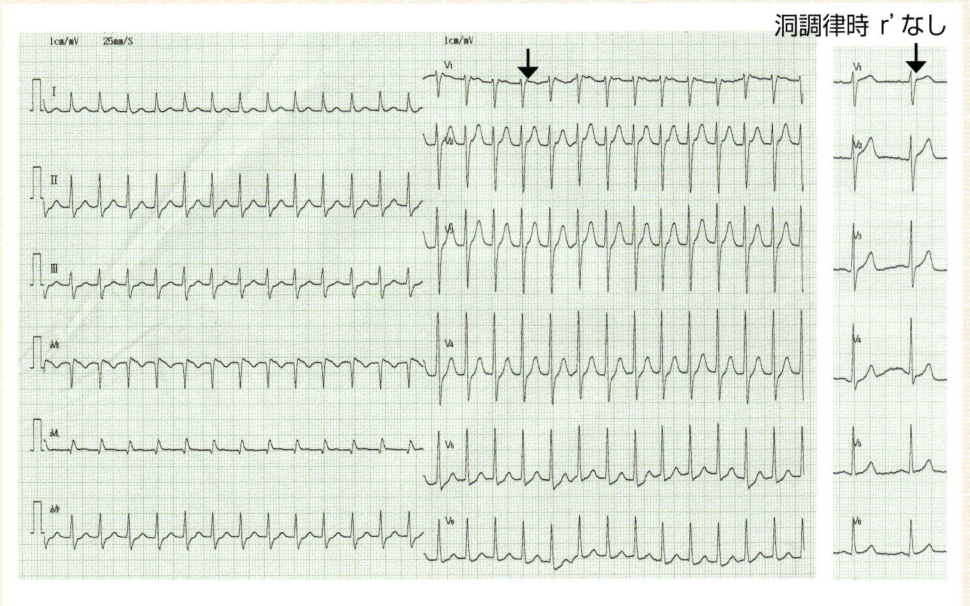

発作性上室性頻拍（房室結節回帰性頻拍）
狭いQRSの規則正しい頻拍である。V1誘導の矢印はP波を示す。洞調律中にはRSパタンでr'は認められないので、頻拍中のrSr'パタンのr'は心房興奮と推定される。

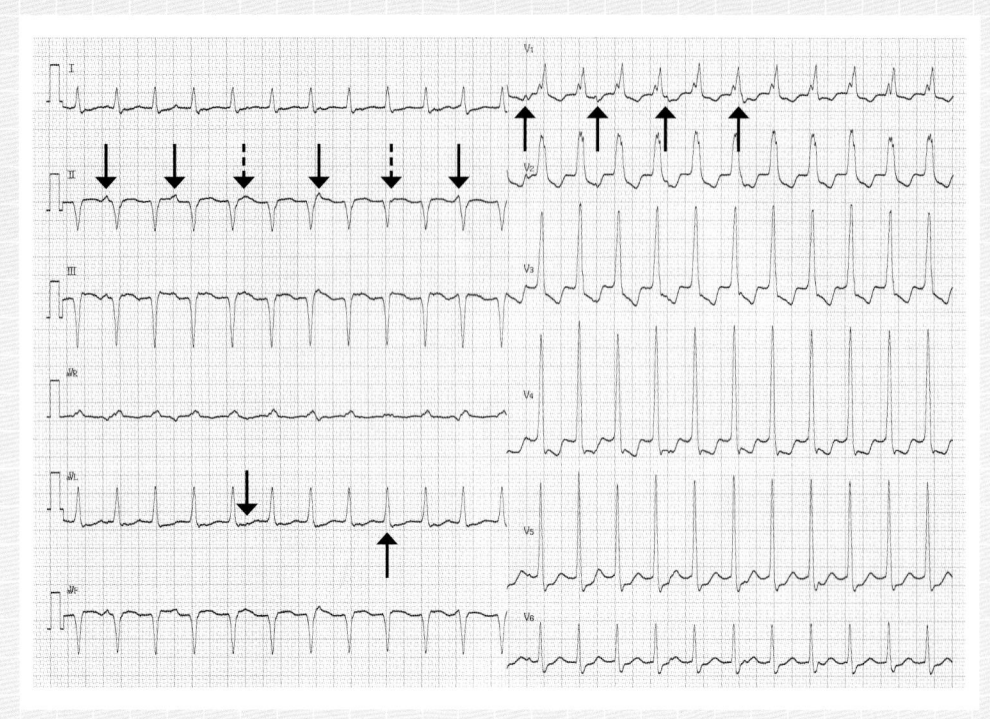

心室頻拍（房室乖離あり）

矢印のようにQRS波に見え隠れしているP波が指摘できる。

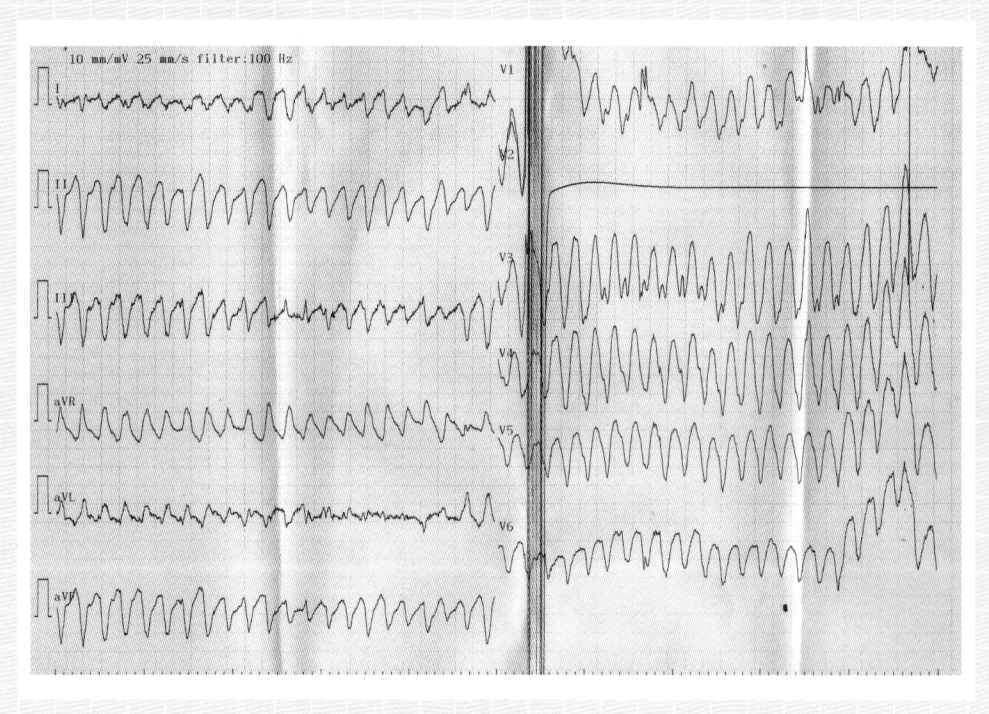

心室細動

96　第4章　循環器内科

❸ 心臓超音波法

■ 心臓超音波検査
・胸壁上に探触子（プローベ）をおき、心臓内へ超音波を投入することによって心臓内の構造物や血流を同定する方法
・心臓超音波法の分類
1. エコー法：構造物の観察
　　断層（Bモード）エコー法
　　Mモードエコー法
2. ドプラ法：血流・速度情報の評価
　　カラードプラ法　　連続波ドプラ法
　　パルスドプラ法　　組織ドプラ法

断層（Bモード）エコー法

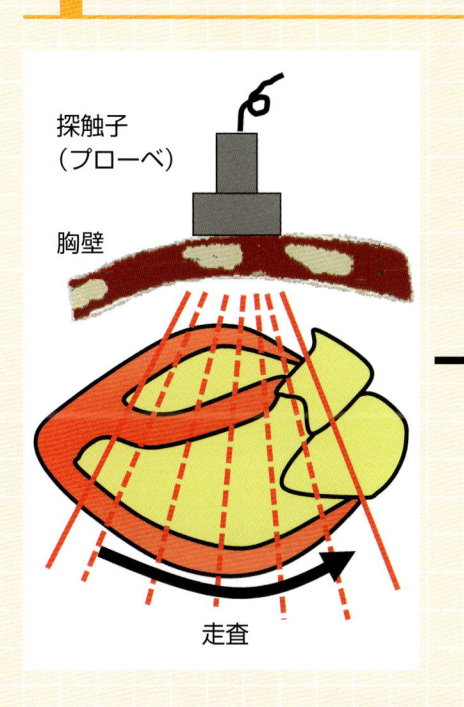

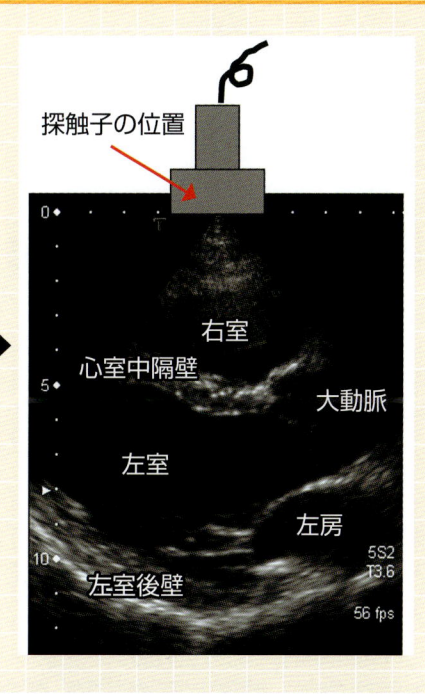

探触子（プローベ）から送信された超音波は体内を一定の速度で伝播しながら音響インピーダンスの異なる境界面で一部は反射し、一部は透過する。反射した超音波は探触子で検知されたのち、受信機内で電気的エネルギーに変換・増幅されて信号の振幅の強さを輝度でとして、送信から受信までの時間から計測される探触子からの距離に応じてモニターに表示され、断層（Bモード）像となる。

■ 基本正常画像（１）

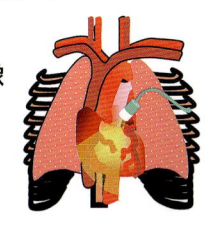

胸骨左縁長軸像　胸骨左縁第３もしくは第４肋間に探触子をあてる。

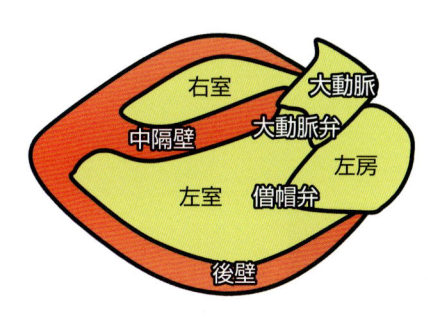

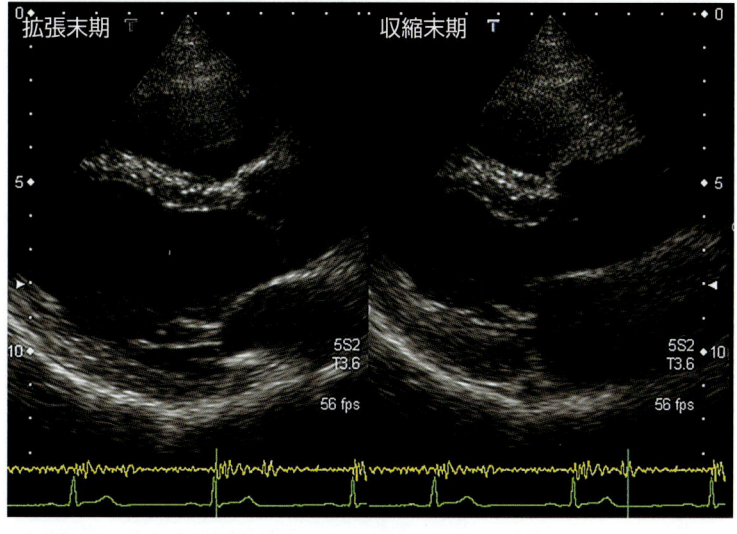

心臓の全体的な評価を行える像であり、最初に観察し、これから後の検査の方向性を決定する断面である。左室壁運動、左室径、左房径、大動脈弁、僧帽弁の形態が評価できる。

❸ 心臓超音波法　97

基本正常画像（2）

胸骨左縁短軸像
↓
長軸の輪切り

胸骨左縁第3もしくは第4肋間に探触子をあてる。長軸像から時計回りに約90度回転する。

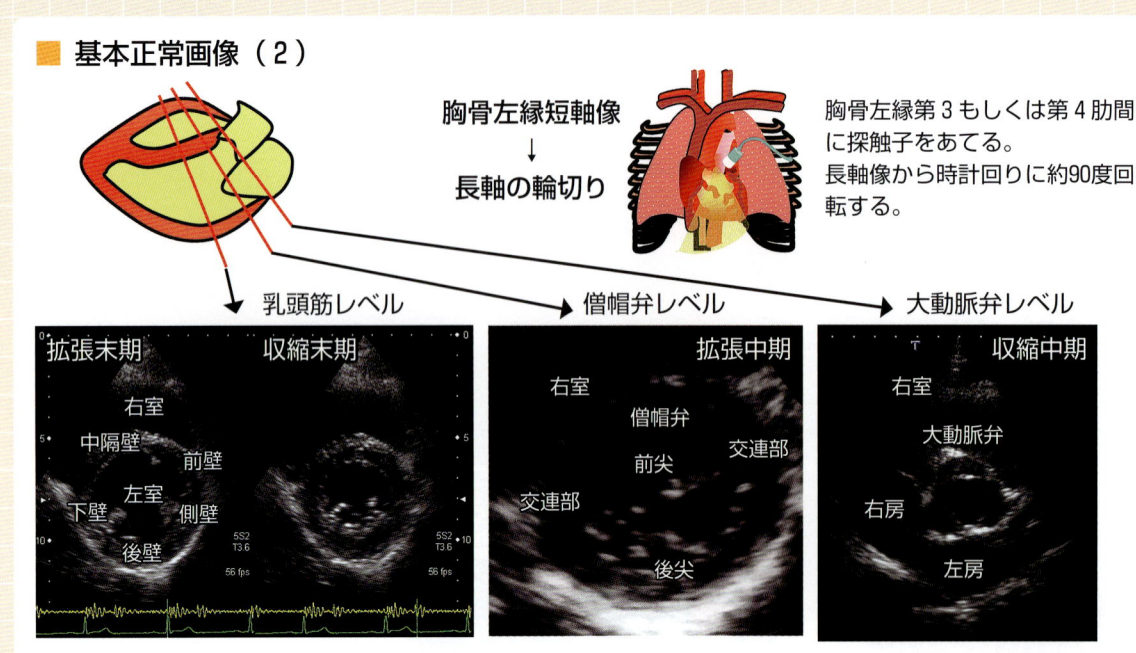

乳頭筋レベル／僧帽弁レベル／大動脈弁レベル

（乳頭筋レベル：拡張末期・収縮末期　右室／中隔壁／前壁／左室／下壁／側壁／後壁）
（僧帽弁レベル：拡張中期　右室／僧帽弁／前尖／交連部／交連部／後尖）
（大動脈弁レベル：収縮中期　右室／大動脈弁／右房／左房）

長軸像を輪切りで評価する断面である。大動脈弁や僧帽弁を評価できるとともに、左室壁運動異常の有無を評価することができる断面である。

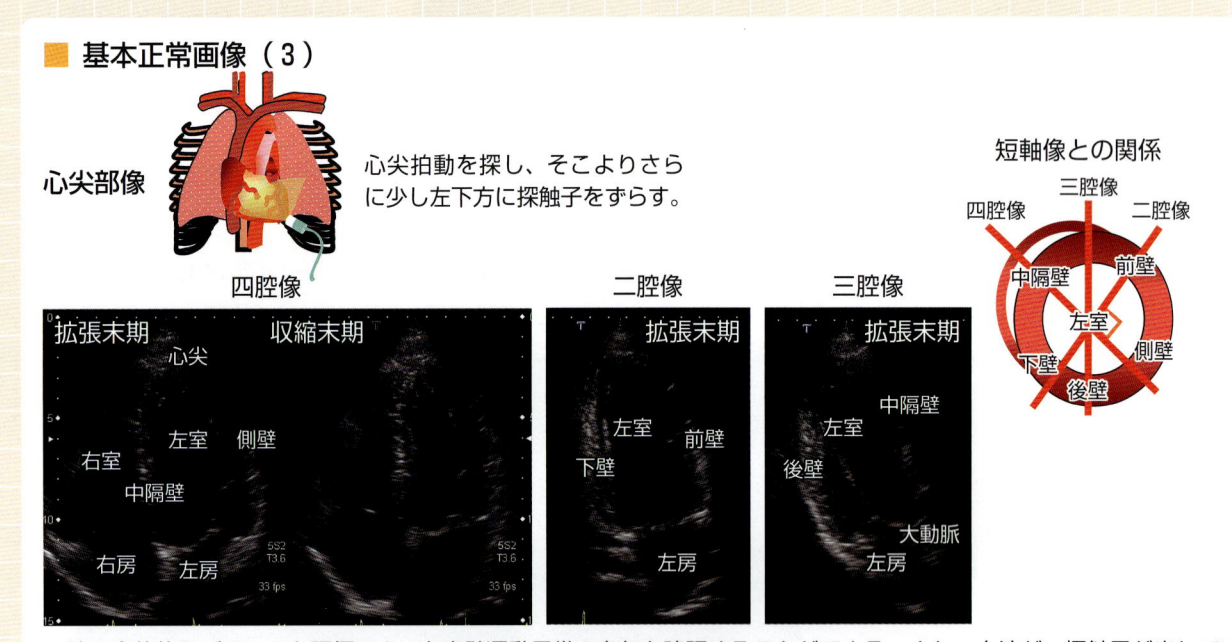

基本正常画像（3）

心尖部像

心尖拍動を探し、そこよりさらに少し左下方に探触子をずらす。

短軸像との関係
四腔像／三腔像／二腔像
中隔壁／前壁／左室／側壁／下壁／後壁

四腔像（拡張末期・収縮末期：心尖／右室／左室／側壁／中隔壁／右房／左房）
二腔像（拡張末期：左室／前壁／下壁／左房）
三腔像（拡張末期：中隔壁／左室／後壁／大動脈／左房）

四腔の全体的なバランスを評価でき、左室壁運動異常の有無を確認することができる。また、血流が、探触子が出している超音波ビームと平行であるので、後述するドプラ法を用いた血流情報を得るのに有用な断面である。

Mモード法

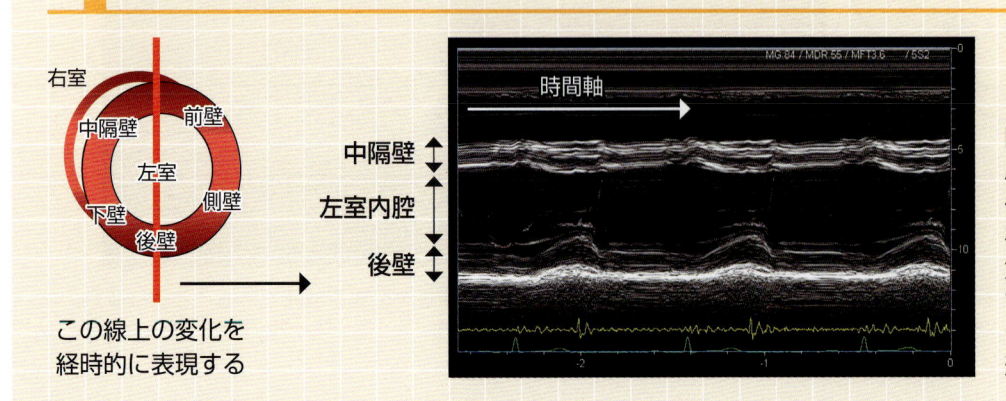

右室／中隔壁／前壁／左室／下壁／側壁／後壁

この線上の変化を経時的に表現する

時間軸 →

中隔壁／左室内腔／後壁

Mモード法（正常例）

心臓内の構造物の経時的な変化を評価するのに用いられる手法である。上記のような、左室に注目したMモード法であれば、心電図より判断できる心周期に沿って、左室壁運動が評価できる。

第4章　循環器内科

カラードプラ法

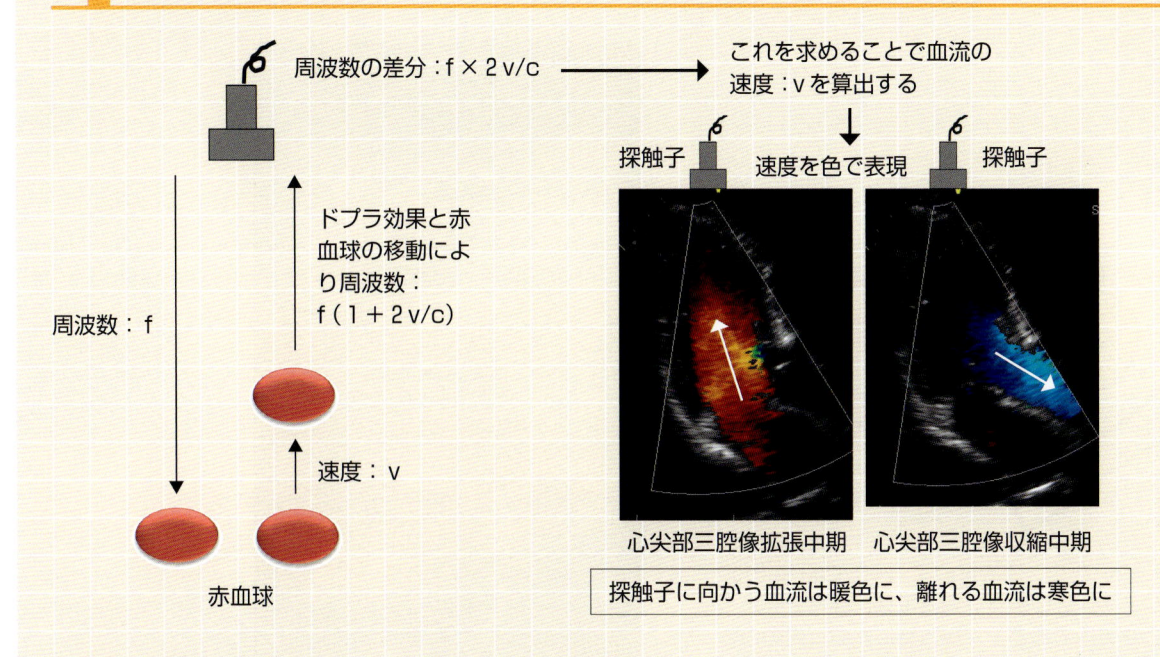

周波数の差分：f×2v/c → これを求めることで血流の速度：vを算出する

ドプラ効果と赤血球の移動により周波数：f（1＋2v/c）

周波数：f
速度：v
赤血球

速度を色で表現

心尖部三腔像拡張中期　心尖部三腔像収縮中期

探触子に向かう血流は暖色に、離れる血流は寒色に

パルスドプラ法・連続波ドプラ法

パルスドプラ法

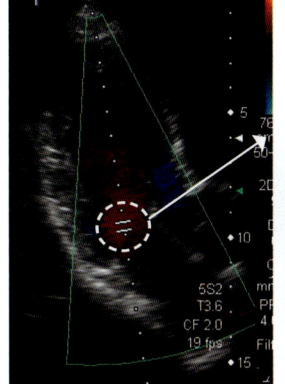

この部位の血流速を測定する。左室流入動態を評価する左室流入血流速波形を求める場合などに用いられる。

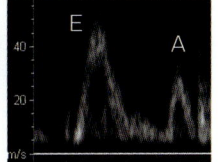

左記の部位のパルスドプラ波形
（左室流入血流速波形：正常波形）

連続波ドプラ法

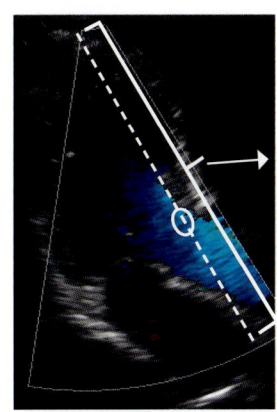

このビーム上の最大血流速を測定する。大動脈弁血流速、三尖弁逆流、肺動脈弁逆流の血流速を測定する場合に用いられる。

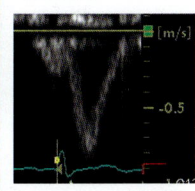

上記の部位の連続波ドプラ波形
（左室流出路血流速波形：正常波形）

組織ドプラ法

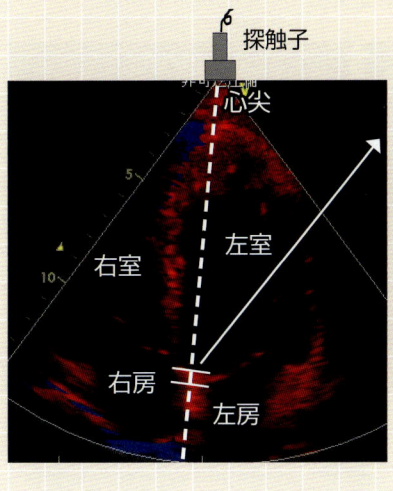

この部位（僧帽弁輪部）の心筋の速度をパルスドプラ法で評価した際の波形
（組織ドプラ僧帽弁輪部速度波形）

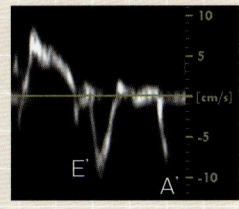

左記のカラー画像では、左室全体が赤で表され、探触子側（上方）に運動していることがわかる。

血流と同様に心筋の細かい運動をドプラ法を用いて評価する手法。僧帽弁輪部に関心領域を設定すると、拡張早期（E'）、拡張末期（A'）に波形が記録される（左図）。E'は拡張機能（左室弛緩能）を反映すると報告され、前述の左室流入血流速波形より得られるEをE'で除したE/E'は左房圧を反映すると報告されている。

❸ 心臓超音波法

経食道心エコー法

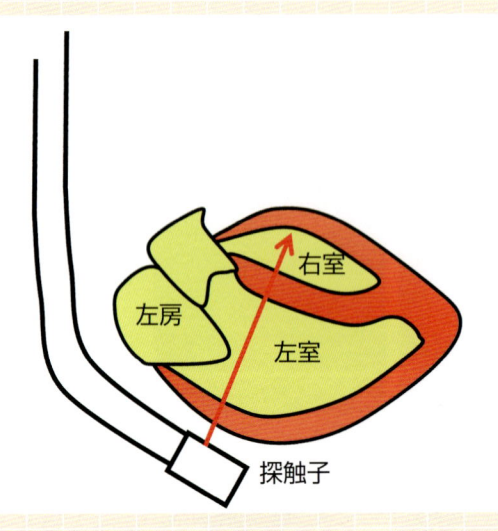

左房は胸壁から遠いため、経胸壁心エコーでの評価では、不十分なことがある。このような場合には、経食道心エコー法による評価が有用である。左房、特に左心耳内の血栓評価、心房中隔におけるシャント評価、僧帽弁、大動脈弁の詳細な評価に用いられる。

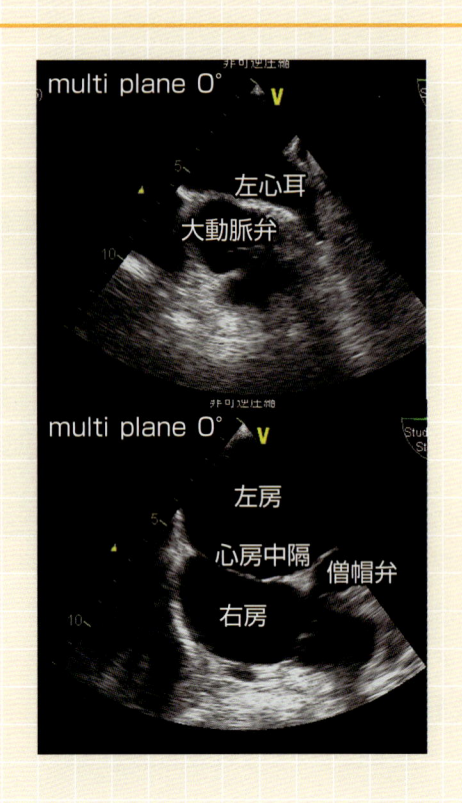

心エコー検査による血行動態の推定

（1）右房圧を推定する

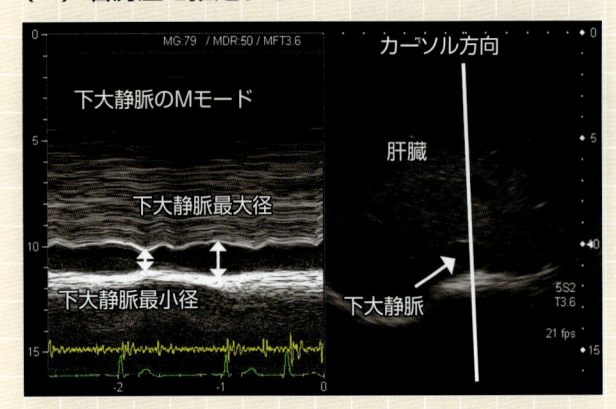

下大静脈径	呼吸性変動	推定右房圧
<17mm	50％以上あり	0～5mmHg
>17mm	50％以上あり	6～10mmHg
>17mm	50％未満あり	10～15mmHg
>17mm	なし	>15mmHg

J Am Soc Echocardiogr 18：1440-1463, 2005より引用

（2）肺動脈圧を推定する

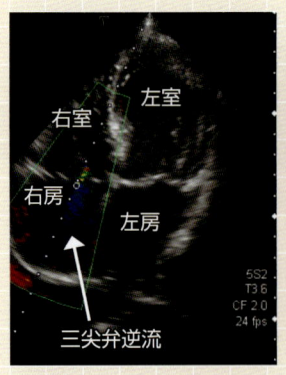

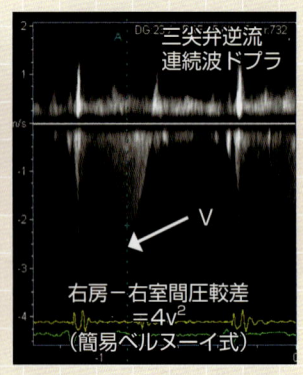

右房－右室間圧較差 $=4v^2$（簡易ベルヌーイ式）

肺動脈収縮期圧＝右房－右室間圧較差＋右房圧　右房－右室間圧較差＞30mmHg→肺高血圧

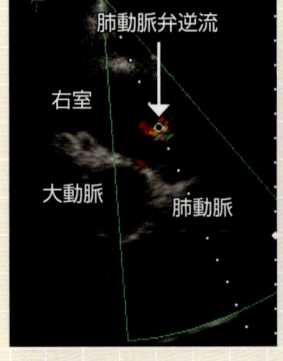

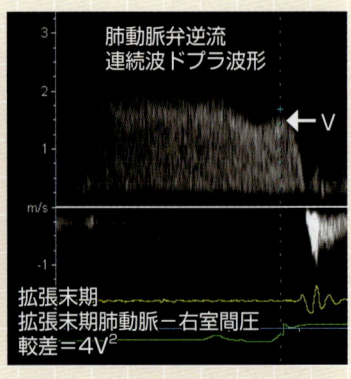

拡張末期　拡張末期肺動脈－右室間圧較差 $=4V^2$

肺動脈拡張末期圧＝拡張末期肺動脈-右室間圧較差＋右房圧

（3）左房圧を推定する

前述の左室流入血流速波形の変化や、左室流入血流速波形拡張早期波（E）を僧帽弁輪部速度波形拡張早期波（E'）で除した値E/E'を用いて評価する（>15であれば、左房圧上昇が示唆）。

①急性心筋梗塞・陳旧性心筋梗塞

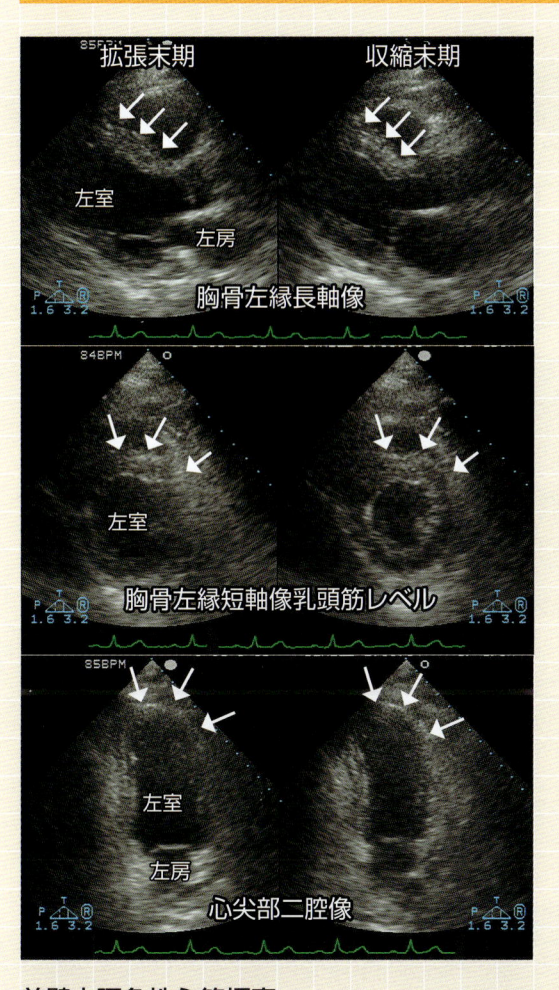

前壁中隔急性心筋梗塞
胸痛を認め、心電図上、前胸部誘導にST上昇を認めた。心エコー上、前壁中隔、心尖部（矢印）に壁運動異常を認めた。壁厚は保たれていた。

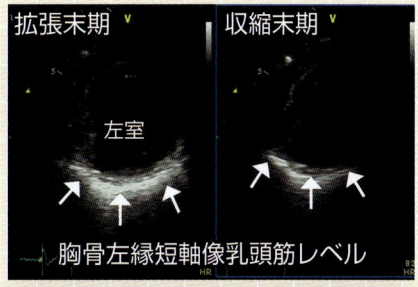

下後壁陳旧性心筋梗塞
下壁に壁運動異常を認め、壁厚の著しい減少、エコー輝度の上昇を認めた（矢印）。これは、心筋梗塞発症より、時間経過が長いことを示す。

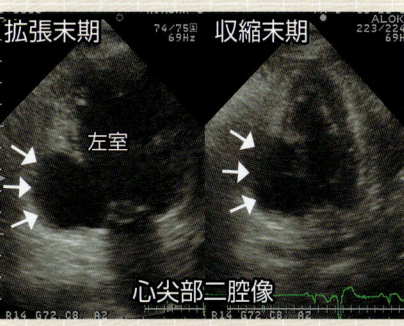

下壁陳旧性心筋梗塞・心室瘤
梗塞部である左室下壁に、心室瘤を認めた。

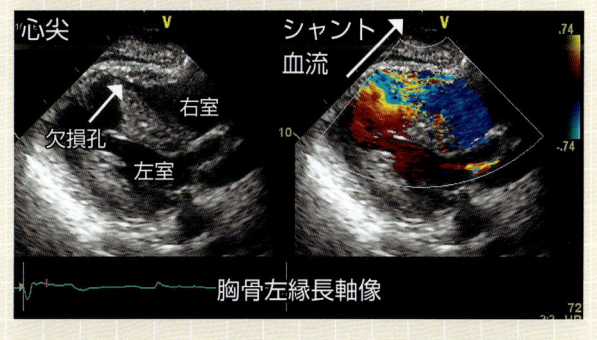

急性前壁中隔心筋梗塞に合併した心室中隔穿孔
心尖部中隔に欠損孔を認め、同部位にシャント血流を認めた。

②僧帽弁疾患

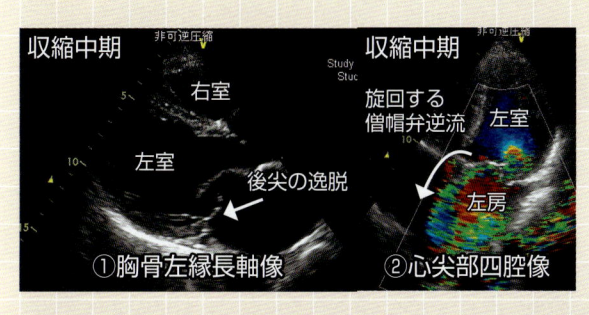

僧帽弁逸脱による僧帽弁逆流
断層像により、僧帽弁後尖の逸脱を認め（①）、その逸脱に伴う僧帽弁逆流を認めた（②）。逆流は、左房内を旋回した。

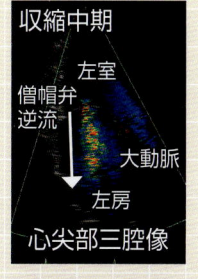

僧帽弁輪拡大による僧帽弁逆流
心房細動、左房拡大を合併する。まっすぐ吹く、僧帽弁逆流を認めた。

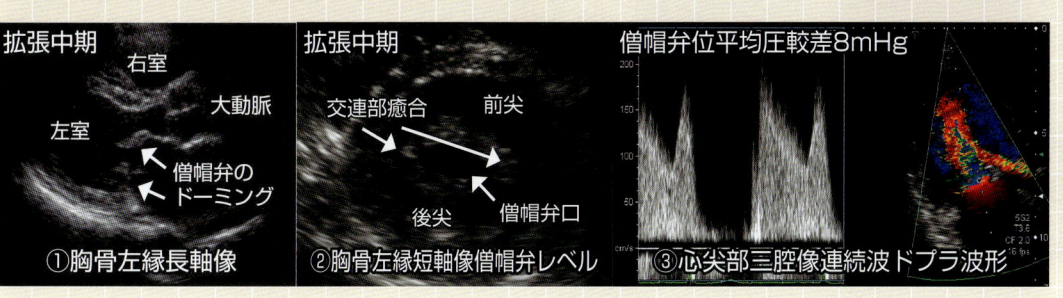

僧帽弁狭窄症
断層像により、僧帽弁のドーミング（①）、交連部の癒合（②）を認めた。僧帽弁輪部の圧較差は高値を認めた（③）。

❸ 心臓超音波法

③大動脈弁疾患

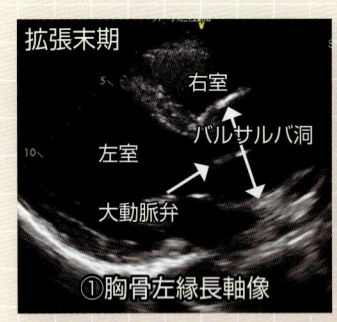

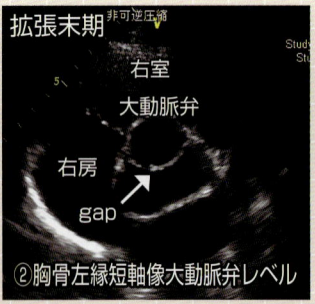

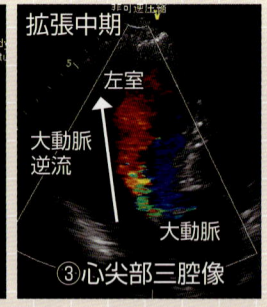

バルサルバ洞拡大に伴う大動脈逆流
断層像により、バルサルバ洞の拡大を認めた（①）。大動脈弁には、中央にギャップを認め（②）、そこより逆流を認めた（③）。大動脈弁逆流による容量負荷で、左室は拡大していた（①）。

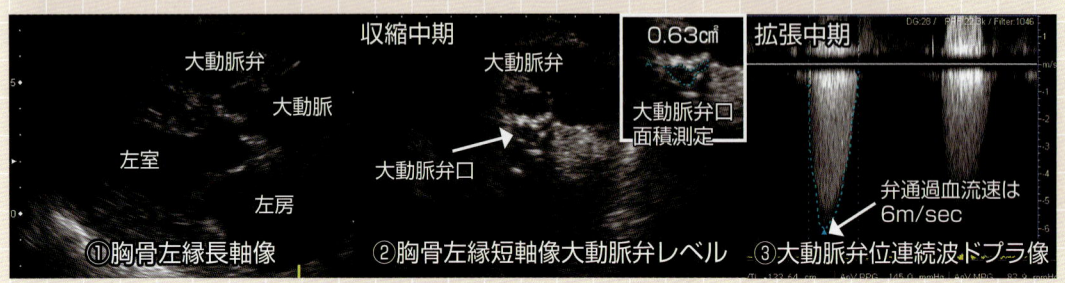

加齢性大動脈弁狭窄症
断層像では左室に壁肥厚を認めた（①）。大動脈弁は三尖ともに石灰化を認め、開放制限を認めた（②）。大動脈弁口面積（②）、弁通過血流速（③）より高度の大動脈弁狭窄症と診断した。

④拡張型心筋症

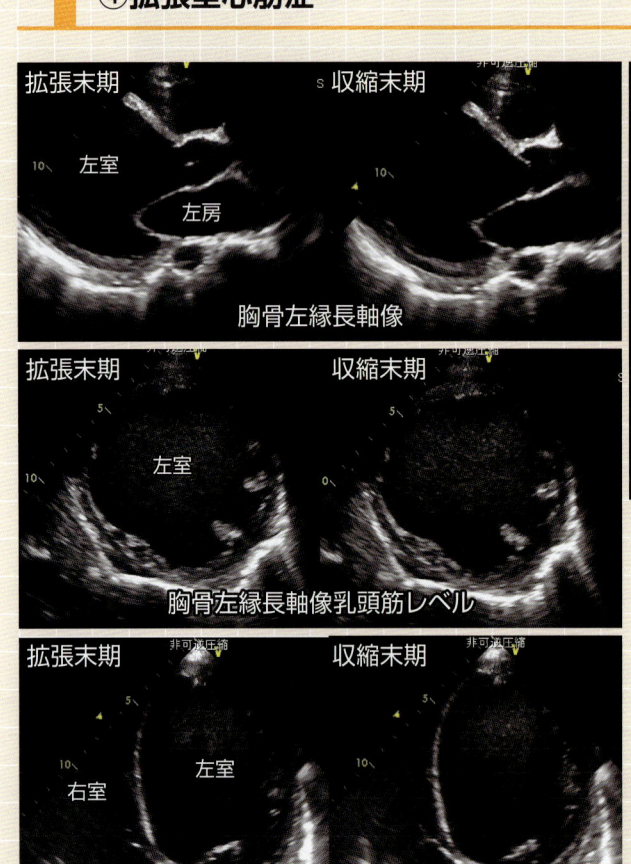

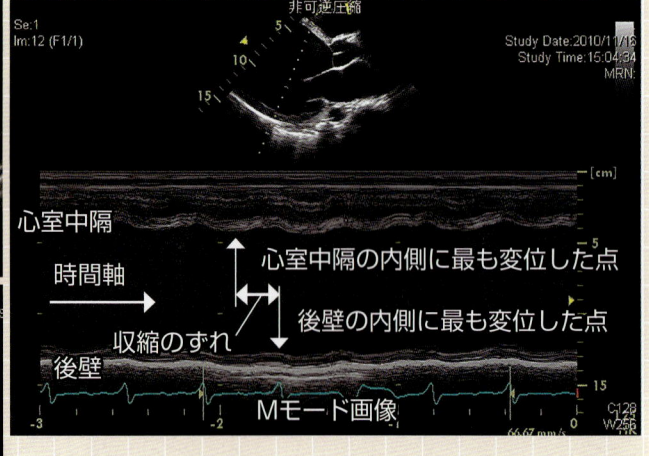

本症例では、断層像において、左室径の著しい拡大、全周性に壁運動の著しい低下を認める。左室壁厚は正常範囲内。
Mモードで、心室中隔壁、後壁における壁運動の時間的経過をMモード法を用いて評価したところ、壁運動の著しい低下が表現されただけでなく、心室中隔壁と後壁の間で、収縮のずれを認める。両室ペーシングを行うことで、収縮のずれを改善できる場合がある。

第4章　循環器内科

⑤肥大型心筋症

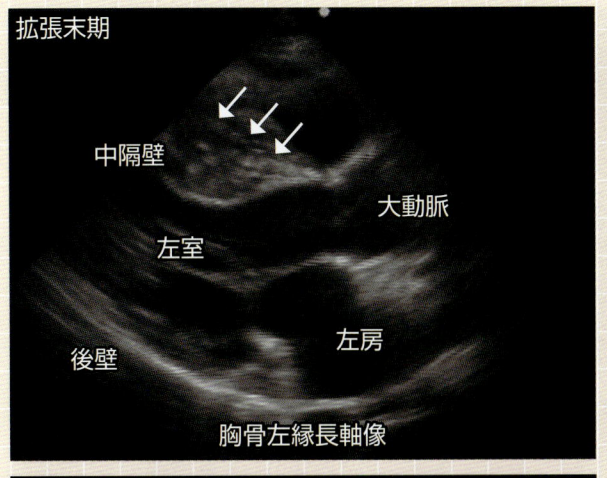

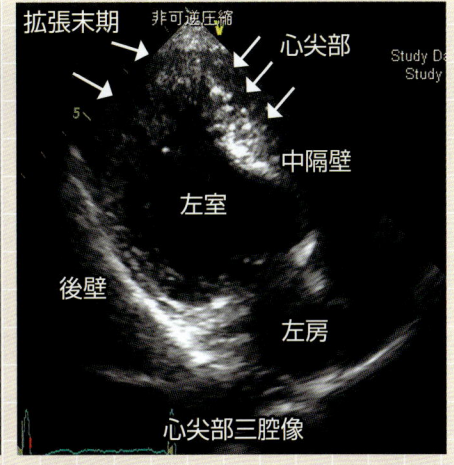

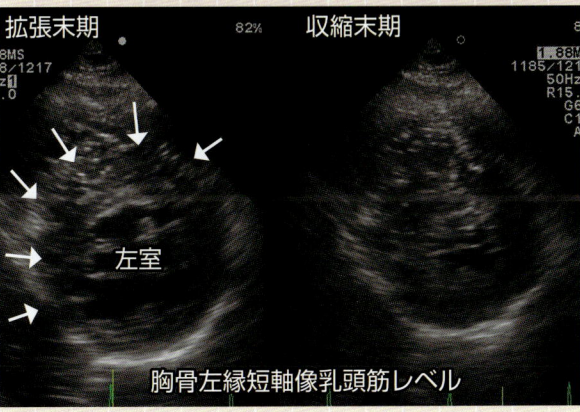

本症例では、断層像において、左室前壁、中隔壁、下壁に壁厚増大を認める（矢印）。後壁、側壁の壁厚は正常範囲。収縮性に異常は認めず、壁肥厚のために、収縮期の左室内腔は消失傾向となる。心尖部像では、心尖部にまで壁肥厚は広がり、左室内腔はスペード型を呈する。

⑥原発性肺高血圧

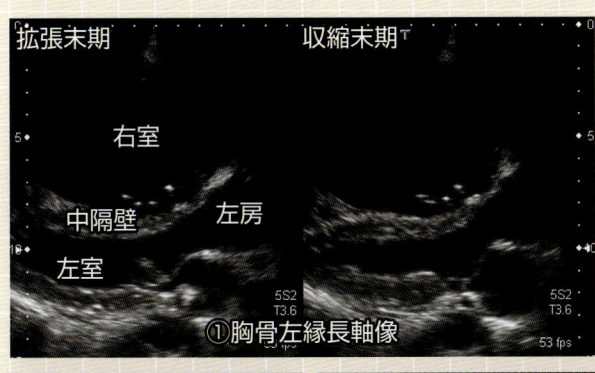

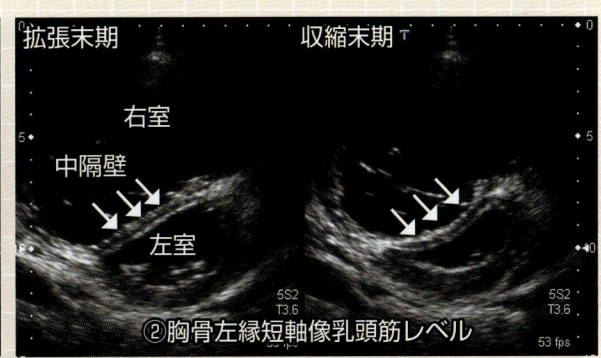

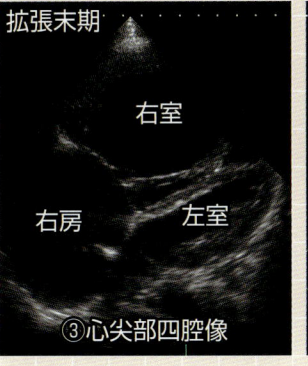

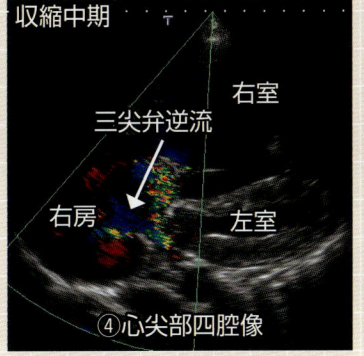

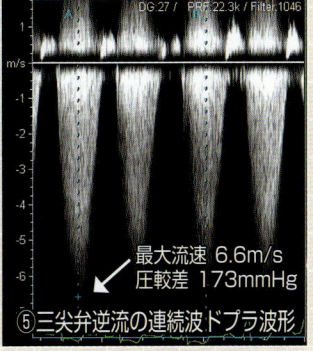

断層像では右室の著しい拡大を認め（①②③）、右室の圧負荷により心室中隔壁は拡張末期には平坦に、収縮末期には左室側に偏位した（②矢印）。弁輪拡大による三尖弁逆流を認め（④）、右房-右室間圧較差は高値を示し（⑤）、著しい肺高血圧を認めた。

⑦その他

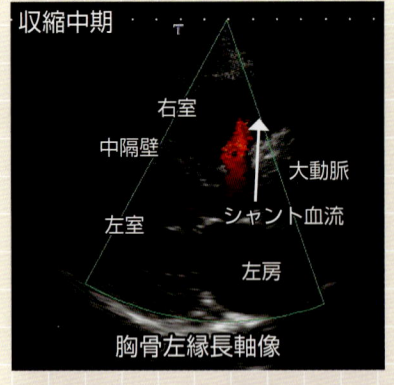

心室中隔欠損症
心室中隔（膜様部）に欠損孔を認め、そこよりのシャント血流を認めた。
（収縮中期／胸骨左縁長軸像）

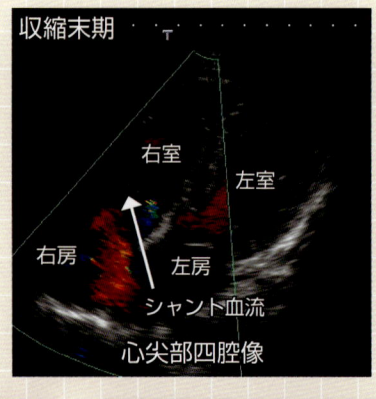

心房中隔欠損症
心房中隔（二次孔）に欠損孔を認め、そこよりのシャント血流を認めた。
（収縮末期／心尖部四腔像）

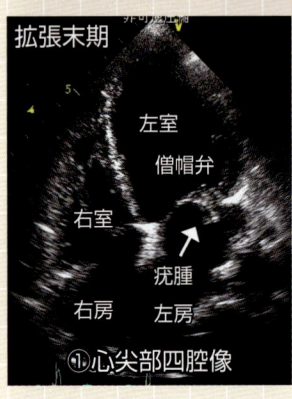

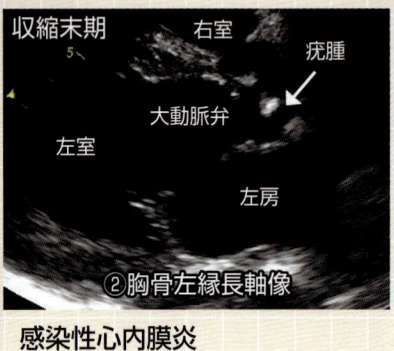

感染性心内膜炎
①では僧帽弁後尖に、②では大動脈弁尖に可動性に富む疣腫を認めた。
（①心尖部四腔像 拡張末期／②胸骨左縁長軸像 収縮末期）

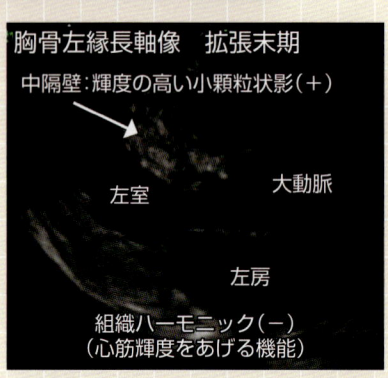

アミロイドーシス
左室全周性の肥大、中隔壁には輝度の高い小顆粒状影を認めた。
（胸骨左縁長軸像 拡張末期／中隔壁：輝度の高い小顆粒状影(＋)／組織ハーモニック(－)（心筋輝度をあげる機能））

心不全加療に伴うドプラ指標の変化

症例：84歳　男性　拡張不全（左室駆出率の保たれた心不全）
来院時検査所見（来院時の自覚症状は労作時息切れ）

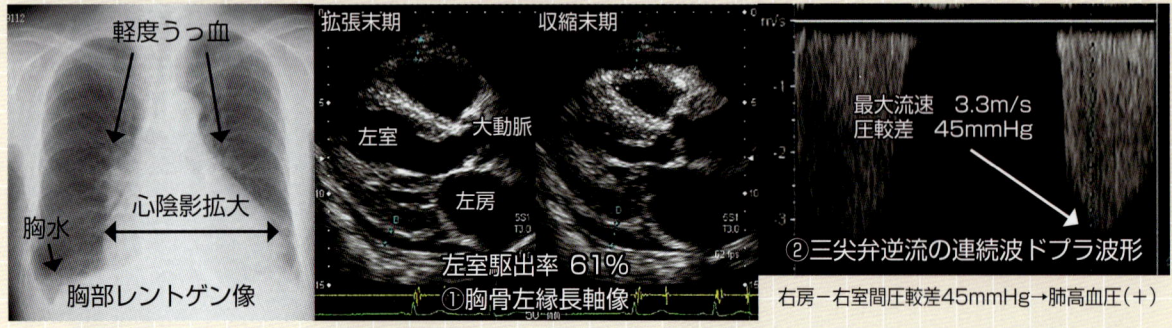

胸部レントゲン像：軽度うっ血、心陰影拡大、胸水
①胸骨左縁長軸像：左室駆出率 61%
②三尖弁逆流の連続波ドプラ波形：最大流速 3.3m/s、圧較差 45mmHg
右房－右室間圧較差45mmHg→肺高血圧(＋)

自覚症状、胸部レントゲン像より心不全と診断、心エコー上左室駆出率は保たれるも（①）、肺高血圧を認めた（②）。以上より拡張不全と診断した。

治療後

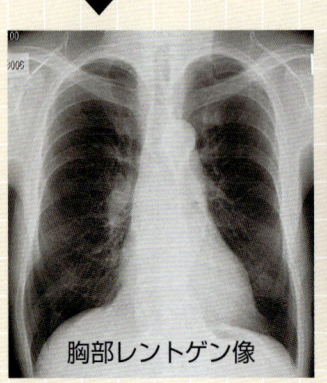

胸部レントゲン像

来院時／治療後：左室流入血流速波形、僧帽弁輪部組織ドプラ波形

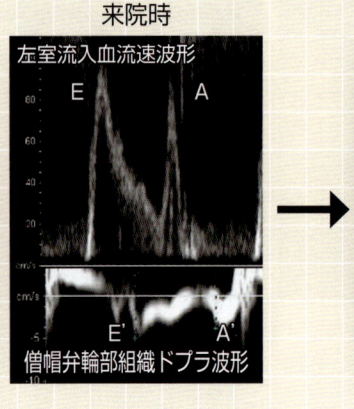

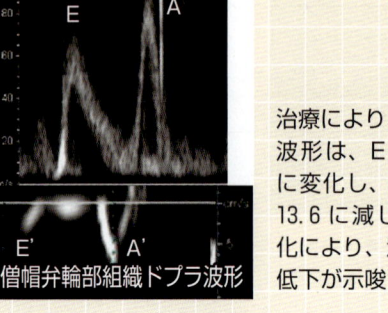

治療により、左室流入血流速波形は、E＞AからE＜Aに変化し、E/E'は22.0から13.6に減じた。これらの変化により、治療による左房圧低下が示唆された。

❹ 心筋シンチグラフィー

■ 心臓核医学検査の利点および欠点

利点
・適切なトレーサーを選択することにより、心臓の種々の生理学的および生化学的情報が得られる。
・運動負荷試験が容易であり、虚血の診断に役立つ。
・心筋バイアビリティ評価が可能である。
・比較的非侵襲的であり、外来での検査が可能である。
・定量的評価が可能である。

欠点
・検査費用が比較的高価である。
・核医学専用の設備・施設での検査が必要である。

■ 心臓核医学検査の適応

冠動脈疾患の診断
1. 胸痛の鑑別診断
2. 不安定狭心症の安定後
3. 負荷心電図陽性例
4. 負荷心電図診断困難例
5. 無症状の高リスク群のスクリーニング

リスクの評価
1. 安定狭心症
2. 不安定狭心症
3. 心筋梗塞
4. 非心臓手術（大血管手術）

冠動脈疾患例の機能的狭窄度評価
1. 中等度狭窄（50－75％）評価
2. PCI前の責任冠動脈病変の診断
3. 分枝、小血管狭窄の評価

治療方針、治療効果判定
1. 心筋viability診断
2. PCIの効果判定
3. CABGの効果判定
4. 内科治療の効果判定

■ ^{201}Tl心筋取り込み量の経時的変化

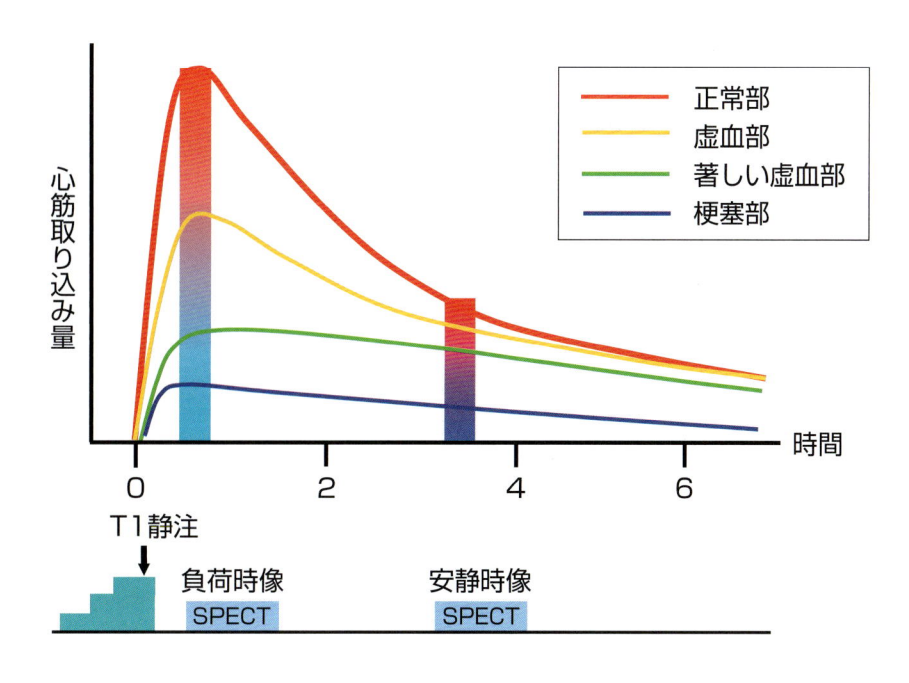

心筋シンチグラフィー①

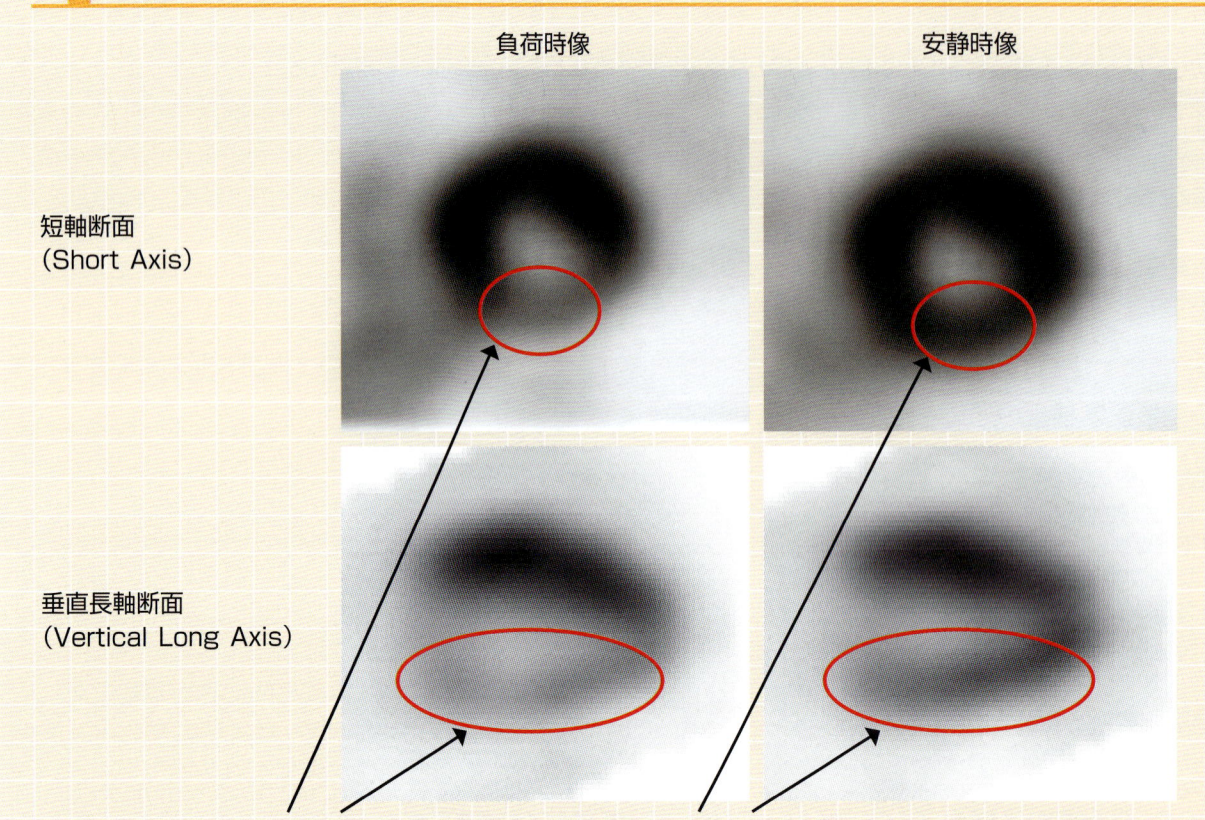

負荷時像　　　　　安静時像

短軸断面
(Short Axis)

垂直長軸断面
(Vertical Long Axis)

負荷時像で認めた下壁の集積低下が安静時像で改善を認めることから、狭心症（下壁の虚血）と診断される。

心筋シンチグラフィー②

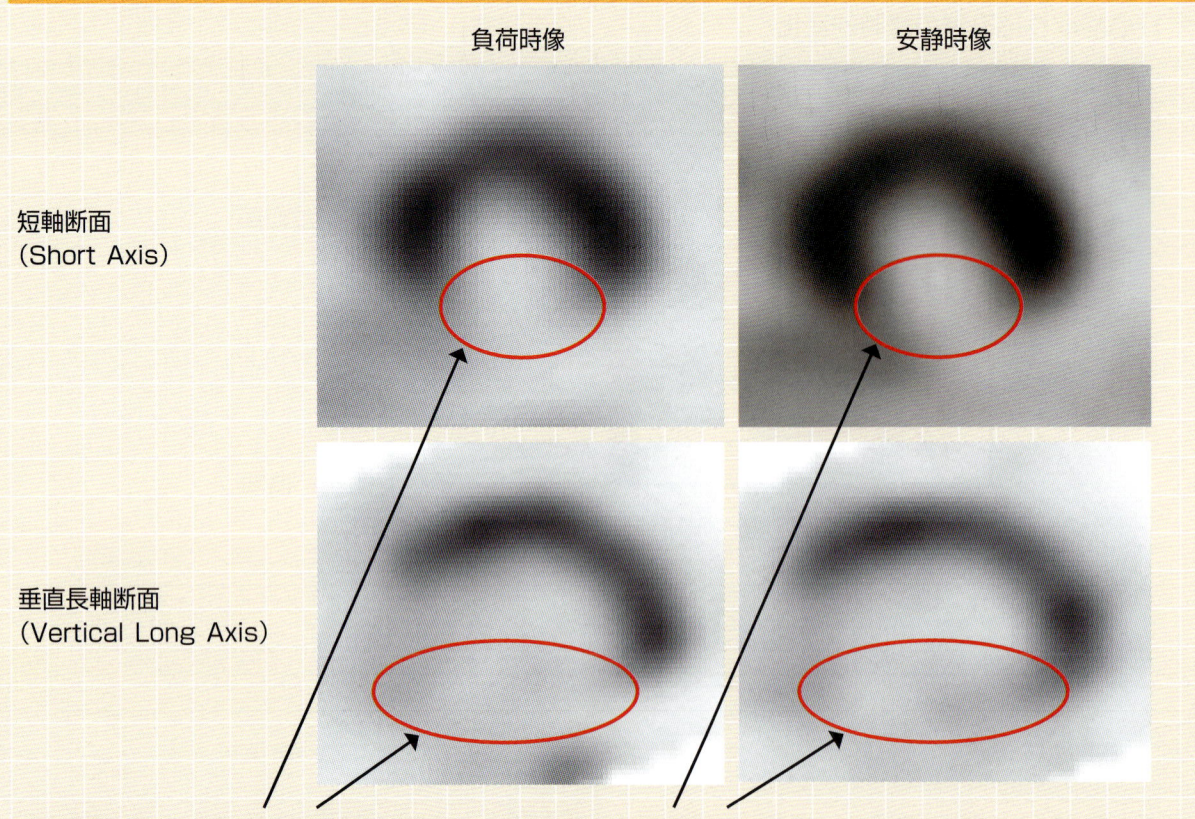

負荷時像　　　　　安静時像

短軸断面
(Short Axis)

垂直長軸断面
(Vertical Long Axis)

負荷時像において下後壁に集積低下を認め、安静時像でも心筋集積は改善せず、下後壁に固定性欠損を認めることから、心筋梗塞（下後壁）と診断される。

❺ 冠動脈造影

■ 心臓カテーテルの理解に必要な略語

検査・手技に関する略語
　CAG（Coronary AngioGraphy）：冠動脈造影
　PCI（Percutaneous Coronary Intervention）：経皮的冠動脈形成術
　IVUS（Intra-Vascular Ultra-Sound）：血管内超音波法
血管の名称に関する略語
　Ao（Aorta）：大動脈
　LCA（Left Coronary Artery）：左冠動脈
　LMT（Left Main Trunk）：左冠動脈主幹部
　LAD（Left Anterior Descending artery）：左冠動脈前下行枝
　LCX（Left CircumfleX artery）：左冠動脈回旋枝
　Dx or Dg（Diagonal branch）：対角枝
　Sep.（Septal branch）：中隔枝
　RCA（Right Coronary Artery）：右冠動脈
　RV-b.（Right Ventricle branch）：右室枝
投影角度に関する略語
　RAO（Right Anterior Oblique）：第1斜位、右を前にした斜位（一般に右30°）
　LAO（Left Anterior Oblique）：第2斜位、左を前にした斜位（一般に左60°）
　CRA（Cranial）：頭側からの斜位
　CAU（Caudal）：尾側からの斜位
　AP（Antero-Posterior）：正面像

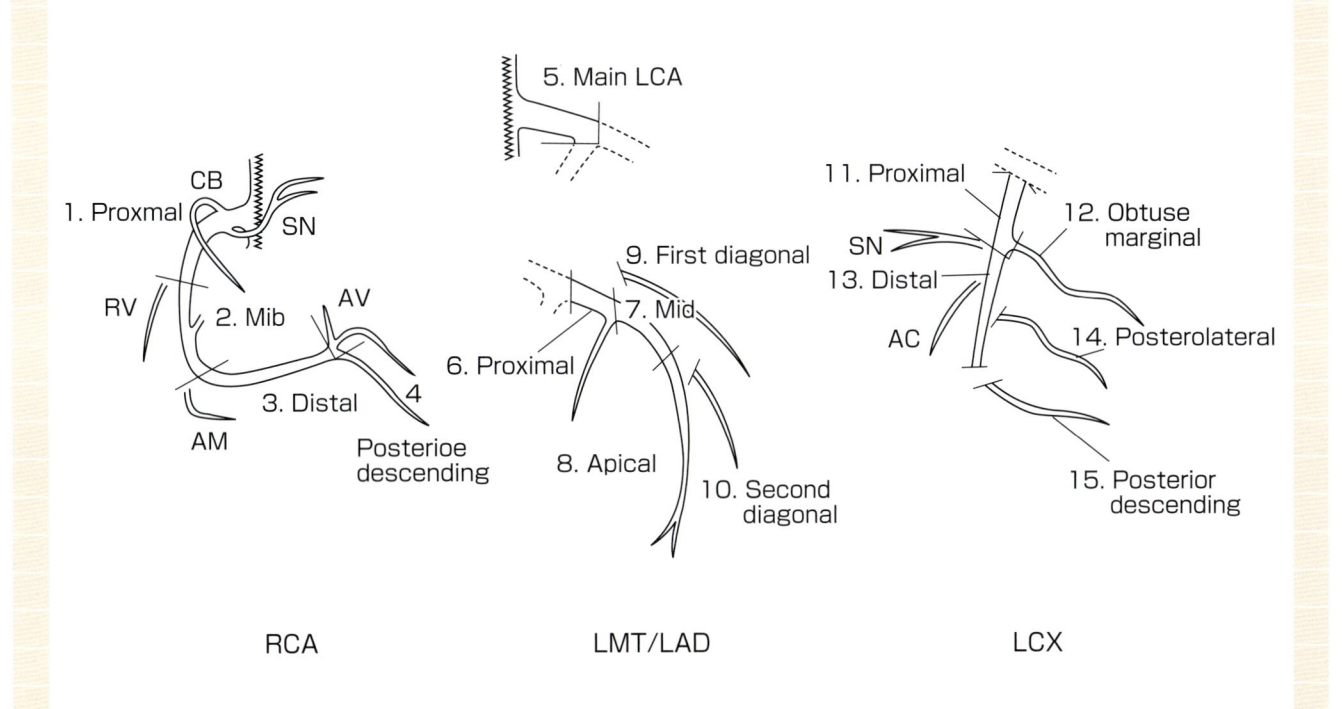

RCA　　　　　LMT/LAD　　　　　LCX

冠動脈病変部位の記載法（AHA分類）
本邦では、主に上記のAHA分類を用いて、冠動脈を15セグメントに分割し、冠動脈病変の部位等を表現している。
（『図解心臓カテーテル法 改訂3版, p.72, 2005, 中外医学社』より許諾を得て抜粋し転載）

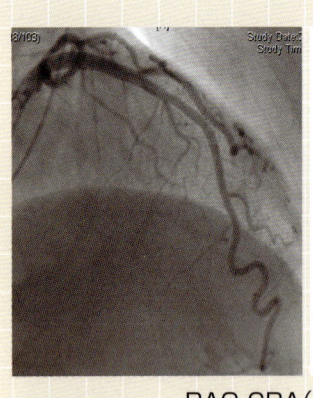

RAO-CRA（近中位部） 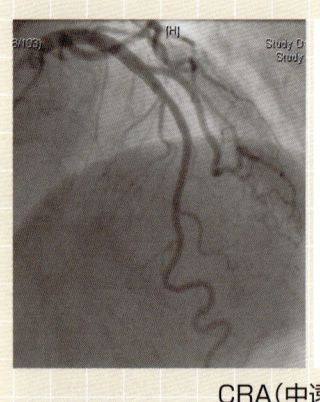　　　　　　　　CRA（中遠位部）

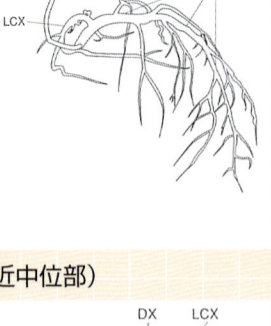

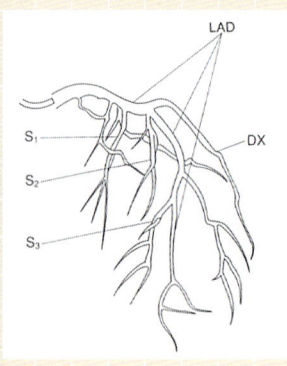

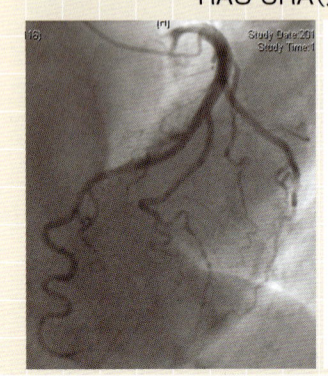

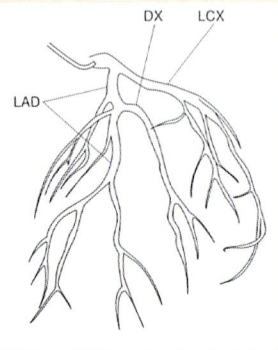

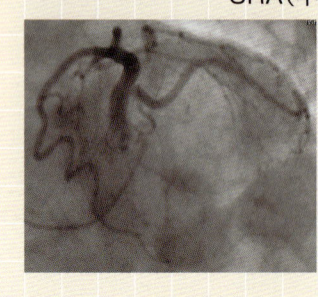

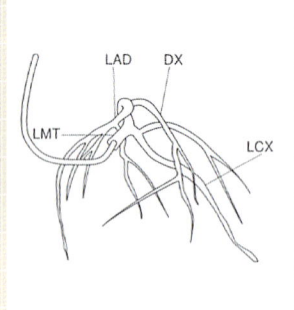

LAO-CRA（近中位部）　　　　　　　　LAO-CAU（近中位部）

主にLADを評価するための投影角度
冠動脈の模型を投影方向に合わせて見てみると、理解し易い。
（『図解心臓カテーテル法　改訂3版，p.80,81,82, 2005, 中外医学社』より許諾を得て抜粋し転載）

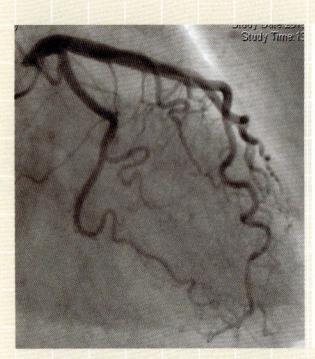

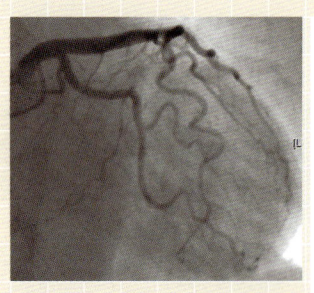

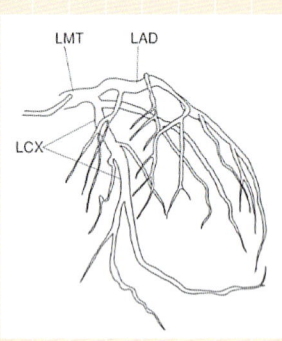

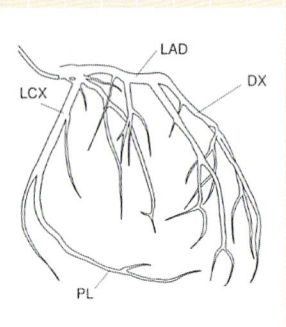

RAO-CAU　　　　　　　　　　　　　CAU

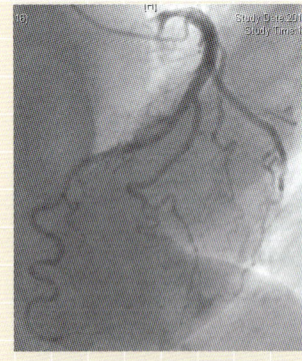

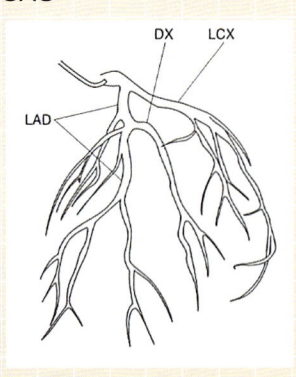

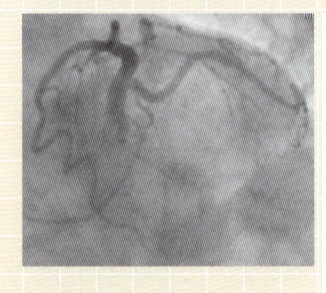

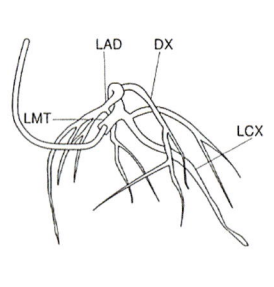

LAO-CRA（近中位部）　　　　　　　　LAO-CAU（近中位部）

主にLCXを評価するための投影角度
冠動脈の模型を投影方向に合わせて見てみると、理解し易い。
（『図解心臓カテーテル法　改訂3版，p.78,80,82, 2005, 中外医学社』より許諾を得て抜粋し転載）

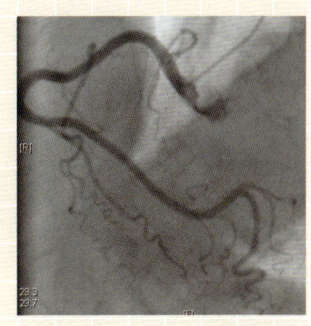

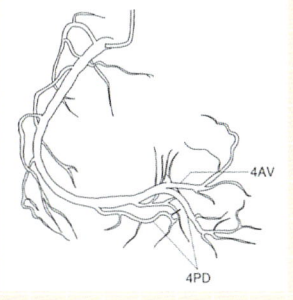

LAO(中位部)　　　　　　　　　　　LAO-CRA(遠位部)

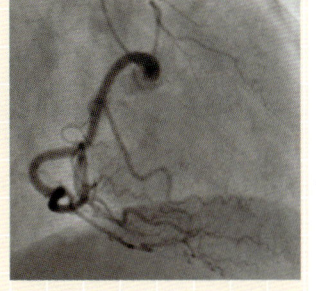

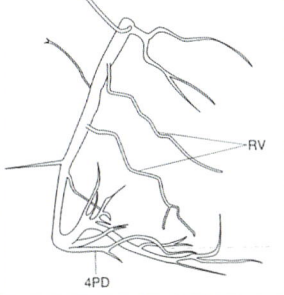

RAO(近位部)

主にRCAを評価するための投影角度
冠動脈の模型を投影方向に合わせて見てみると、理解し易い。
(『図解心臓カテーテル法　改訂3版，p.78,80,82, 2005, 中外医学社』より許諾を得て抜粋し転載)

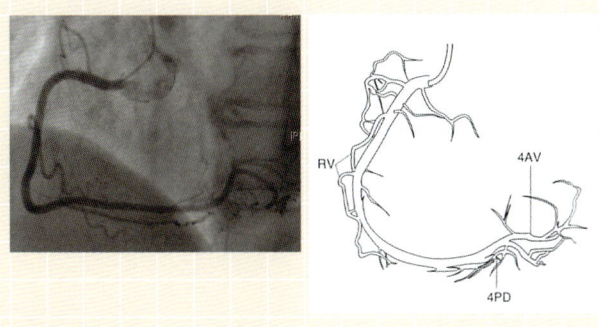

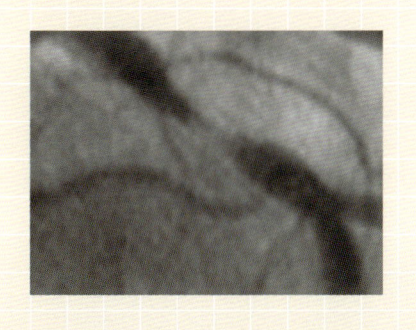

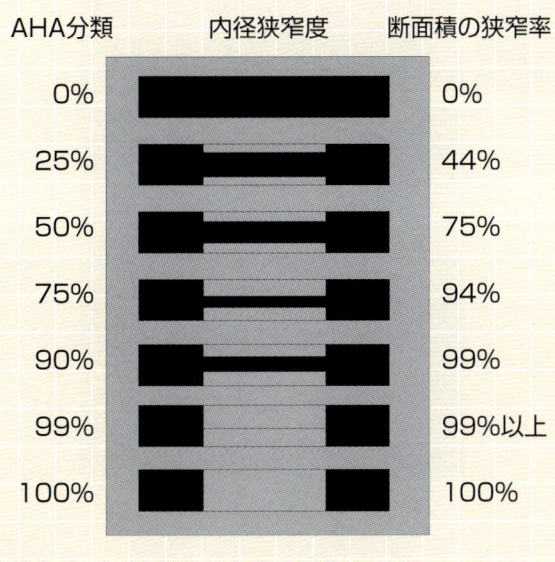

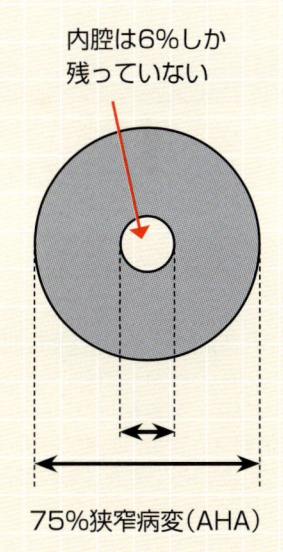

AHA分類	内径狭窄度	断面積の狭窄率
0%		0%
25%		44%
50%		75%
75%		94%
90%		99%
99%		99%以上
100%		100%

内腔は6%しか残っていない

75%狭窄病変(AHA)

冠動脈狭窄度評価のためのAHA分類
内径狭窄度は一次元での評価であるので、仮に血管が正円で病変狭窄部の内腔も求心性の正円であるとすると、血管短軸断面での狭窄率(plaque burden)は、上記のようになる。

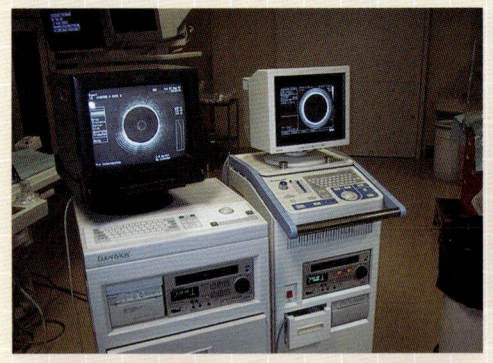

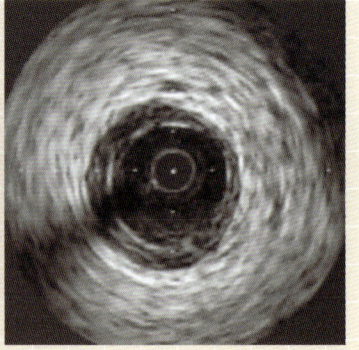

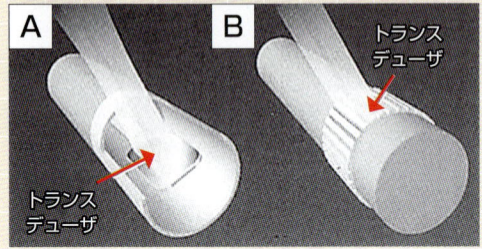

IVUSの原理

血管の内腔側から、短軸水平面を超音波で画像化する。
探触子を一定の速度で長軸方向に動かすことにより、病変長を全体にわたり観察することができる。
(『確実に身につくPCIの基本とコツ 改訂版, p.73, 2012, 羊土社』より許諾を得て抜粋し転載)

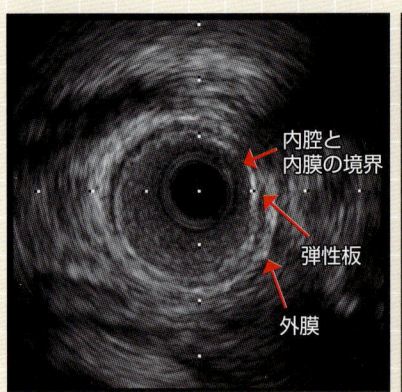

病変部のIVUS像
- 内腔と内膜の境界
- 弾性板
- 外膜

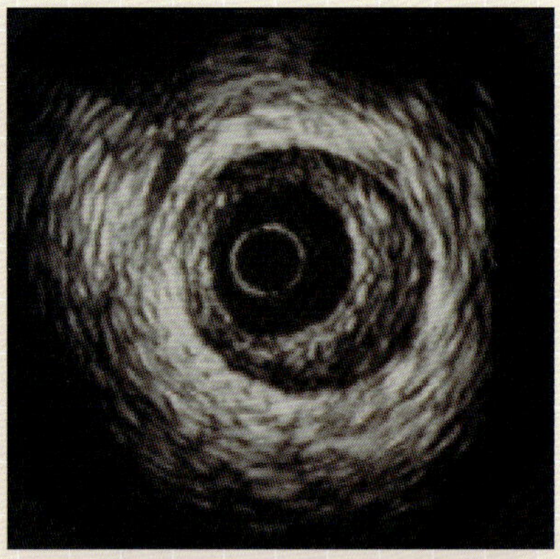

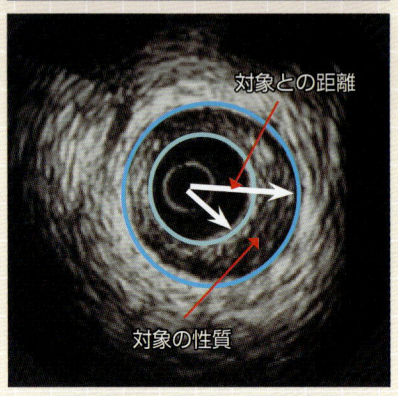

IVUSによる冠動脈の観察

IVUSより得られる正確な血管径、内腔径、病変長、プラーク性状等の情報は、安全、的確なPCIを行うためにきわめて重要なものである。

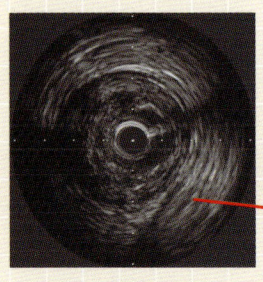

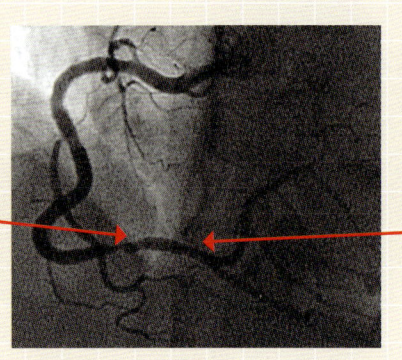

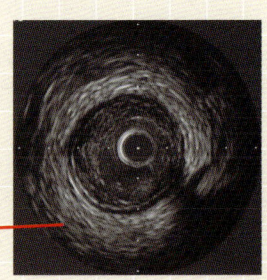

正常IVUS像
- 対象との距離
- 対象の性質

IVUSによるCAG情報の補完

CAGでは局所的な狭窄病変に見受けられるが、IVUSで観察するとプラークは広範に付着しており、病変長は長い。CAGは相対的な狭窄度の評価でしかないため、このように広範にプラークが付着している場合には、狭窄が過小評価される可能性がある。

IVUS　　CAG　　IVUS

第4章　循環器内科

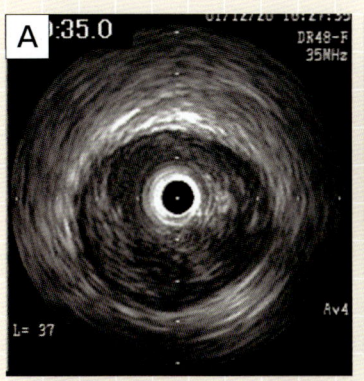

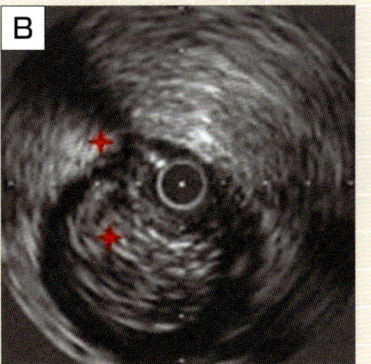

Low echoic plaque	Iso-echoic plaque
High echoic plaque	

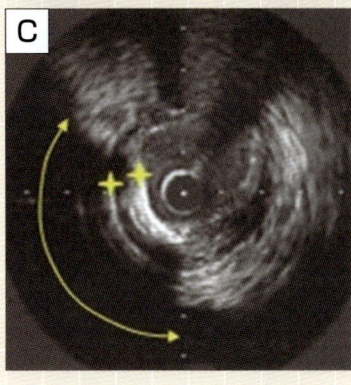

エコー輝度によるプラークの性状分類
A：脂質成分に富んだプラークである可能性が示唆される。
B：主に線維性成分により構成されるプラークである可能性が示唆される。
C：石灰化成分を多く含むプラークである可能性が示唆される。

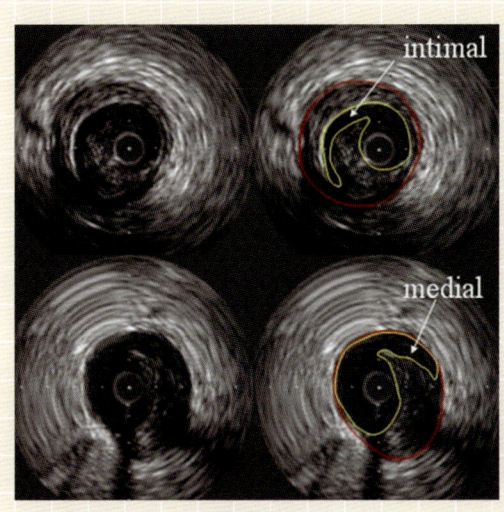

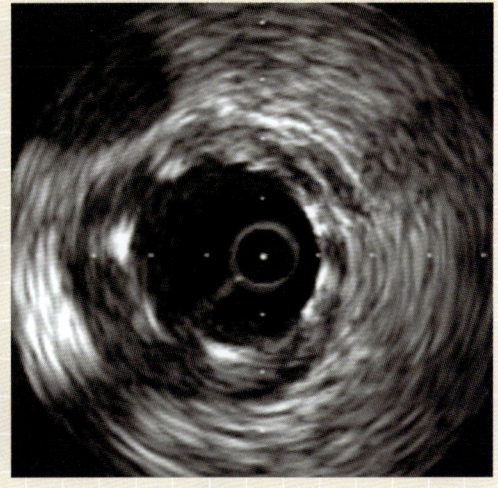

冠動脈解離　　　　　　　　　　冠動脈ステント

血管内腔の形態観察
PCIではballoon拡張等の外力によりしばしば冠動脈解離が生じることがあるが、IVUSでその程度を観察し血流障害を惹起する可能性を推測することができる。また、冠動脈ステントについては、十分拡張し血管壁に厚着しているかを評価する。

❺ 冠動脈造影

❻ 心臓 CT

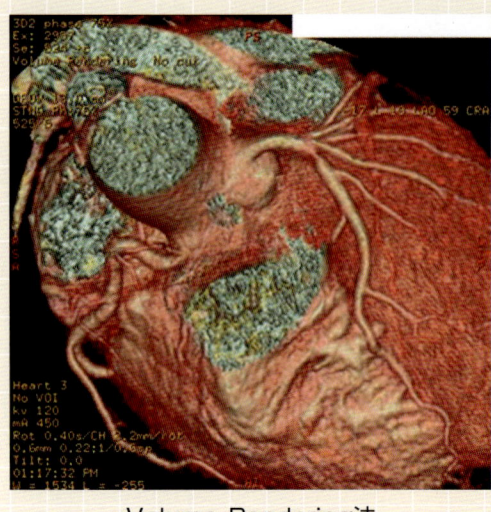

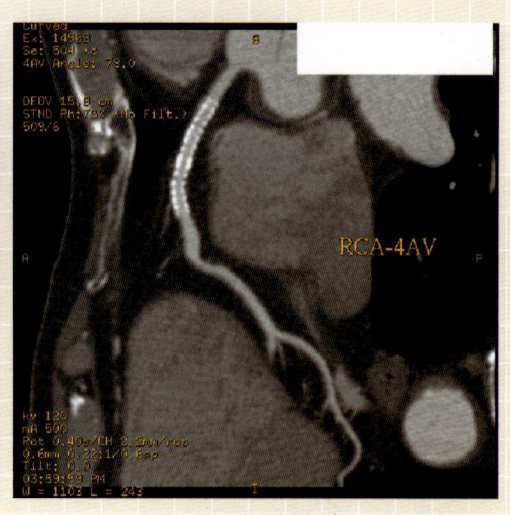

Volume Rendering 法　　　　　Curved MPR 法

心臓 CT
心臓 CT は多列 CT 撮影装置の登場によって汎用化された比較的最近の非侵襲的な検査方法である。
スキャン情報を画像解析する方式は複数あり、それぞれに長短がある。

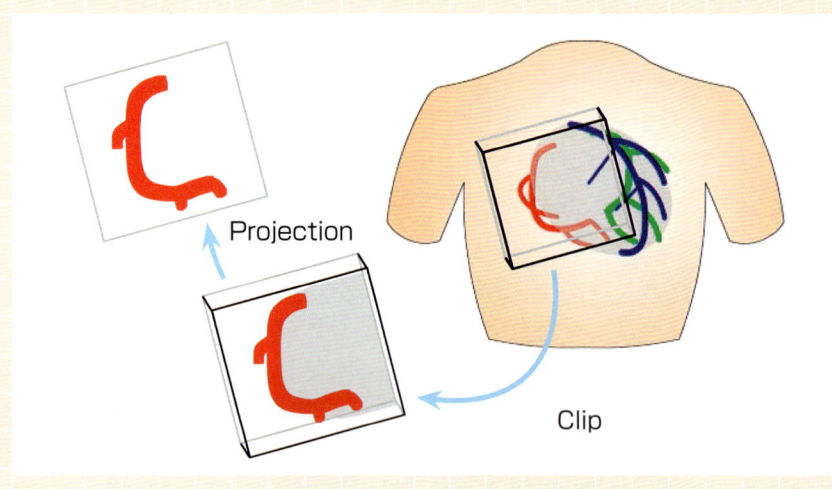

Slab MIP (Maximum Intensity Projection) 法
当科で主に使用する方法は、slab（敷石状の直方体）内の構造物の厚み方向にある最大の CT 値を平面投影することにより画像化する手法である。Slab を胸郭内に任意に配置し厚みを変化させることにより、心臓カテーテルでの CAG に極めて類似した冠動脈の投影像を得ることができる。

CT CT

CAG CAG

(RCA)

(LAD)

心臓CTと心臓カテーテルによるCAGとの比較

冠動脈解離

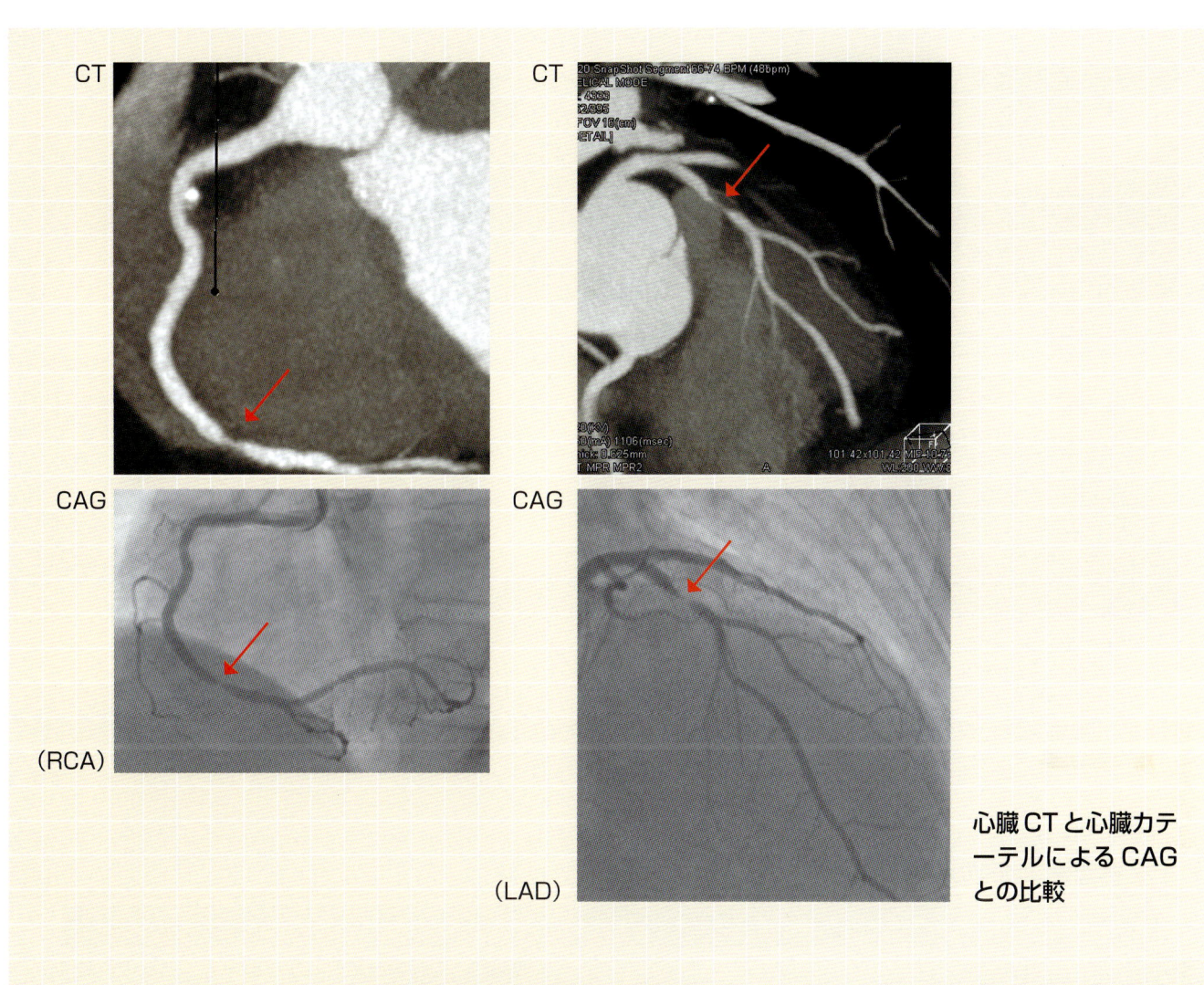

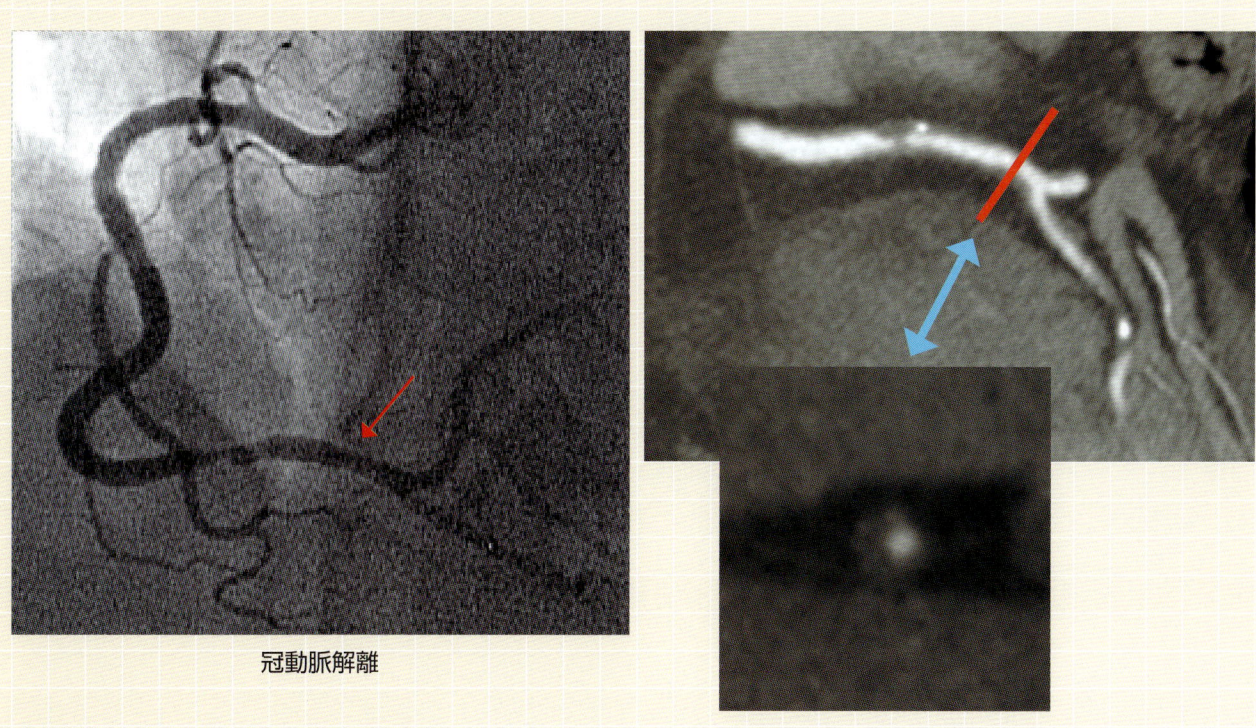

心臓CTによるプラーク分布の評価
心臓CTでは、血管内腔の投影像だけでなく、狭窄病変を構成している冠動脈プラークについての情報も得ることができる。

❻ 心臓CT　113

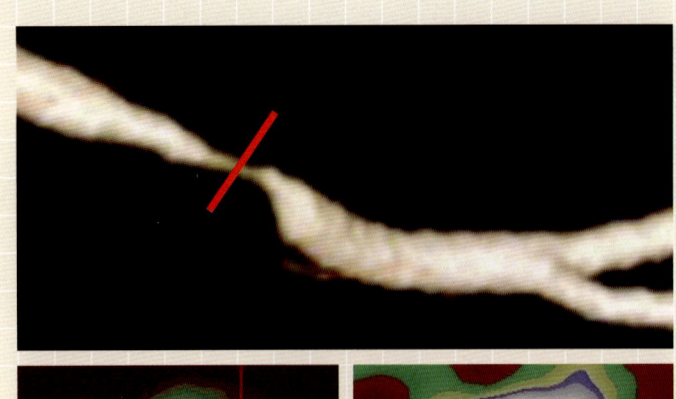

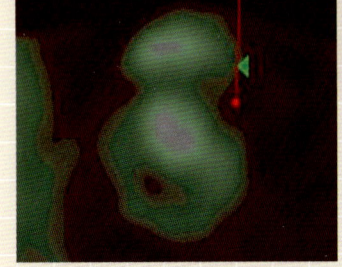

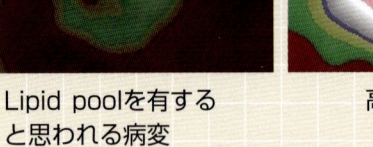

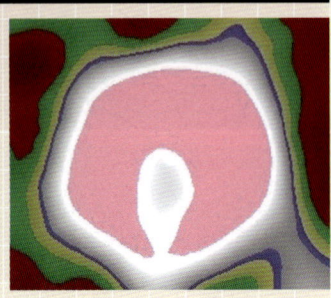

CT value (HU)	推定される主な構成成分
-1000-0 (赤)	脂質成分
1-50 (黄)	
51-250 (緑)	線維性成分や平滑筋
251-350 (青)	石灰化成分、ステント等の人工物
650-2000 (桃)	

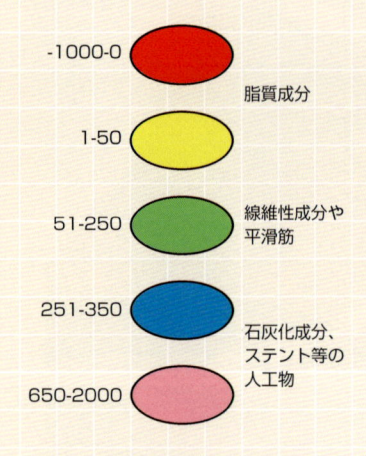

Lipid poolを有すると思われる病変　　高度石灰化病変

CT値によるプラークの性状分類　Thin slice, cross-sectional image (Color mapping)

各画像診断法の長短

	長所	短所
冠動脈造影	全体像の把握が容易。撮影条件への依存が少ない。即座に治療に移行できる。	侵襲的。内腔の投影でしかないので 病変の長軸方向への進展の程度や、病変性状についての情報がない。投影角度が限られているため、分岐部の血管が重合して投射される等、部分的に診断精度が低下することがある。
IVUS	正確な血管径や病変長の計測。病変の性状の評価ができる。治療手技の一環である。	侵襲的。全体像の把握が困難。
CT	非侵襲的。全体像の把握が容易。投影角度の制限がない。病変の性状の評価ができる。	撮影条件が不十分なことがある。石灰化病変の観察に不適。治療ではない。

❼ 症例

症例1

- 51歳　男性
- 職　業：会社員
- 主　訴：安静時胸痛、労作時胸痛
- 現病歴：2007年1月より安静時胸痛が早朝（午前3－5時ごろ）から午前11時の間にかけて出現するようになる。同年7月頃からは労作時にも胸痛が出現し始めた。会社診療所の検診時に精査を勧められ、7月末に当院当科外来紹介受診となる。
- 既往症：高血圧、高コレステロール血症

Question 1
疑うべき疾患と行うべき検査を述べなさい。

➡ Answer 1　p.117

症例2

- 65歳　女性
- 職　業：主婦
- 主　訴：労作時息切れ、易疲労感
- 現病歴：2008年1月より、階段を昇るなどの労作時に息切れを自覚するようになる。同年9月、感冒をきっかけとして、平地歩行でも息切れが生じるようになり、体重も一ヶ月間に3kg増加した。9月末に当院当科受診となる。
- 既往症：特になし

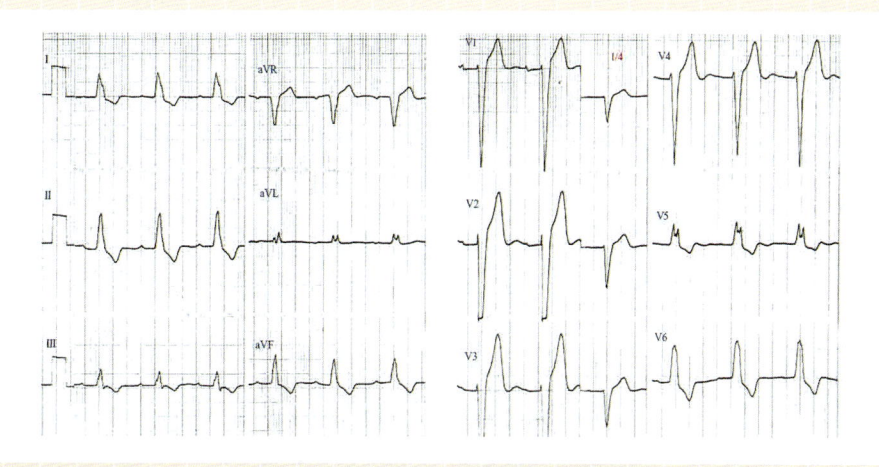

安静時心電図

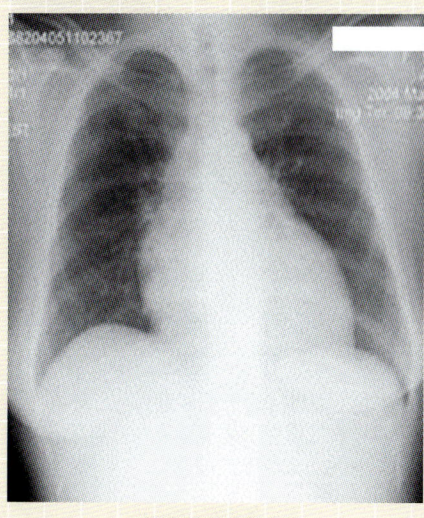

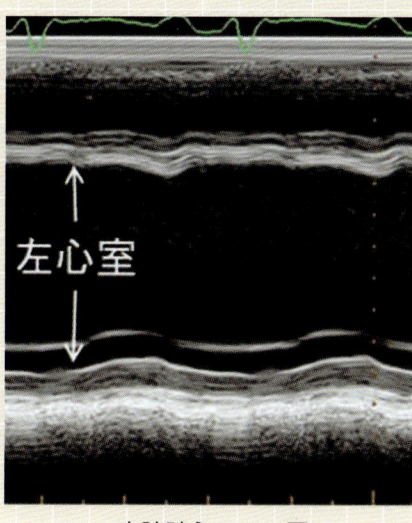

来院時胸部X線　　　　来院時心エコー図

症例提示

Question 2
各画像所見を述べなさい。高血圧の既往はなし。CAGでは冠動脈正常であった。疑うべき疾患を述べなさい。

➡ Answer 2　p.117

症例3、4

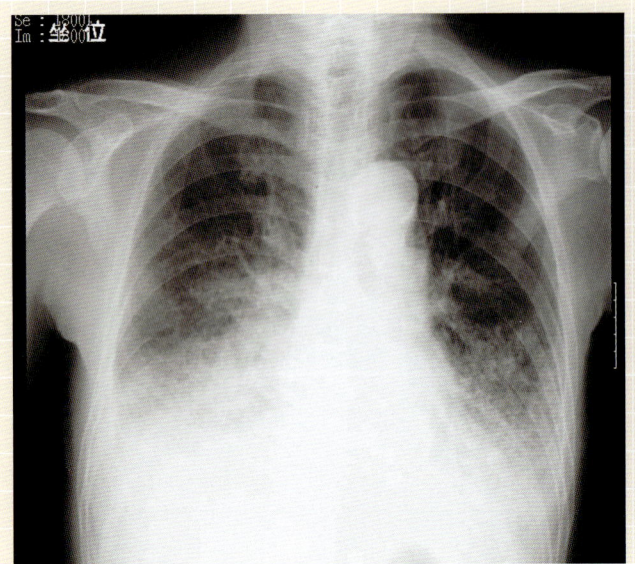

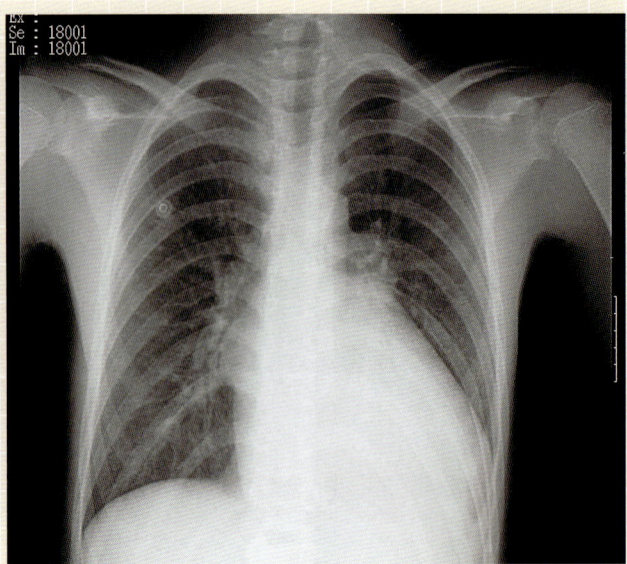

症例3

症例4

Question 3
症例の転帰を推測しなさい。

→ Answer 3 p.118

症例5、6

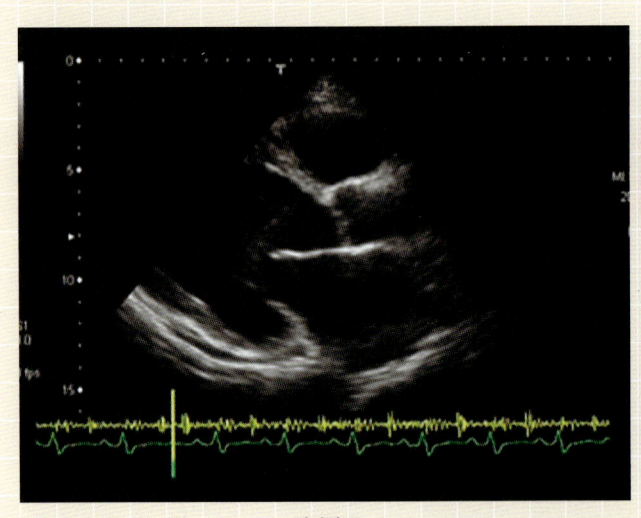

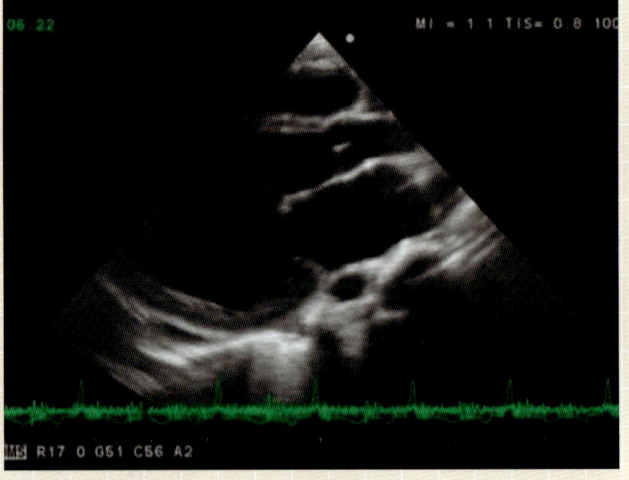

症例5

症例6

心不全症例における心エコー図検査

Question 4
症例の転帰を推測しなさい。

→ Answer 4 p.118

1. 近年循環器領域における画像診断法は飛躍的な進歩を遂げており、循環器疾患の診断・治療に大きく貢献している。
2. 本章で紹介した画像診断法以外にも、心臓MRI、血管内超音波法など現実に循環器診療に役立つ画像診断は数多い。
3. 問診、聴打診など基本的な診察手技、生理機能検査等を大切にしつつこれら画像診断を適切に取り入れ、より良い治療を目指すことが望まれる。

Answer・解説

Answer 1

不安定狭心症が疑われる。下記検査を行う。
- 12誘導心電図　⇒　心臓基礎疾患のスクリーニング
- 胸部レントゲン　⇒　心臓基礎疾患のスクリーニング
- 心臓超音波　　　⇒　心臓基礎疾患のスクリーニング
- 運動負荷検査（マスター、トレッドミル、エルゴメーター、心筋シンチなど）
　　　　　　　　　⇒　虚血の有無の確認　ただしコントロール不良な場合は禁忌
- 心臓CT　　　　　⇒　冠動脈病変のスクリーニング

上記結果に基づき、冠動脈造影（心臓カテーテル検査）を行う。有意な冠動脈狭窄があればカテーテル治療、なければ冠動脈攣縮誘発試験を検討する。

本例では下記のような結果だった

- 12誘導心電図　⇒　正常
- 胸部レントゲン　⇒　正常
- 心臓超音波　　　⇒　正常
- 運動負荷検査　　⇒　心筋シンチにて下壁に虚血あり
- 心臓CT　　　　　⇒　右冠動脈（#3）に有意狭窄
- 上記結果に基づき、右冠動脈の狭窄病変による不安定狭心症と診断し冠動脈造影（心臓カテーテル検査）を施行。

PCIによる右冠動脈への治療

心臓CT検査結果と同じく右冠動脈（#3）に有意狭窄を認め、IVUSガイド下にステント留置（Cypher 3.5×18mm）を行った。

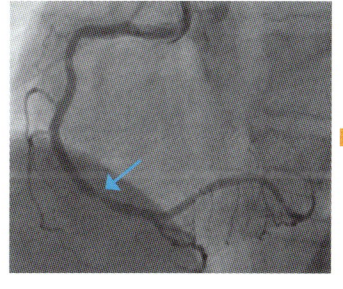

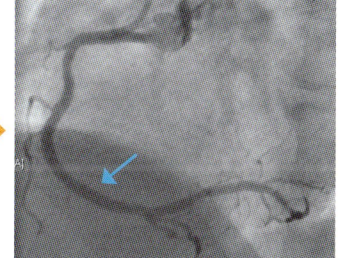

Answer 2

疑うべき疾患：拡張型心筋症

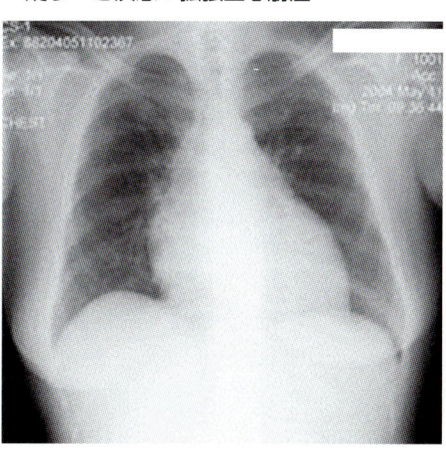

治療前　　　　　　　治療後

治療前後の胸部レントゲンの比較

治療内容　　　：安静、酸素、利尿剤、血管拡張薬投与
安静時心電図　：洞調律、完全左脚ブロック
来院時胸部X線　：心拡大 CTR59％（右第2弓、左第2，3，4弓突出）肺うっ血
来院時心エコー：左室拡大、収縮力低下（LVDd/s 67/55mm FS 18%,）、心室壁肥厚なし、弁膜症なし

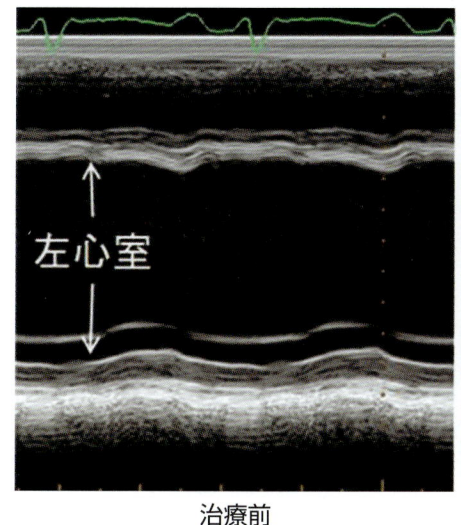

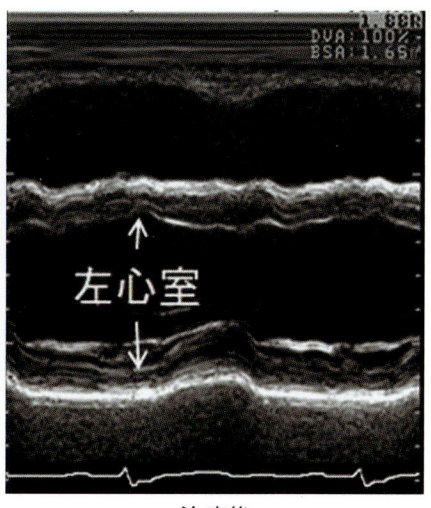

治療前　　　　　　　治療後

β遮断薬導入前後の心エコー所見

Answer 3

画像診断はあくまで補助診断：転帰までは推測不能。

症例3：左心不全＋右心不全
　　　　両側胸水、末梢血管陰影増強、心拡大、中心肺動脈陰影増強
　　　　　➡転帰：独歩退院
症例4：左心不全
　　　　心拡大、末梢血管陰影増強、中心肺動脈陰影増強
　　　　　➡転帰：左室補助人工心臓装着

Answer 4

画像診断はあくまで補助診断：転帰までは推測不能。

症例5：血管拡張薬、利尿薬投与➡歩いて外来通院へ
　　　　60F　DCM
　　　　EF 15%, LVDd 77mm, TRPG 28mmHg, BNP 625pg/ml, BP 90/42 mmHg, 呼吸困難（＋）、末梢冷感（－）
症例6：強心薬投与➡補助人工心臓にて移植待機
　　　　13M　DCM
　　　　EF 16%, LVDd 77mm, TRPG 30mmHg, BNP 742pg/ml, BP 94/58 mmHg, 呼吸困難（＋）、末梢冷感（＋）

第5章

消化器・肝臓

❶ はじめに

C型肝炎感染後の自然経過

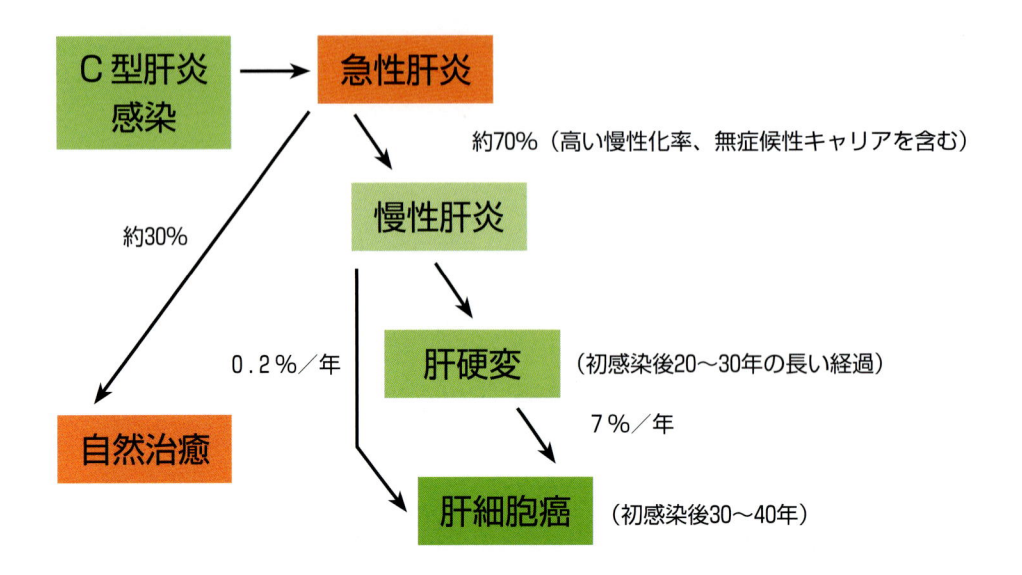

```
C型肝炎感染 → 急性肝炎
                ↓ 約70%（高い慢性化率、無症候性キャリアを含む）
   約30%      慢性肝炎
     ↓          ↓
   自然治癒   肝硬変 （初感染後20〜30年の長い経過）
              0.2%/年   ↓ 7%/年
              肝細胞癌 （初感染後30〜40年）
```

C型肝炎ウイルス（HCV）感染後、急性肝炎がおこり、約30%は自然治癒するが、残り70%は慢性化し、慢性肝炎、肝硬変、肝細胞癌（Hepatocellular carcinoma）と進展する。慢性肝炎からは年率0.2%の割合で、肝硬変からは年率7%の割合で肝細胞癌となる。

慢性肝疾患の死亡原因

慢性肝疾患の死亡原因は、20〜30年前までは肝細胞癌（HCC）、肝不全、消化管出血（食道静脈瘤破裂）が1/3ずつであったのが、現在は消化管出血は非常に減少し、肝細胞癌が70%以上である。

⬇

HCCの早期発見、早期治療が、慢性肝疾患の予後改善に非常に重要である。よって肝画像診断による肝細胞癌の診断の重要性はますます上がっている。

❷ 解剖

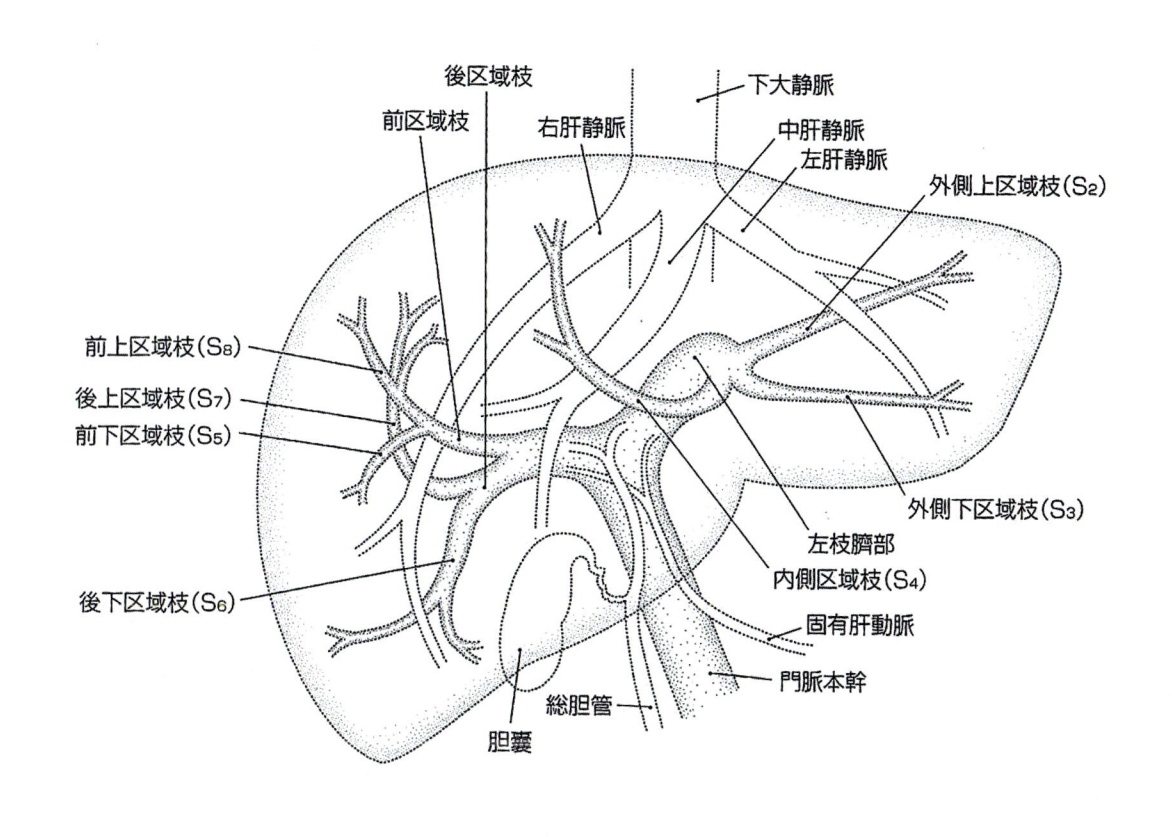

肝の解剖
肝内では、動脈、胆管、門脈が並走しており、Couinaud分類の亜区域であるS1～S8にそれぞれ分布する。静脈は右、中、左肝静脈が合流し、下大静脈に入る。

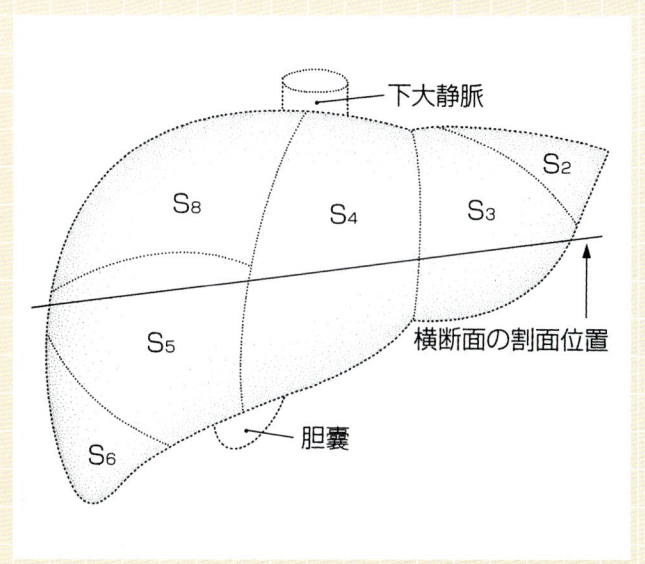

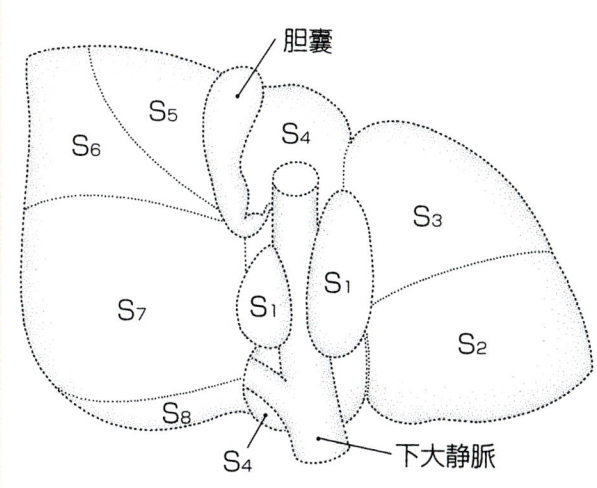

肝内血管とCouinaud分類による肝区域
(「土居忠文:『イラストレイテッド腹部超音波検査』(久直史監修), p.8-9, 2000, 南江堂」より許諾を得て抜粋し転載)

③ エコー

エコー（超音波検査）

エコーは特徴的な超音波所見を認められた場合、肝細胞癌の診断に有用であるというエビデンスが示されている。（科学的根拠に基づく肝癌診療ガイドライン2009年より）

肝細胞癌の有用な所見
1) 鮮明かつ平滑な境界
2) 薄い辺縁低エコー帯（Halo）
3) モザイクパターン
4) 内部エコーの星形無エコー域
5) 後方エコー増強
5) 外側陰影

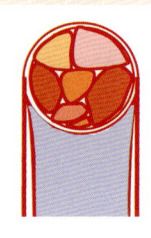

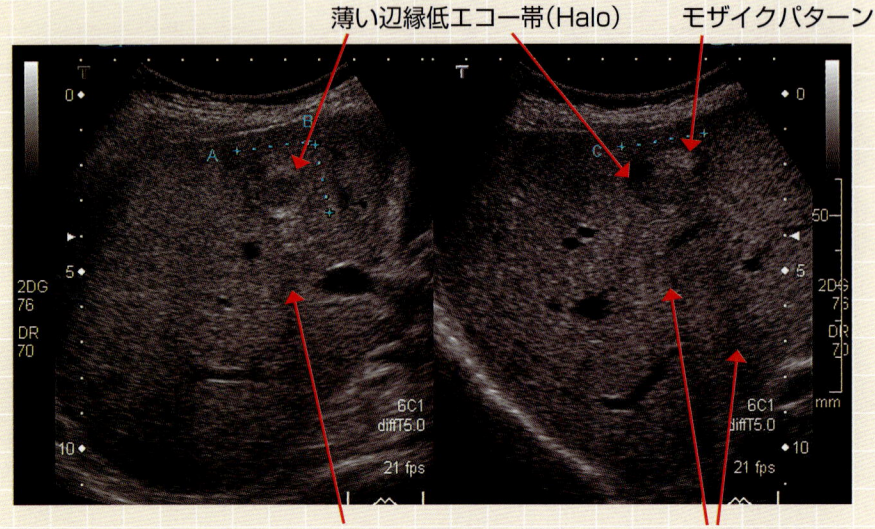

肝細胞癌エコー典型例

（画像ラベル：薄い辺縁低エコー帯(Halo)、モザイクパターン、後方エコー増強、外側陰影）

造影エコー

超音波造影剤は、肝細胞癌の超音波検査の診断能を改善する。（肝癌診療ガイドライン2009年版より）

造影エコーにて鑑別可能な疾患
1. 肝細胞癌の診断
2. 肝血管腫の確定診断
3. FNHの血管構築の診断
4. 門脈流入結節（腺腫様過形成、早期肝癌）の血流動態のfollow-up
5. 造影CTで早期濃染を示さない結節の精密血流解析

→エコーがスクリーニングの機器から確定診断の機器へ進化している。

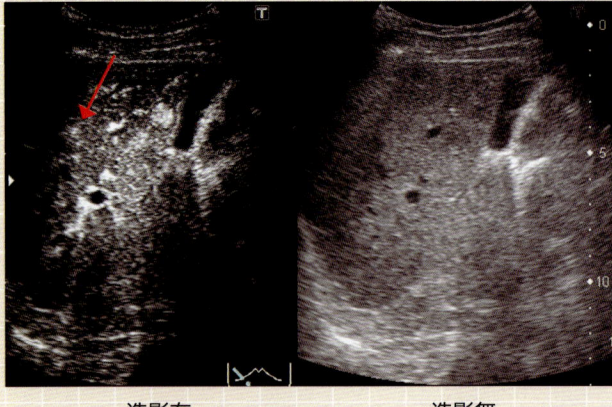

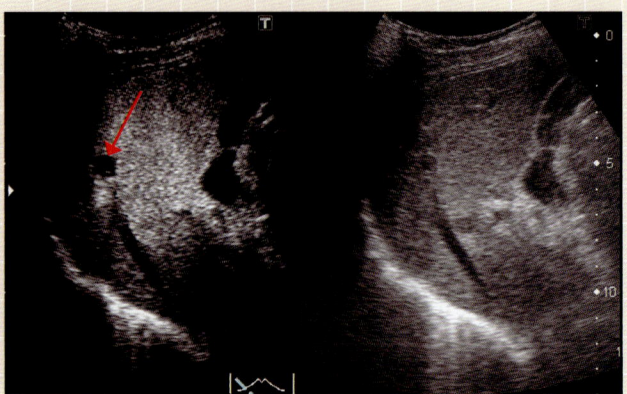

早期相　　　　　　　　　　　　　　　クッパー相
造影有　　造影無　　　　　　　　　造影有　　造影無

ソナゾイド®は脂質を用いたshellを有することで安定化したmicro bubbleで、ソナゾイド®造影エコーでは、ソナゾイド®のクッパー細胞の取り込みを利用したクッパー相にて、SPIO-MRIと同様にクッパー細胞機能評価が可能である。クッパー細胞が存在しないHCCにおいて明瞭なdefectとなる。中分化～低分化HCCの診断には極めて有用である。

❹ CT／MRI

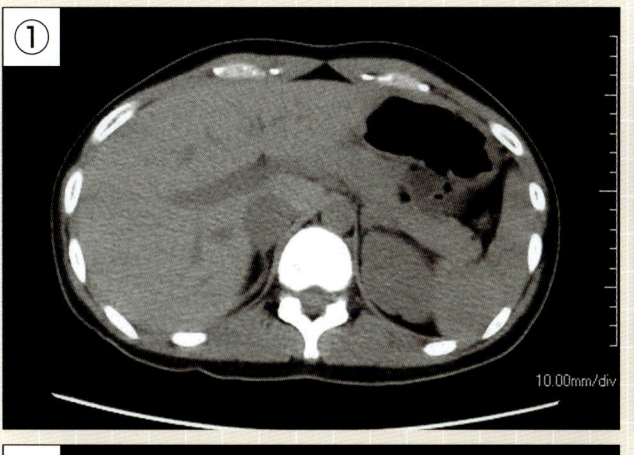

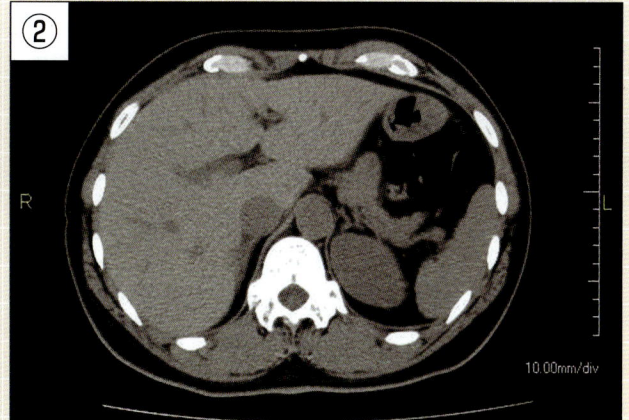

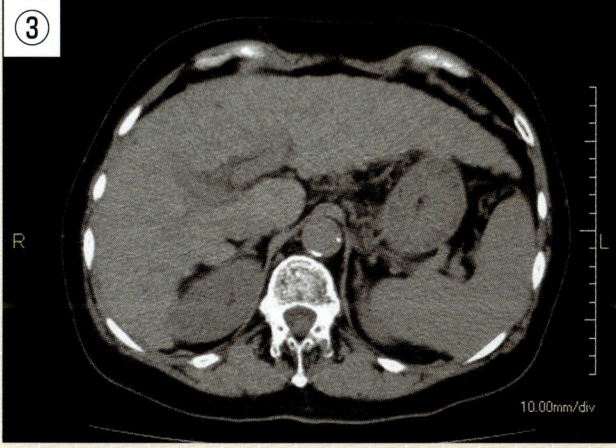

①　　　　　　　　　　　　　②

③

正常肝から肝硬変へ進展する CT 像

Question 1
それぞれの肝臓の病期を述べなさい。

➡ Answer 1　p.133

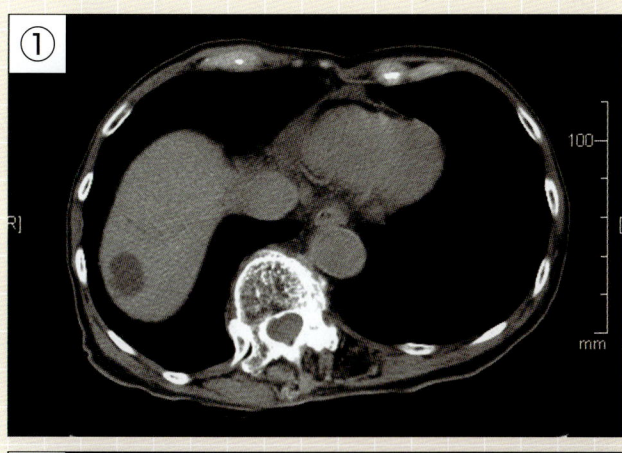

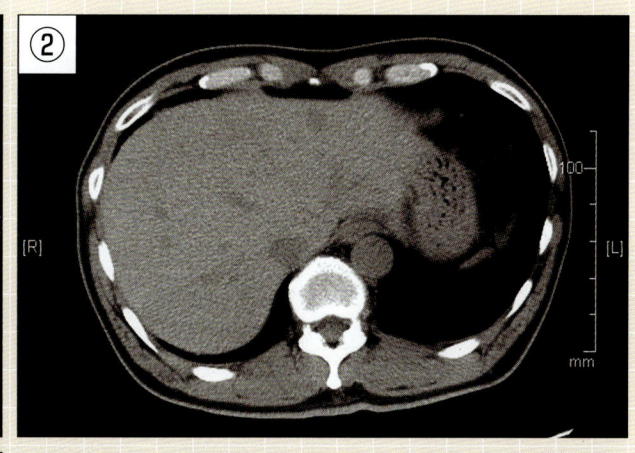

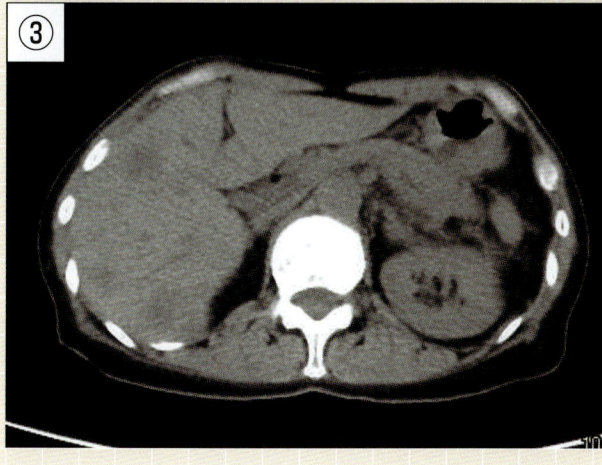

①　　　　　　　　　　　　　②

③

単純腹部 CT で肝結節性病変の診断は可能か？

Question 2
病気の部位と診断を述べなさい。

➡ Answer 2　p.133

造影CT／MRI

肝細胞癌診断確定のためには造影CTまたは造影MRIが勧められる。（肝癌診療ガイドライン2009年版より）造影CTと造影MRIの検出感度はともに高く、比較するとほぼ同等あるいはMRIがやや優れているという評価である。X線被ばくのないことも考慮すればMRIは有利であるが、MRI装置は高速CT装置に比べてその普及が遅れており、すべての施設でMRIが行えるわけではない。

造影剤

CT、MRIなどの画像診断において造影剤使用は必須である。（肝癌診療ガイドライン2009年版）
造影剤の種類
1. 血流＝血管構築をみる
    → CT：ヨード造影剤、MRI：ガドリニウム（Gd）造影剤
2. Kupper細胞の有無をみる
    → 造影エコーKupper相、SPIO-MRI
3. 肝細胞膜トランスポーター（OATP8）の有無をみる
    → EOB-Gd-MRI

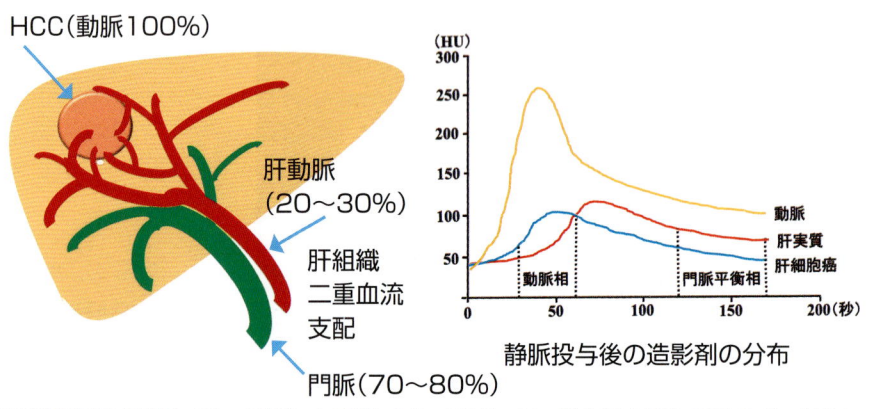

正常肝組織は動脈（20〜30%）と門脈（70〜80%）の二重血流支配を受けるが、HCCは100%動脈に支配されている。このことが、造影剤によるコントラストができる大きな要因となっている。

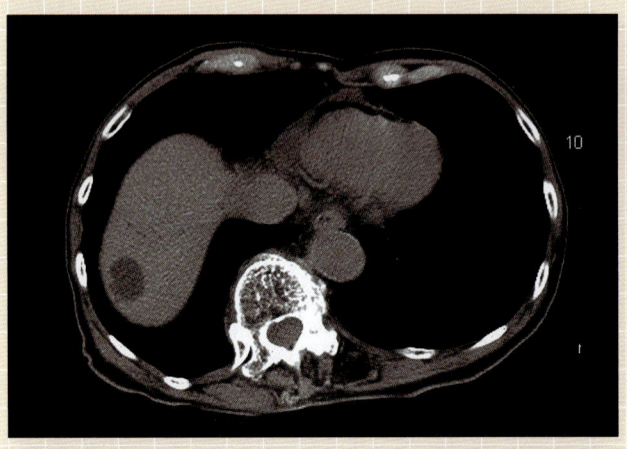

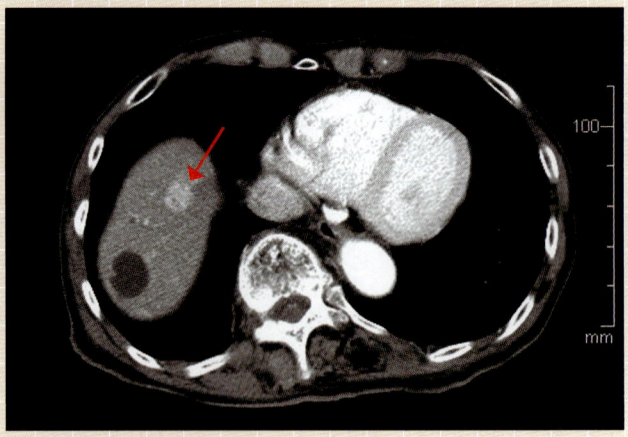

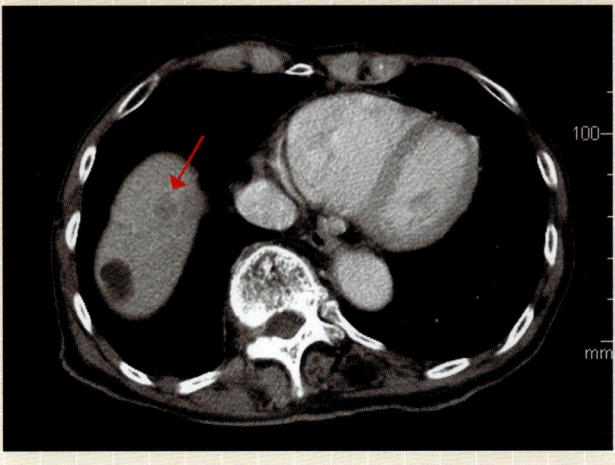

肝細胞癌の造影CT

Question 3
画像所見を述べなさい。

→ Answer 3 p.133

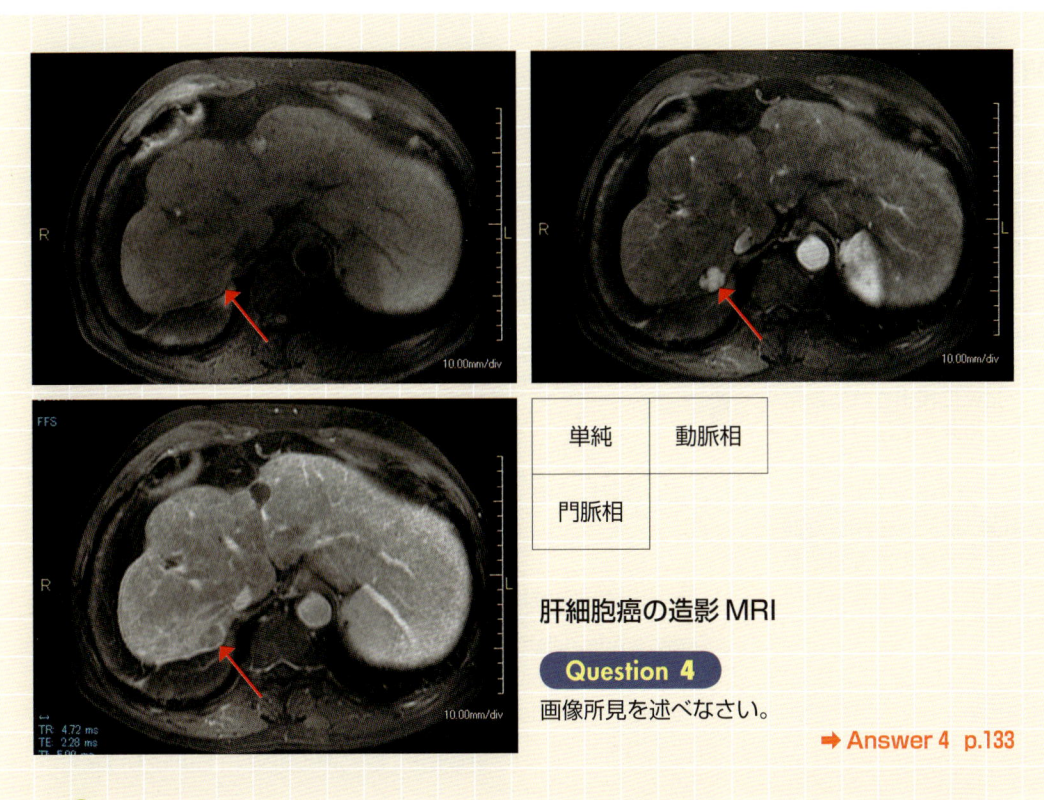

| 単純 | 動脈相 |
| 門脈相 | |

肝細胞癌の造影 MRI

Question 4

画像所見を述べなさい。

➡ Answer 4　p.133

Superparamagnetic iron oxide (SPIO) -enhanced MRI

肝類洞壁のKupffer細胞に貪食される酸化鉄コロイド造影剤（SPIO）（フェルモキシデス（商品名フェリデックス））によりT2強調像の信号強度を低下させる。非癌部では肝実質の信号強度は低下するが、Kuppfer細胞を有さない肝癌は相対的高信号を呈する。HCC検出能はGd造影剤の方が優れている。

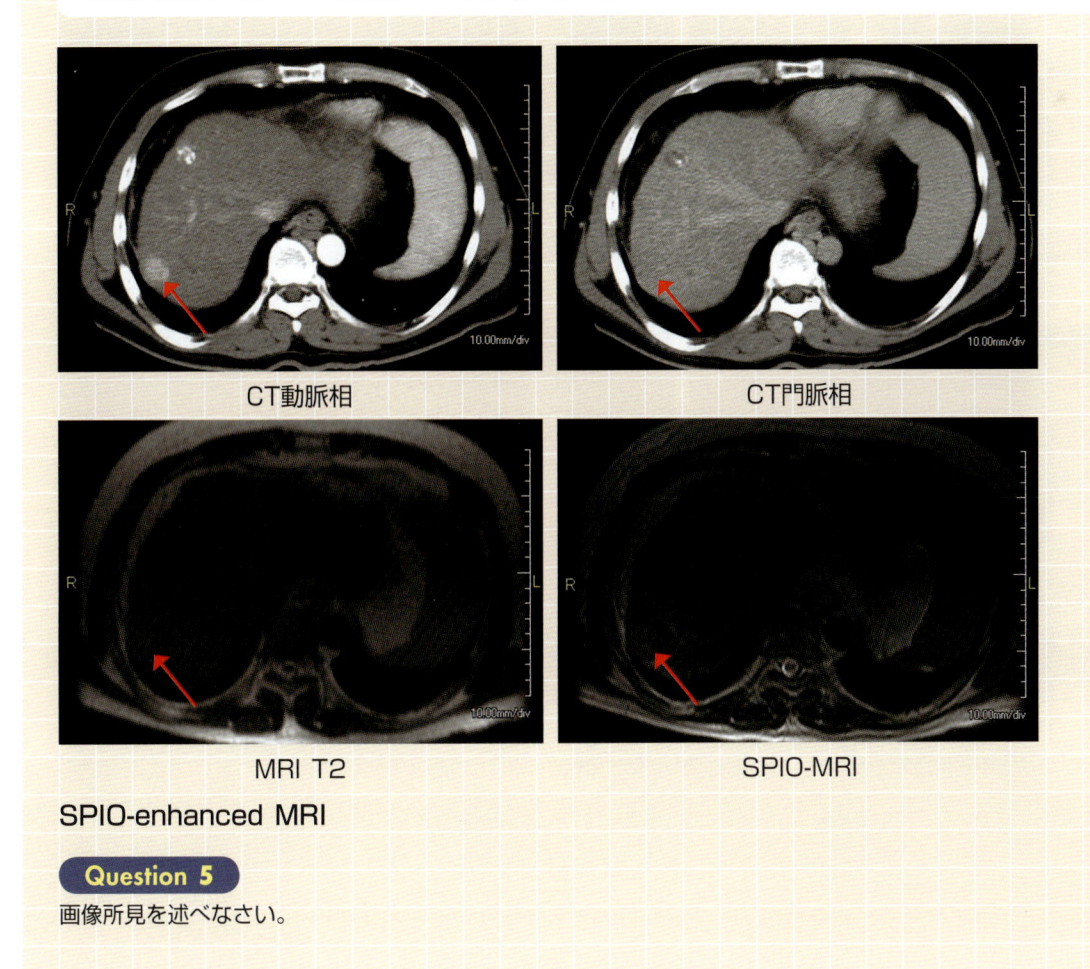

CT動脈相　　　　　　　　　　CT門脈相

MRI T2　　　　　　　　　　SPIO-MRI

SPIO-enhanced MRI

Question 5

画像所見を述べなさい。

➡ Answer 5　p.133

❹ CT／MRI

Gd-EOB-DTPAによる造影MRIについて

Gadolinium ethoxy-benzyl diethylene-triaminepentaacetic acid (Gd-EOB-DTPA) は2009年に保険収載されたMRI造影剤で、従来のGd-DTPAと同様にdynamic studyによる血流評価が可能であることに加え、肝細胞相（投与後20分）での増強効果により肝細胞機能が評価でき、特に乏血性早期HCCを含めた小病変の検出に優れ、CTAPでlowに検出される前に肝細胞相で低信号となるため非常に注目されている。

➡ EOBは静注後有機アニオントランスポーターであるOATP1B3（OATP8）を介して肝細胞へ取り込まれ、約15～20分後の肝細胞造影相では肝実質が高信号を示し、肝細胞機能がない肝腫瘍は低信号を呈する。

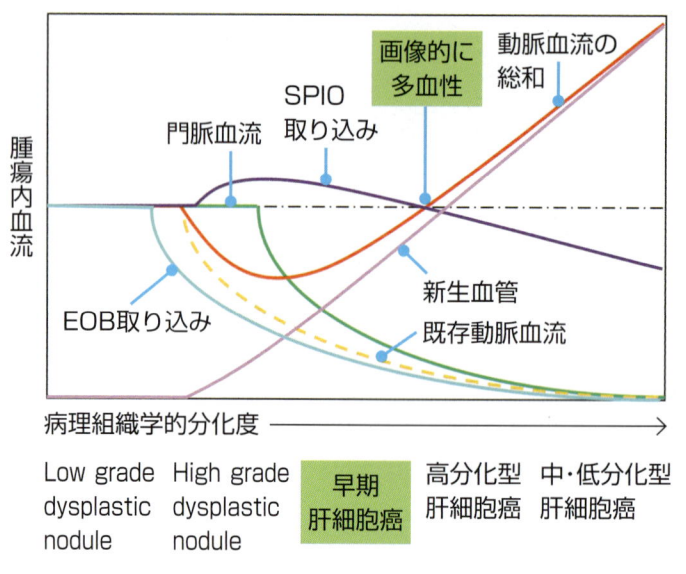

（今井康陽ら　臨床消化器内科　2010より改変）

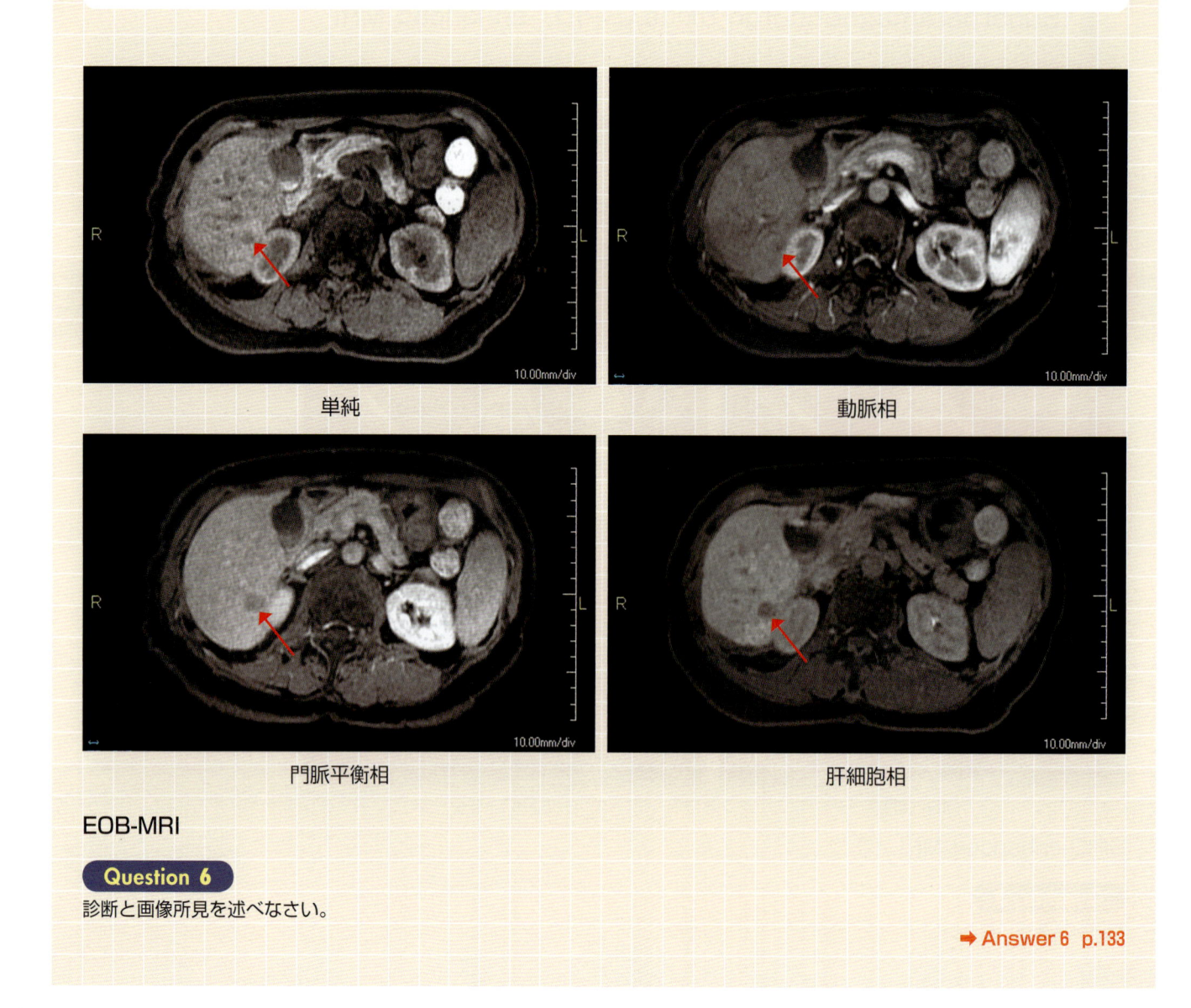

単純／動脈相／門脈平衡相／肝細胞相

EOB-MRI

Question 6
診断と画像所見を述べなさい。

➡ Answer 6　p.133

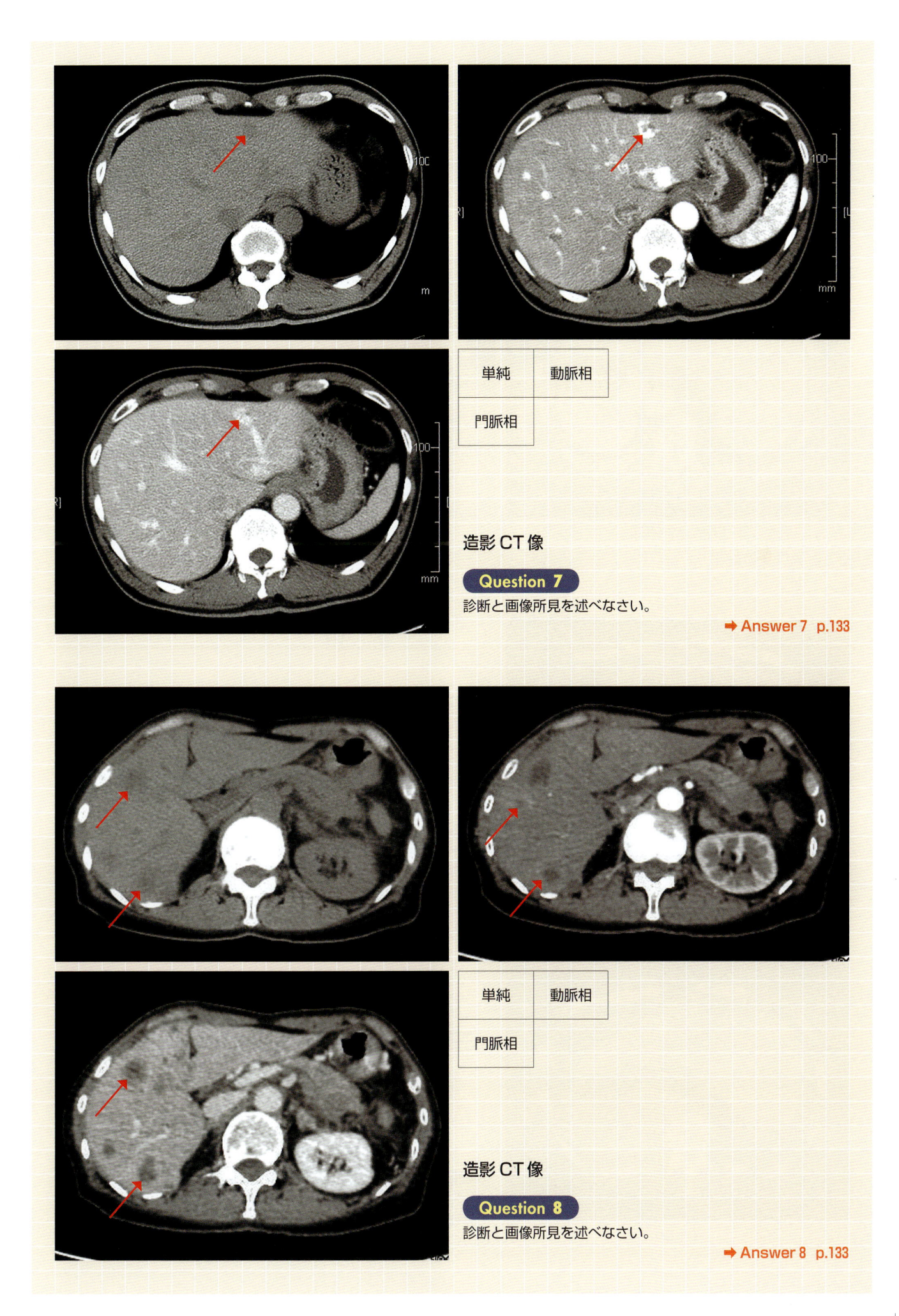

単純	動脈相
門脈相	

造影CT像

Question 7
診断と画像所見を述べなさい。

➡ Answer 7　p.133

単純	動脈相
門脈相	

造影CT像

Question 8
診断と画像所見を述べなさい。

➡ Answer 8　p.133

❹ CT／MRI

❺ 血管造影

血管造影（AOG）

DSAを含めた血管造影による肝細胞癌の検出感度は造影CTやエコーに比べて劣っており、肝細胞癌診断のための治療前の検査としては推奨されていない。（肝癌診療ガイドライン2009年版より）
→現在AOGはTACEなど治療目的で行う。

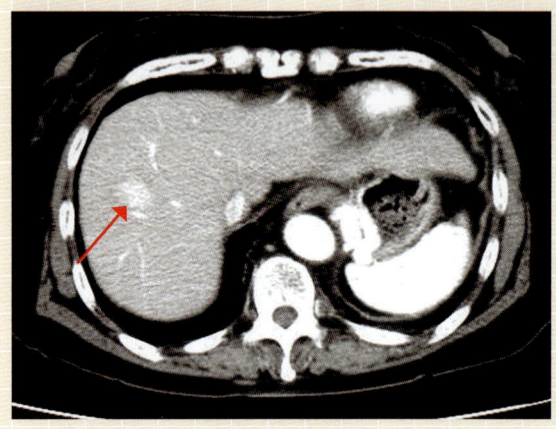

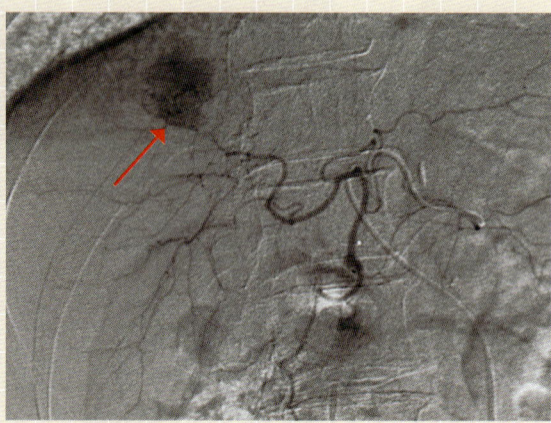

Dynamic CT　　　　AOG
CTとAOGの対比

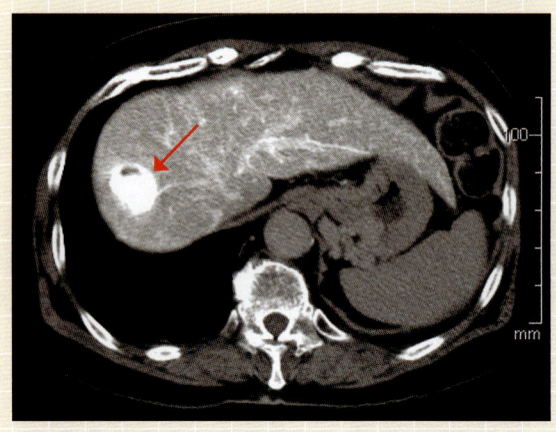

CTA

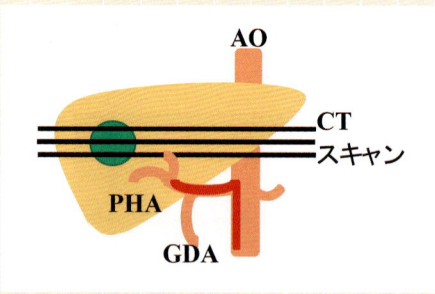

肝動脈造影下CT（CTA）
カテーテルを固有肝動脈（PHA）に進め、ここから造影剤を注入しながらCTを撮影する。GDA：胃十二指腸動脈、AO：大動脈

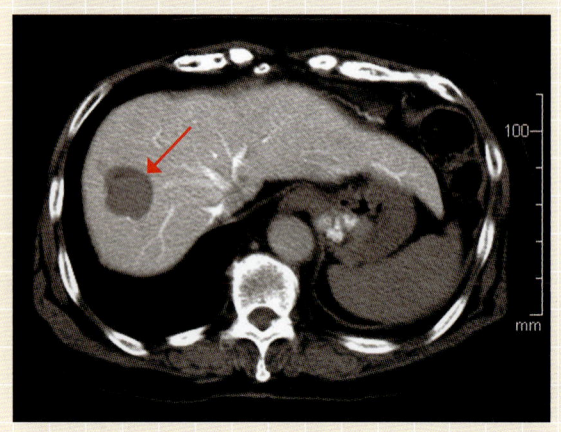

CTAP

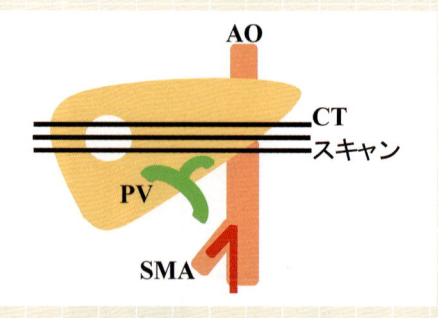

経動脈性門脈造影下CT（CTAP）
カテーテル先端は上腸間膜動脈（SMA）に置き、造影剤を注入する。その造影剤が門脈（PV）に帰ってきた時相でCTを撮影する。
GDA：胃十二指腸動脈、AO：大動脈

❻ 腹腔鏡・FDG-PET

腹腔鏡

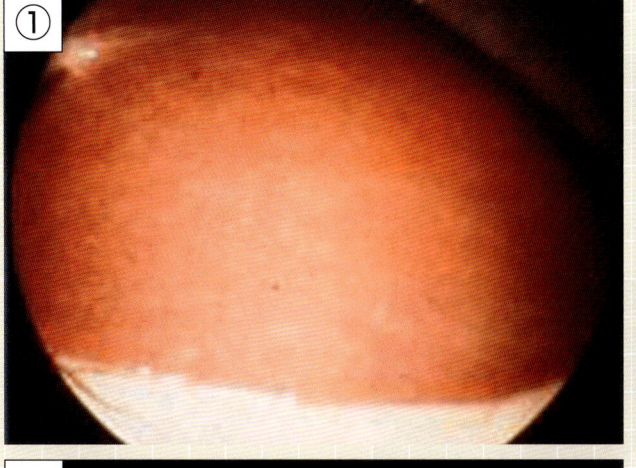

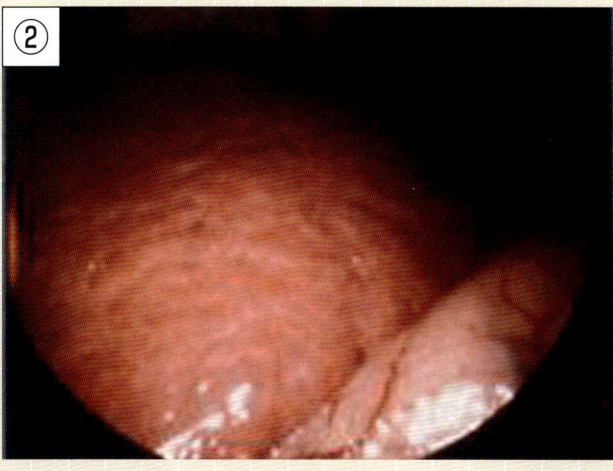

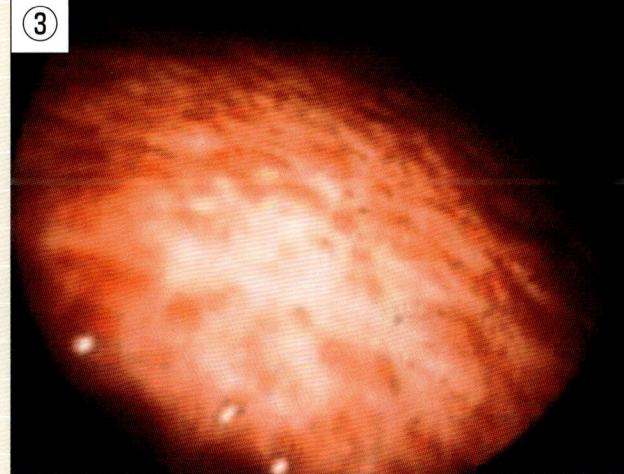

① ② ③

慢性肝疾患各病期における腹腔鏡像

Question 9
画像所見を述べなさい。

➡ Answer 9　p.133

FDG-PET

^{18}F標識フルオロデオキシグルコース（FDG）は糖代謝が活発な腫瘍細胞に取り込まれ、代謝経路の阻害によってその部位に特異的に蓄積することを利用した画像検査であるが、PETの肝細胞癌の検出に関しては、従来のエコー/CT/MRIによる肝細胞癌の検出に比して現時点では有用とはいえないというエビデンスが示されている。（科学的根拠に基づく肝癌診療ガイドライン2009年より）

❼ 症例

症例1

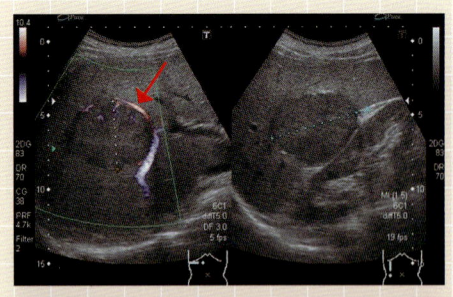

エコー	
CT 動脈相	CT 門脈相

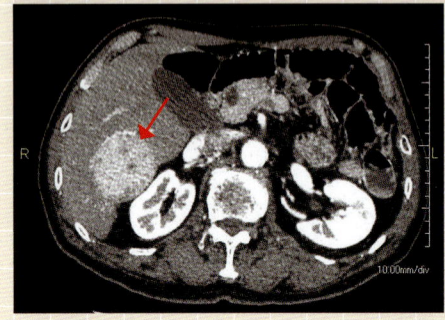

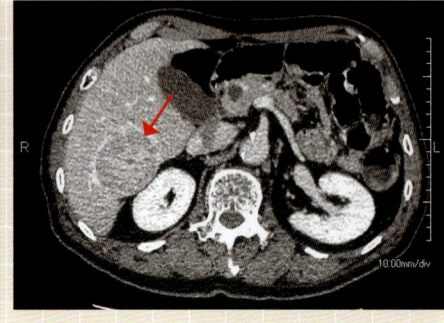

76歳 男性。もともとアルコール多飲歴あり。2011年4月嗄声出現し、耳鼻咽喉科にて声門癌と手術された。6月15日食道がんスクリーニング目的で消化器内科を院内で紹介された。6月上部消化管内視鏡施行し、明らかな病変は指摘できず。胸部造影CTにて、偶然肝S6に58mm大の腫瘤性病変を指摘された。

Question 10
画像所見を述べなさい。
→ Answer10 p.134

症例2

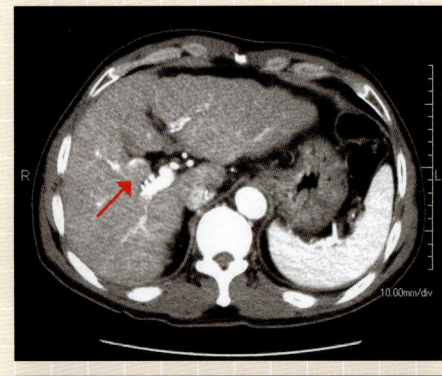

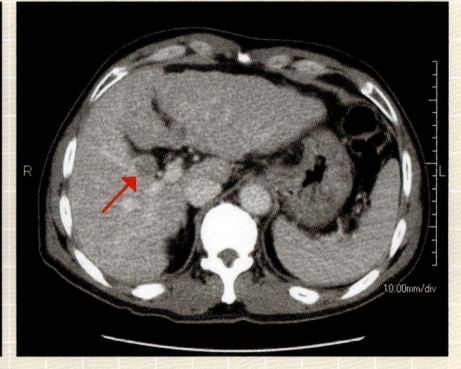

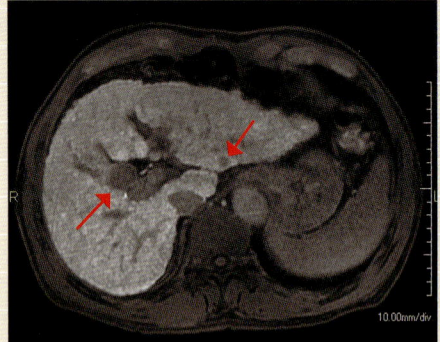

CT動脈相	CT門脈相
EOB-MRI	

64歳男性。2004年10月の健診でHCV抗体陽性を指摘され、11月に消化器内科を受診し、C型慢性肝炎（I型高ウイルス）と診断された。以後肝庇護療法にて経過観察され、血小板10万程度、AST/ALT100程度で推移していた。2011年2月のエコーでS5肝門部に径16.2mmの肝SOLあり。

Question 11
画像所見を述べなさい。
→ Answer11 p.134

第5章　消化器・肝臓

症例3

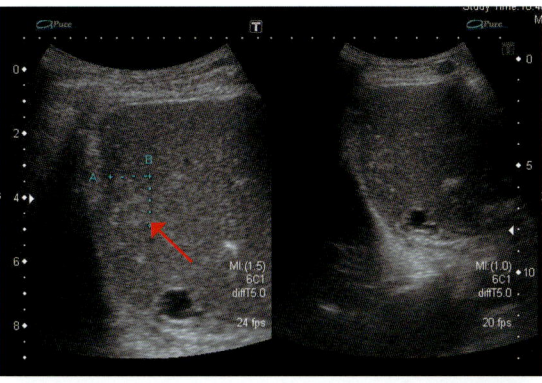

74歳男性。腎動脈狭窄症（右腎動脈）に対してステント留置されている患者。腹部単純CTにて、肝腫瘤を認めたため、消化器内科紹介となった。

エコー	
動脈相	門脈相

Question 12
画像所見を述べなさい。
➡ Answer12 p.134

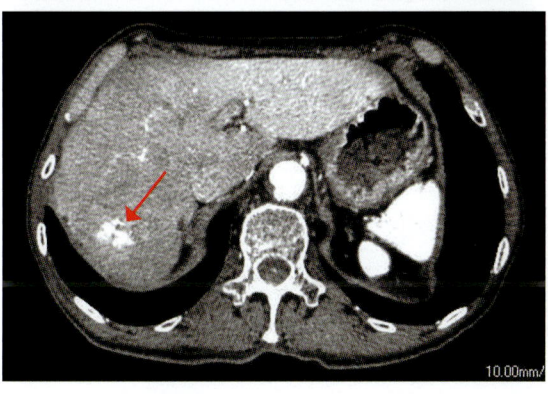

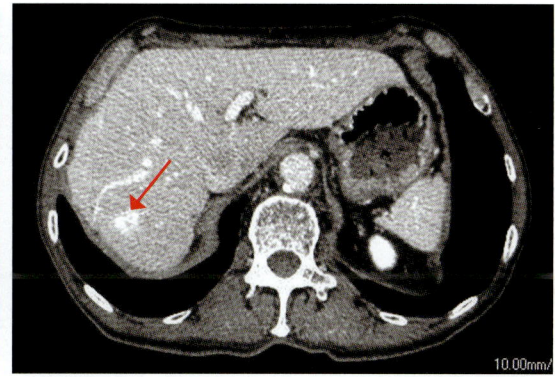

エコー＋造影CT

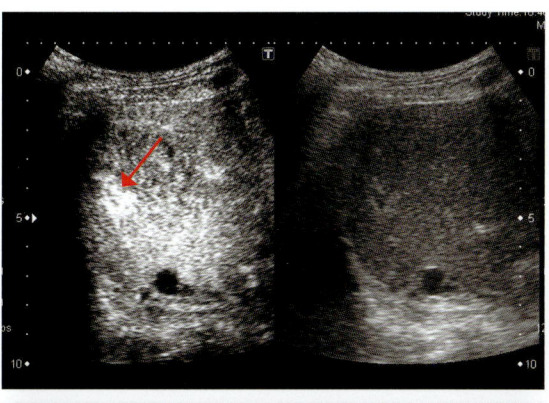

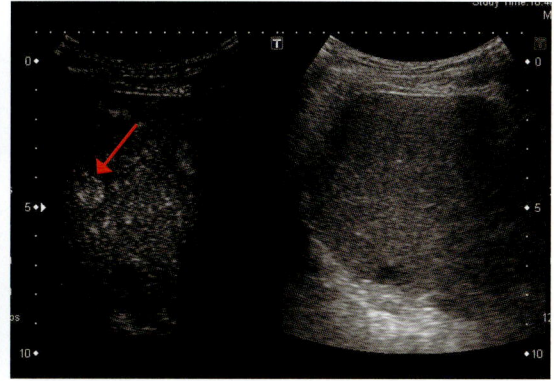

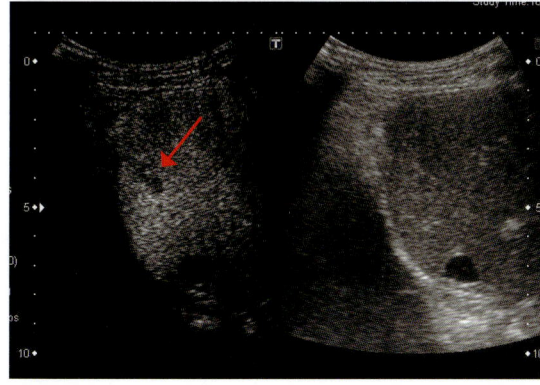

早期血管相 15〜30秒	後期血管相 30秒〜4分
実質相	

造影エコー

症例4

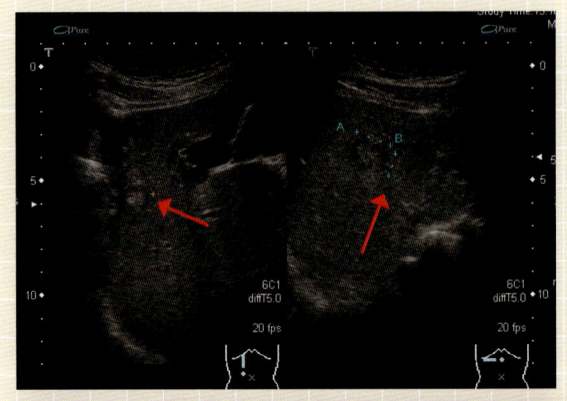

63歳 男性。2000年5月近医にて、直腸（Rb）癌に対してMiles手術施行。術後診断はRb, a, n1, H0P0M0, stage IIIaであった。2009年9月腹部CTにて横行結腸に全周性の壁肥厚及び周囲のリンパ節腫大、肝両葉の多発腫瘤を認めた。

エコー	
動脈相	門脈相

Question 13
画像所見を述べなさい。
→ Answer13 p.134

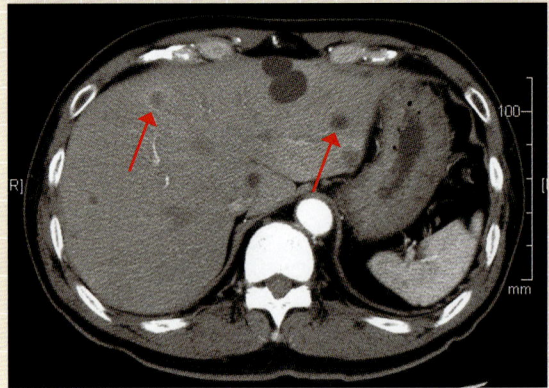

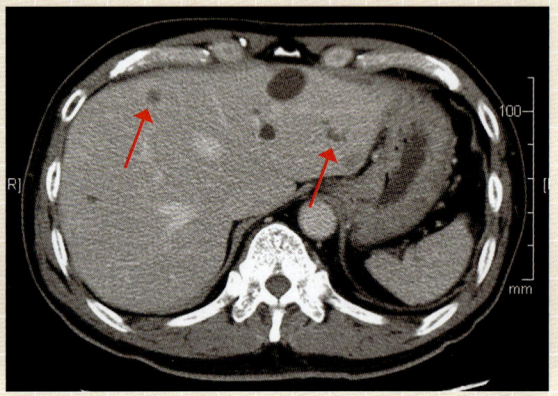

❹ CT／MRI

Answer 1
慢性肝炎になると、肝表面微細な変化がおこる。肝硬変まで進展すると、肝表面は結節様に凸凹ができ、右葉萎縮左葉腫大傾向になる。さらに門脈圧亢進に伴う静脈怒張、脾腫、腹水の貯留を認めることもある。正解は①正常肝　②慢性肝炎　③肝硬変である。

Answer 2
単純腹部CTで肝結節性病変の診断は可能か？という問題である。単純CTを見ただけで、腫瘍が悪性か良性かどころか、場所すら分からない症例も多くある。単純腹部CTで肝結節性病変の診断は非常に難しい。特にHCCの診断確定のためには造影CTまたは造影MRIが勧められている。（科学的根拠に基づく肝癌診療ガイドライン2009年より）正解はこの後のQuestion 3、Question 7、Question 8の単純CTであり、①はHCC、②肝血管腫　③大腸癌の多発性の転移性肝癌である。各設問の解説の通り、造影により最終的に診断確定される。

Answer 3
正解はHCCの典型例である。本症例は単純CTでは腫瘍の位置すら指摘できないが、動脈相では100%動脈支配をうけるHCCでは造影剤により、白く浮き上がって見えるが、門脈・平衡相ではHCCの部位は血流がないため黒く抜けているのに対して、正常肝組織は20~30%は動脈に残りは門脈に血流支配されているため、全体的に白く浮き上がり、HCCとのコントラストがはっきりとする。単純CTでlowからisoの腫瘍が、動脈相でhigh、門脈・平衡相でlowとなった場合はHCCである。

Answer 4
肝SOLをGd（ガドリニウム）造影剤を用いてMRIで評価した。造影CTと同様に、単純MRIでlowからisoの腫瘍が、動脈相でhigh、門脈・平衡相でlowとなった場合はHCCである。正解はHCCである。

Answer 5
SPIO-MRIは解説の通り、正常肝組織はクッパー細胞による貪食で黒く写るが、クッパー細胞を有さないHCCではT2強調画像で白く浮き上がる。肝右葉の肝腫瘍はHCCであることが、造影CTおよびSPIO-MRIいずれでも診断される。

Answer 6
上記解説にあるように、Gd-EOB-MRIを施行し、HCCと診断される。本症例は動脈相の血流は少ないが、門脈・平衡相ではlowとなっていることから、早期のHCCであることが示唆される。肝細胞相で明瞭にlowとなっていることよりHCCと診断される。

Answer 7
正解は肝血管腫である。本症例は単純CTでは左葉S3にlowの肝占拠性病変（SOL）が指摘される。動脈相では造影剤が肝SOL周辺よりゆっくりと入って行き、門脈・平衡相では肝SOL全体が明瞭に造影されており、肝血管腫と診断される。肝血管腫は、血管内皮細胞の増生の結果、血管構造をもつ良性腫瘍であり、造影剤が入りにくくかつ抜けにくい。そのため単純CTでlowからisoの腫瘍が、動脈相で周りよりhighになり、門脈・平衡相でhighのまま持続した場合は肝血管腫と診断される。健康診断のエコー検査にて多くの肝SOLが指摘されるようになり、HCCの鑑別疾患として重要である。

Answer 8
正解は多発性の転移性肝癌である。本症例は単純CTでは右葉に多発性のlowの肝SOLが指摘される。動脈相では造影剤が肝SOL周辺のみring状にenhanceされ（ring enhancement）、内部はlowのままである。門脈・平衡相では肝SOL全体がlowとなっている。本症例は大腸癌の多発肝転移症例であるが、転移した癌細胞が急激に増殖するため血管構築が追い付かないため、腫瘍内部は壊死し、動脈相で腫瘍内部はlowとなる。肝SOL周囲はviableな癌細胞が残存し、新生血管に栄養されるためring状の造影を認める。

Answer 9
腹腔鏡は、肝表面の微細な変化を直接観察することができる。また直視下で肝生検ができる。①は慢性肝炎（島田番地分類200）、②は早期肝硬変（島田番地分類300）、③は肝硬変（島田番地分類400）である。慢性肝疾患の進行に伴い、肝表面像が変化していることが観察される。

❻ 腹腔鏡

Answer 10

エコーにて肝S6にモザイク用の腫瘤性病変を認める。造影CTにて同部位に、動脈相にてhigh、門脈相にてlowとなる肝SOLを認め、HCCと診断される。本症例はその後TACEを施行した。血管造影後TACEを行い、その後腫瘍部のLipiodolの貯留を単純CTにて確認し、腫瘍栄養血管の塞栓が良好に行われていることが確認された。

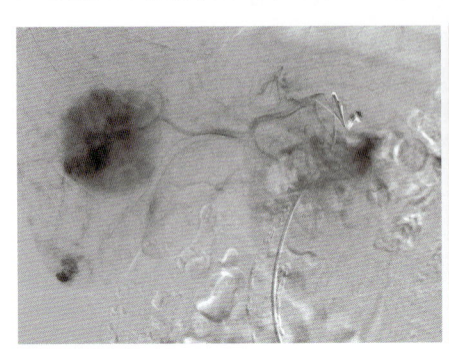

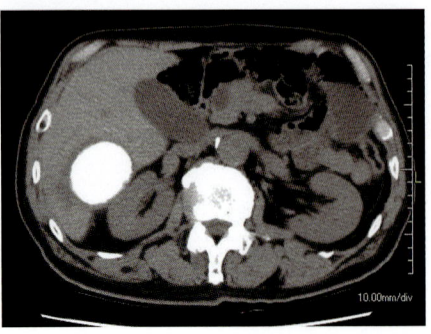

血管造影＋TACE　　　Lipiodol-CT

Answer 11

造影CTにてS5に径19mm大の肝SOLを認めたが、動脈相でisoであり乏血性で、門脈相でlowとなりHCCが疑われた。EOB-MRIの肝細胞相でS5内側に径22mmのlowおよびS2背側に8mmのlowを認め、2か所のHCCを認めた。本症例はその後TACEを施行された。

Answer 12

エコーにてややhighの肝SOLを認め、造影CTを施行したところ、動脈相で周囲よりhighになり、門脈相でhighのままであり、肝血管腫と診断される。本症例は造影エコーも施行し、早期血管相でhigh、後期血管相でもhighのままであり肝血管腫であることがわかる。

Answer 13

エコーで転移性肝腫瘍に特徴的なBull's eye病変を認め、造影CTにてring enhancementを認め、大腸癌による転移性肝癌と診断される。上行結腸癌、横行結腸癌および多発肝転移が疑われ、下部消化管内視鏡にて横行結腸癌狭窄と診断。その後消化器外科にて手術施行。横行結腸に全周性の狭窄病変を認め、残存結腸全摘術、回腸人工肛門造設術（S状結腸人工肛門閉鎖術）を施行した。さらに化学療法を開始し、mFOLFOX 6を11クール施行。画像所見上、肝転移病巣は縮小傾向にあったが、新規の肝転移病変出現を認めPDと診断された。

最後に…

慢性肝疾患にfollowにおいて、肝細胞癌の早期発見、早期治療は予後にかかわる重要な因子である。肝臓専門医による、ハイリスク患者の適切な画像診断によるfollowが必須である。

第6章

消化器・消化管

胃レントゲン検査における胃各部名称

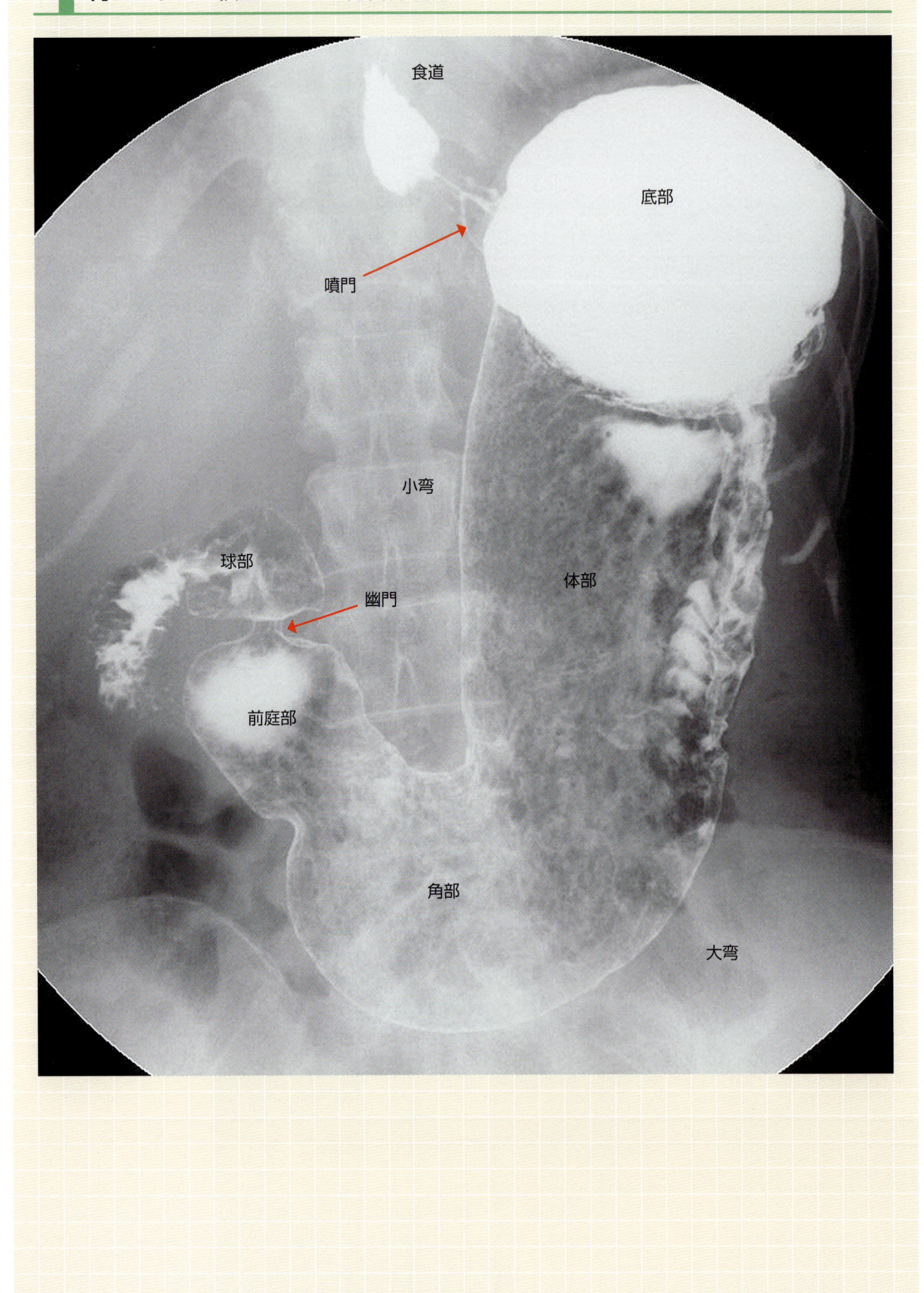

食道
底部
噴門
小弯
球部
体部
幽門
前庭部
角部
大弯

内視鏡検査における胃各部名称

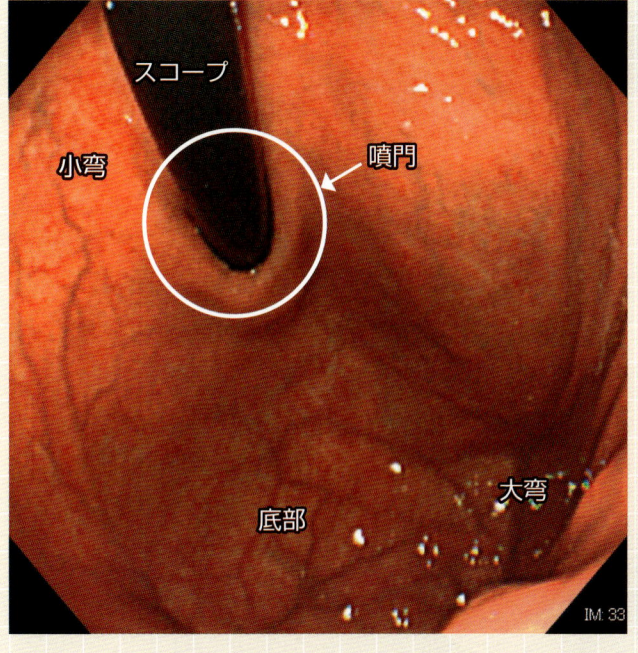

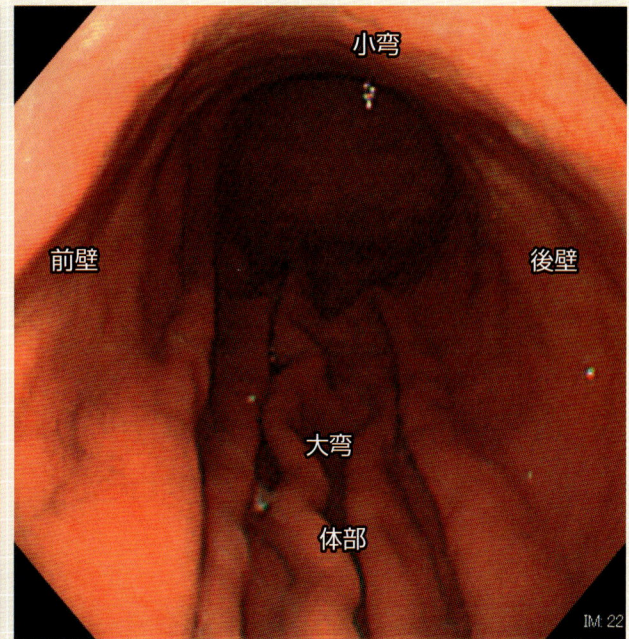

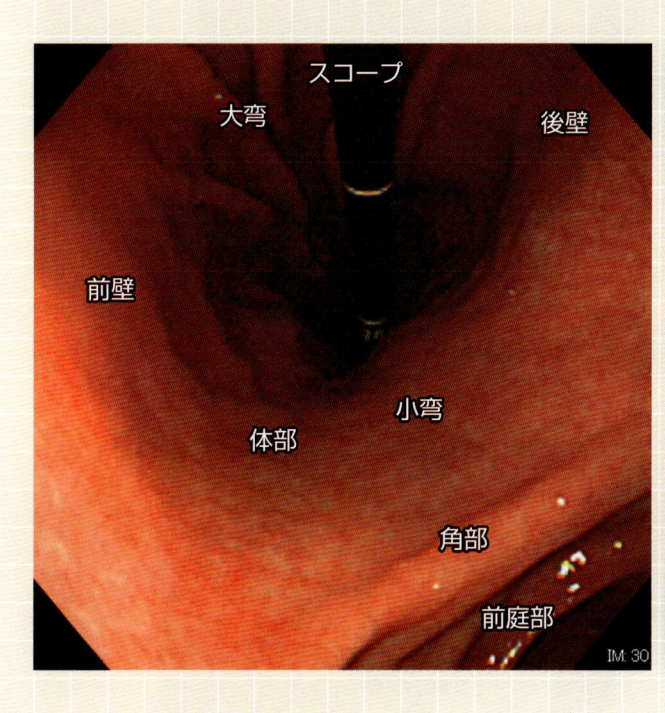

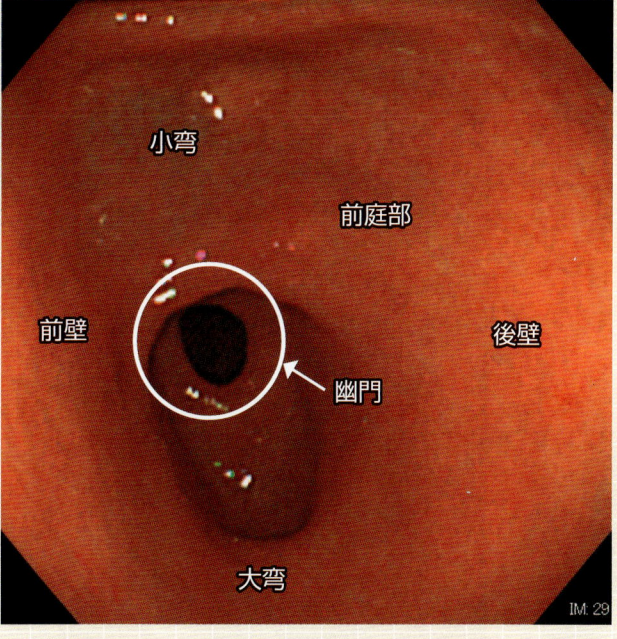

画像1（左上）: スコープ、小弯、噴門、底部、大弯

画像2（右上）: 小弯、前壁、後壁、大弯、体部

画像3（左下）: スコープ、大弯、後壁、前壁、体部、小弯、角部、前庭部

画像4（右下）: 小弯、前庭部、前壁、後壁、幽門、大弯

❶ 胃癌

症例1

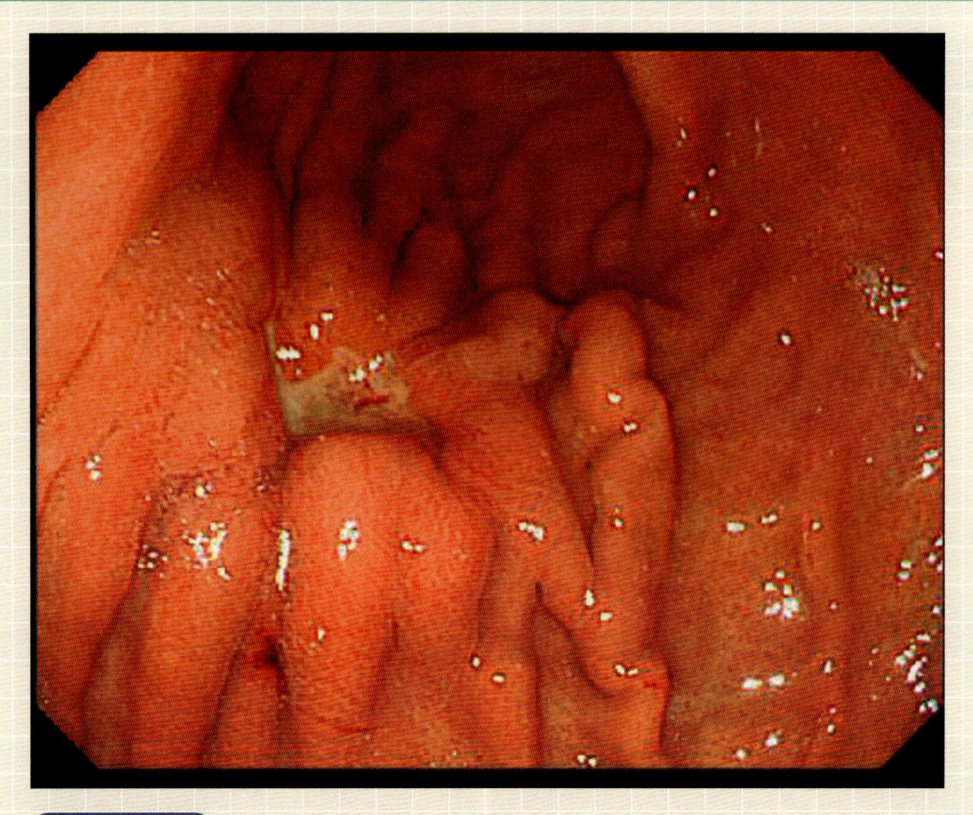

Question 1
胃の中のどこを見ているか。画像所見と次に行う画像検査を述べなさい。

➡ Answer 1　p.148

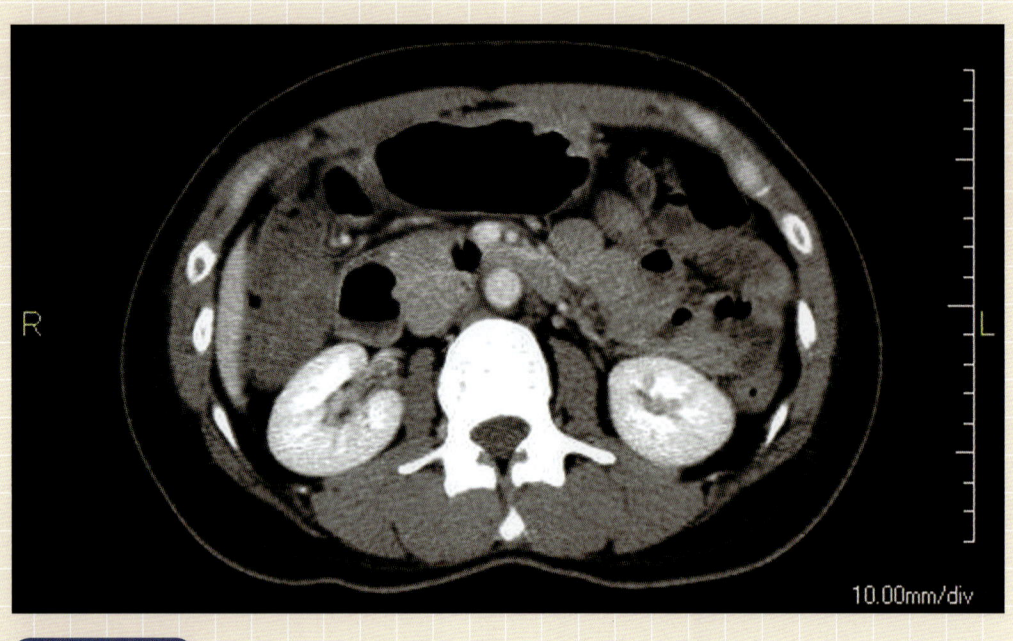

Question 2
胃癌はどれか。画像所見を述べなさい。

➡ Answer 2　p.148

症例2

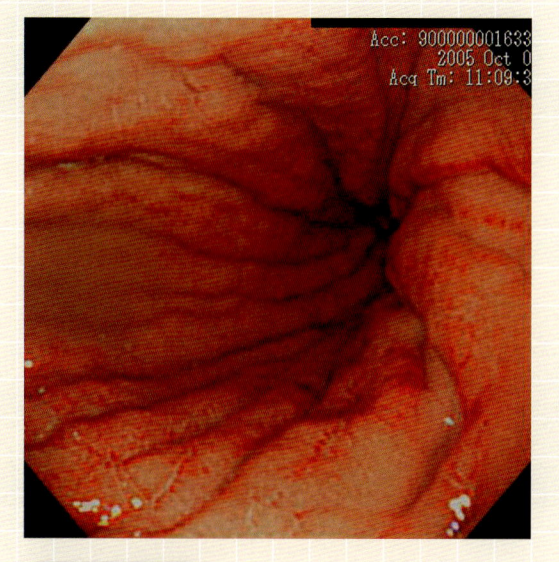

Question 3
胃の中のどこを見ているか。画像所見を述べなさい。
→ Answer 3　p.148

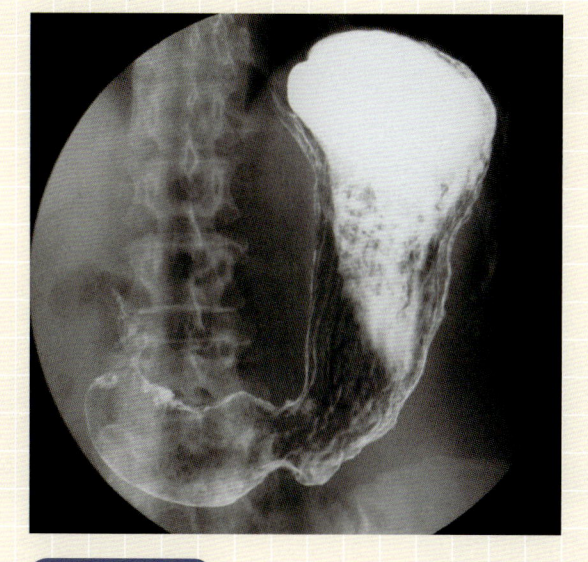

Question 4
レントゲン検査の方法と、画像所見を述べなさい。
→ Answer 4　p.148

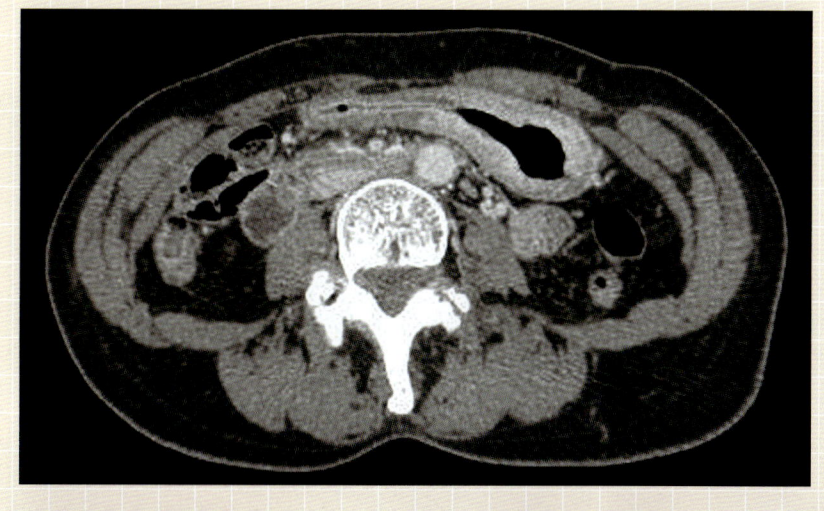

Question 5
胃癌はどれか。画像所見を述べなさい。
→ Answer 5　p.148

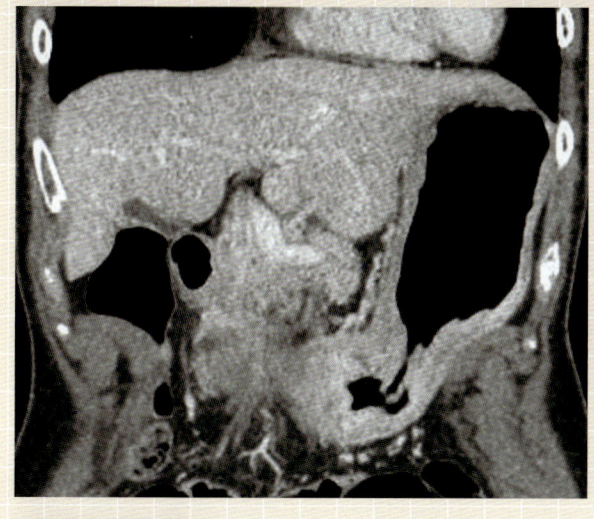

Question 6
胃癌はどれか。画像所見を述べなさい。
→ Answer 6　p.148

❶ 胃癌

症例3

①

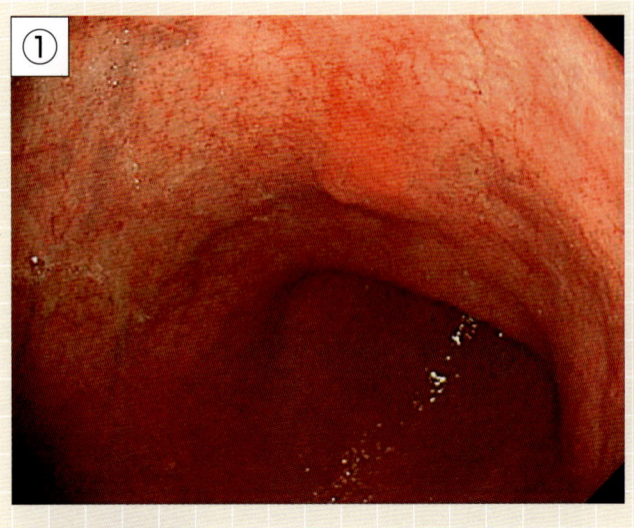

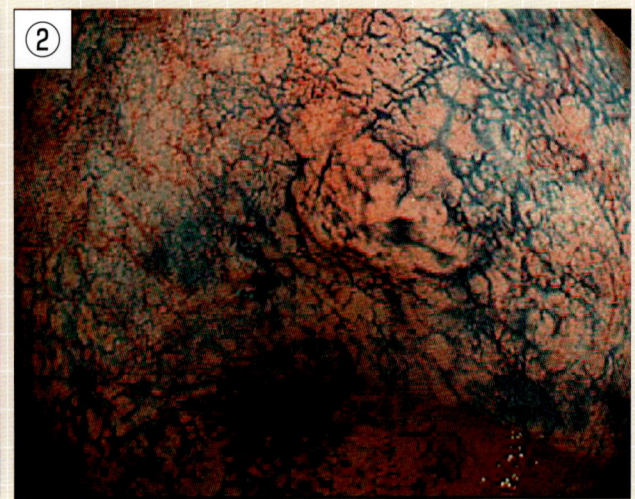

②

Question 7
画像①　胃の中のどこを見ているか。画像所見を述べなさい。
画像②　追加処理の内容と得られる効果を述べなさい。
➡ Answer 7　p.149

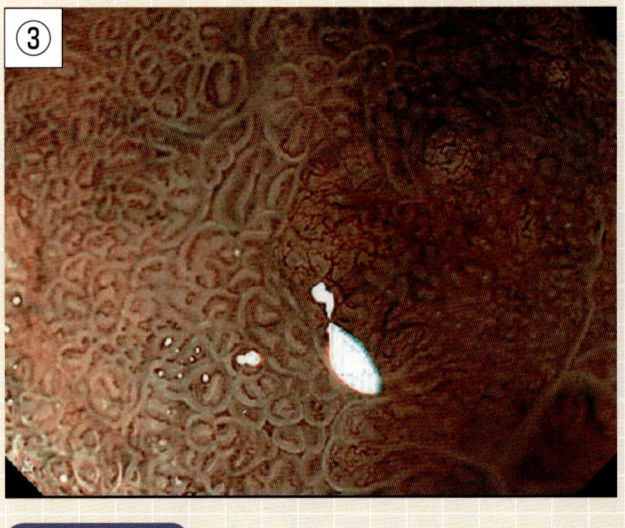

③

④

Question 8
画像③　追加処理の内容とその効果、画像所見を述べなさい。
画像④　検査方法とその効果、画像所見を述べなさい。
➡ Answer 8　p.149

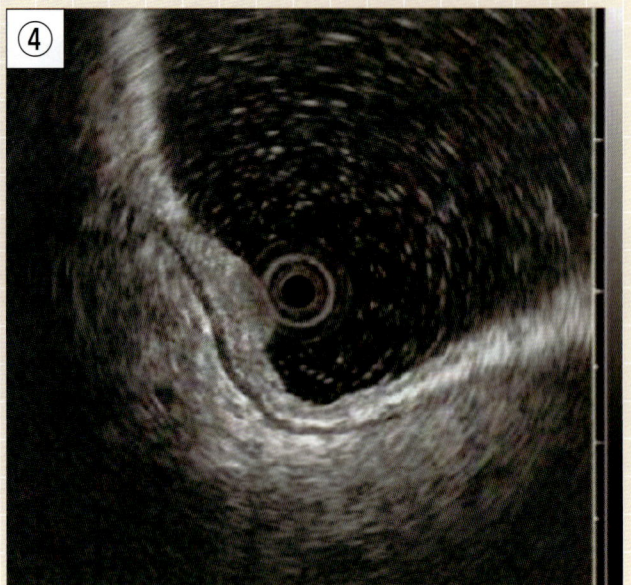

❷ 食道癌

症例1

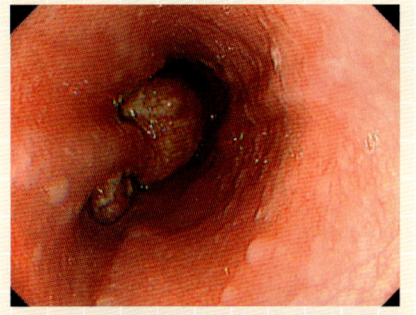

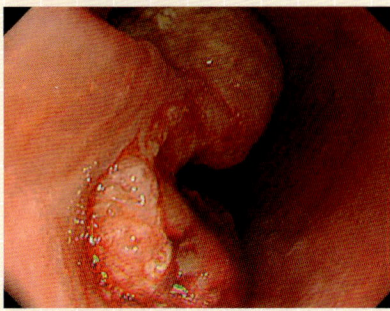

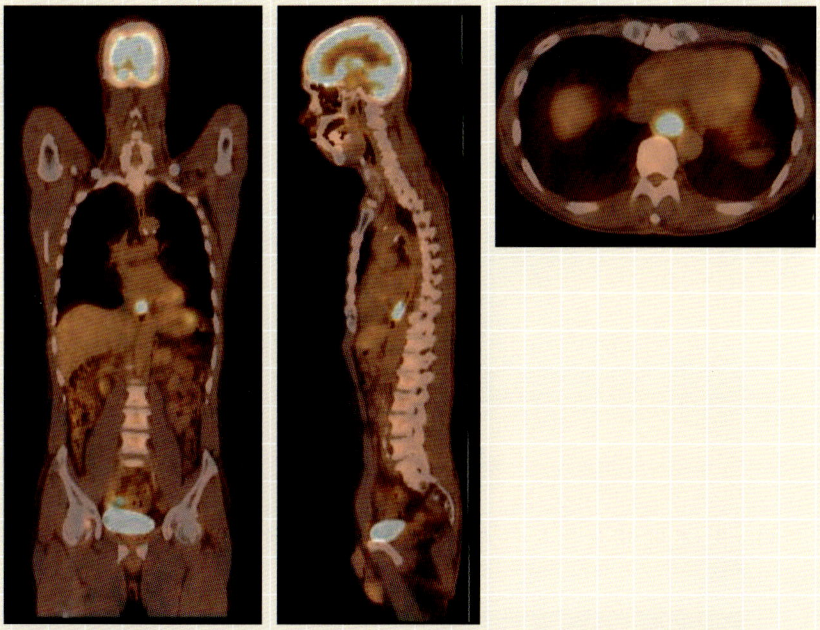

Question 9
画像所見を述べなさい。
➡ Answer 9 p.149

Question 10
検査方法と画像所見を述べなさい。
➡ Answer10 p.149

■ 経過

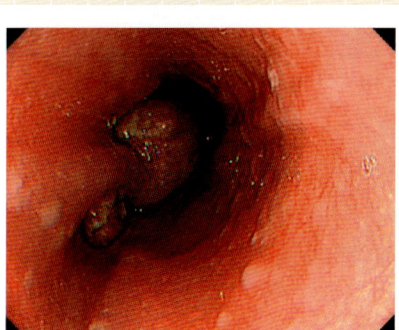

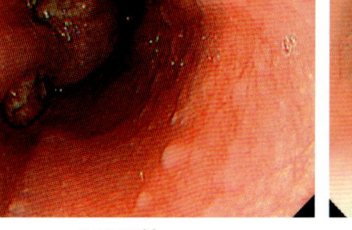

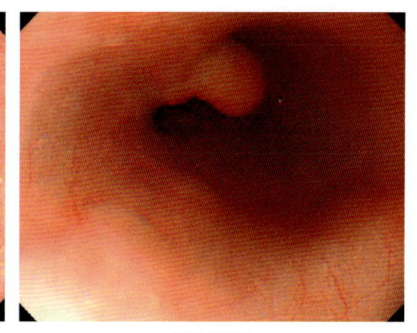

NAC前　　　　　NAC後

術前化学療法（NAC）を行ない、腫瘍の縮小を認めた。

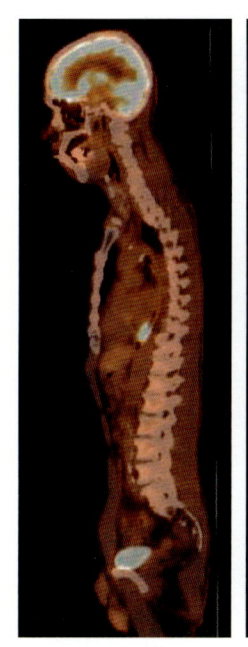

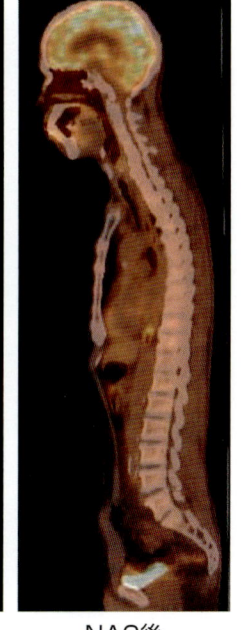

NAC前　　　NAC後

NAC前後のFDG-PET/CT画像である。NAC後に腫瘍部におけるFDGの集積が低下している。固形がんの治療効果は腫瘍の「大きさ」に基づくことが標準的（RECISTガイドライン）であるが、腫瘍の「生物学的性質」も治療効果判定に役立つ可能性を示唆する。

❷ 食道癌　141

症例2

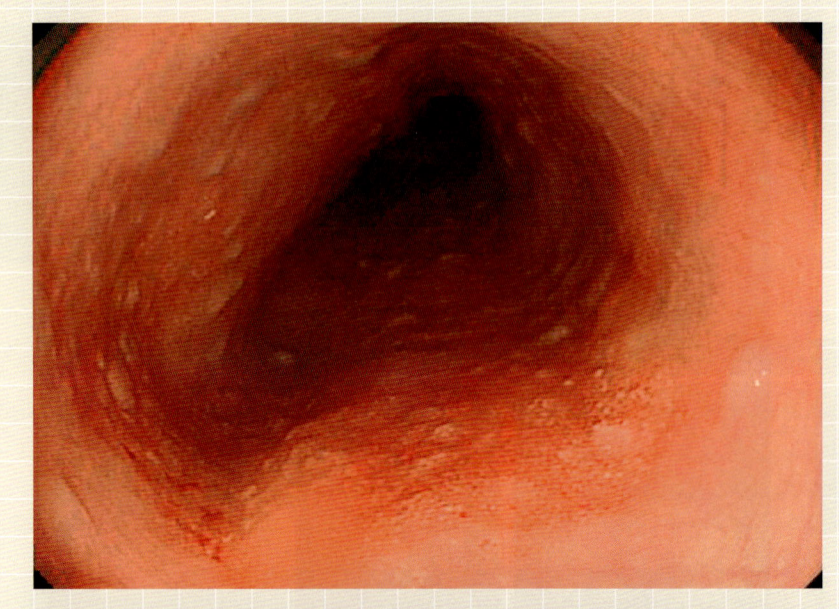

白色光観察。6時方向の淡い発赤面がかろうじて癌を疑う所見として識別出来るが見逃しやすい。

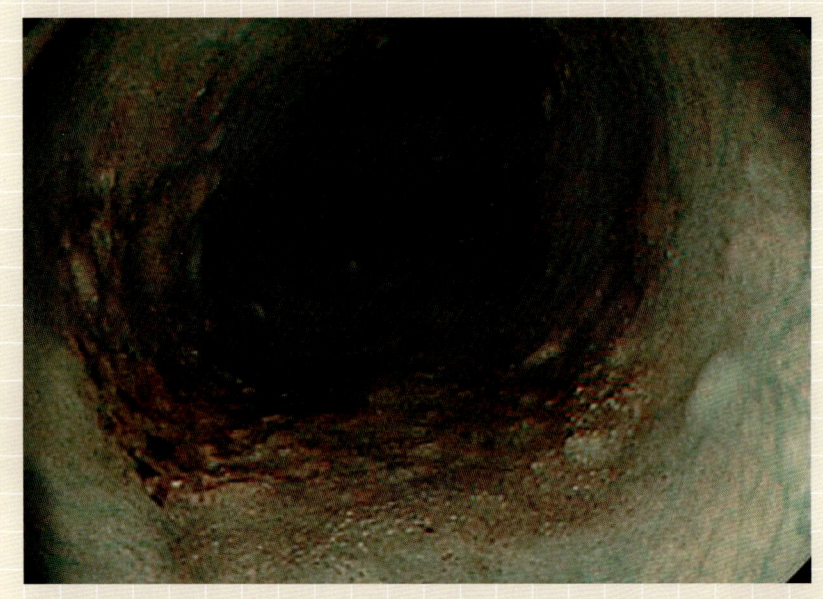

NBI観察。同領域は褐色に観察され（brownish area）、識別しやすくなる。

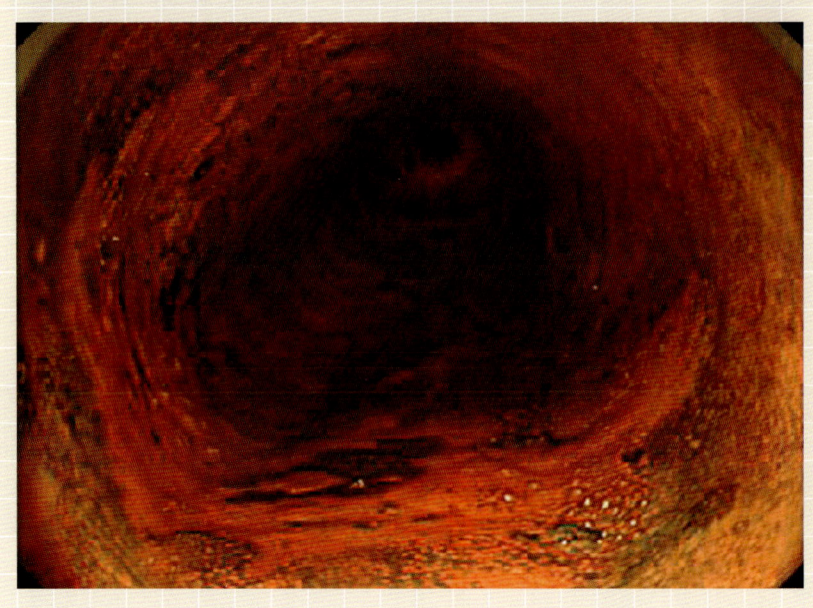

ルゴール染色。同領域を明瞭に識別（gold standard）。

❸ 膵臓癌

症例1

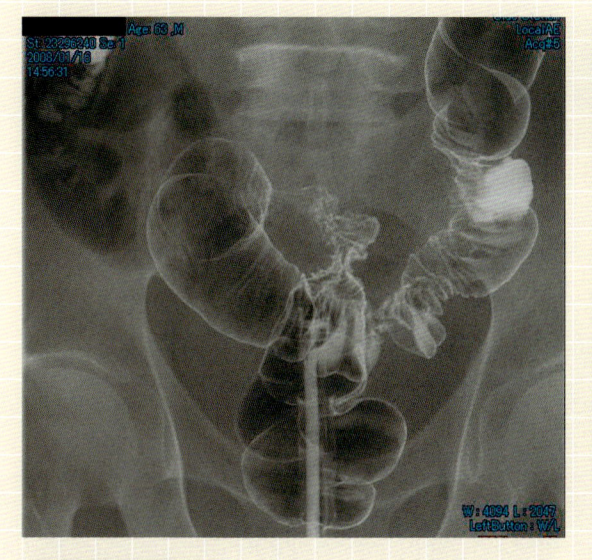

Question 11
主訴は下腹部痛と下痢です。画像所見を述べなさい。
➡ Answer11 p.150

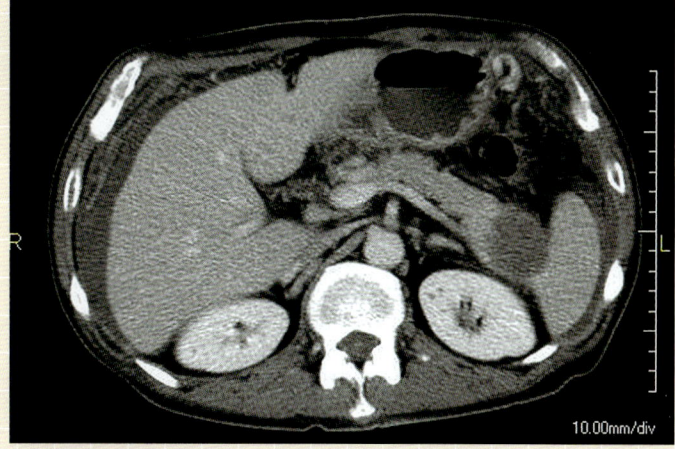

Question 12
画像所見を3つ挙げなさい。
➡ Answer12 p.150

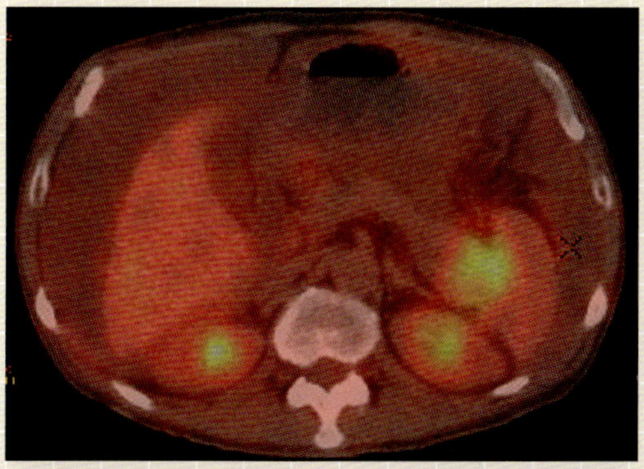

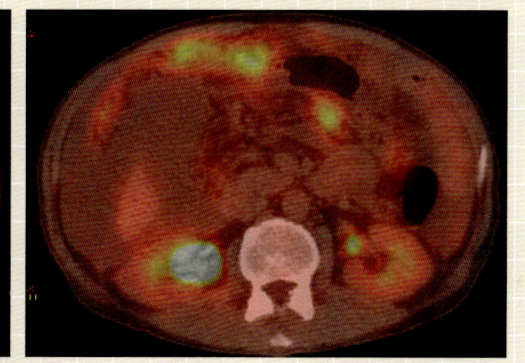

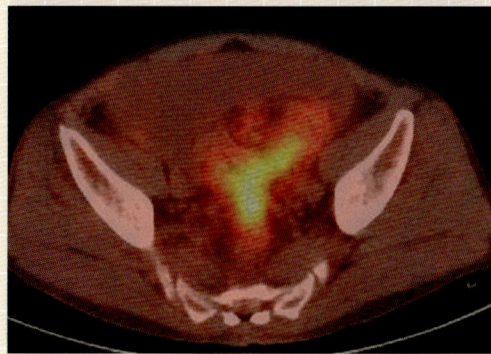

Question 13
FDG-PET/CT の画像。所見を述べなさい。
➡ Answer13 p.150

Question 14
PETの画像。PET/CTとの違いを述べなさい。
➡ Answer14 p.150

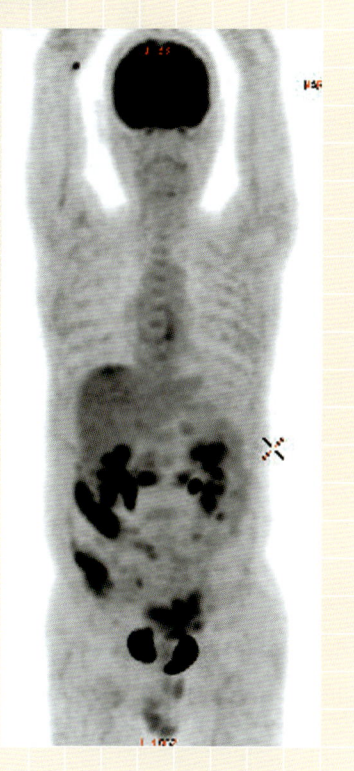

症例2

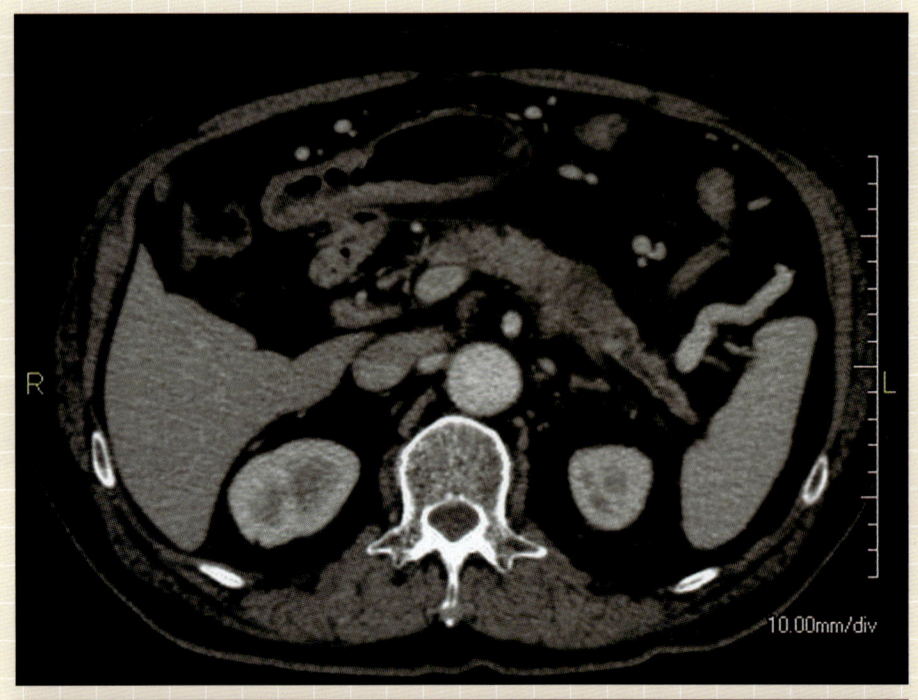

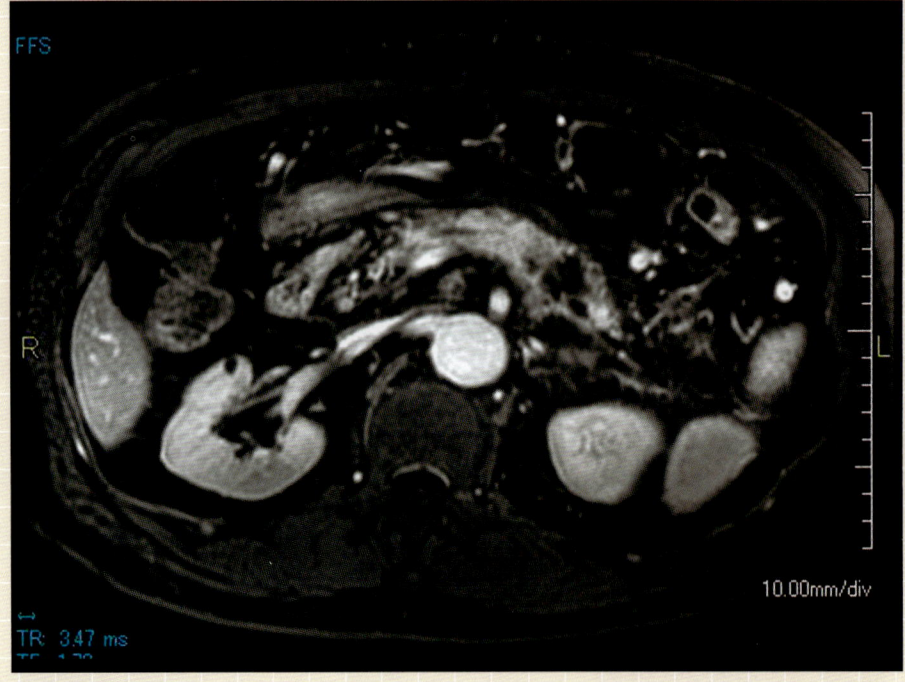

Question 15
同一症例におけるCT（上）とMRI（下）画像である。それぞれの特徴を挙げなさい。

→ Answer15 p.150

症例3

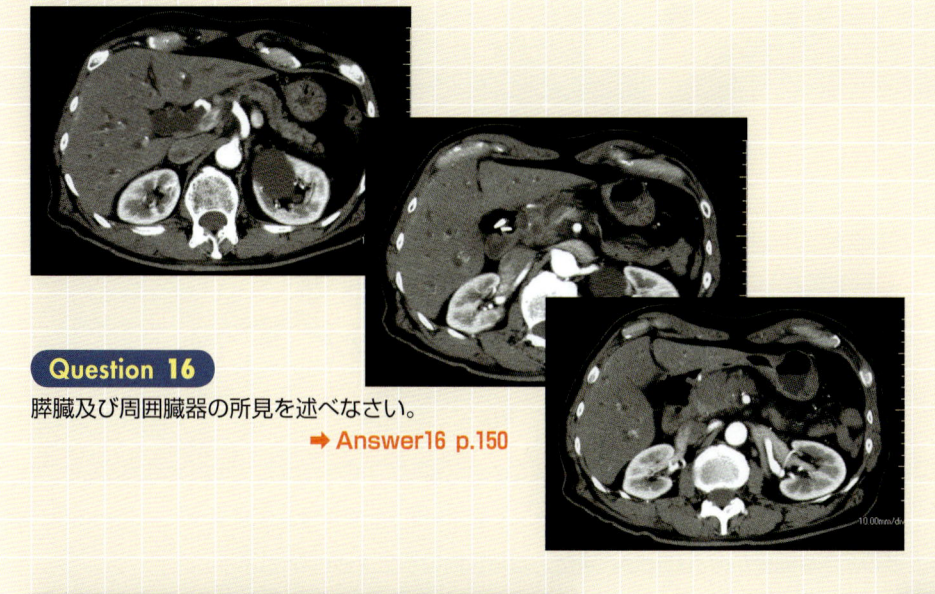

Question 16
膵臓及び周囲臓器の所見を述べなさい。
➡ Answer16 p.150

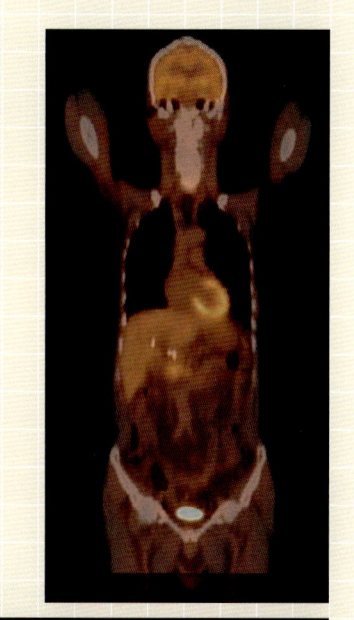

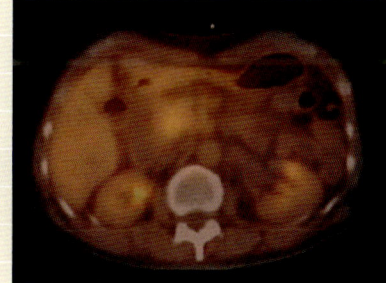

Question 17
膵臓癌はどれか。
➡ Answer17 p.151

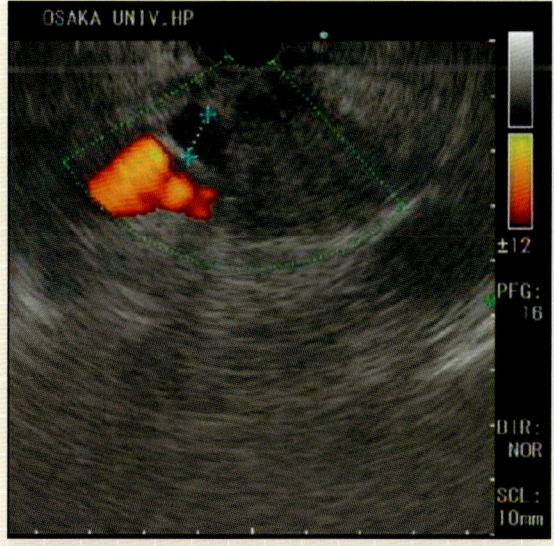

Question 18
EUSの所見を述べなさい。
➡ Answer18 p.151

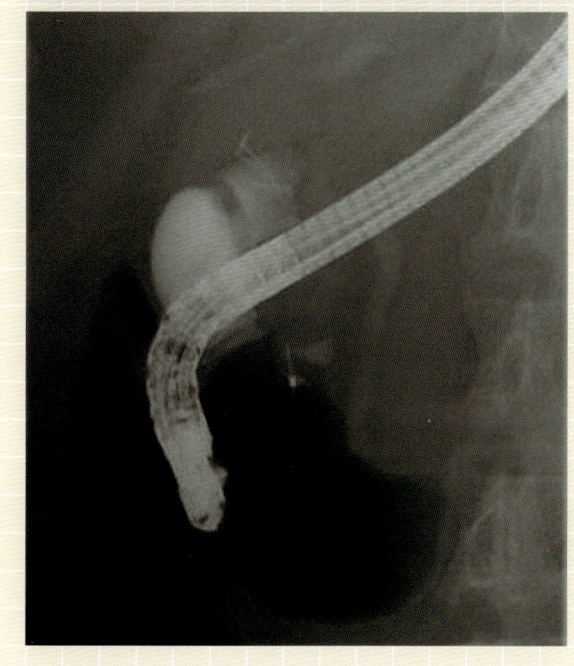

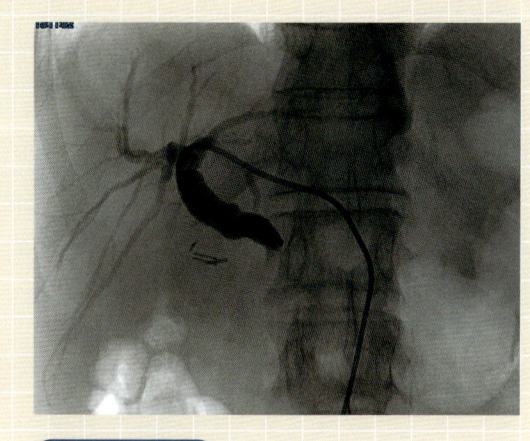

Question 19
処置内容を説明しなさい。
➡ Answer19 p.151

Question 20
処置内容を説明しなさい。
➡ Answer20 p.151

❸ 膵臓癌

❹ 大腸ポリープ

症例1

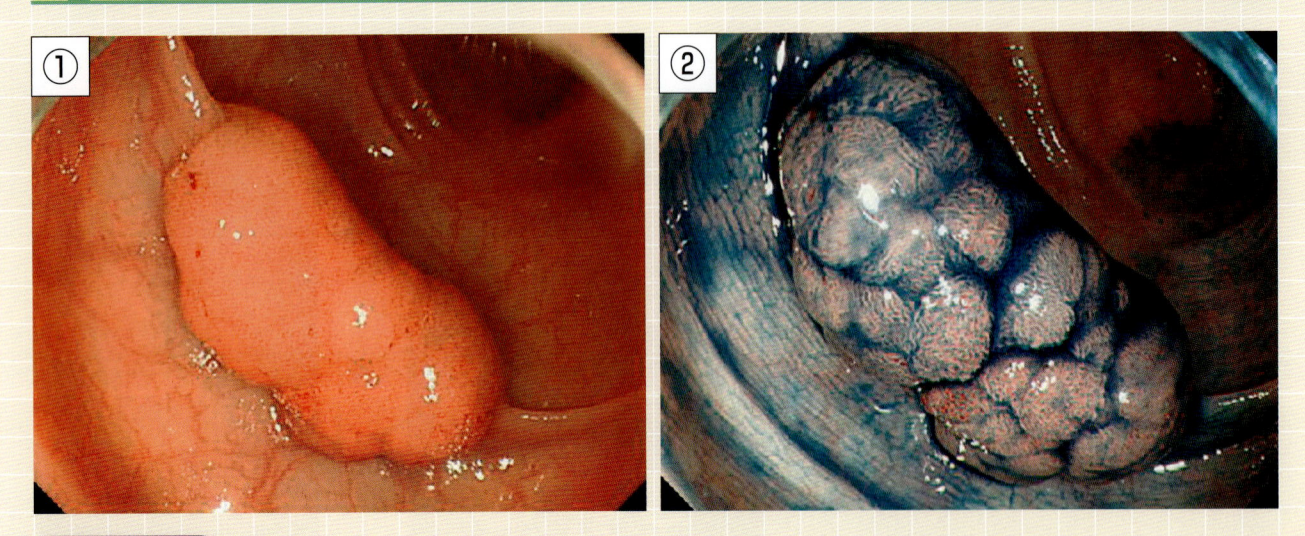

① ②

Question 21
インジゴカルミン散布（②）によってどのような効果が得られたか。また、組織診断の予想を述べなさい。

➡ Answer21 p.151

症例2

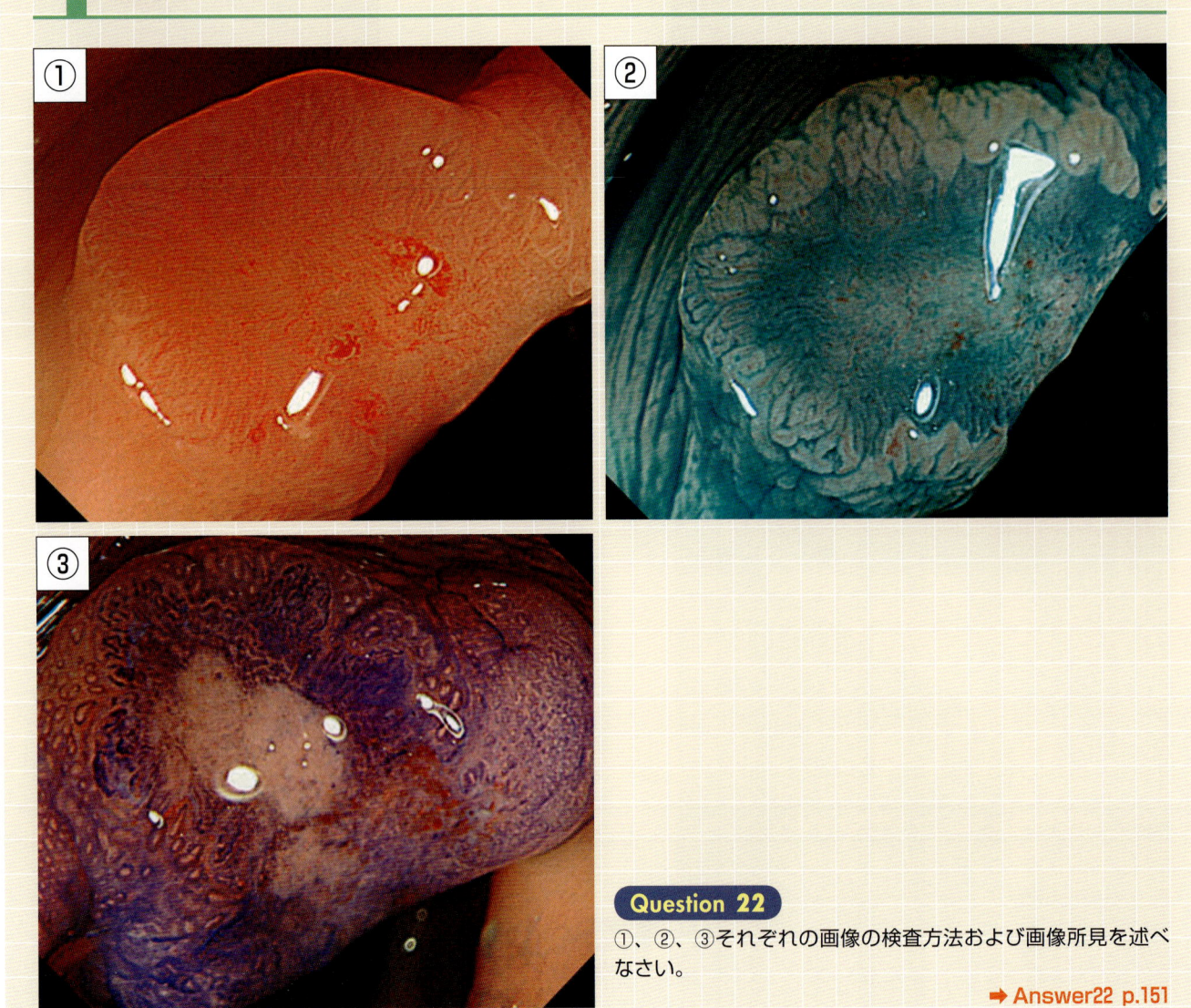

① ② ③

Question 22
①、②、③それぞれの画像の検査方法および画像所見を述べなさい。

➡ Answer22 p.151

❺ 大腸癌

症例1

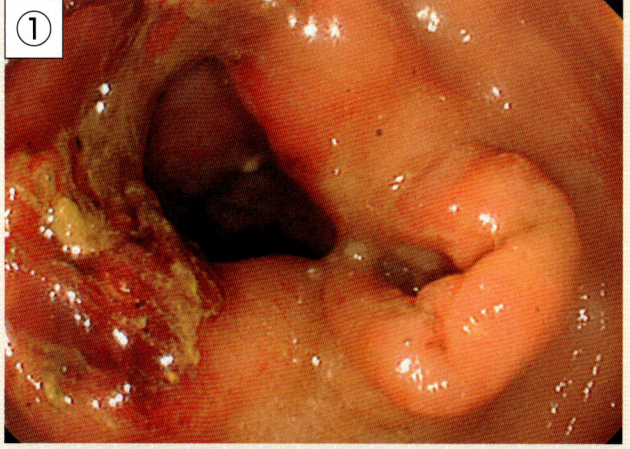

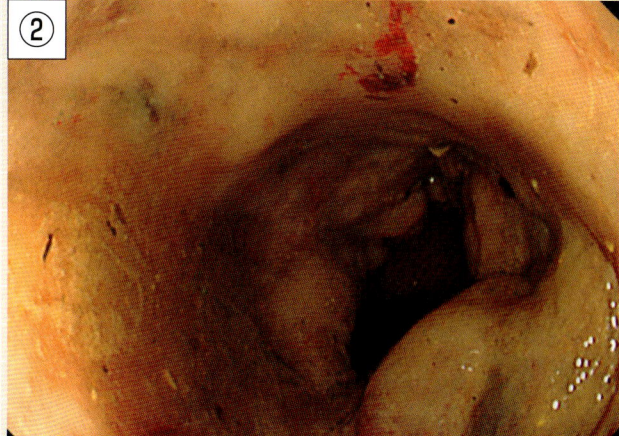

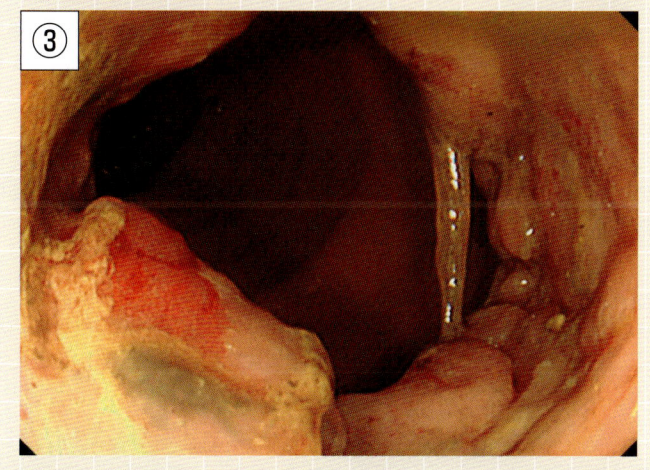

① ② ③

Question 23
貧血と下痢が主訴の60歳台男性。患者さんは過敏性腸症候群と思っていた。内視鏡の画像所見を述べなさい。この患者さんに注腸造影を行うとどのような所見が得られるか。
→ Answer23 p.152

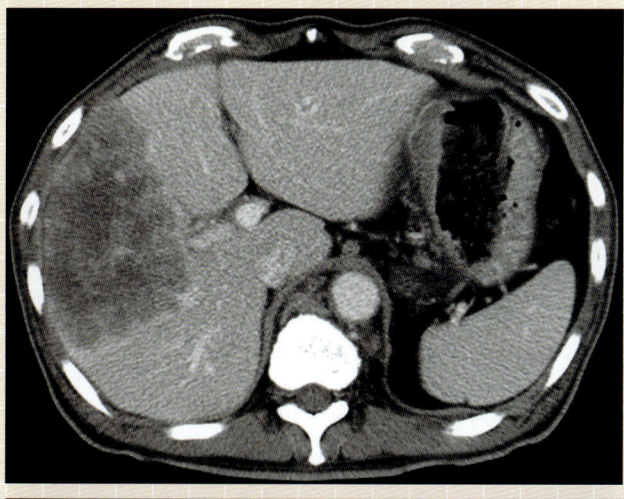

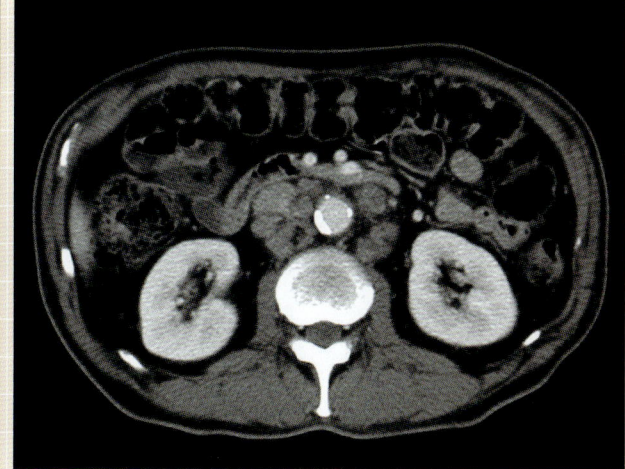

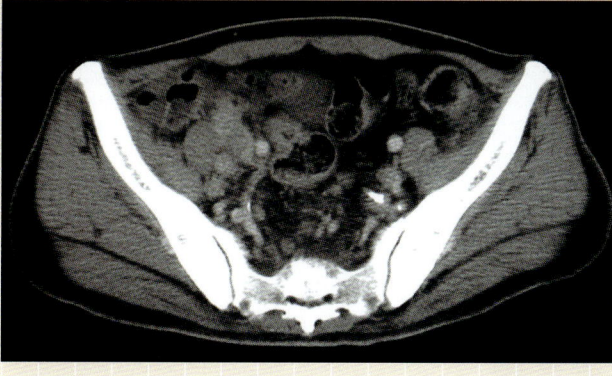

Question 24
腹部造影CT検査を行った。それぞれの画像所見を述べなさい。
→ Answer24 p.152

Answer

胃癌

Answer 1

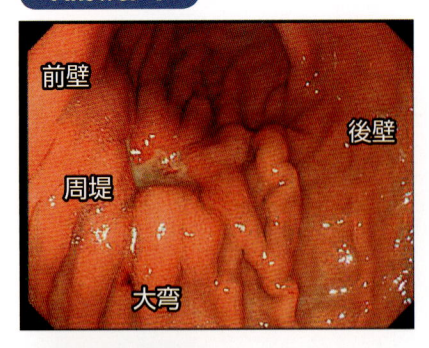

画像所見：
・胃体部大弯に潰瘍性病変を認める。
・潰瘍は大きさが1cm程度で不整形、潰瘍底は周囲粘膜よりも高い。
・潰瘍に向かってひだが集中し、そのひだは中央で融合して、全体として周堤を形成する。
➡ 以上より2型胃癌を疑う

次に行う画像検査：
・病期診断（Staging）目的に腹部CTを行う。

Answer 2

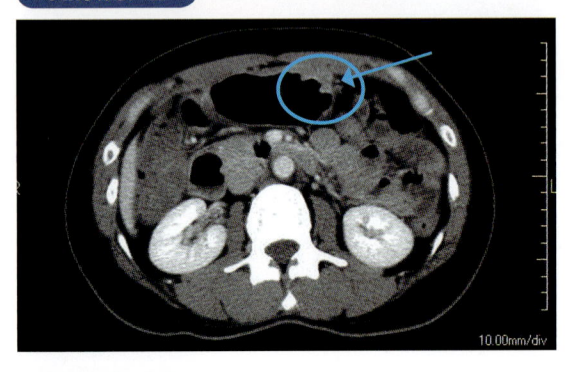

位置関係：胃癌は丸で囲んだところ。胃の断面像であり、大弯・前壁・後壁の位置関係を理解する。胃は意図的に発泡剤で膨らませ、病変を識別しやすくしている。薄い濃度のバリウムを飲ませることもある。このように、CTは実質臓器以外に管腔臓器も撮像対象となる。

画像所見：潰瘍によるクレーター構造が描出されている（丸）。胃壁周囲に毛羽立ちが見られ（矢印）、炎症が周囲に波及していることがわかり、腹膜播種の可能性が示唆される。

Answer 3

胃噴門部から体部を見下ろしている。胃の内腔は拡張が不良である。送気を怠ったわけではなく、この程度までしか拡張しない。奥の角部（胃角）周辺は拡張不良の程度が強い（狭窄）。粘膜面は発赤と浮腫（むくみ）が目立ち、発赤部位に一致して白色変化すなわちびらん形成が見られる。典型的なスキルス胃癌の所見である。

Answer 4

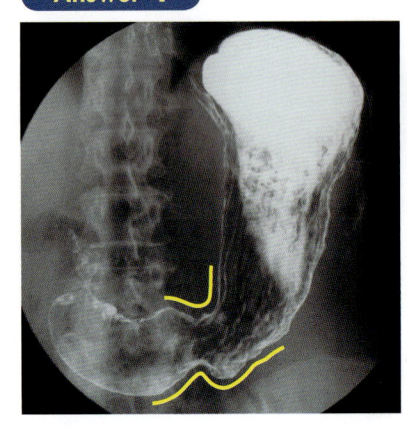

このレントゲン検査はバリウムと空気による二重造影法である。内視鏡の所見に一致して胃角の伸展が悪く、全周性に狭窄を認める（黄色）。内視鏡の精度向上とともにレントゲンが診療現場で使用される頻度は減少してきたが、レントゲンは胃壁の伸展（やわらかさ）の評価や胃全体における病変の広がりを評価する場合に依然として有用な検査方法である。

Answer 5

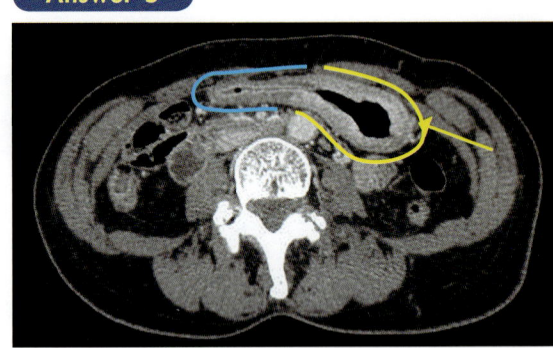

胃壁の局所的な肥厚（黄色）を認める。同部の壁内造影所見は、周囲（青色）と比べても異なるため、同部が内視鏡やレントゲンで捉えられた腫瘍の部位に一致すると考えられる。胃壁周囲に毛羽立ちが見られ（矢印）、炎症が周囲に波及していることがわかる。

Answer 6

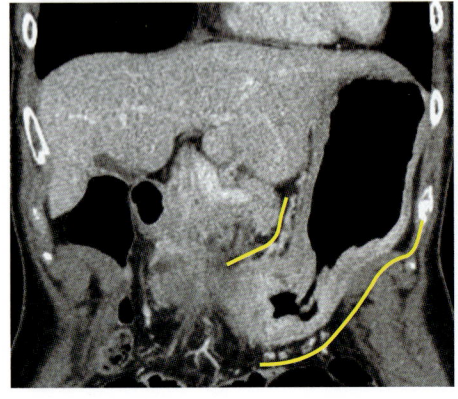

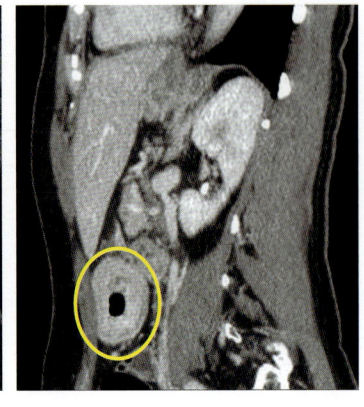

冠状断（左）と矢状断（右）の再構築像が作成された。冠状断はQ4のレントゲンと同じような画像が得られるが、レントゲンと異なり胃壁およびその周囲の情報までもが収集される。

Answer 7

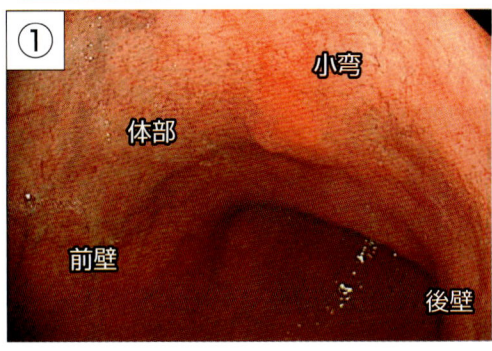

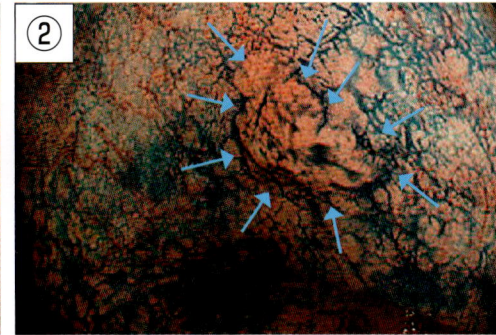

① 小弯 / 体部 / 前壁 / 後壁

②

画像①　胃体下部小弯に径1cm大の発赤調扁平隆起が見られる。
画像②　追加処理：インジゴカルミン散布による色素内視鏡検査
　　　　得られる効果：表面の凹凸が明瞭となり、隆起性病変の正確な範囲を指摘出来るようになる（矢印）。
　　　　　　　　　　　青いインジゴカルミン背景の中で胃癌粘膜の赤い色が強調されて識別しやすくなる。

Answer 8

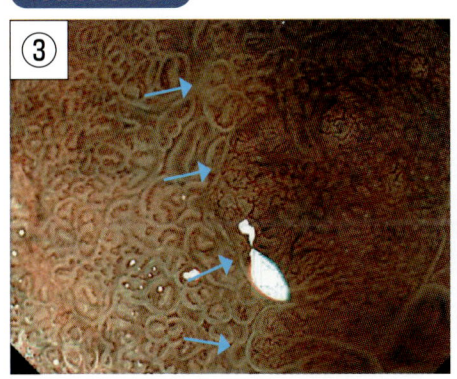

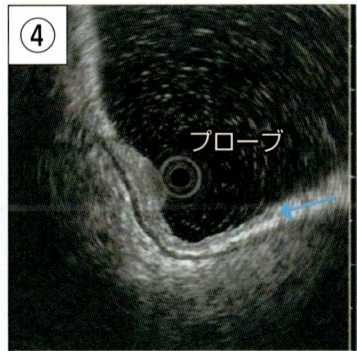

③

④ プローブ

画像③
　追加処理：NBI（Narrow Band Imaging）処理と拡大観察
　得られる効果：粘膜と表在血管の微細構造の描出
　画像所見：右側半分が扁平隆起で左半分が正常粘膜、扁平隆起では正常な粘膜構造が失われて表在血管がfine network pattern
画像④
　検査方法：超音波内視鏡
　得られる効果：胃壁構造の描出
　画像所見：腫瘍はプローブの左側に描出され、粘膜筋板（矢印）を破壊する像は認めない（深達度はm）。

食道癌

Answer 9

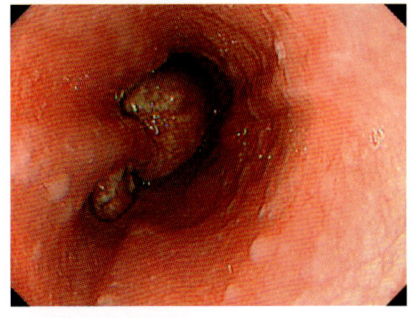

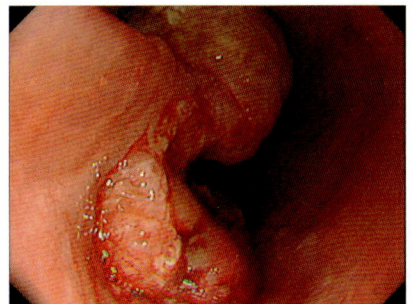

食道にクレーター性病変を認め、2型の食道癌が疑われる。
（接線方向からの観察であり病変の全体像が得られず診断が難しい。胃癌症例1の病変を側面から観察していると考えれば理解しやすい。）

Answer 10

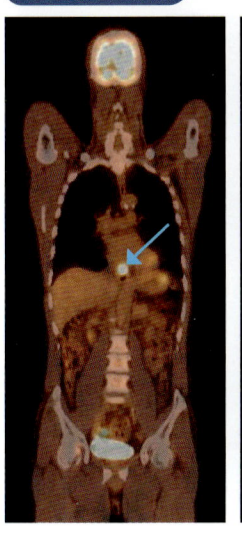

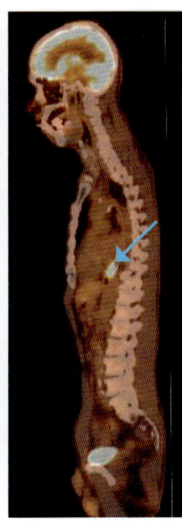

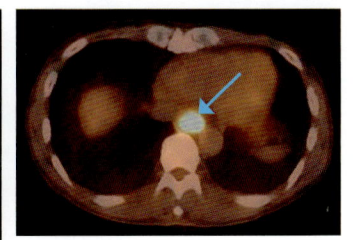

検査方法：FDG-PET/CT
画像所見：食道にFDGの集積を認める。

膵臓癌

Answer 11

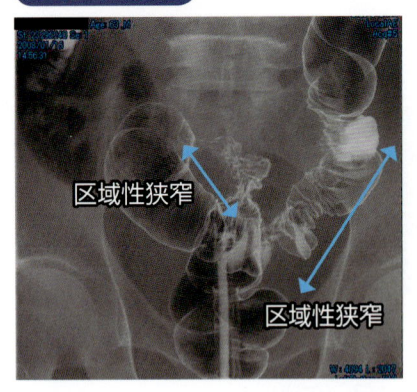

区域性狭窄

粘膜面はスムースであり、壁内（粘膜）病変というよりも壁外病変が疑われる。

Answer 12

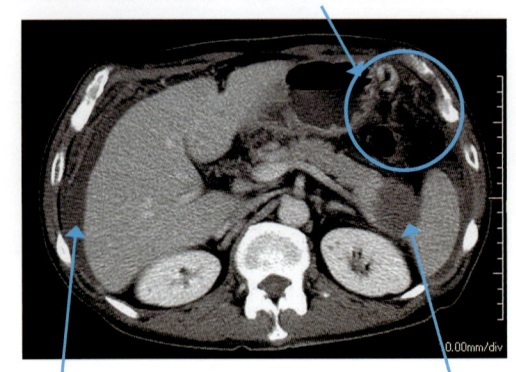

膵臓周囲脂肪組織の濃度上昇（毛羽立ち）

腹水　　膵尾部のLow Density Area（膵臓癌）

Answer 13

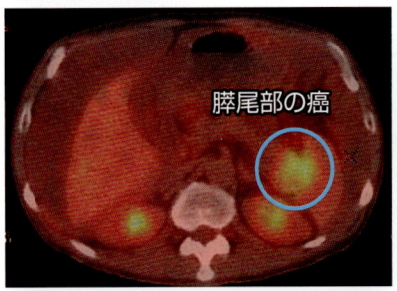

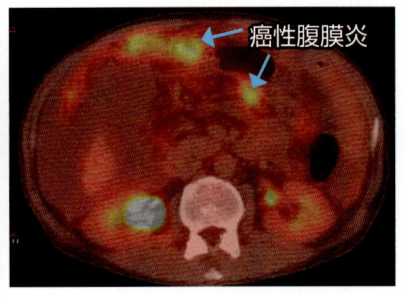

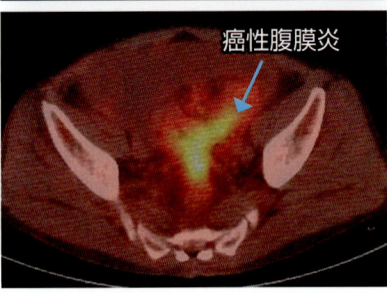

膵尾部の癌
癌性腹膜炎
癌性腹膜炎

この症例の主訴である下腹部痛は、癌性腹膜炎によるものである。

Answer 14

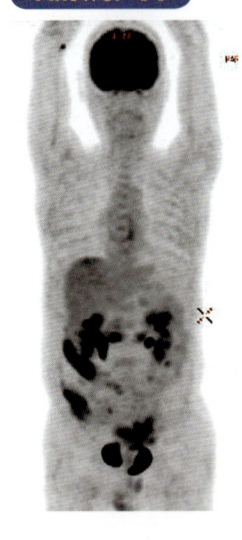

PET単独の画像では、FDG集積部位の解剖学的位置がわかりにくい。
特に、膵尾部の腫瘍は腎臓への生理的な集積と重なり、この画像から指摘することは困難である。PETは機能、CTは解剖というように、組み合わせることで、診断精度が向上する。

Answer 15

診療ガイドラインによれば、膵癌が疑われる場合に推奨される画像診断は超音波および造影CTである。本症例においてMRIはCTよりも腫瘍部を明瞭に描出しているが、現時点（2013年）ではMRIが膵癌の診断能においてCTを凌駕するという証拠はない。今後の動向が注目される。

Answer 16

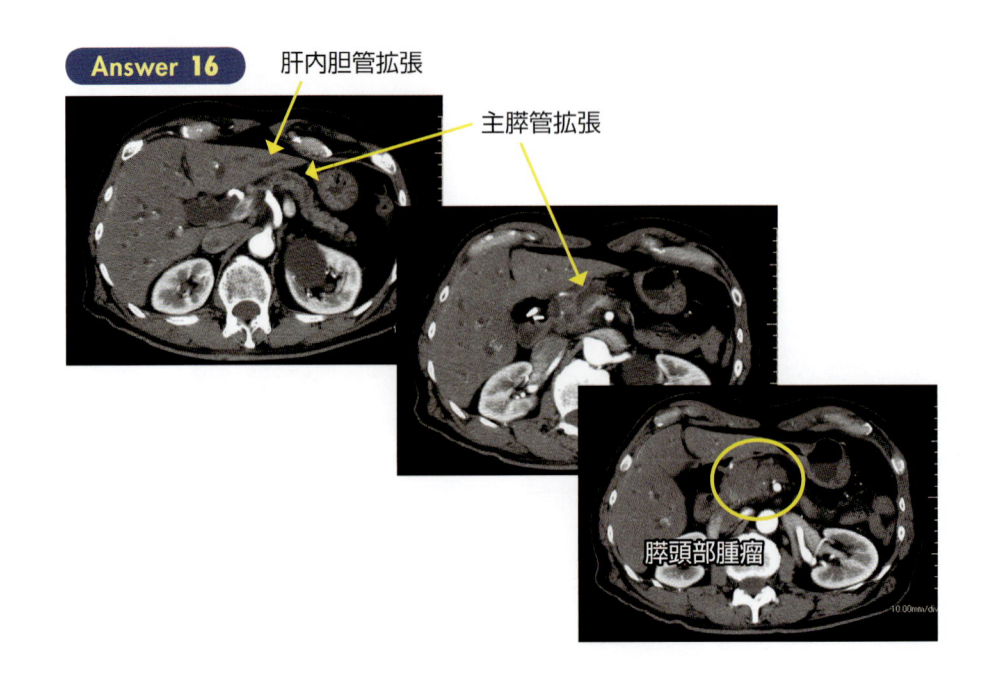

肝内胆管拡張
主膵管拡張
膵頭部腫瘤

第6章　消化器・消化管

Answer 17

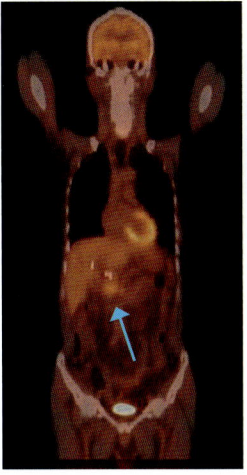

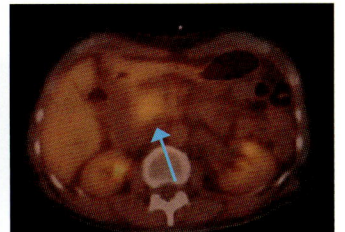

Answer 18

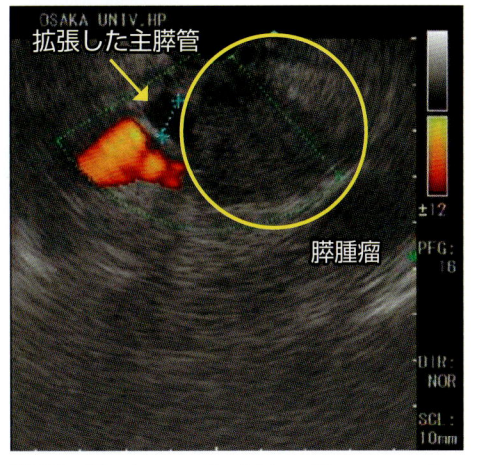

拡張した主膵管
膵腫瘍

EUS＝Endoscopic Ultra Sonography

Answer 19
内視鏡的逆行性胆管膵管造影（ERCP）。本症例は膵精査のため主膵管の形態評価と細胞診を行なった。その他、肝内胆管が拡張して閉塞性黄疸も出現しているため総胆管にステントを留置して減黄処置も行おうとした（ERBD：内視鏡的逆行性胆管ドレナージ法）。本写真は内視鏡先端から総胆管への挿管（カニュレーション）を試みているところである。

Answer 20
本症例は総胆管の狭窄が強くカニュレーションは不成功に終わった。そのため、減黄処置の他の手段として PTCD（経皮経肝胆管ドレナージ）が行われた。本写真は肝内胆管に留置したチューブから造影剤を注入している像である。総胆管の拡張は見られるが、造影剤が十二指腸に流入する像は得られず、膵頭部における総胆管狭窄の程度が強いものであることがわかる。

大腸ポリープ

Answer 21
インジゴカルミンの散布によって、表面の模様が読み取りやすくなった。具体的には、細長い網目構造が識別出来るようになった。この構造は、このポリープが病理学的に腺腫であることを示唆する。大腸表面の模様を読み解くことが組織診断の推定に役立つ。

Answer 22
①弱拡大による白色光観察。中央部の陥凹が読み取れる。表面の模様については詳しい情報を読み取ることが難しい。
②インジゴカルミン散布後の観察。表面の模様が読み取りやすくなった。
③ピオクタニン染色後の観察。表面の模様が鮮明に観察出来るようになり、この模様は腺管の開口部（pit）に相当することが容易に想像出来る。この開口部の形状（pit pattern）は、陥凹の内側に向かうにつれて細長く密集するようになり、中央部では消失する。この pit pattern は腫瘍性変化を示唆し、特に後者は癌化を示唆する。このような pit pattern に基づく診断は日常の診療において重要な役割を占めるようになった（pit pattern 診断学）。

大腸癌

Answer 23

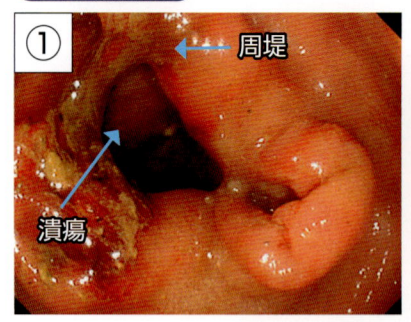

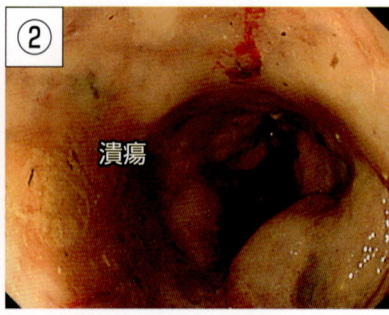

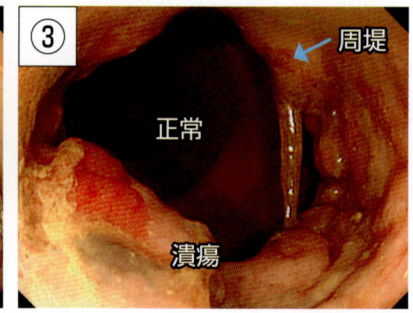

① 周堤　潰瘍
② 潰瘍
③ 周堤　正常　潰瘍

① 病変の肛門側からの観察。手前に全周性の周堤を認め、その奥に潰瘍が見られる。
② ①より少し口側に挿入して観察。潰瘍形成が全周性に見られる。
③ ②より少し口側に挿入して観察。周堤が見られ、その奥は正常粘膜が広がる。まとめると、全周性の潰瘍性病変であり、分類上は2型大腸癌である。
　注腸造影を行うと、典型的なアップルコアを呈する。

Answer 24

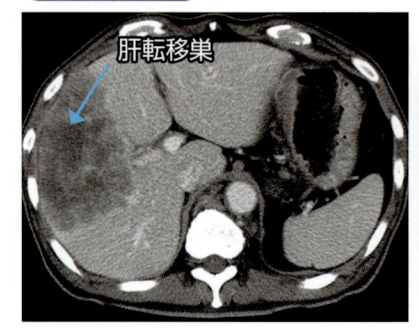

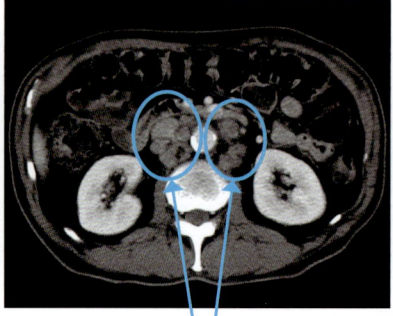

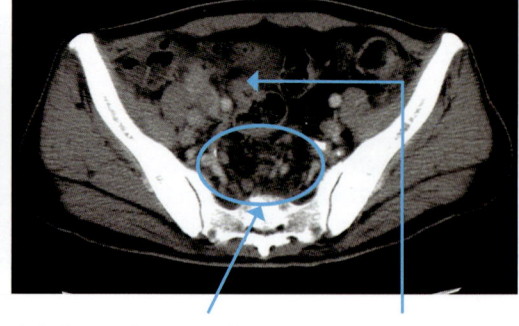

肝転移巣

リンパ節転移

脂肪濃度上昇（毛羽立ち）、癌性腹膜炎、リンパ節転移

直腸の狭窄と壁肥厚、すなわち大腸癌

第7章

老年・高血圧内科

❶ 腎血管性高血圧（RVHT）

■ 老年・高血圧内科領域の画像診断
1. 高血圧：2次性高血圧（腎血管性、内分泌性）、高血圧合併症を診断する
2. 認知症：認知症原因疾患を特定する
3. その他：老年症候群を診断する

■ 腎動脈狭窄の診断
・腹部血管雑音（40％）
・血漿レニン活性
　両側性腎動脈狭窄では必ずしも高値ではない

・腎血流ドプラ　　　　　　　　➡ スクリーニング
・レノグラム（カプトリル負荷）➡ 分腎機能診断
・MRA、CT angiography　　　　➡ 形態診断
・腎動脈造影（DSA）

■ 腎動脈疾患における画像診断検査の位置づけ
超音波検査（腎ドプラ）
・ベッドサイドにて最も簡便に行える
・新たな適応の指標　Resistive Index
MRI
・MR angiographyにてGd造影剤にて腎動脈狭窄を描出（腎負荷が少ない、皮膚線維症）
・被曝がない
CT
・CT angiographyにてヨード造影剤にて腎動脈狭窄を描出（造影剤による腎毒性）
・石灰化やソフトプラークの有無の判定に優れる

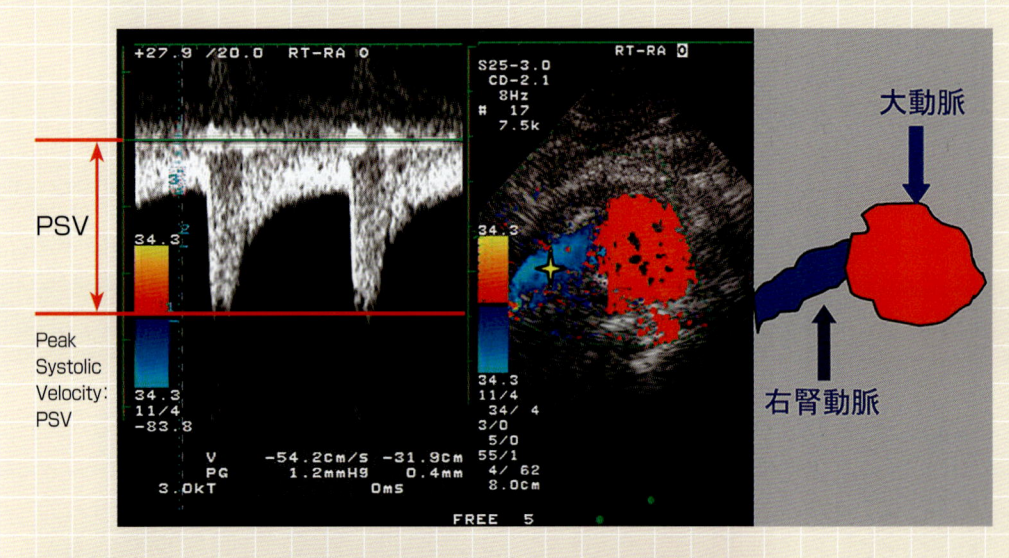

腎動脈起始部の評価
正常腎動脈：
Pulse Doppler
PSV＞100cm/sec＝狭窄疑い、PSV＞180cm/sec＝有意狭窄

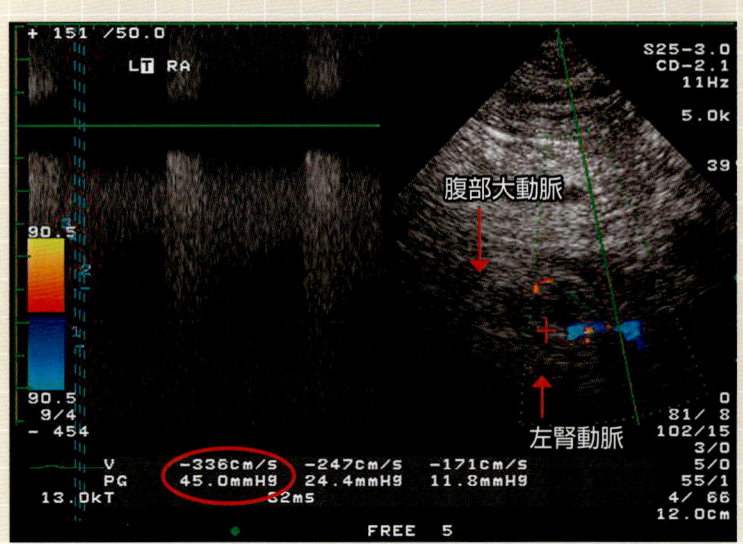

腎動脈起始部の評価
腎動脈狭窄例　左腎動脈起始部 Peak Systolic, Velocity (PSV)：336cm/s

154　第7章　老年・高血圧

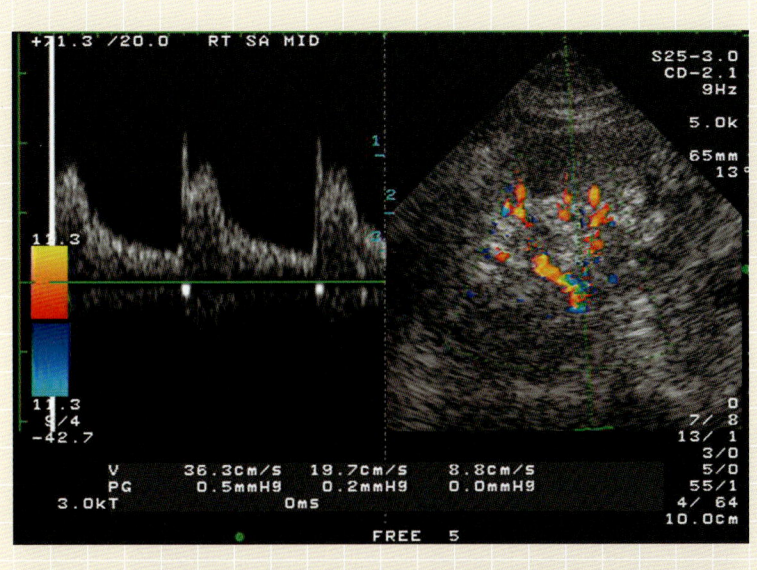

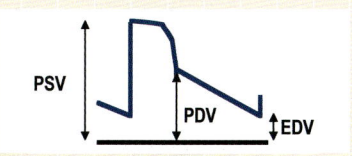

D/S＝PDV／PSV
Resistive Index(RI)
(PSV-EDV)／PSV

腎内血流の評価
正常例の区間動脈
腎障害例（Dysfunction pattern）＝ D/S ＜ 0.5，RI ＞ 0.7、腎動脈有意狭窄例では区域動脈の血流波形の立ち上がりが緩やかになる（post-stenotic pattern）。

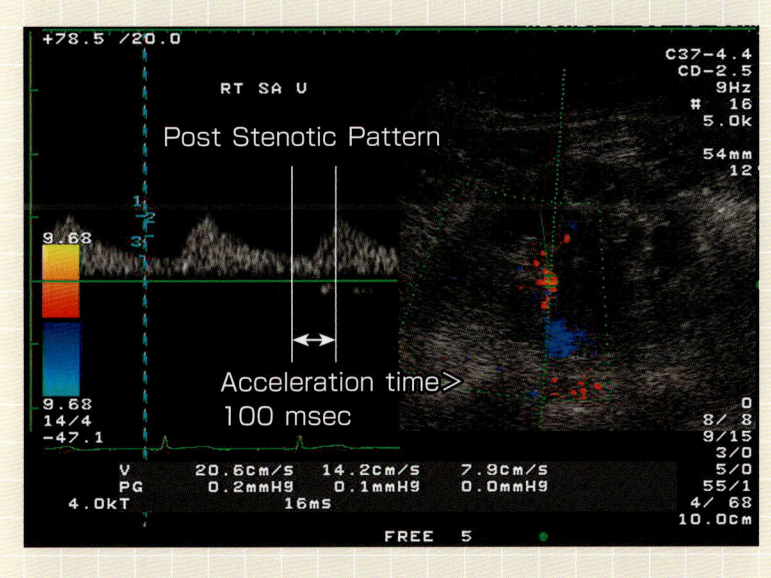

腎内血流の評価
腎動脈狭窄例　RI ＝（20.6 - 7.9）／ 20.6 ＝ 0.62

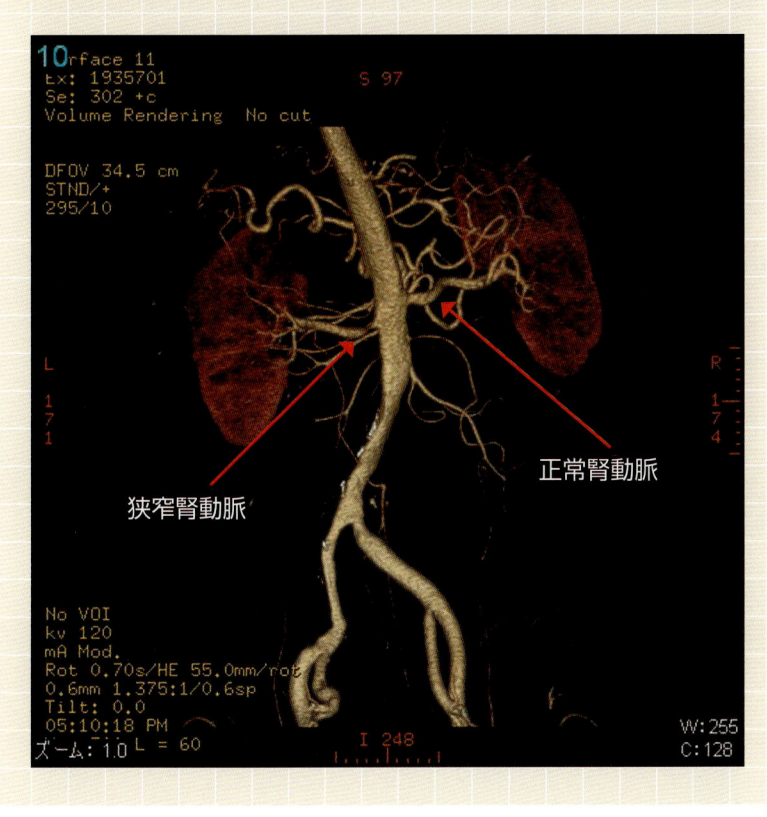

3D CT angiography（狭窄・正常例）

❶ 腎血管性高血圧（RVHT）

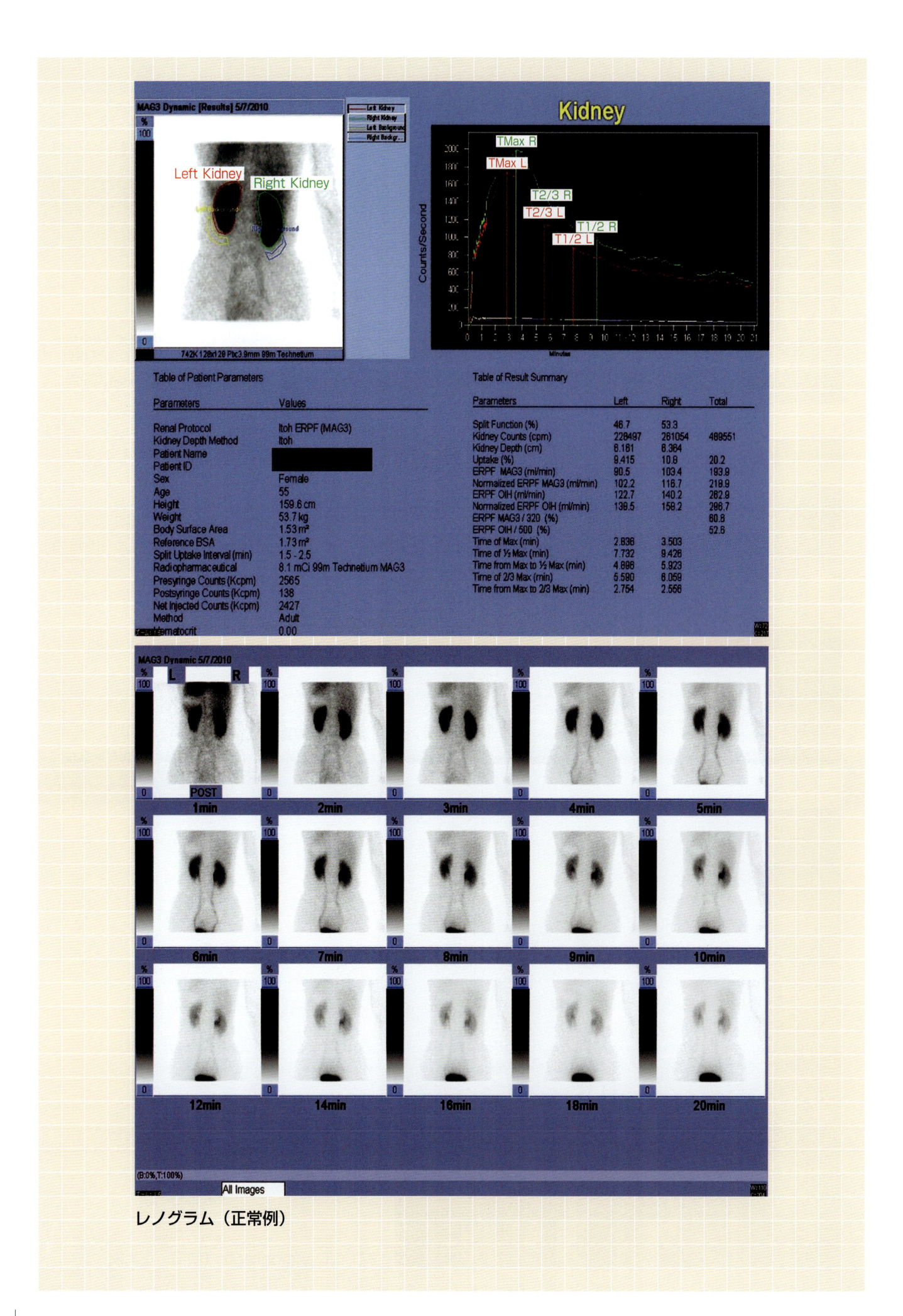

レノグラム（正常例）

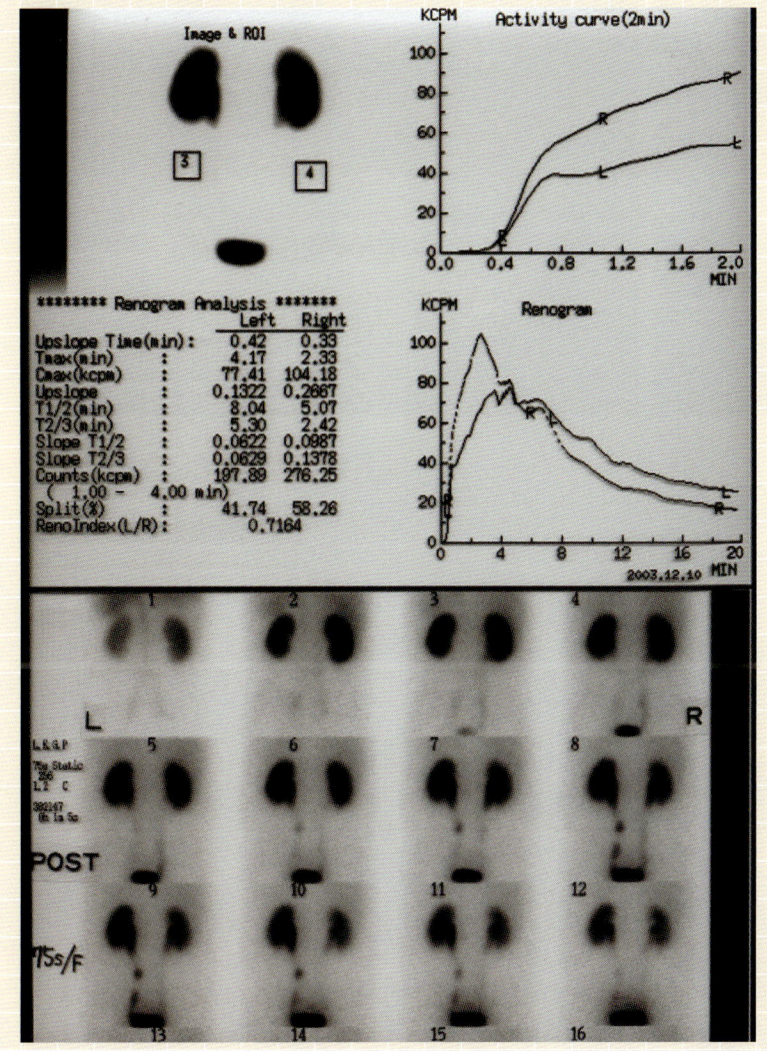

症例1

レノグラム
Tmax：
Lt-4.17min, Rt-2.33min
T1/2：
Lt-8.04min, Rt-5.07min

左腎でRIの取り込みと排泄遅延を認める

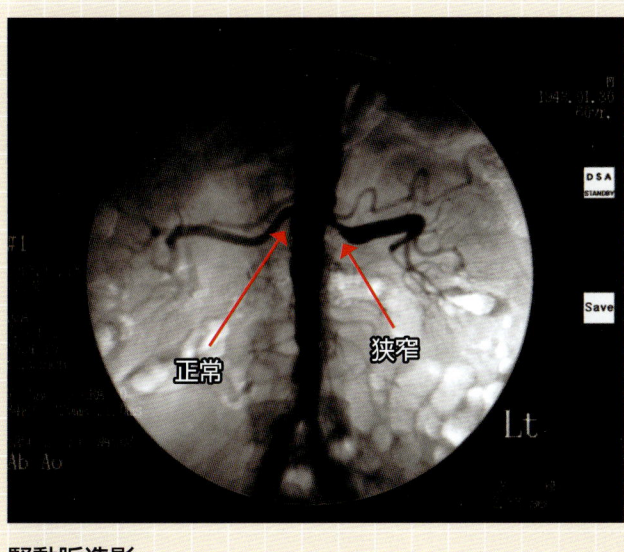

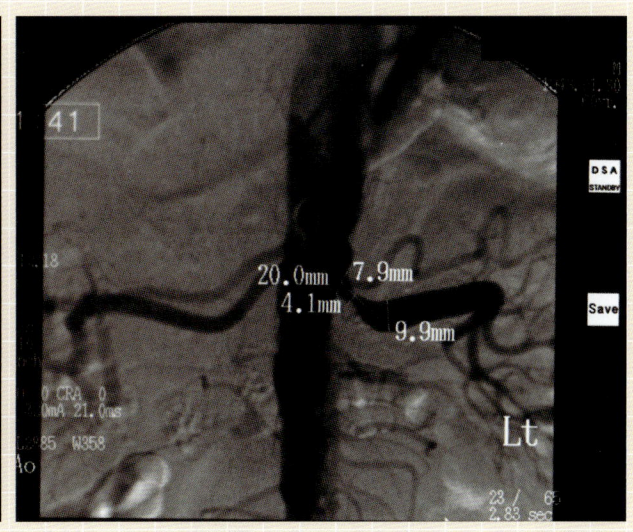

腎動脈造影
分腎静脈レニン活性
IVC sup：3.3, IVC inf：2.9, Lt RV：3.9, Rt RV：2.7
Lt/Rt＝1.44 （有意な左右差≧1.5に近い）

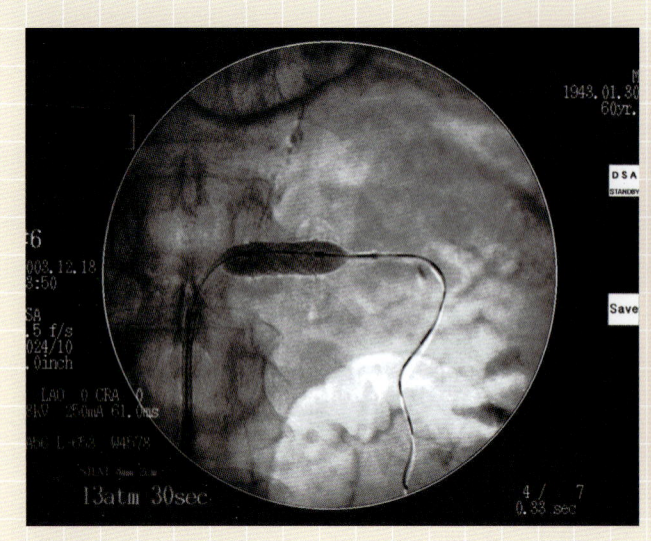

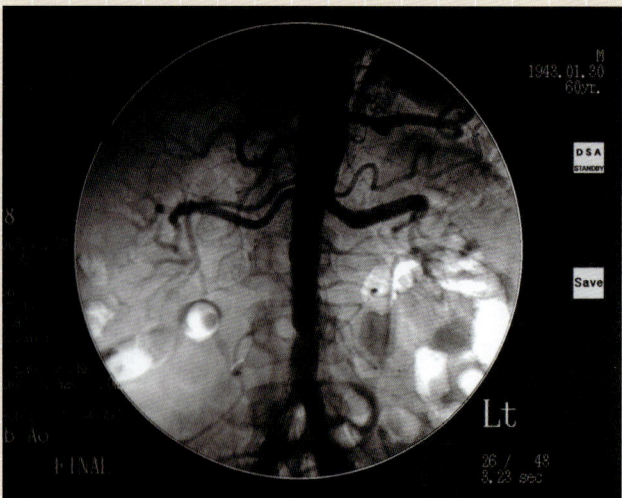

PTRA
治療前後の血圧変化
Pre PTRA：170/102mmHg, Post PTRA：120/70mmHg

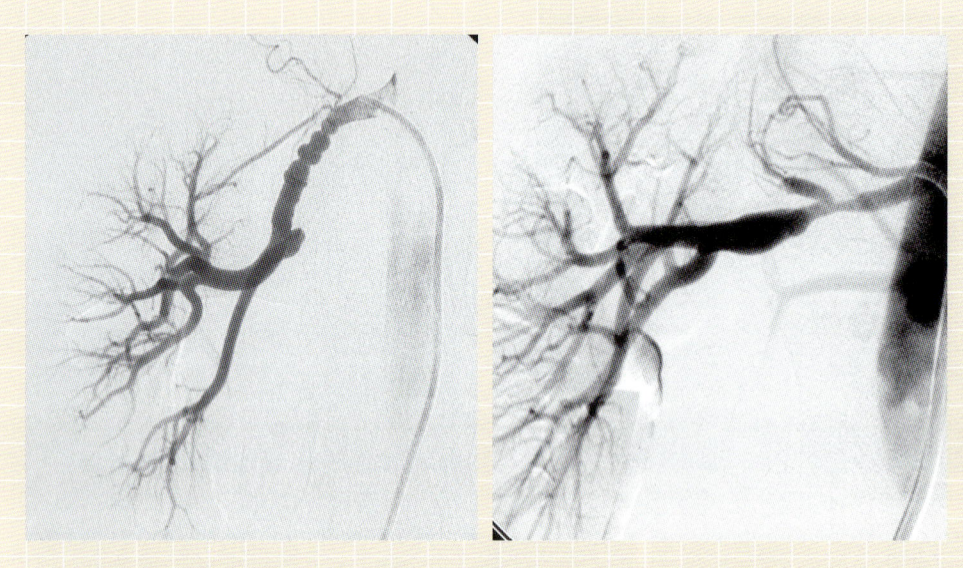

線維筋性異型性：
Fibromuscular Dysplasia (FMD)
左：string of beads,
右：tubular type

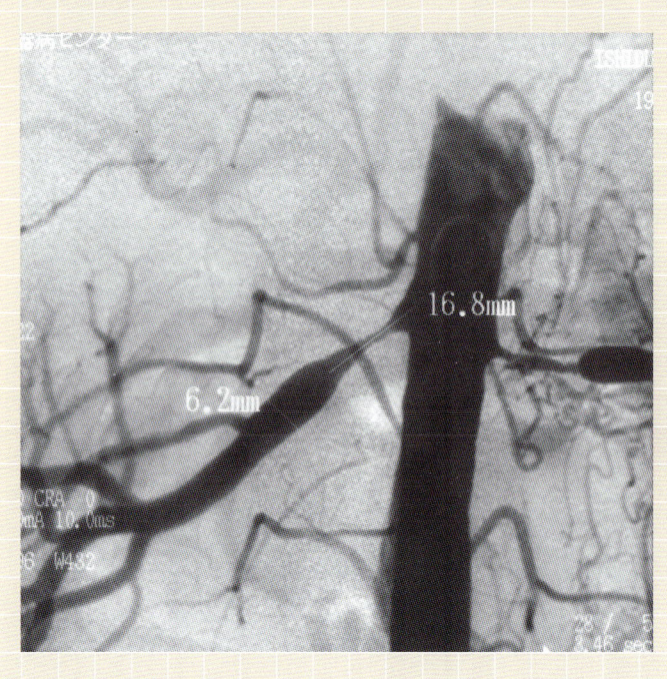

腎動脈造影
23歳女性
初診時
血圧：180/120mmHg
血液検査（特徴的な異常値）：
　　　CRP　3.1mg/dl,
　　　ESR　65mm/1hr

Question 1
1．この疾患で特徴的な身体所見はなにか。
2．この疾患で他に必ず測定すべき血液検査項目はなにか。
3．本症例の腎ドプラ所見を述べなさい。

➡ Answer 1　p.164

❷ 原発性アルドステロン症

■ PA精査の概念
アルドステロンの自律性分泌の証明
・機能的確認検査（各種負荷試験）
アルドステロン分泌の局在診断
・画像診断（主に thin slice CT）
・副腎シンチ（補助的診断法）
・副腎静脈サンプリング
　（AVS：adrenal venus sampling）

■ 画像診断（局在診断）
副腎CT
　16列以上のマルチスライスCTが望ましい。一般的には造影CTが基本（1-3mm厚のスライス）。
典型的所見
　腺腫：サイズ／平均径1.7cm（0.5-3.5cm）。単純では均一なLDA、造影では濃染の程度は正常組織より弱い。
　IHA：40％が両側副腎で同程度の肥大 60％が正常に描出、造影剤で均一に描出。
　　　アルドステロン産生癌：腺腫より大きく不整形、内部不均一。

■ 副腎静脈サンプリング（局在診断）
採血箇所：左右副腎静脈，下大静脈上下，（左右腎静脈）
測定項目：PAC, cortisol
ACTH負荷：健常側との差が増強
判定：PAC/cortisol の副腎静脈左右比較＞2で左右差
　左右比較＞4（ACTH負荷時）

ACTH負荷前：①→⑥
ACTH負荷後：⑥→①

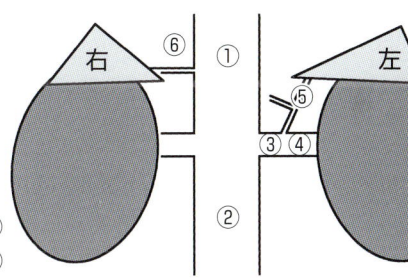

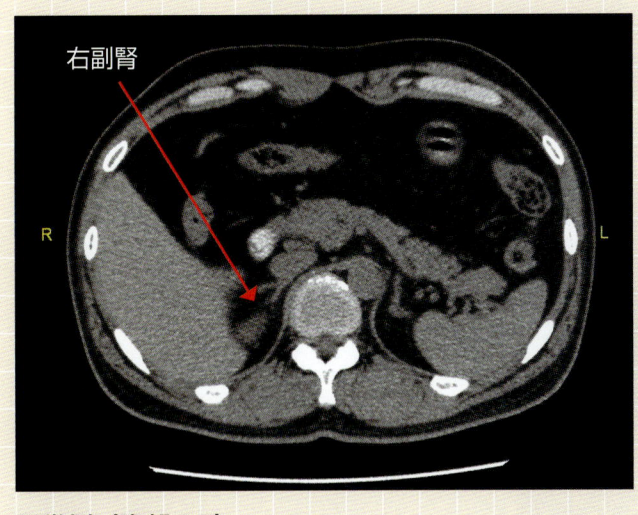

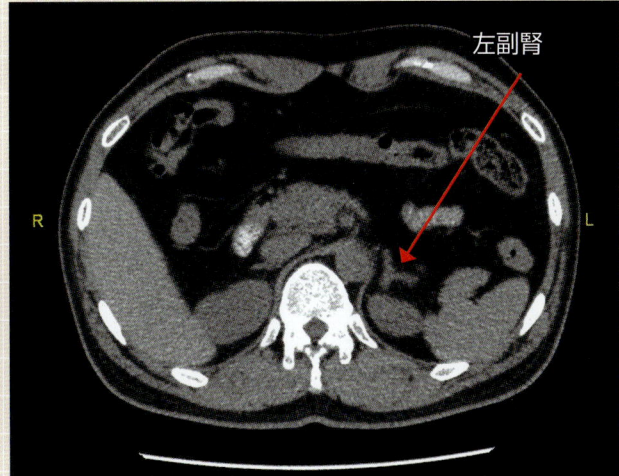

正常例（腹部CT）

右副腎　　　　左副腎

症例2

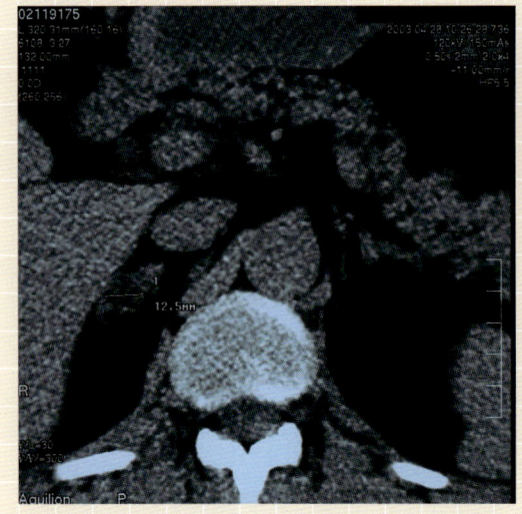

腹部単純CT

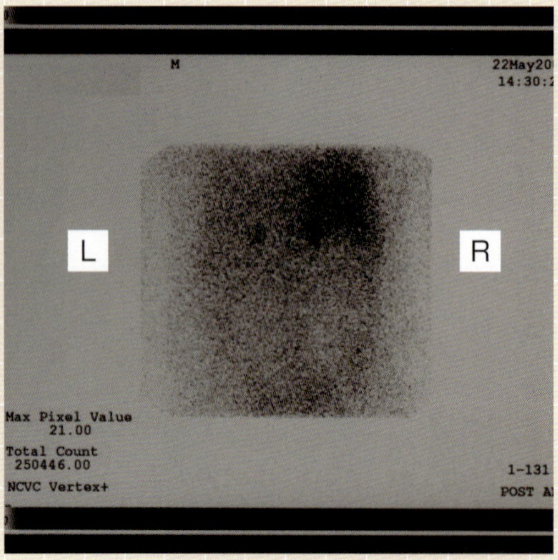

^{131}I-副腎アルドステロールシンチ

Question 2
所見を述べなさい。
→ Answer 2 p.164

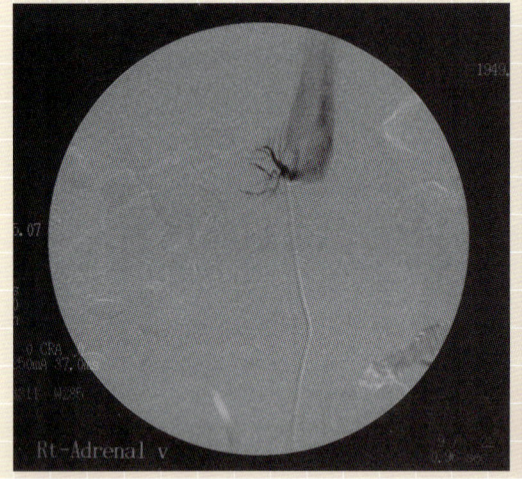

右　Rt-Adrenal v
左　Lt-Adrenal v

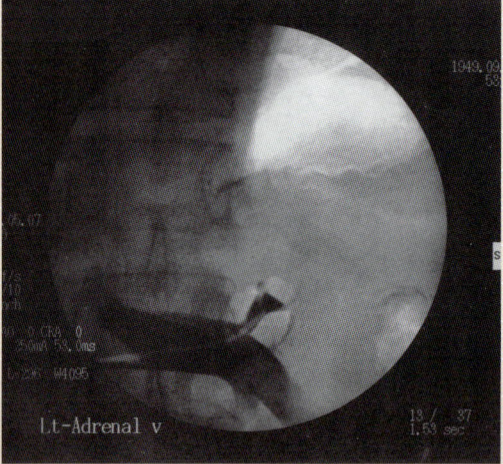

Question 3
何をしているか述べなさい。
→ Answer 3 p.164

症例3

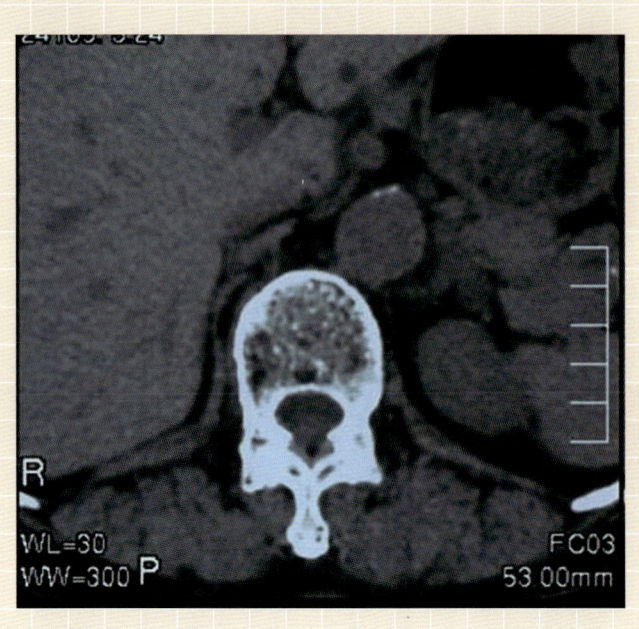

60歳女性。高血圧、低カリウム血症あり

Question 4
この疾患で特徴的な血液検査所見と、この疾患を診断するための負荷試験を述べなさい。
→ Answer 4 p.164

❸ 認知症

■ 認知症を来す疾患

1. 中枢神経変性疾患（孤発性）
   ① アルツハイマー型認知症
   ② レビー小体型認知症
   ③ パーキンソン病
   ④ 進行性核上性麻痺
   ⑤ 皮質基底核変性症
   ⑥ 前頭側頭型認知症
   ⑦ 多系統萎縮
   ⑧ その他
2. 脳血管障害による認知症
   ① 脳梗塞（多発性脳梗塞を含む）
   ② ビンスワンガー皮質下白質脳症
   ③ 脳出血（多発性を含む）
   ④ 慢性硬膜下血腫
3. 脳腫瘍
4. 水頭症
5. 神経感染症
   ① 急性ウイルス性脳炎後
   ② HIV 感染症
   ③ 進行性多巣性白質脳症
   ④ プリオン病
   ⑤ 亜急性硬化性全脳炎
   ⑥ 神経梅毒
   ⑦ 急性化膿性髄膜炎後遺症
   ⑧ 亜急性・急性髄膜炎
   ⑨ 脳寄生虫
6. 無酸素もしくは低酸素脳症
7. 欠乏症・中毒症
   ① 慢性アルコール中毒
   ② ビタミンB_1欠乏（ウエルニッケ脳症）
   ③ ニコチン酸欠乏（ペラグラ）
   ④ ビタミンB_{12}・葉酸欠乏
   ⑤ CO中毒
   ⑥ 薬物中毒

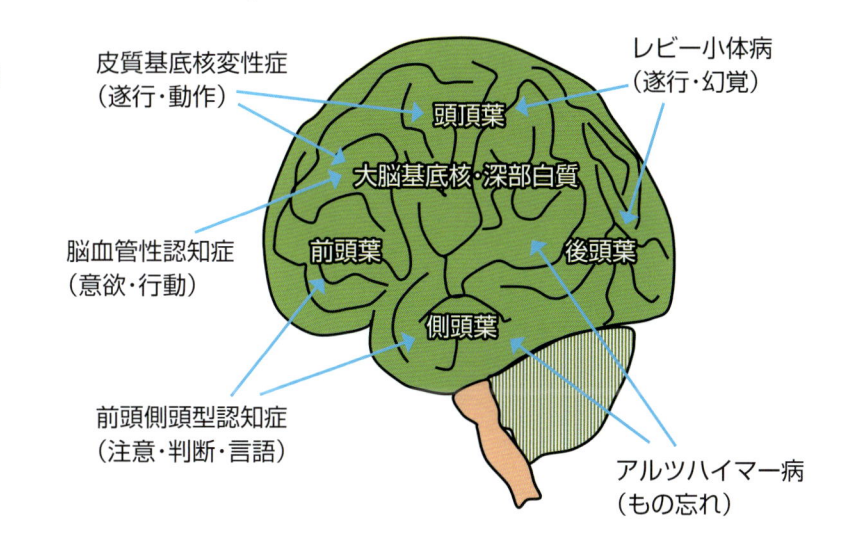

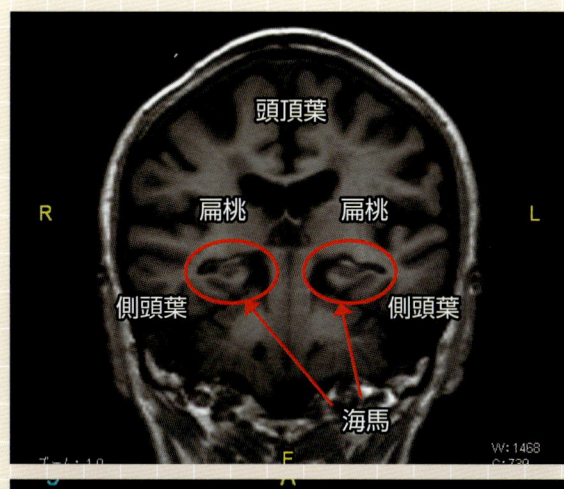

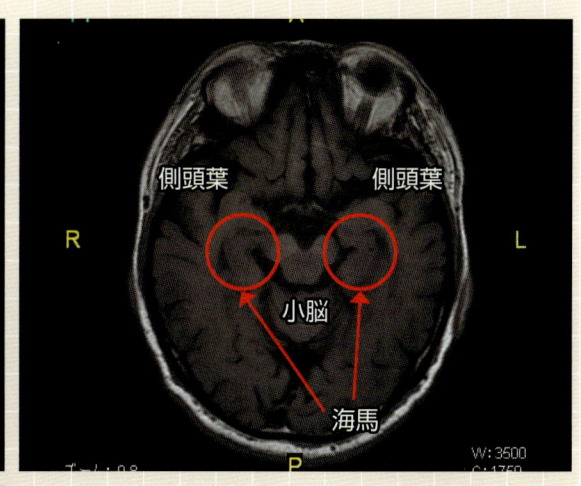

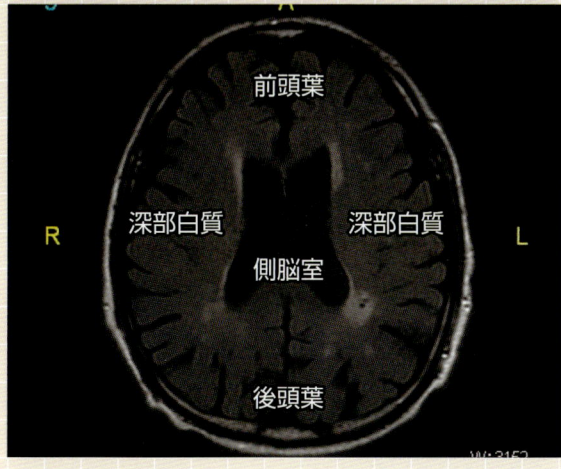

皮質基底核変性症（遂行・動作）→頭頂葉
レビー小体病（遂行・幻覚）
大脳基底核・深部白質
脳血管性認知症（意欲・行動）→前頭葉
後頭葉
前頭側頭型認知症（注意・判断・言語）→側頭葉
アルツハイマー病（もの忘れ）

87歳の高血圧患者の頭部MRI所見（認知症なし）

症例4

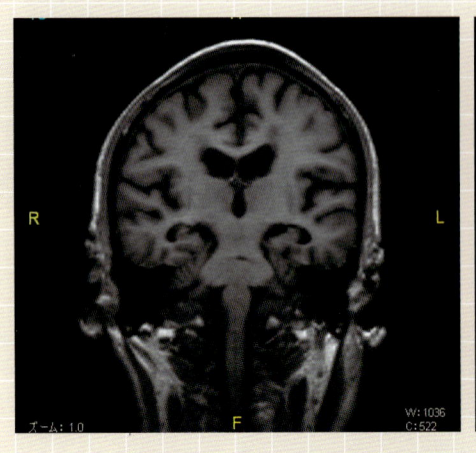

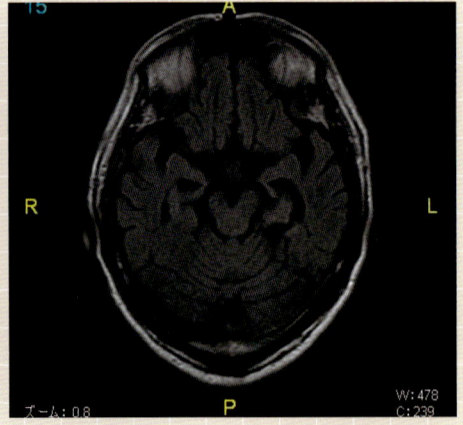

Question 5
79歳男性。この2年間に明らかにもの忘れの進行がある。このMRIの所見から考えられる疾患はなにか述べなさい。

→ Answer 5 p.164

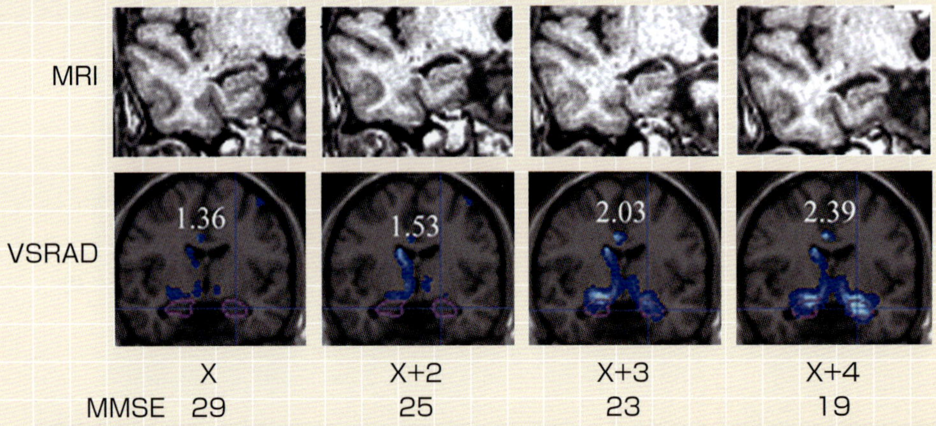

MRI

VSRAD

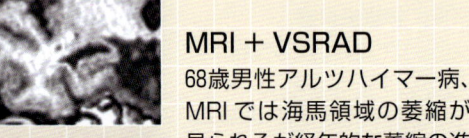

X	X+2	X+3	X+4
1.36	1.53	2.03	2.39

MMSE 29　25　23　19

MRI + VSRAD
68歳男性アルツハイマー病、MRIでは海馬領域の萎縮が見られるが経年的な萎縮の進行は捉えがたい。VSRADでは海馬傍回を中心とする内側側頭領域の萎縮度の増加、有意な萎縮領域の拡大も容易に把握できる。

症例5

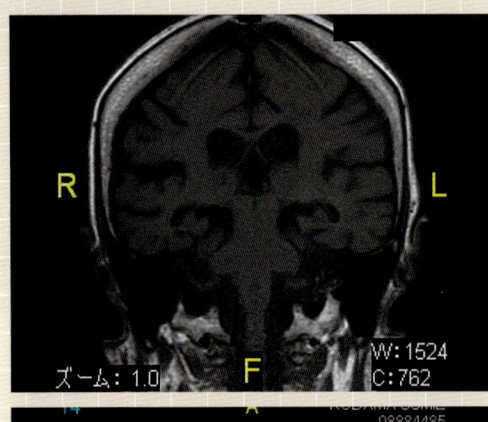

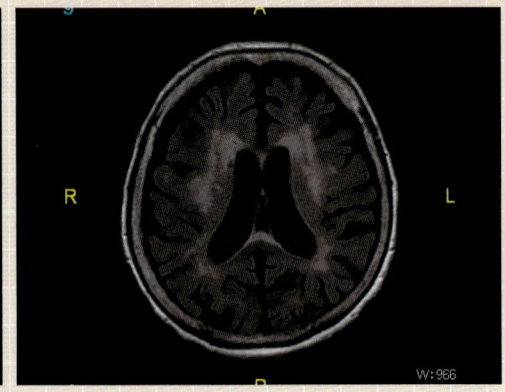

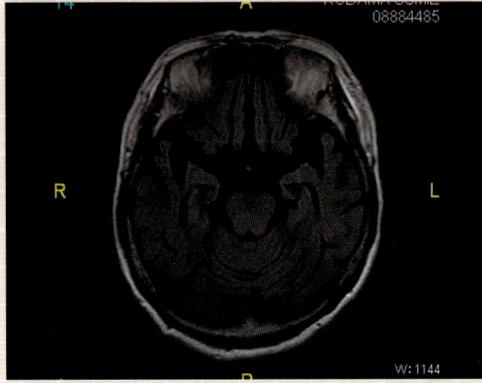

Question 6
80歳女性。長期間高血圧を放置。経過中、もの忘れが出現。このMRIの所見から考えられる疾患を述べなさい。

→ Answer 6 p.165

症例6

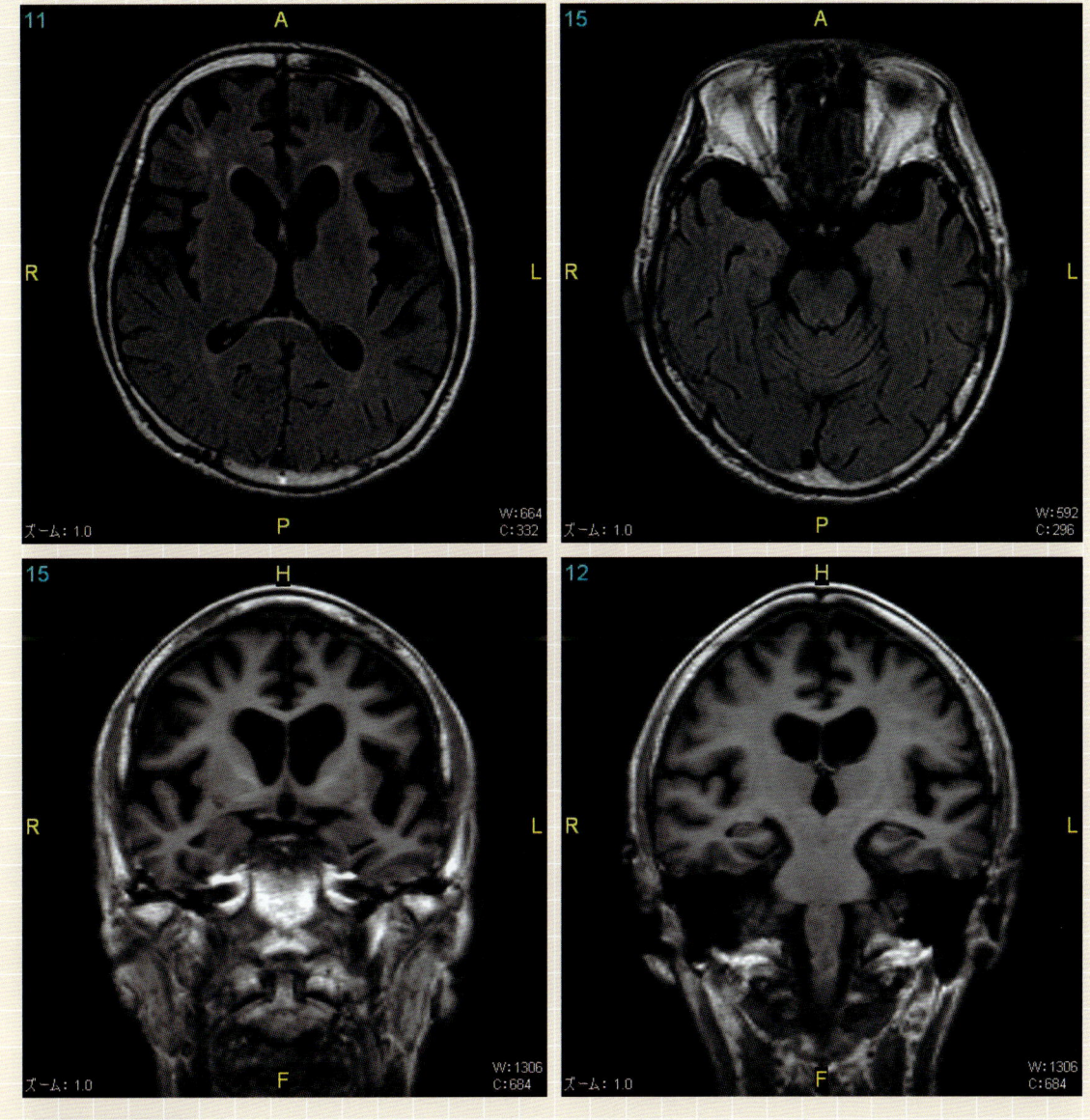

Question 7

66歳男性。うまく言葉が出ず、思ったことが言えない。同じことをし続けることが多い。考えられる疾患を述べなさい。

→ Answer 7　p.165

Answer・解説

❶ 腎血管性高血圧（RVHT）

Answer 1

1. この疾患で特徴的な身体所見
   血圧の左右差、上下肢血圧差、頸部、腹部などの血管雑音など。
2. この疾患で他に必ず測定すべき血液検査項目
   血漿レニン活性
3. 本症例の腎ドプラ所見
   腎動脈起始部のPSV高値、腎内血流の狭窄後パターン。

❷ 原発性アルドステロン症

Answer 2

右副腎腺腫によるPA（原発性アルドステロン症）
左（CT）：右副腎にmass（赤丸）
右（シンチ）：右副腎にRIの取り込み亢進

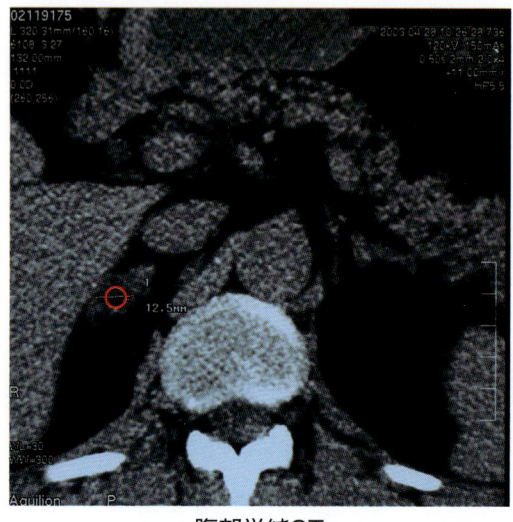

腹部単純CT

Answer 3

副腎静脈サンプリング
Aldo/Corti：右 - 6.17　左 - 3.16
右 / 左 ＝ 6.17 / 3.16 ＝ 1.95

	下大静脈・上	下大静脈・下	右腎静脈	左腎静脈
コルチゾール（μg/dl）	15.3	14.4	17.4	24.1
アルドステロン（pg/dl）	359	108	1074	762

Answer 4

血液検査所見：
・血漿レニン活性（PRA）低値、血漿アルドステロン濃度　　（PAC）高値（＞150pg/mL）
・血中アルドステロン濃度（PAC）/ 血漿レニン活性（PRA）の比　（ARR）＞200
負荷試験：
・カプトプリル負荷試験、生理食塩水負荷試験、立位フロセミド負荷試験など。

❸ 認知症

Answer 5

アルツハイマー病
・全認知症の約50％
・いつとはなしに発症し、緩徐に進行
・学習・記憶障害で初発
・エピソード記憶＞意味記憶＞手続記憶
　　生年月日　　　○
　　今の年齢　　　△
　　今日の日付　　×
治療：コリンエステラーゼ阻害薬、NMDA受容体拮抗薬
危険因子：頭部外傷・生活習慣病・低学歴・不活発
予防因子：高学歴・運動・食物からのビタミンE/C・魚

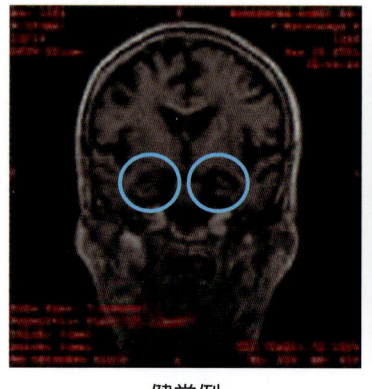

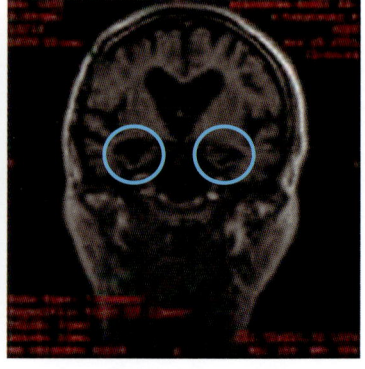

健常例　　　　　　　アルツハイマー病例

Answer 6
脳血管性認知症
・全認知症の約15%、時にアルツハイマー病と合併。
・広範囲脳梗塞（内頸動脈など主幹動脈の閉塞）
・ラクナ梗塞の多発（基底核・深部白質などへの穿通枝）
　意欲減退・情動失禁・夜間譫妄が特徴
・視床・海馬などの単発梗塞
　アルツハイマー型に似る
・Binswanger型白質脳症
　中高年者に発症、進行性知的機能低下。高血圧合併が多く、片麻痺・仮性球麻痺・尿失禁などの神経症状（＋）。びまん性の髄鞘喪失（特に前頭葉、後頭葉）と脳萎縮。高度動脈硬化と白質の多発性小梗塞・基底核の多発性ラクナ。

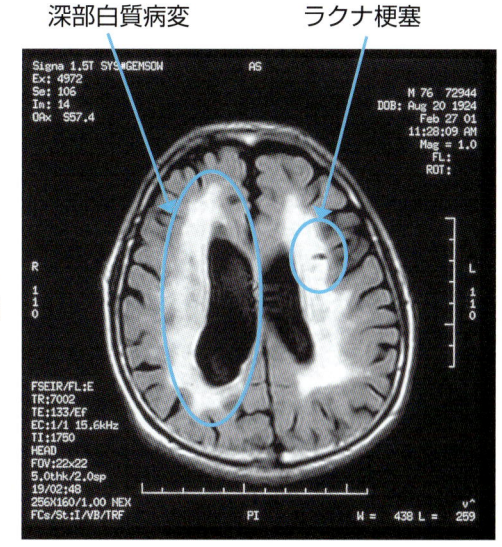

深部白質病変　　ラクナ梗塞

Answer 7
前頭側頭型認知症
・全認知症の約10%
・アルツハイマー病に比べ若年発症の傾向
・もの忘れはあまり目立たない
・異なる発症形態：1）性格・行動変化型、2）言語機能障害型
・脳CT・MRIでは前頭葉・側頭葉の萎縮
・脳血流検査では前頭葉や側頭葉で血流低下

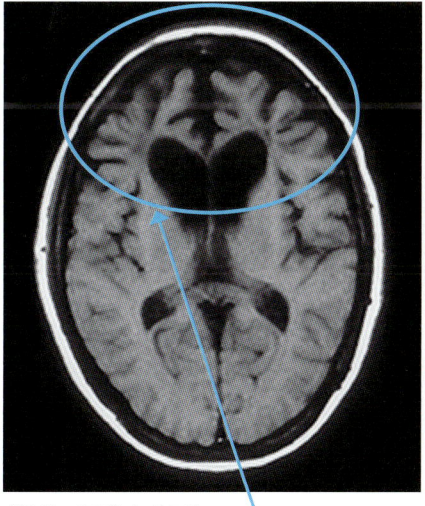

〔性格・行動変化型〕　前頭葉の萎縮と前角の開大
〔言語機能障害型〕　左側頭葉外側の萎縮

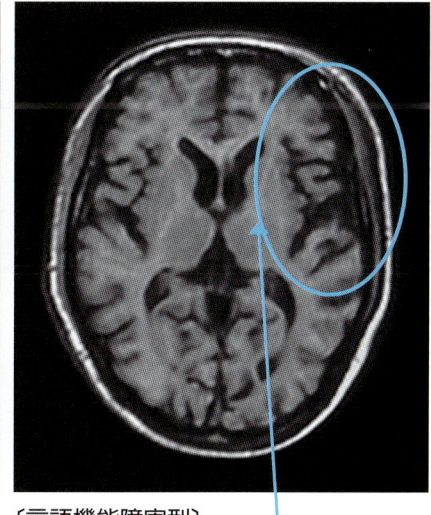

レビー小体病
・全認知症の約20%
・変動する認知機能・譫妄・幻視
・長期経過したパーキンソン病からも発症
・身体症状：パーキンソン症状・起立性低血圧
・抗精神病薬を使用しない（症状の悪化有り）
・脳血流検査：アルツハイマー型（頭頂葉・側頭葉の血流低下）＋後頭葉血流低下（視覚）
・治療奏功例有り：コリンエステラーゼ阻害薬（保険適応外）、抑肝散（幻視）

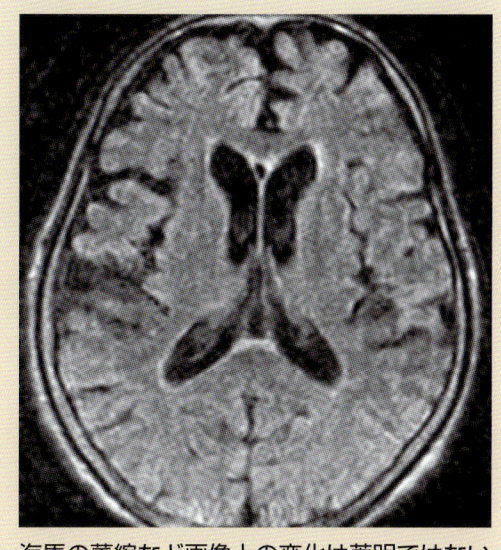

海馬の萎縮など画像上の変化は著明ではない

第 8 章

腎臓内科

腎超音波検査・腎血流ドプラ・造影CT

■ 腎超音波検査・腎血流ドプラの特徴
・種々の画像診断の中で、超音波検査はベッドサイドで手軽に施行することが可能であり、得られる情報も多い。
・B mode検査に加えドプラ法も行われるようになり、分腎機能の評価や腎不全の予後推定、腎血管高血圧の鑑別等に活用されている。

■ 腎臓内科における腎エコー／ドプラの有用性
・腎血管性高血圧のスクリーニング
・急性腎不全と慢性腎不全の鑑別
・急性腎不全の鑑別
・急性腎不全の予後予測

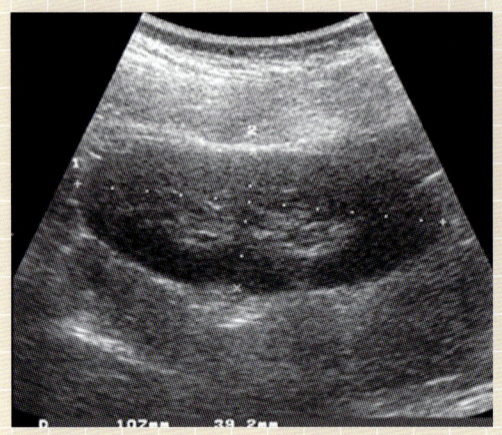

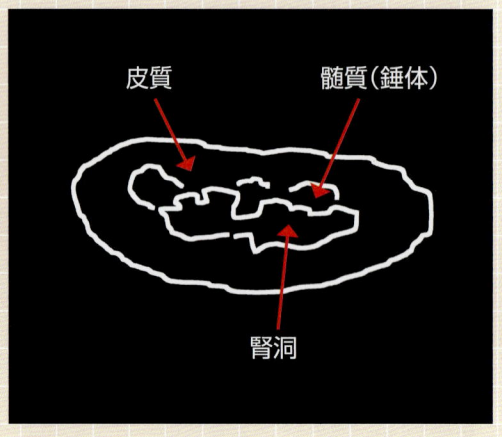

正常超音波像

腎実質：皮質、髄質
腎洞：腎盂、腎杯、血管、脂肪組織など
➡エコーでは腎洞の部分をcentral echo complex（CEC）と呼ぶ

■ 正常サイズ：腎機能が正常であることが確認されている成人症例200人（400腎）の平均サイズ
・左腎：長径103±7 mm、短径46±5 mm
・右腎：長径102±7 mm、短径43±6 mm
・両腎で有意差なし
・年齢により低下、身長と比例する。

■ 腎超音波検査の際の留意点

大きさ	腫大	急性腎不全、急性腎盂腎炎、腎細胞癌、水腎症、アミロイドーシス、糖尿病、代償性肥大、ファブリー病
	萎縮	慢性腎不全 ➡ 腎実質の菲薄化
輪郭	突出	腫瘤性疾患（腫瘍、嚢胞腎など）
	陥凹	陳旧性梗塞、慢性腎盂腎炎
皮質エコーレベル上昇		腎不全（急性、慢性）➡ CECの不明瞭化
髄質エコーレベル上昇		痛風腎、腎石灰化症

■ 腎血流像

エコー上の計測部位
腎動脈本幹：腎の輪郭外からCECに向かう血流
区域動脈：CEC内の血流
葉間動脈：錐体に沿って皮質に向かう血流
弓状動脈：皮髄境界に一致して認める血流

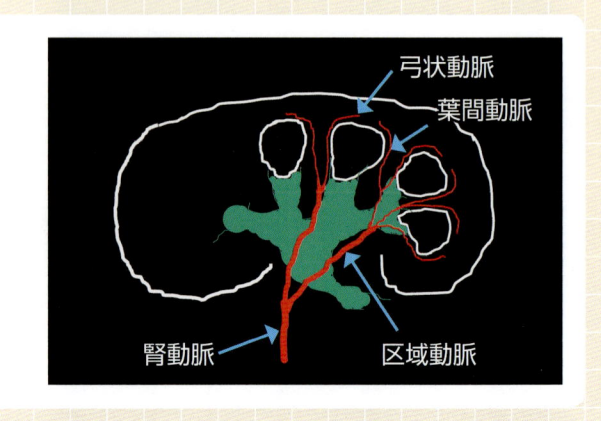

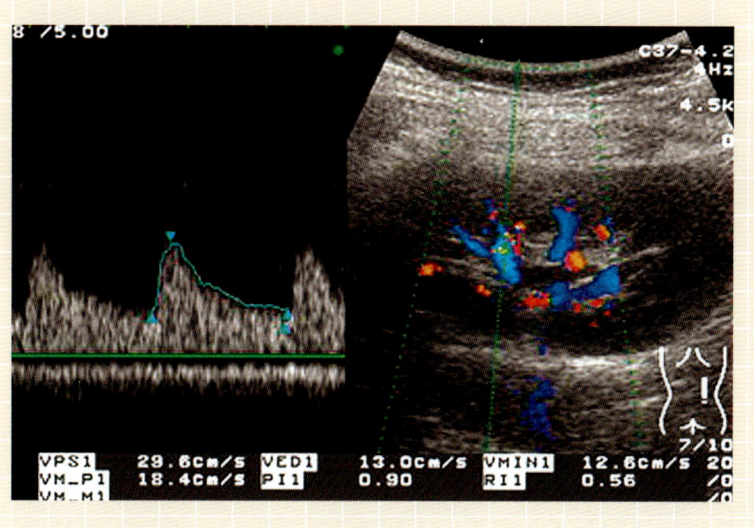

腎血流ドプラ

■ 腎血流ドプラにおける留意点

1. カラードプラ
- 血流の方向から、動脈は赤、静脈は青のシグナルになる
- まず、腎全体のシグナルを観察➡腎機能低下が進行し末梢血管抵抗が高くなるほどシグナルは検出され難くなる
- 腎静脈瘻の存在に注意
- B modeで嚢胞か充実性腫瘍か見極め難いとき、カラードプラが役立つことがある

2. パルスドプラ
- カラードプラで安定した動脈血流シグナルが得られる部位でサンプリングする
- 通常、CEC内（区域動脈）、あるいはCEC辺縁（葉間動脈）で測定

■ 腎血流ドプラにおけるパラメータ

Resistive Index (RI) = (Vs−Vd) / Vs (正常値 ≦ 0.7), Pulsatility Index (PI) = (Vs−Vd) / Vmean (正常値 ≦ 1.5)
　　腎末梢血管抵抗の指標　　末梢血管抵抗↑ ⇔ RI↑ or PI↑

ΔT : acceleration time　（正常値 ≦ 0.07sec）
　　腎への流入血流量の指標　　有意の腎動脈狭窄の存在 ⇔ ΔT↑

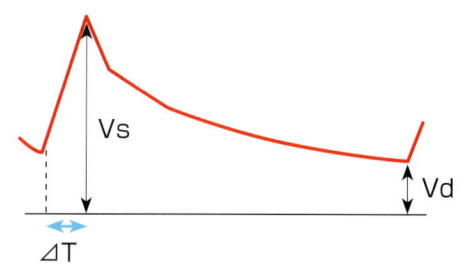

腎動脈血流の時間速度波形
Vs：収縮期最高流速、Vd：拡張終期流速

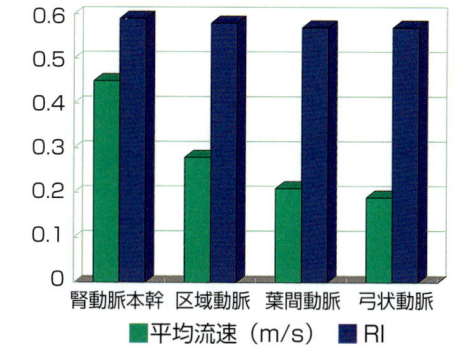

腎各部位の動脈血流
（『超音波腎臓病学』p.25, 1992, 金原出版より許諾を得て改変し転載）

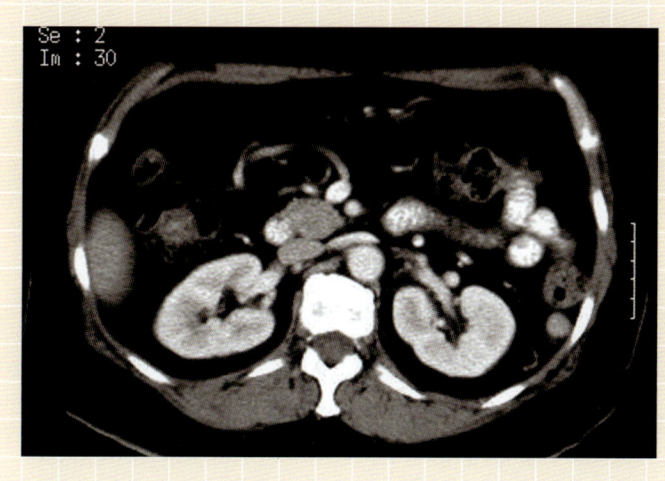

正常造影CT画像

Question 1
造影剤使用の注意点を述べなさい。
➡ Answer 1 p.174

症例1

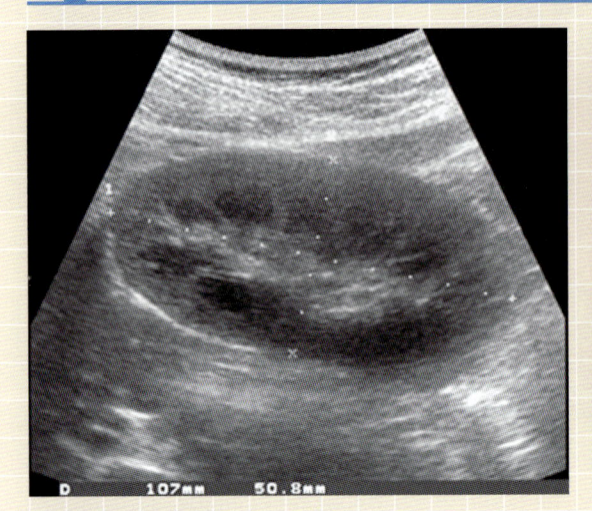

Question 2
この腎エコーの所見を述べなさい。
→ Answer 2　p.174

Question 3
同症例のドプラ結果を示す所見を述べなさい。
→ Answer 3　p.174

症例2

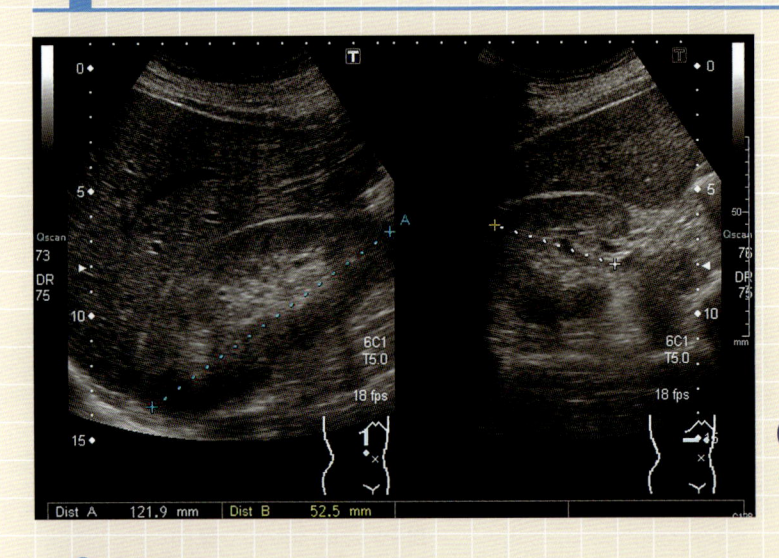

Question 4
この腎エコーの所見を述べなさい。
→ Answer 4　p.174

症例3

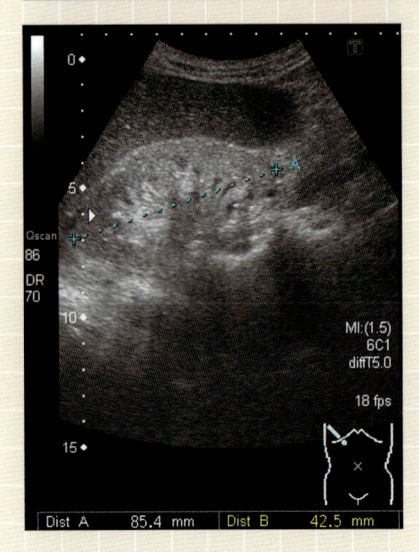

Question 5
この腎エコーの所見を述べなさい。
→ Answer 5　p.174

症例4、5

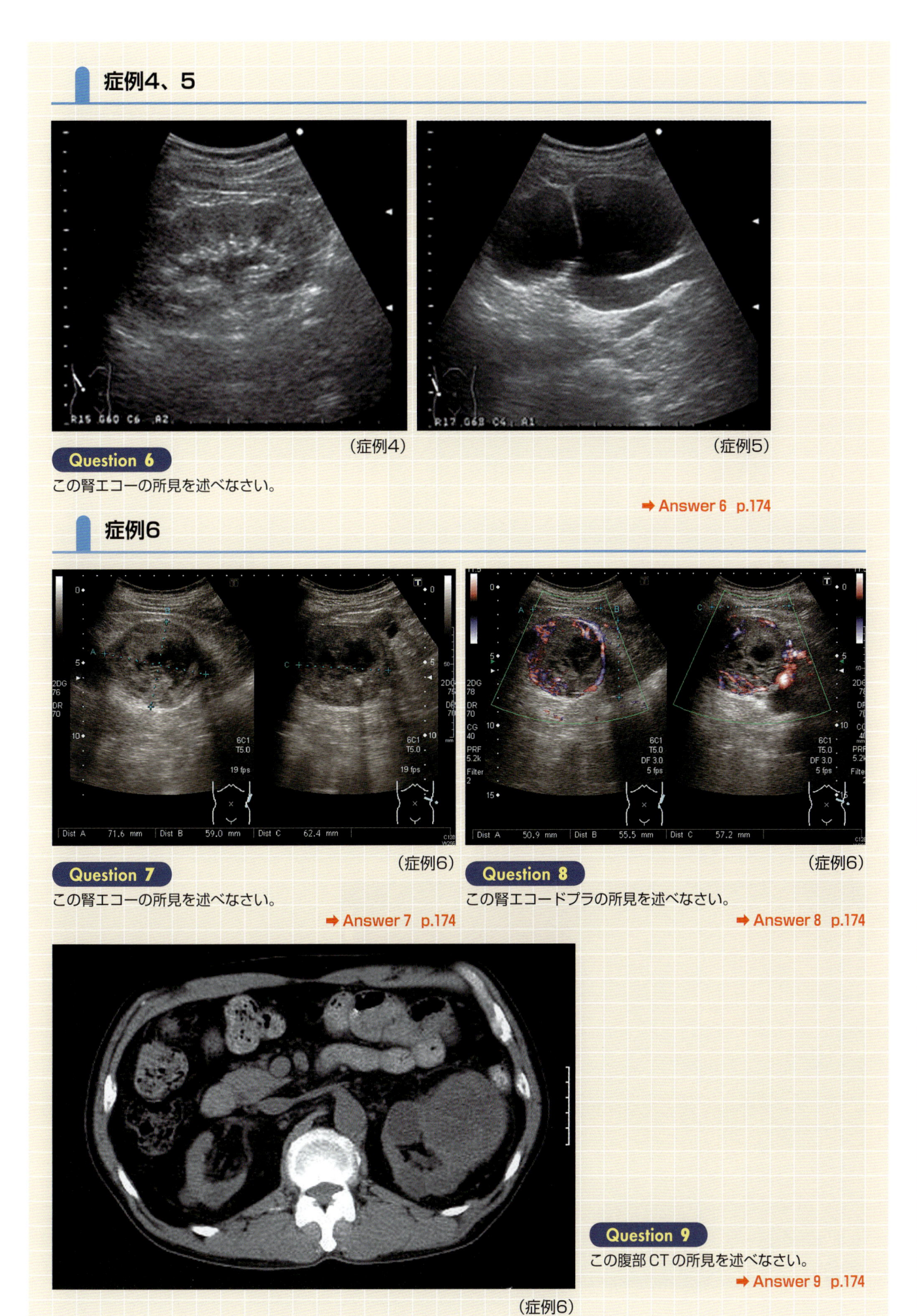

（症例4）　　　　　　　　　　　　（症例5）

Question 6
この腎エコーの所見を述べなさい。

➡ Answer 6　p.174

症例6

（症例6）　　　　　　　　　　　　（症例6）

Question 7
この腎エコーの所見を述べなさい。

➡ Answer 7　p.174

Question 8
この腎エコードプラの所見を述べなさい。

➡ Answer 8　p.174

Question 9
この腹部CTの所見を述べなさい。

➡ Answer 9　p.174

（症例6）

腎超音波検査・腎血流ドプラ・造影CT

症例7

Question 10
このCT・逆行性腎盂造影の所見を述べなさい。

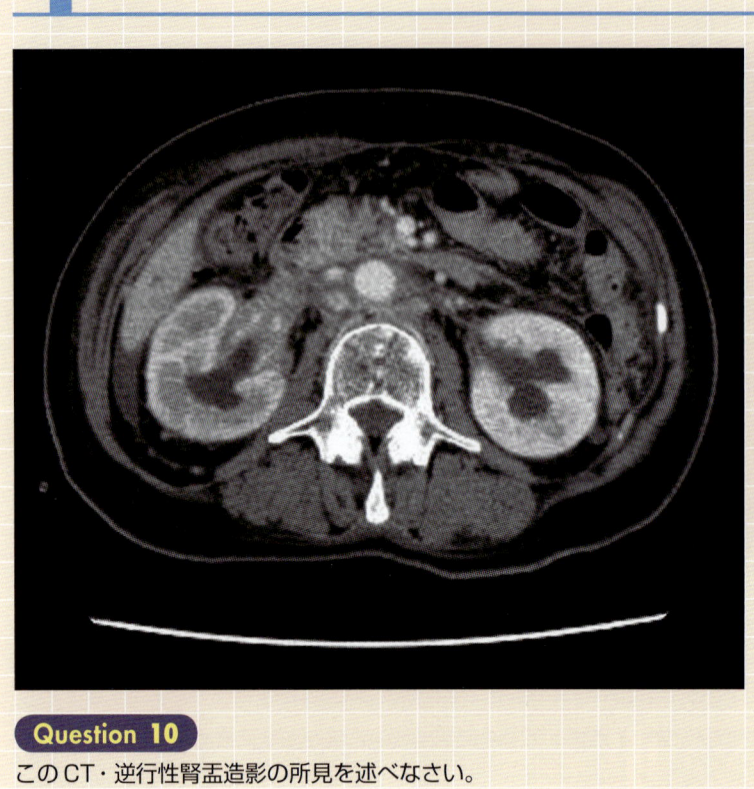

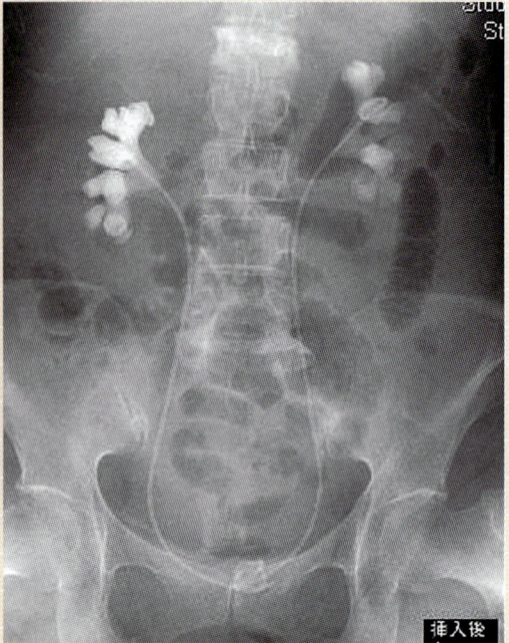

→ Answer10 p.174

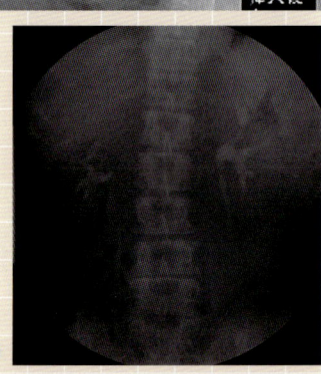

参考
（正常者DIP像）

症例8

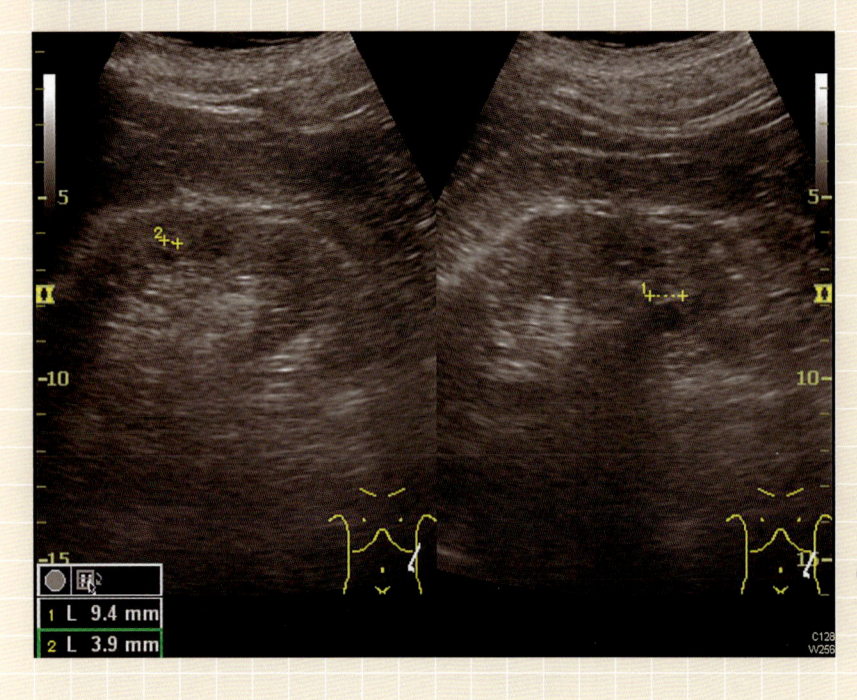

Question 11
この腎エコーの所見を述べなさい。

→ Answer11 p.174

症例9

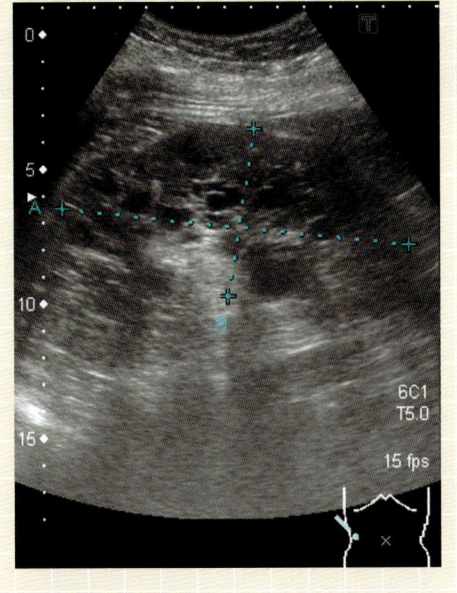

Question 12
この腎エコーの所見を述べなさい。
→ Answer12 p.174

症例10

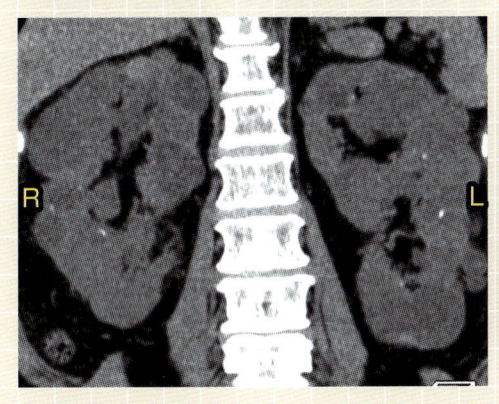

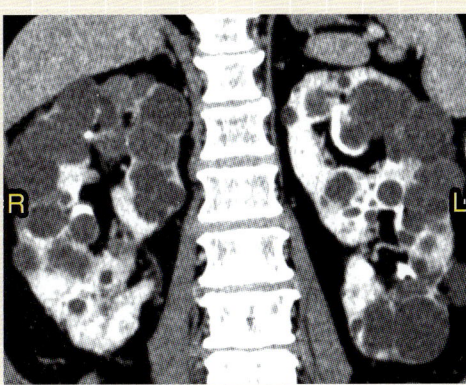

Question 13
このCT（冠状断画像）の所見と本症例で追加する画像検査を述べなさい。
→ Answer13 p.174

症例11

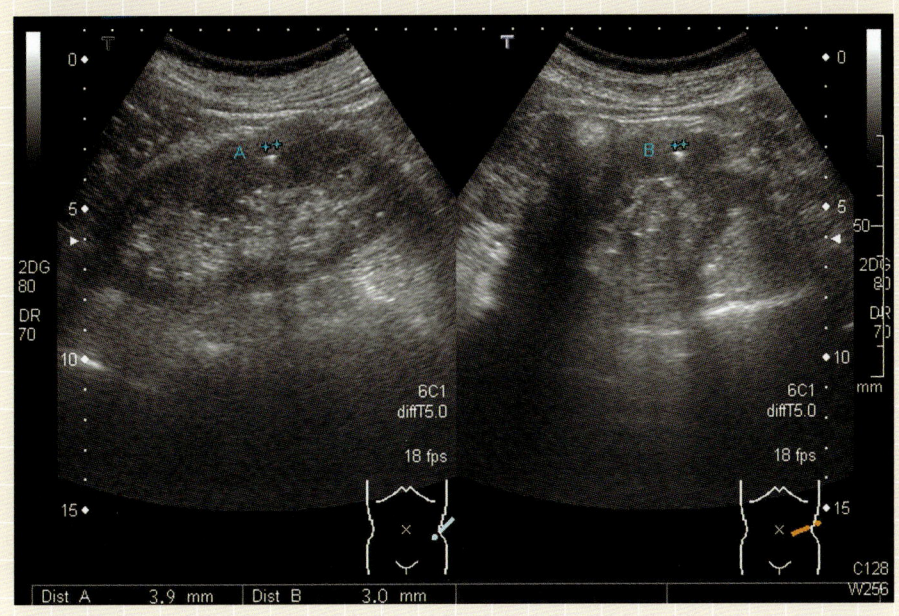

Question 14
この腎エコーの所見を述べなさい。
→ Answer14 p.174

Answer

Answer 1

1. ヨード系造影剤検査前には造影剤腎症の発症リスクを検討しておく必要がある。危険因子としては、腎機能低下、脱水症状、糖尿病（特にビグアナイド剤処方時）、高齢者、心不全、多発性骨髄腫、腹膜透析症例が挙げられる。検査3カ月以内に血清クレアチニン（sCrtn）の測定を行い、GFRやCcrの推算値を計算しておくことが必須。eGFR 60mL/min/1.73m^2以下は、造影剤腎症発症のリスクであり、当該患者への造影剤投与時には、『腎障害患者におけるヨード造影剤使用に関するガイドライン』に則った対策を行う。
2. MRI用のガドリニウム造影剤は、eGFR 30ml/min以下は腎性全身性線維症（NSF）の発症リスクが高いことから出来るだけ使用を避ける。

Answer 2

腎エコーでは腎臓の腫大、特に髄質（錘体）の腫大が特徴的である。さらに皮質のエコー輝度が正常像に比べると上昇している。急性腎不全（腎性）に特徴的な所見である（レンコン様とも表現される）。

Answer 3

パルスドプラでは、Resistive index 0.89（正常値0.7以下）、Pulsatility index 2.23（正常値1.5以下）と、腎末梢血管抵抗パラメータの上昇を認める。急性腎不全の回復と共にRI, PIの正常化を認めることから、回復の指標としても有用である。

Answer 4

腎臓の腫大を認めるが、その他に特に特徴的な所見を認めない。本症例は、糖尿病性腎症と診断されている。

Answer 5

腎萎縮、特に腎実質の菲薄化が特徴的である。さらに腎実質エコー輝度が上昇し、CECとの区別が不明瞭化している。肝臓のエコー輝度と比較して逆肝腎コントラストを呈している。慢性腎不全に特徴的な所見である。

Answer 6,10

- 症例4、5、7は水腎症の所見である。エコー検査は腎後性腎不全の診断に有用であること、さらに、症例4では、腎盂拡大の程度が軽度であることから、尿路閉塞が比較的短期間に生じていることが示唆される。
- 症例5では腎実質がひ薄化している。高度水腎症の所見である。
- 症例7では、CT・逆行性腎盂造影ともに、腎盂の拡大を認める。

Answer 7,8,9

- 腎血流ドプラでは、腫瘍栄養血管の血流を認める。
- Plain CT画像では、左腎に直径50mmの巨大な腫瘤と、直径20mmを初めとして数個の嚢胞を認める。右腎は委縮している。
➡ 慢性維持透析症例に認められた腎がんである。

Answer 11,12

症例8、9はともに腎嚢胞の所見である。症例7では、境界明瞭で円形の内腔無エコーを認める。症例8では、大小多様な嚢胞と壁エコー輝度増強を認める。

Answer 13

多発性嚢胞腎の所見である。多発性嚢胞腎の症例では、脳動脈瘤や僧帽弁逸脱症の合併頻度が高いことから、MRangioや心臓超音波検査によるチェックが必要となる。

Answer 14

腎石灰化～結石の所見である。明確な音響陰影が特徴的である。

第9章

脳卒中

❶ MRI / CT 編

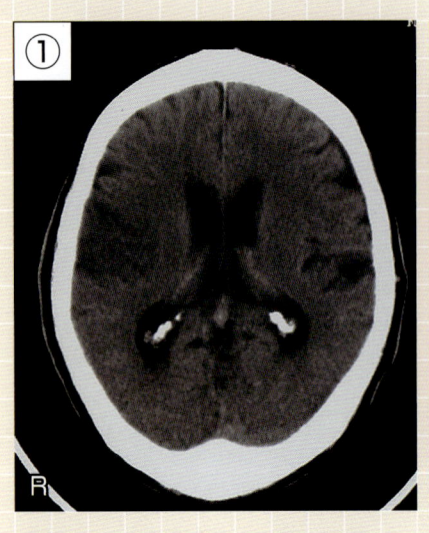

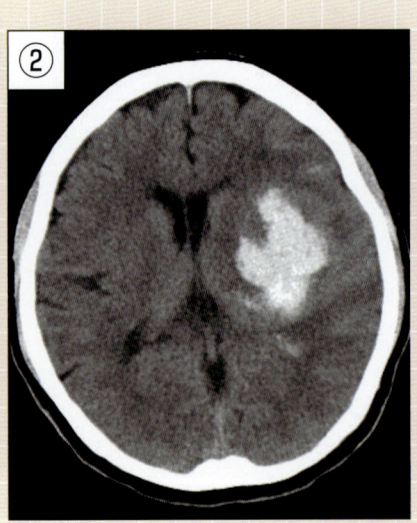

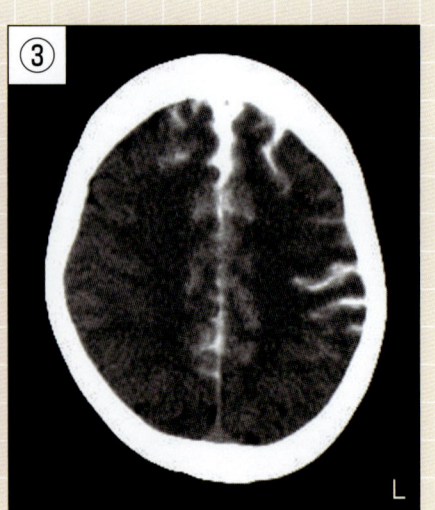

頭部CTでの脳卒中画像の鑑別

Question 1
画像の所見を①、②、③それぞれについて述べなさい。

➡ Answer 1　p.200

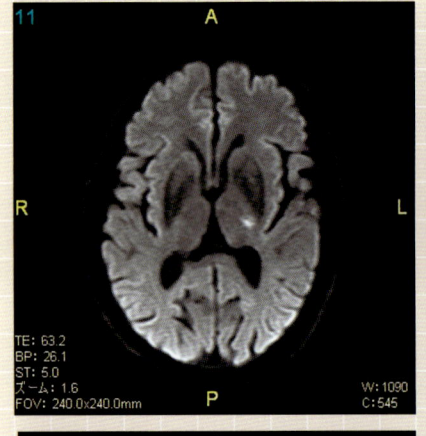

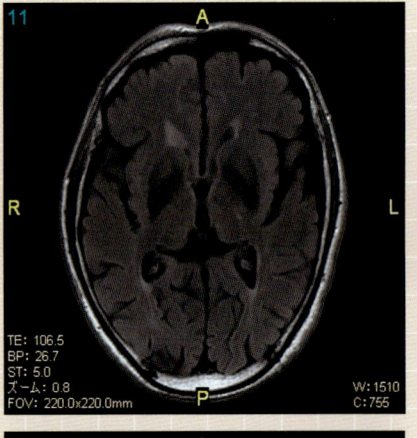

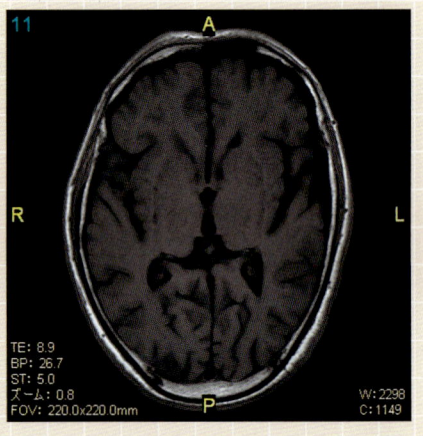

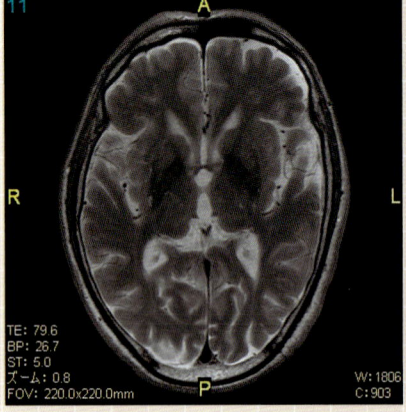

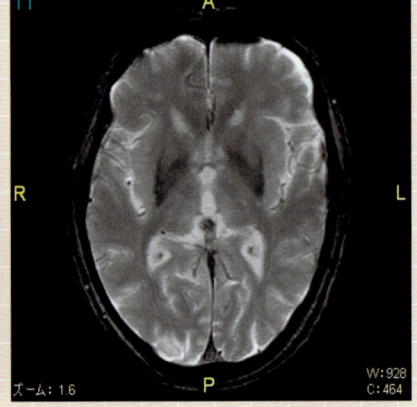

DWI	FLAIR	T1WI
T2WI	T2*I	

MRI基本撮像法での梗塞巣の鑑別

Question 2
新しい梗塞巣の各撮像法での見え方を述べなさい。

➡ Answer 2　p.200

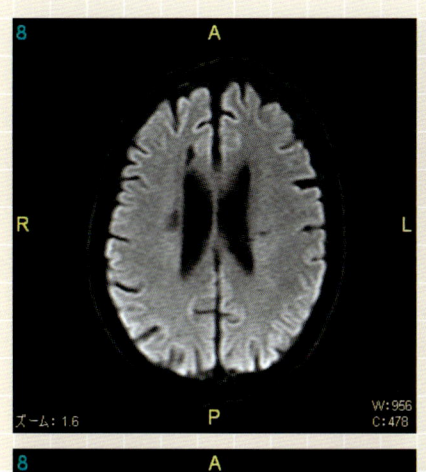

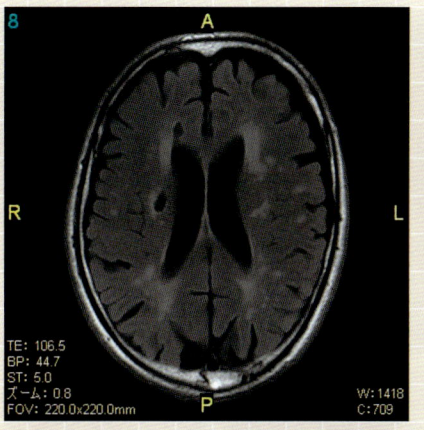

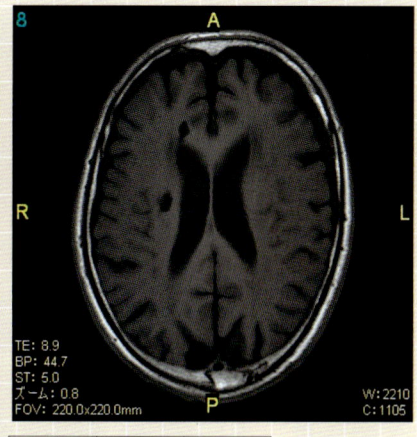

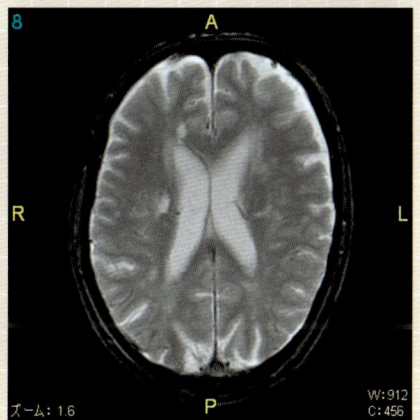

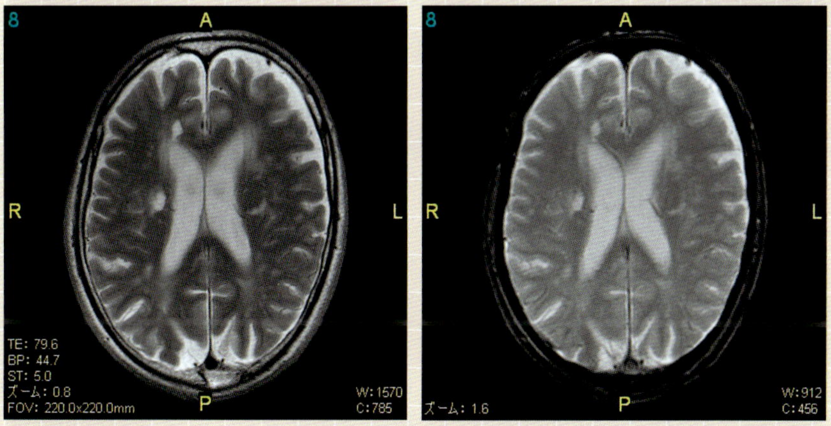

DWI	FLAIR	T1WI
T2WI	T2*I	

MRI基本撮像法での梗塞巣の鑑別

Question 3

古い梗塞巣の各撮像法での見え方を述べなさい。

➡ Answer 3 p.200

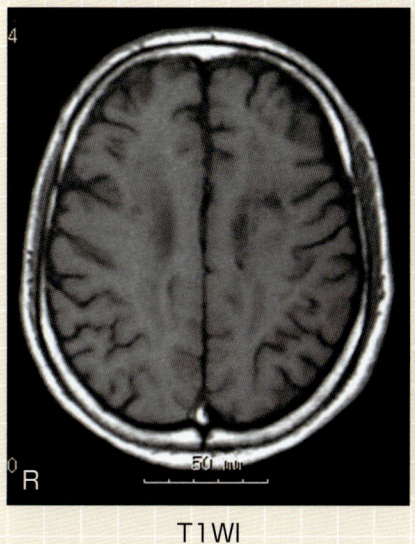

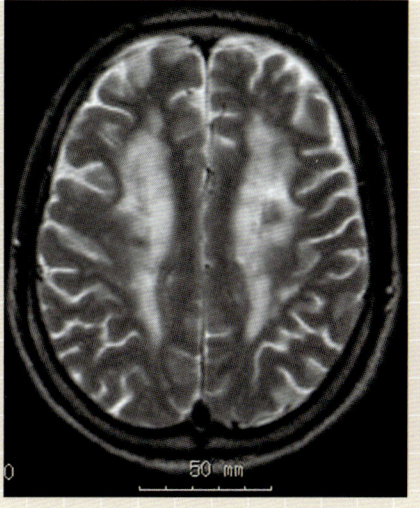

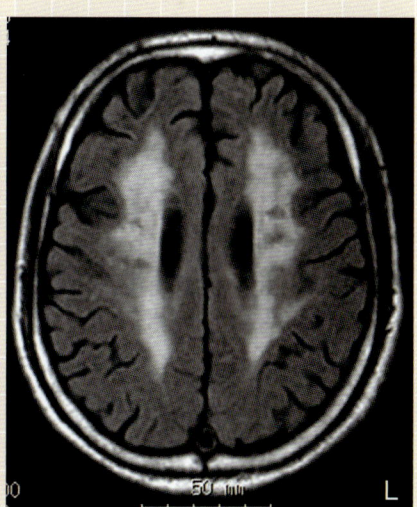

| T1WI | T2WI | FLAIR |

MRIの基本撮像法での白質病変の鑑別

Question 4

白質病変と古い脳梗塞巣の各撮像法での見え方の違いを述べなさい。

➡ Answer 4 p.200

❶ MRI/CT編

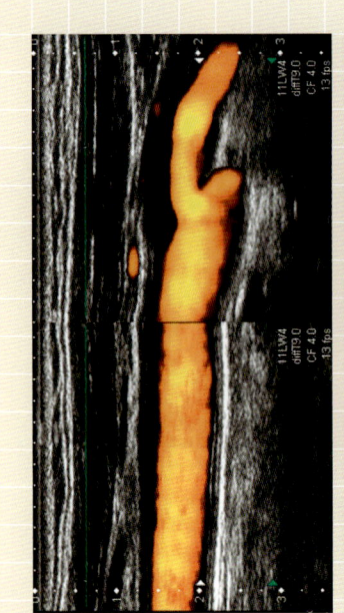

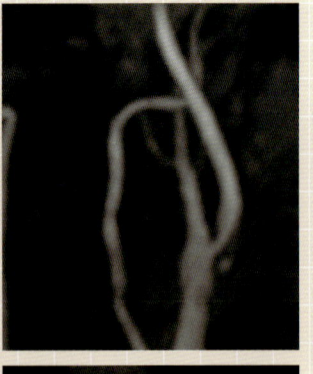

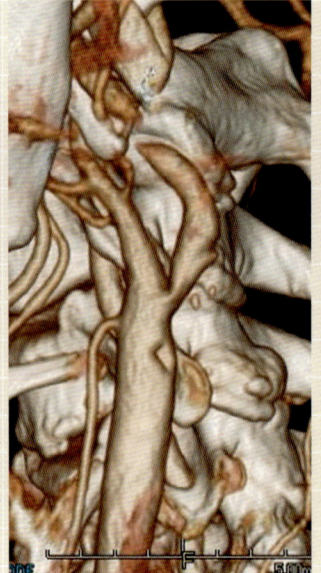

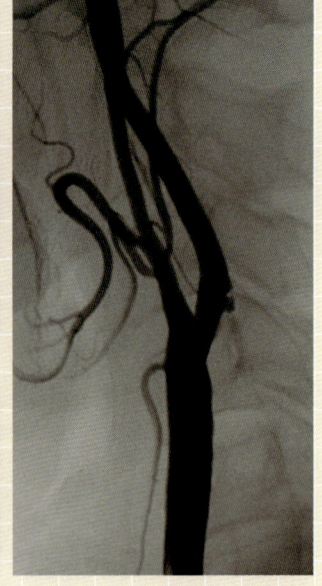

頚部血管病変の検査方法

①	②a	③	④
	②b		

Question 5
それぞれ何という検査法か述べなさい。

➡ Answer 5　p.201

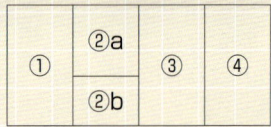

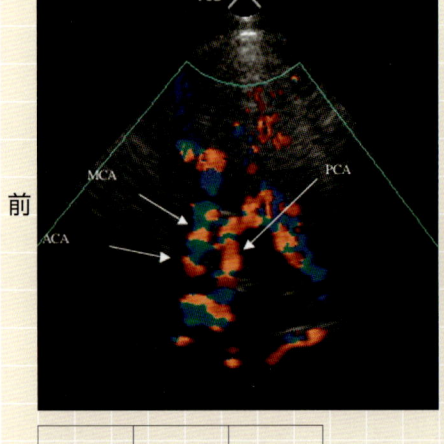

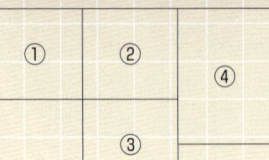

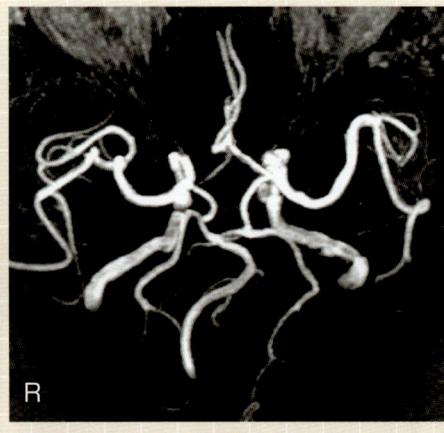

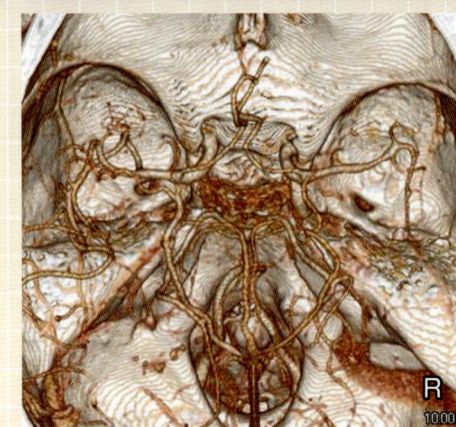

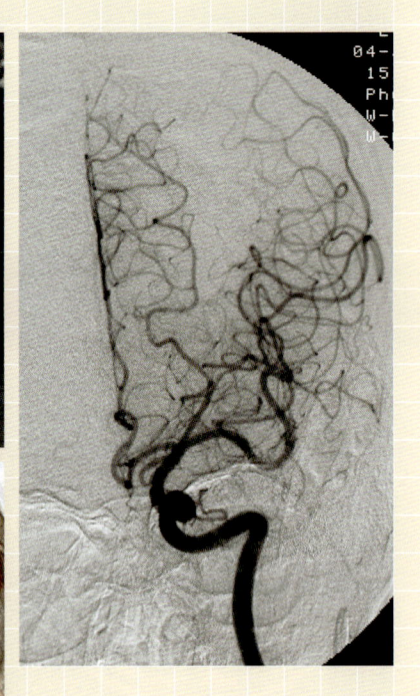

頭部血管の検査方法

①	②		④
		③	

Question 6
それぞれ何という検査法か述べなさい。

➡ Answer 6　p.201

Question 7

脳梗塞の画像診断の目的は、臨床病型と発症機序の把握であるが、それぞれどのように分類（NINDS-III）されているか述べなさい。

1．臨床病型の分類を述べよ。
　　1.（　　　　　　　　）梗塞
　　2.（　　　　　　　　）脳梗塞
　　3.（　　　　　　　　）脳塞栓

これら以外に、その他の脳梗塞、分類不能の脳梗塞、原因不明の脳梗塞

2．発症機序の分類を述べよ。
　　1.（　　　　　　　　）性
　　2.（　　　　　　　　）性
　　3.（　　　　　　　　）的

同一症例で複数の発症機序が重なることもある。

➡ Answer 7　p.201

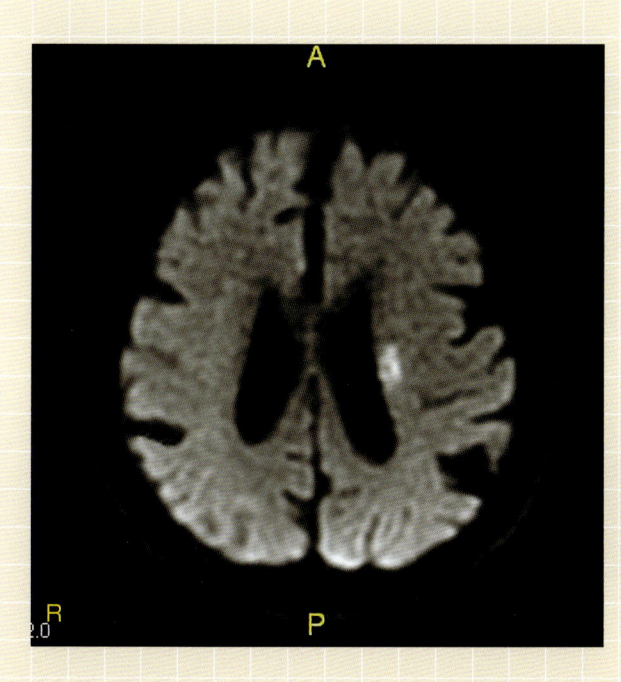

65歳男性：高血圧歴あり。頭頸部の主幹動脈に異常所見なし。塞栓源になる心疾患なし。

Question 8

この脳梗塞の臨床病型、病巣部位、原因血管を述べなさい。

➡ Answer 8　p.201

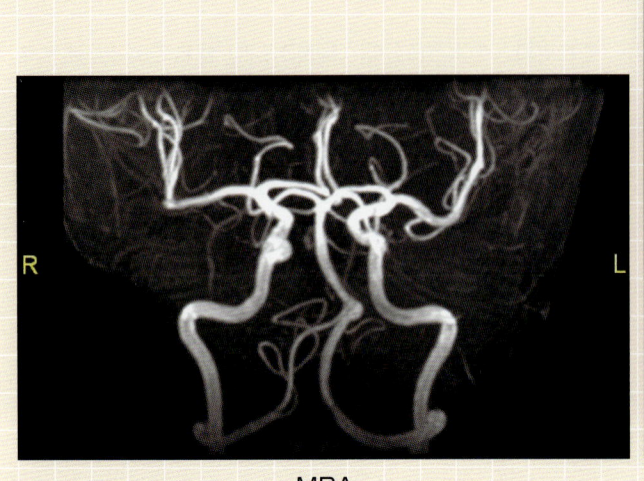

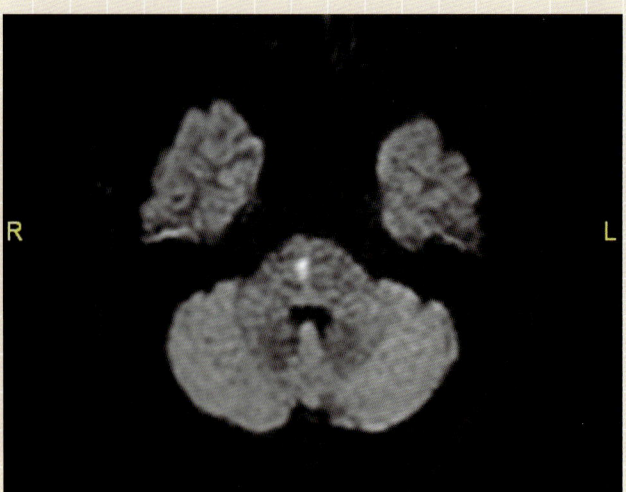

MRA　　　　　　　　　　　　　　　DWI

62歳男性。複視で発症。高血圧症（＋）。

Question 9
この脳梗塞の臨床病型、病巣部位、原因血管を述べなさい。
➡ Answer 9　p.201

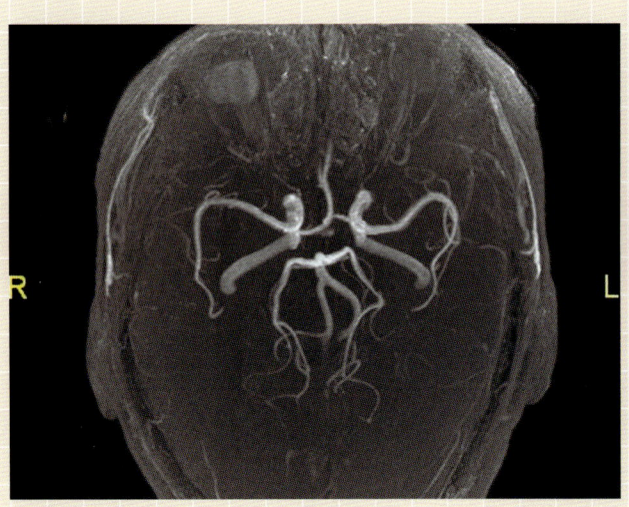

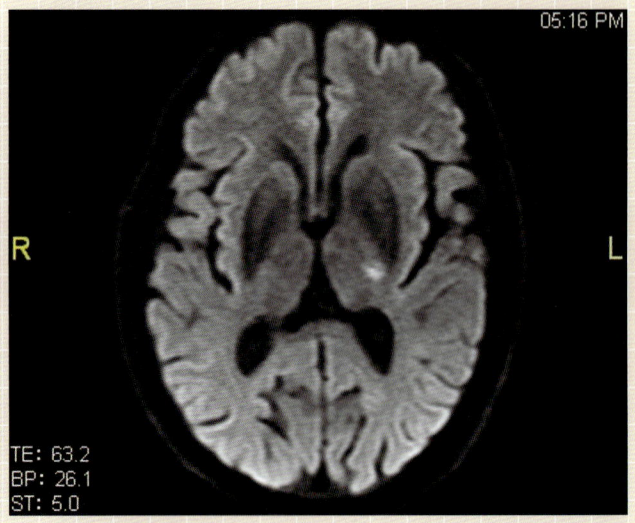

MRA　　　　　　　　　　　　　　　DWI

64歳男性。高血圧症（＋）、脂質異常症（＋）、喫煙（＋）
右上肢しびれ、右上下肢の軽度運動麻痺で発症。

Question 10
この脳梗塞の臨床病型、病巣部位、原因血管を述べなさい。
➡ Answer10　p.201

MRA　　　　　　　　　　　　　　DWI

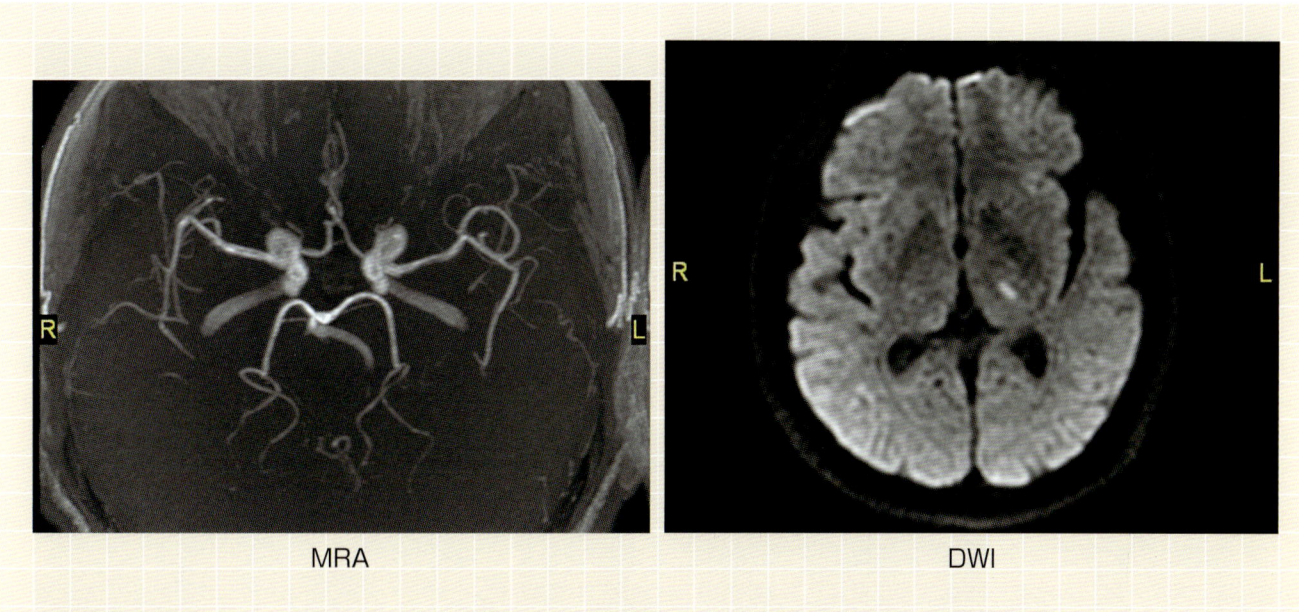

55歳男性。糖尿病（＋）、脂質異常症（＋）、喫煙（＋）、右顔面、上下肢の表在感覚低下、しびれで発症。

Question 11
この脳梗塞の臨床病型、病巣部位、原因血管を述べなさい。
➡ Answer11 p.202

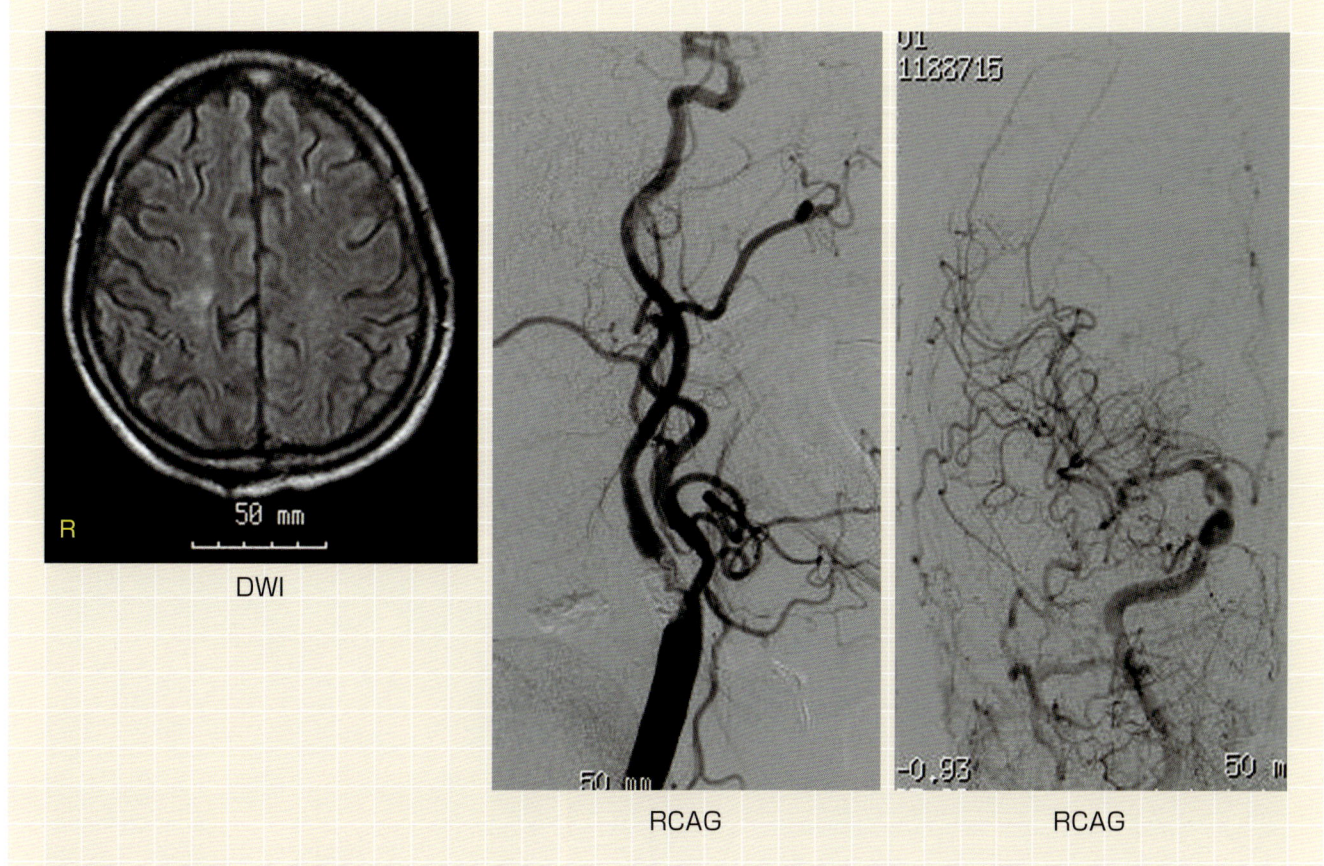

DWI　　　　　　　　RCAG　　　　　　　　RCAG

69歳男性。高血圧（＋）、脂質異常症（＋）、喫煙（＋）、2日前より左上下肢麻痺が徐々に進行。時々左側を無視する。

Question 12
この脳梗塞の臨床病型、発症機序、原因血管を述べなさい。
➡ Answer12 p.202

❶ MRI/CT 編　181

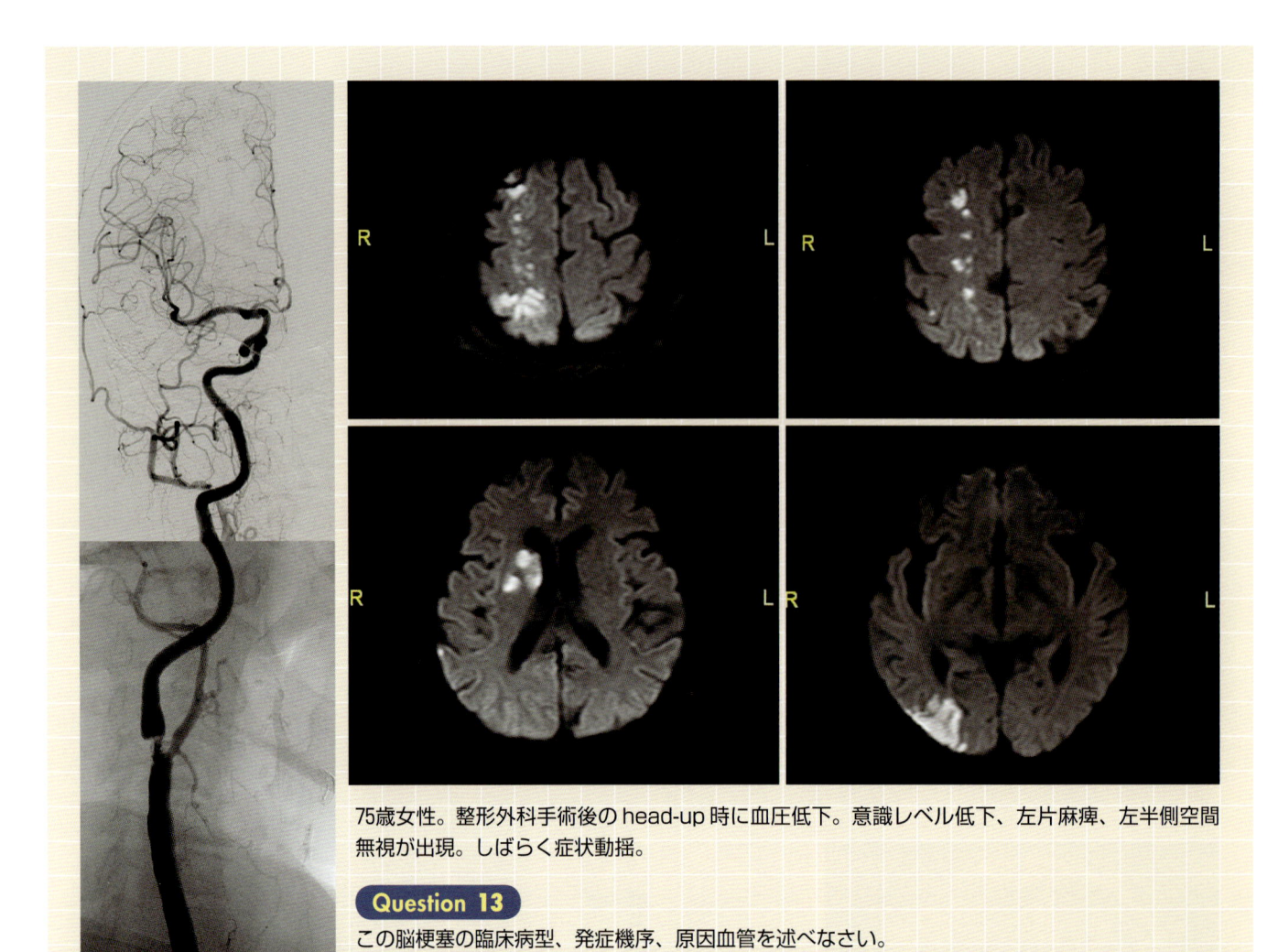

75歳女性。整形外科手術後のhead-up時に血圧低下。意識レベル低下、左片麻痺、左半側空間無視が出現。しばらく症状動揺。

Question 13
この脳梗塞の臨床病型、発症機序、原因血管を述べなさい。
➡ Answer13 p.202

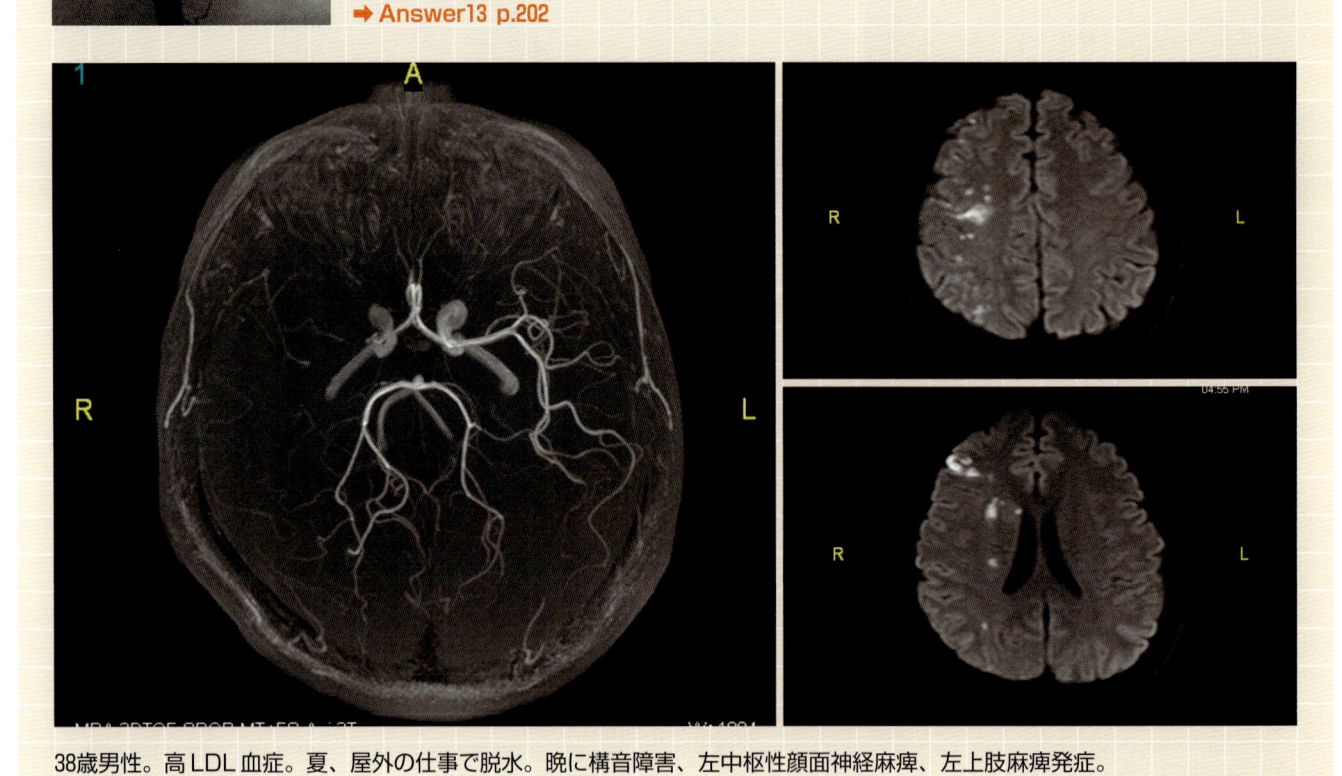

38歳男性。高LDL血症。夏、屋外の仕事で脱水。晩に構音障害、左中枢性顔面神経麻痺、左上肢麻痺発症。

Question 14
この脳梗塞の臨床病型、発症機序、原因血管を述べなさい。
➡ Answer14 p.202

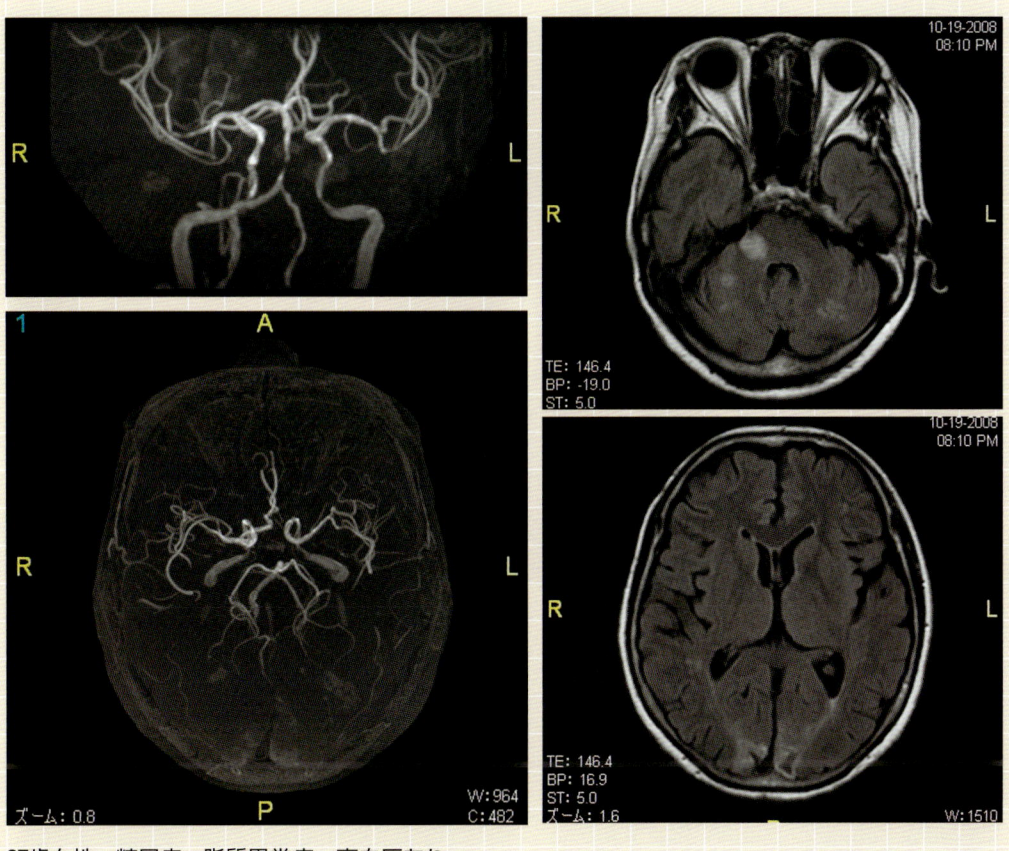

67歳女性。糖尿病、脂質異常症、高血圧あり。
1ヶ月前に右下同名1/4盲と歩行時ふらつき出現。1日前より右難聴、歩行困難出現。右上下肢運動失調、右顔面感覚低下、構音障害、嚥下障害を認める。

Question 15
この脳梗塞の臨床病型、発症機序、原因血管を述べなさい。
→ Answer15 p.202

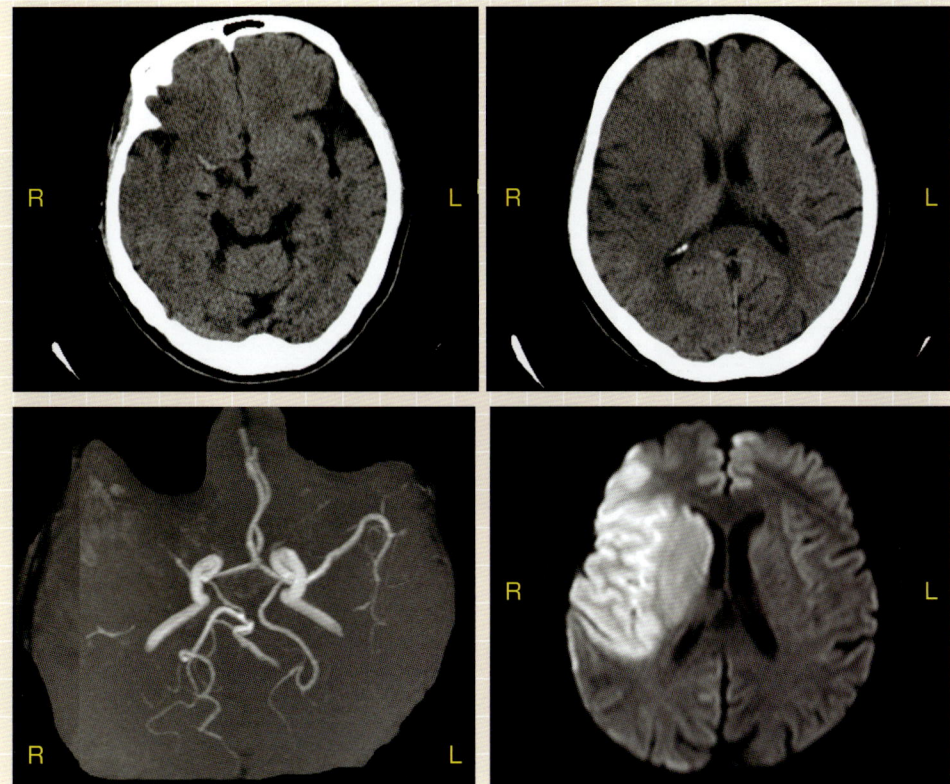

発症2時間後のCT	
発症2.5時間後のMRA(DWI)	発症2.5時間後のMRI(DWI)

65歳女性。右共同偏視、左片麻痺、左半側空間無視、構音障害。心房細動あり。

Question 16
この脳梗塞の臨床病型、発症機序、閉塞血管を述べなさい。
→ Answer16 p.202

Question 17

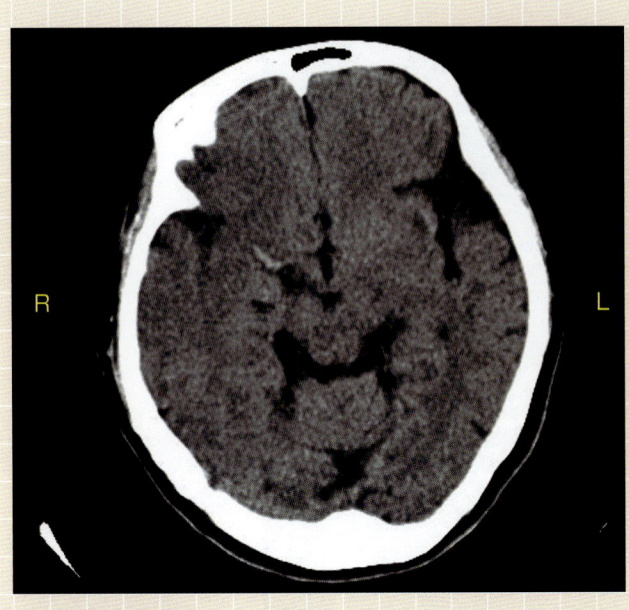

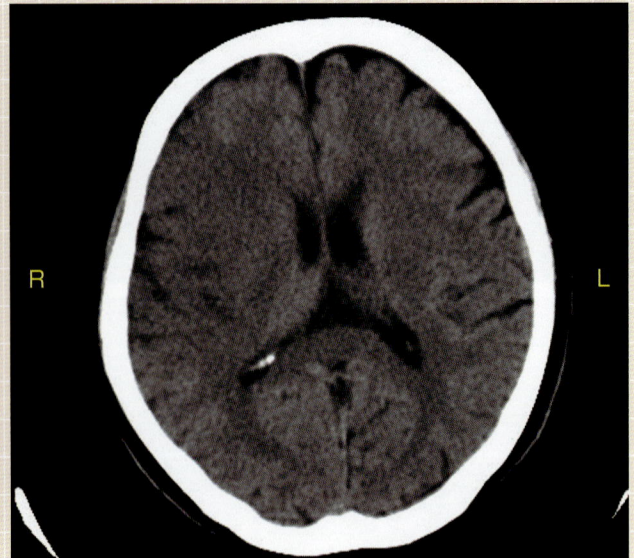

この症例で認められる early CT sign はどれか述べなさい。
1. 大脳灰白質の輝度低下（皮髄境界の不鮮明化）
2. 島葉皮質の不鮮明化
3. 基底核の不鮮明化
4. 脳溝の狭小化
5. Hyperdense MCA sign

➡ Answer17 p.203

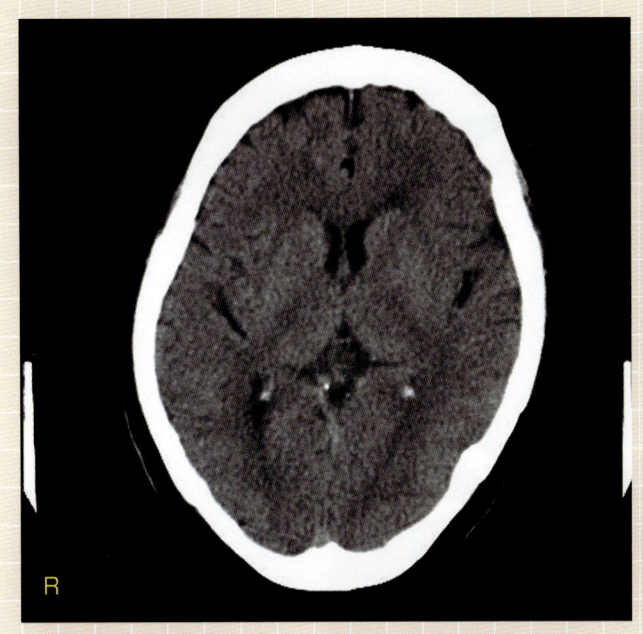

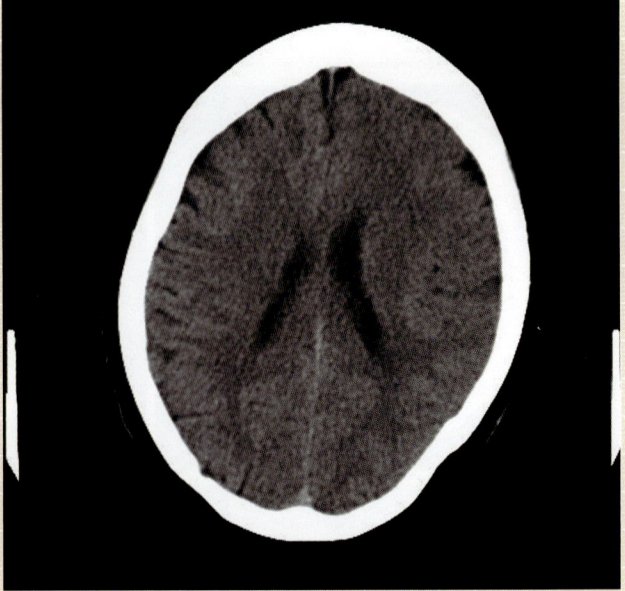

56歳男性。右上肢麻痺、運動失語発症後2時間。

Question 18

この症例の初診時CTでのASPECTS scoreは何点か述べなさい。

➡ Answer18 p.203

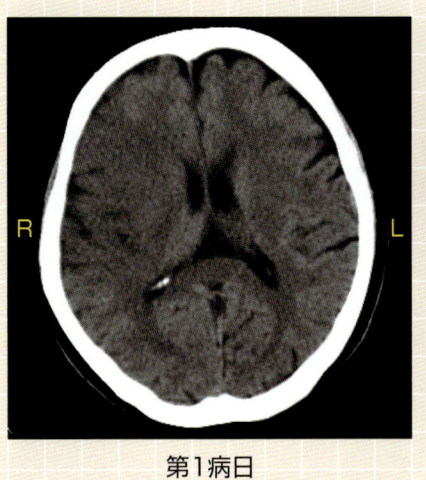

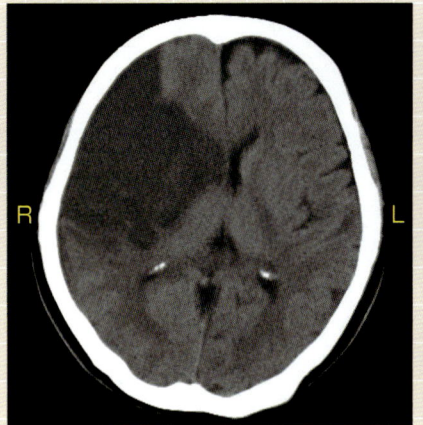

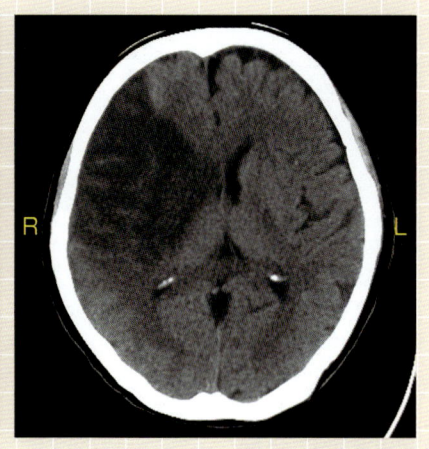

第1病日　　　　　　　　　第4病日　　　　　　　　　第8病日

心原性脳塞栓症のCT画像の経過1

Question 19
この脳梗塞の経過中に認められる各所見は次の1～4のどれで、どの部分か述べなさい。
1．脳浮腫　　　3．出血性梗塞
2．Mid-line shift　　4．Fogging effect

➡ Answer19 p.203

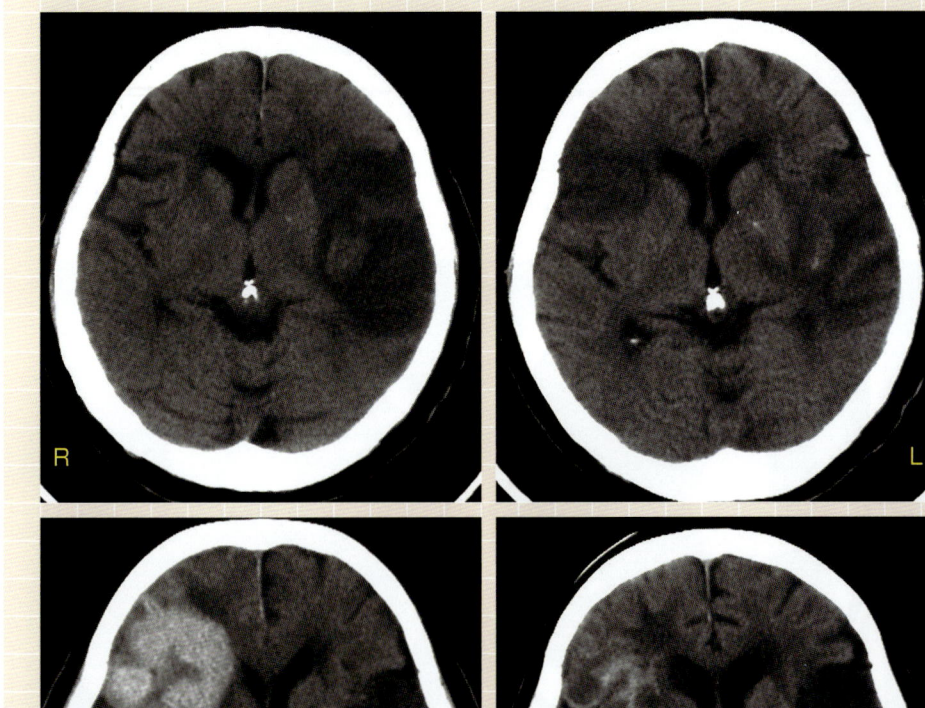

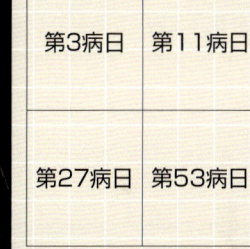

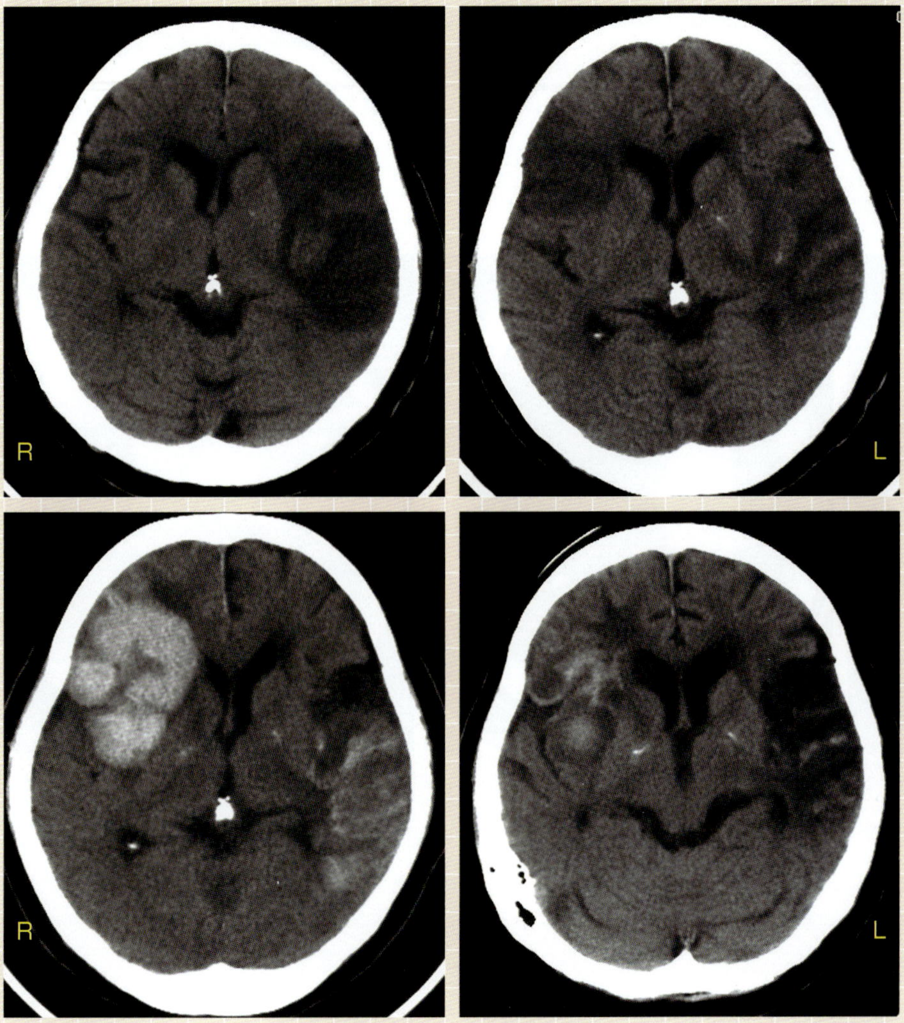

第3病日	第11病日
第27病日	第53病日

心原性脳塞栓症のCT画像の経過2

Question 20
この症例の経過中に認められる各所見は次の1～4のどれで、どの部分か述べなさい。
1．急性期脳塞栓再発
2．Mid-line shift
3．出血性梗塞
4．Fogging effect

➡ Answer20 p.203

❶ MRI/CT編

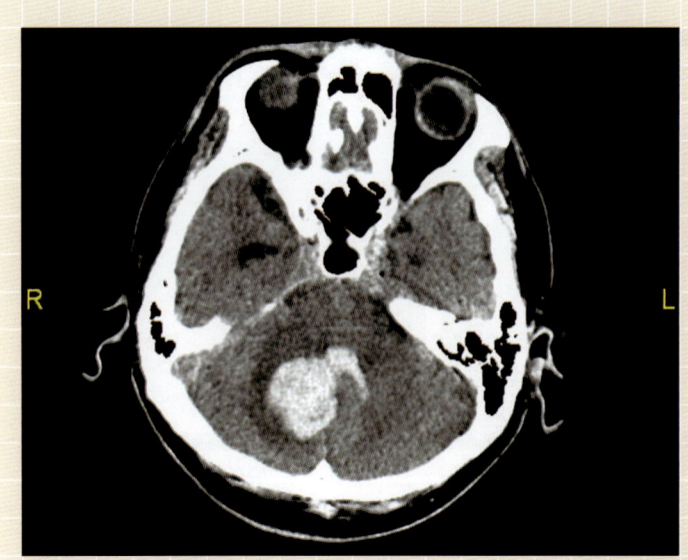

発症当日

第7病日

発症当日CT（上）第7病日MRI（下列）

Question 21
この病変はどの部分の何か述べなさい。
→ Answer21 p.204

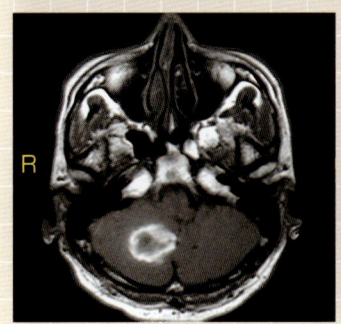

MRI：T1WI 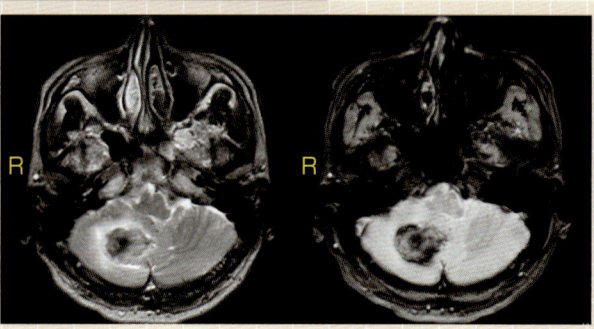　　　T2WI 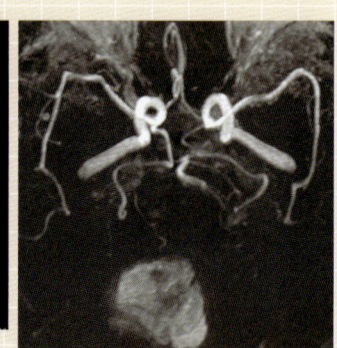　　　T2*

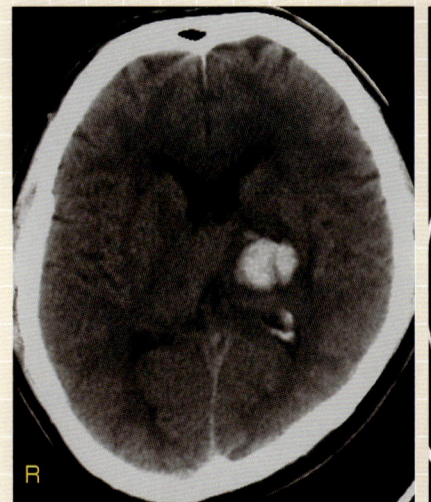

1．47歳男性 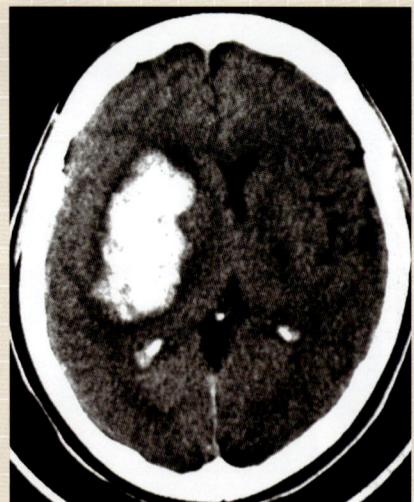　　　2．56歳女性 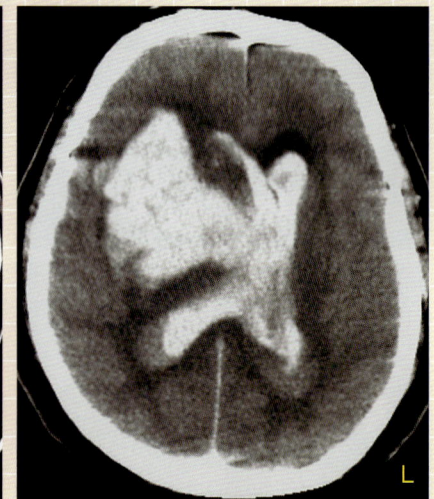　　　3．60歳男性

Question 22
それぞれ、どの部分の出血か述べなさい。
→ Answer22 p.204

186　第9章　脳卒中

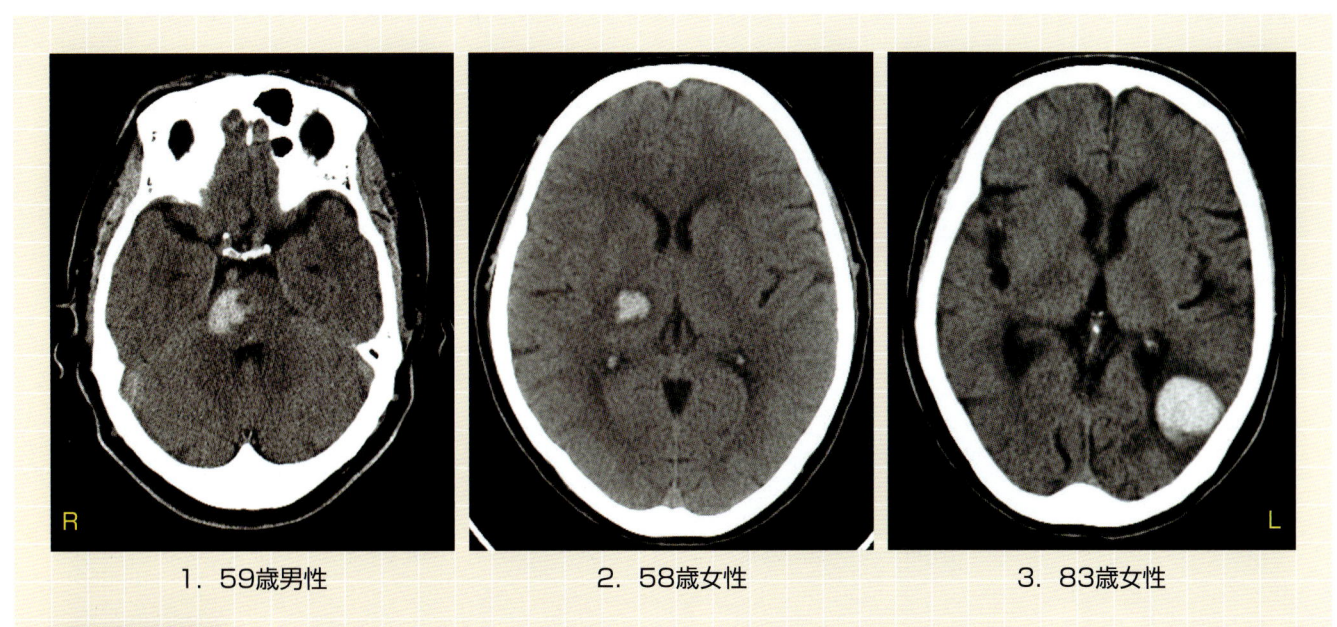

1. 59歳男性　　　　　　　　2. 58歳女性　　　　　　　　3. 83歳女性

Question 23
それぞれ、どの部分の出血か述べなさい。
→ Answer23 p.204

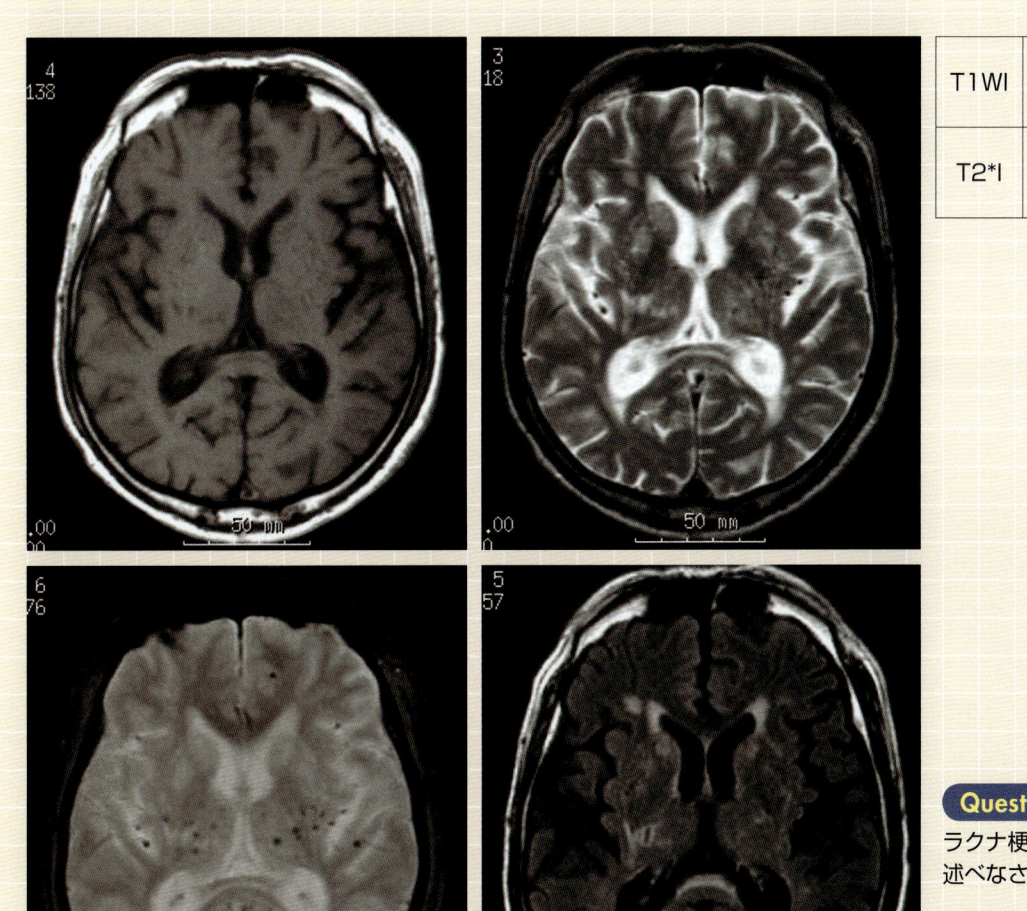

T1WI	T2WI
T2*I	FLAIR

Question 24
ラクナ梗塞を認めるがどの部位か述べなさい。
→ Answer24 p.204

Question 25
T2* image で認める基底核の黒い斑点は何か述べなさい。
→ Answer25 p.204

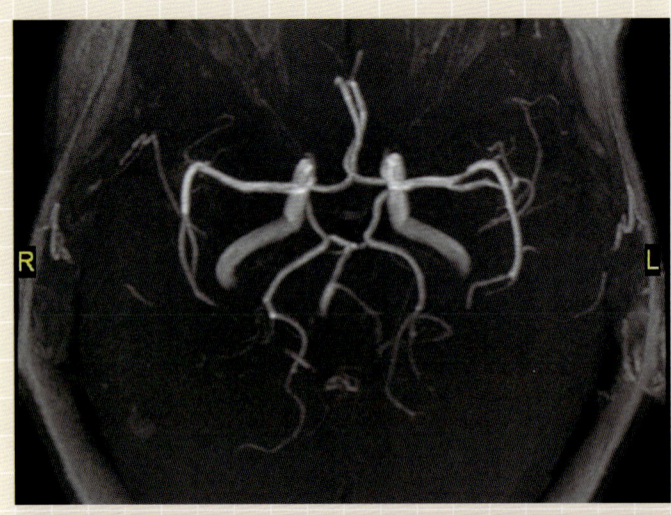

MRA

DWI

69歳女性。糖尿病、高血圧、脂質異常症の既往。発症当初軽度の右片麻痺が、3日間で進行し、完全麻痺になった。

Question 26
このタイプの脳梗塞は何と呼ばれているか述べなさい。
➡ Answer26 p.204

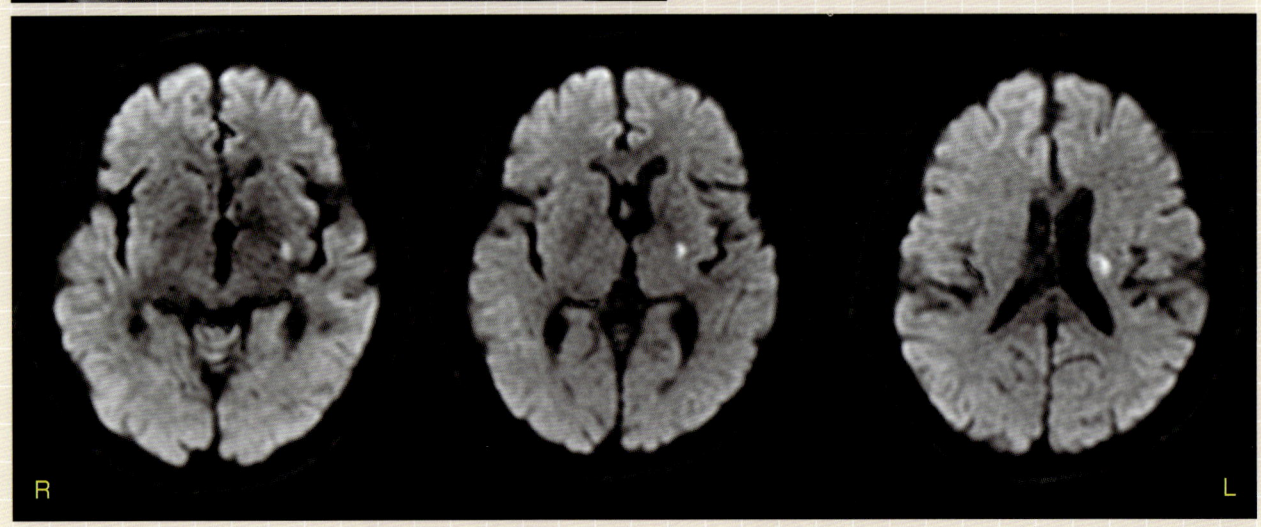

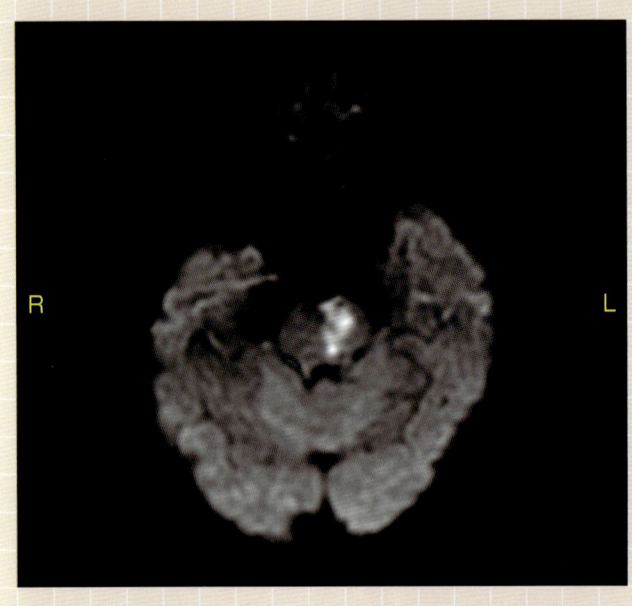

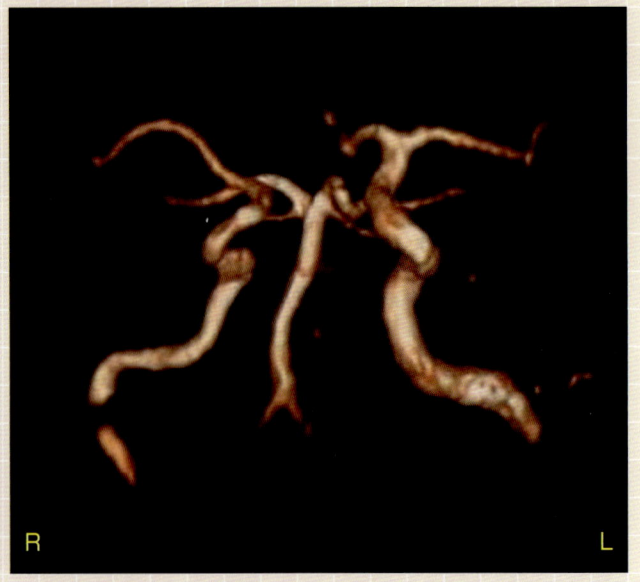

67歳女性。軽度の右片麻痺、構音障害で発症。第2病日から右片麻痺が進行し、ほぼ完全麻痺になった。

Question 27
このタイプの脳梗塞は何と呼ばれているか述べなさい。
➡ Answer27 p.205

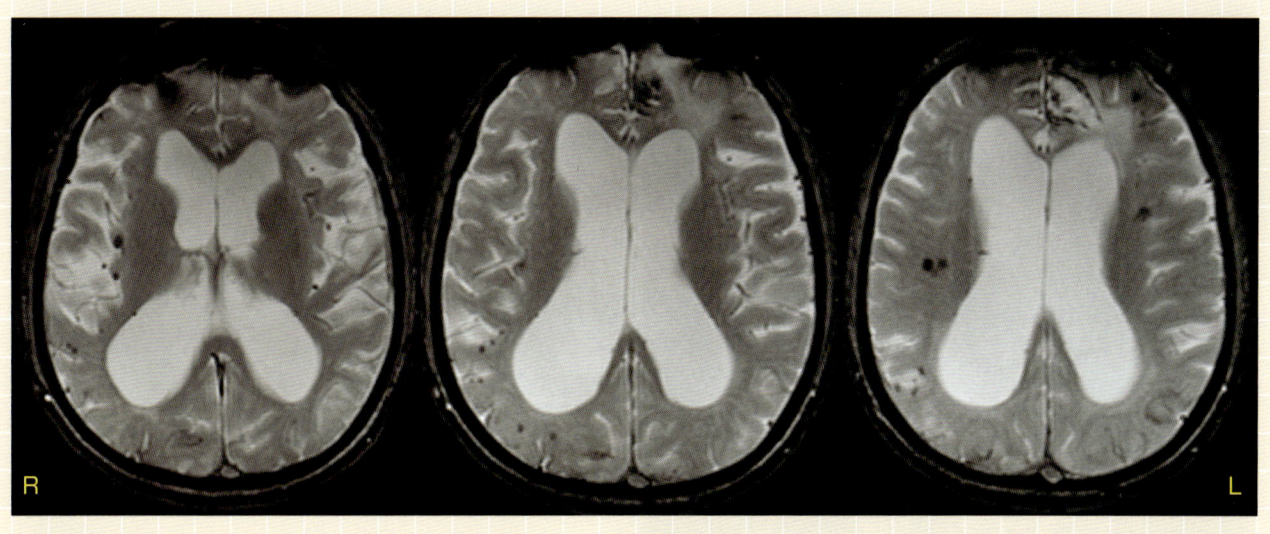

78歳男性。頭痛、易怒性が出現し、頭部CTを撮影すると、左前頭葉皮質下に出血（＋）。出血の原因検索のため頭部MRI-T2*画像を撮像した。

Question 28
このMRI T2*画像の特徴的な所見および可能性の高い病名を述べなさい。
➡ Answer28 p.205

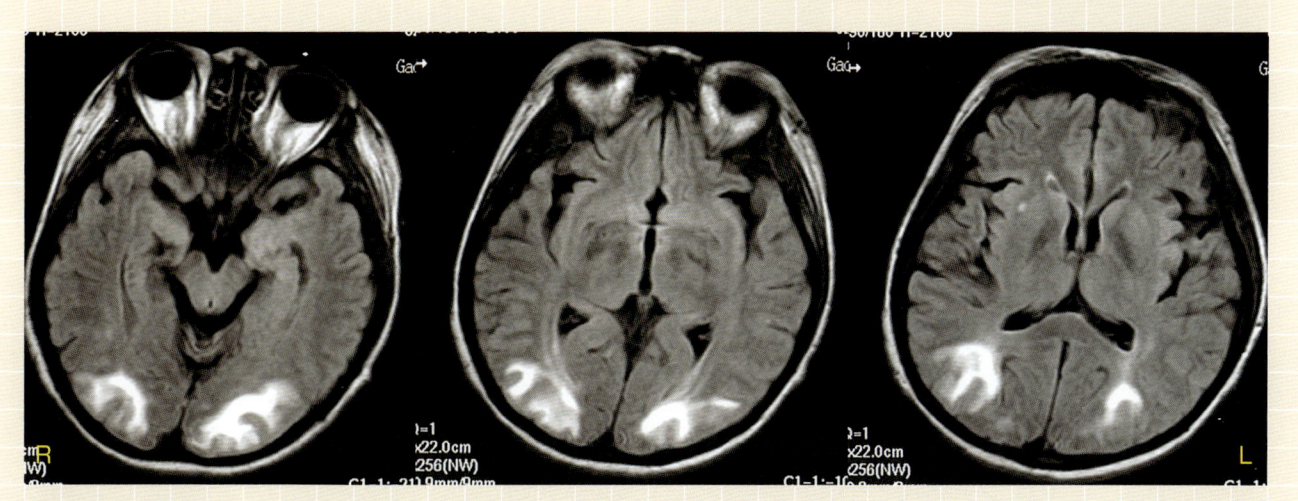

49歳女性。子宮筋腫による高度貧血を、急速に補正後収縮期血圧が通常より50mmHgほど上昇（170/82mmHg）した。その状態で全身麻酔下で子宮筋腫切除術施行。術後、霧視および全身性痙攣出現。

Question 29
このMRI FLAIR画像の特徴的な所見および病名を述べなさい。
➡ Answer29 p.205

❷ 超音波検査編

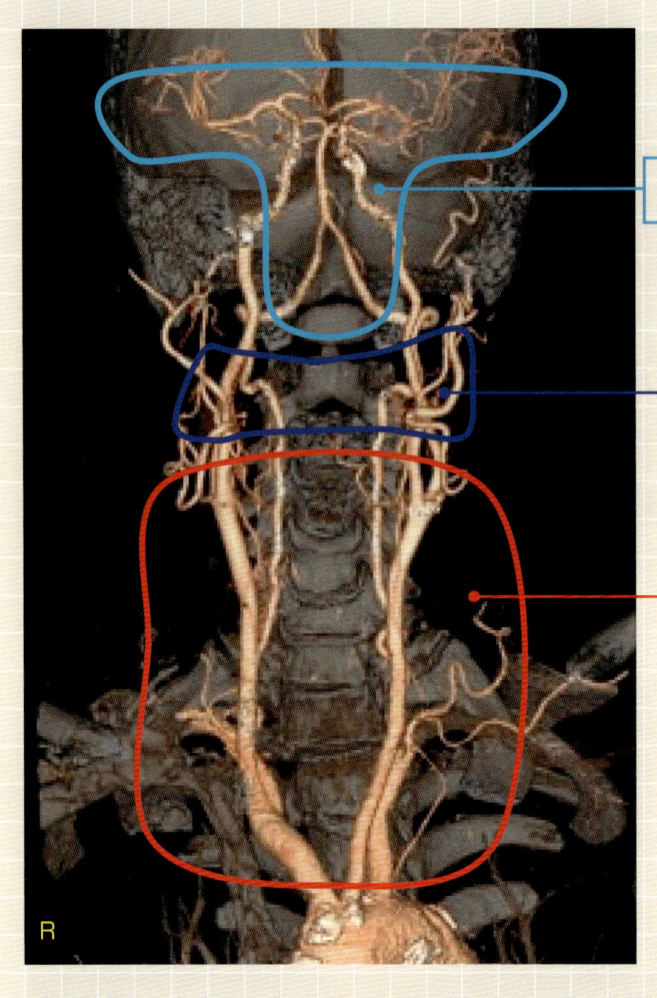

経頭蓋超音波ドプラ法
(TCD: transcranial Doppler sonography)
経頭蓋カラードプラ法
(TCCFI: transcranial color flow image)

経口腔頸部血管超音波検査
(TOCU: transoral carotid ultrasonography)

頸動脈超音波検査
(carotid ultrasound examination)

脳血管障害の超音波検査：検査対象部位1

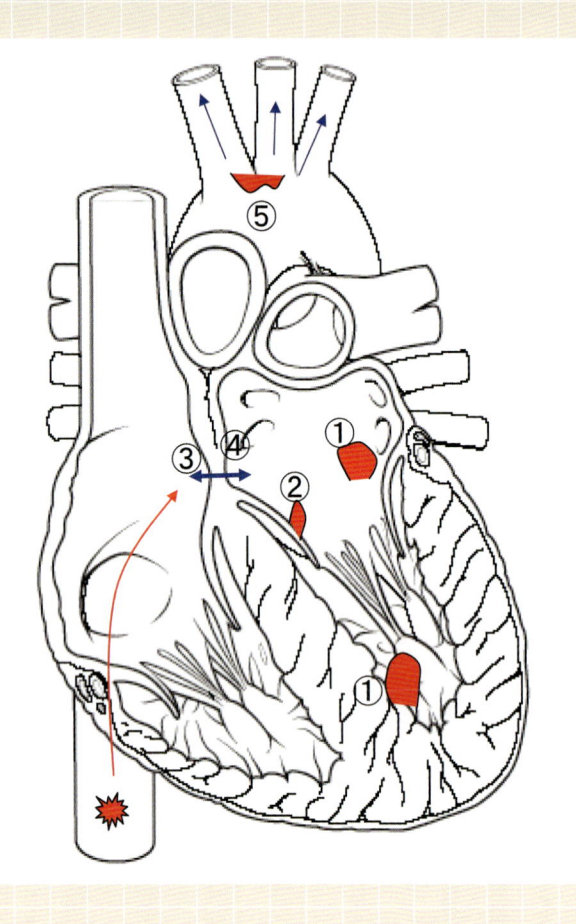

脳血管障害の超音波検査：検査対象部位2
・経胸壁心エコー法
　(TTE: transthoracic echocardiography)
・経食道心エコー図
　(TEE: transesophageal echocardiography)
　①心腔内血栓
　②疣贅
　③右左シャント（卵円孔開存など）
　④心房中隔瘤
　⑤大動脈粥腫・血栓
・下肢静脈超音波検査
　深部静脈血栓

第9章　脳卒中

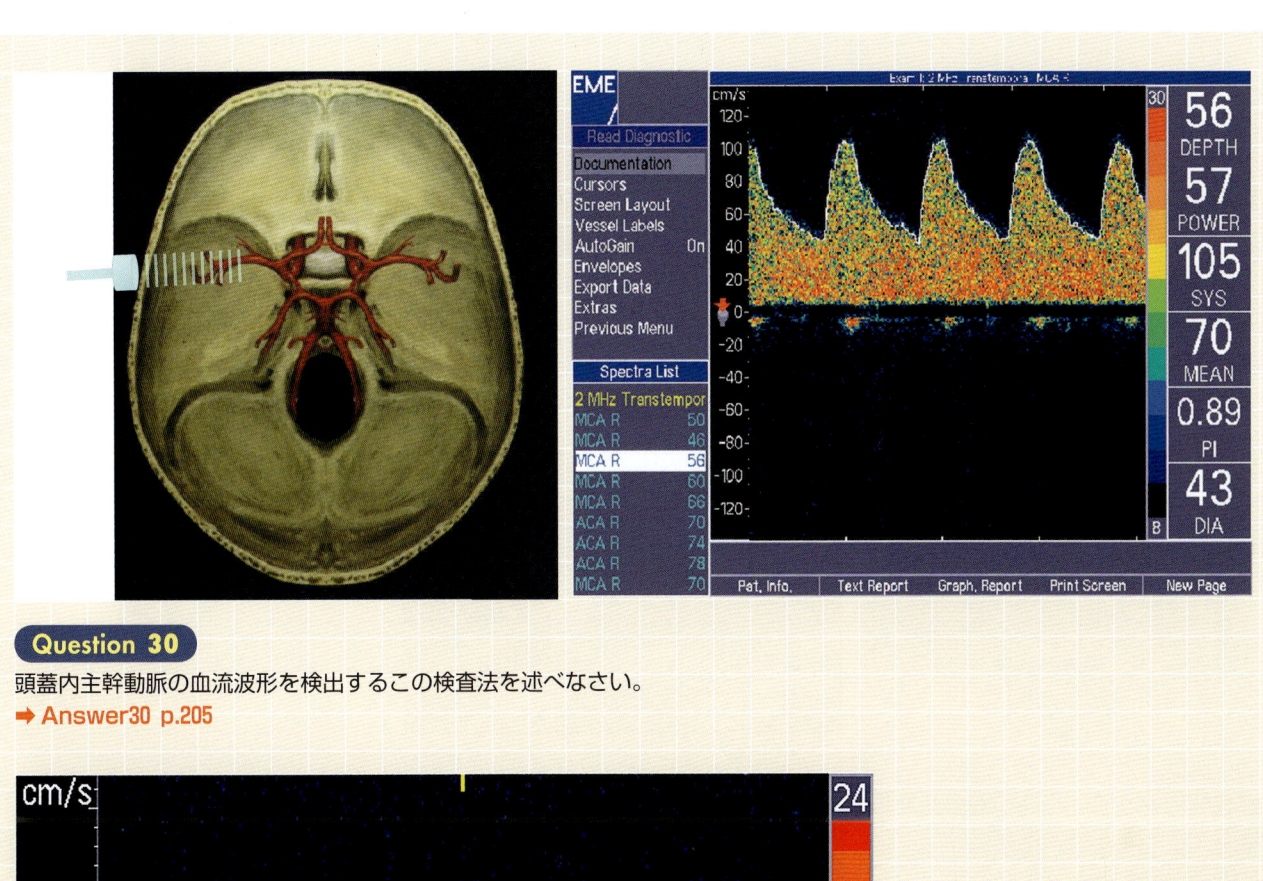

Question 30

頭蓋内主幹動脈の血流波形を検出するこの検査法を述べなさい。

➡ Answer30 p.205

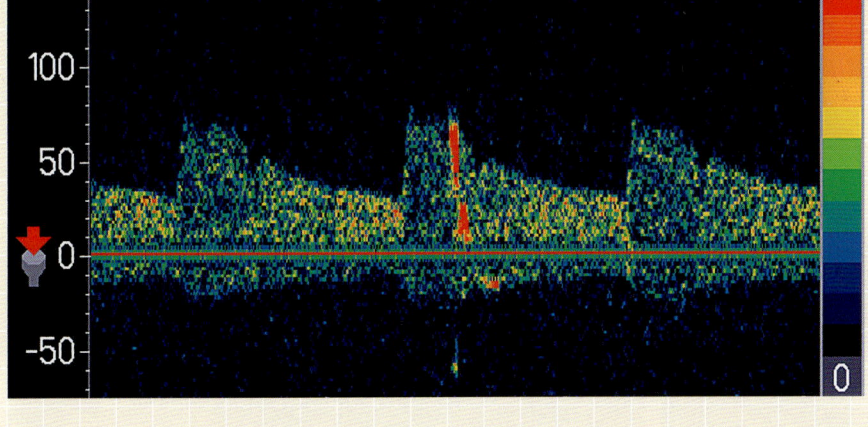

Question 31

この波形の中に認める赤い信号は何か述べなさい。

➡ Answer31 p.205

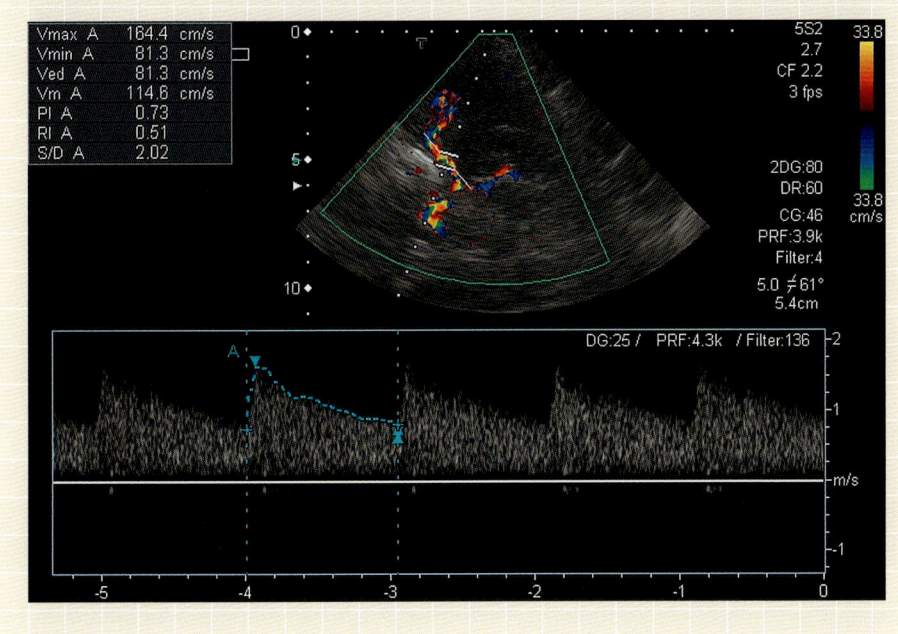

Question 32

頭蓋内の主幹動脈の血流波形を可視下に検出できるこの検査法を述べなさい。

➡ Answer32 p.206

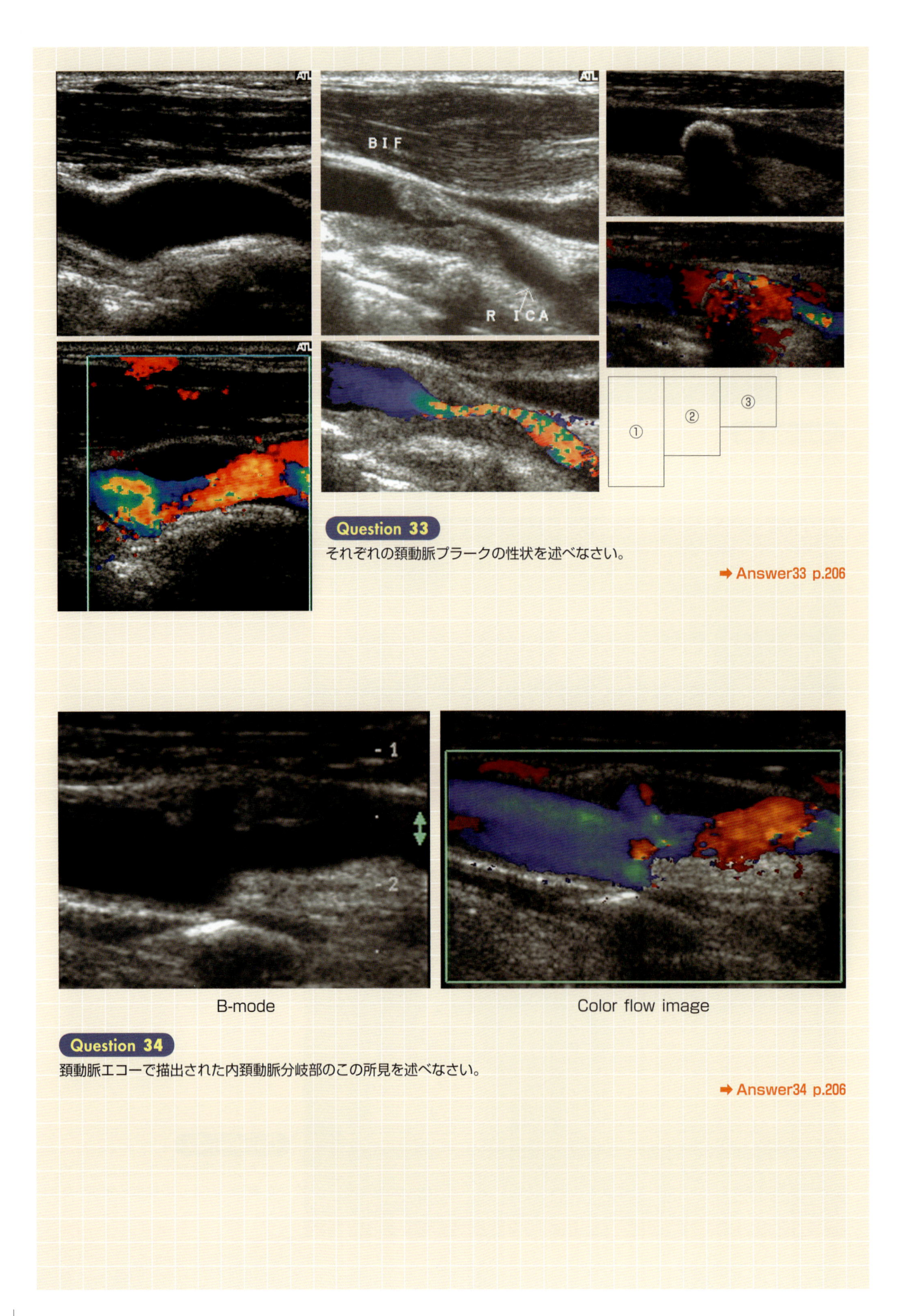

Question 33
それぞれの頸動脈プラークの性状を述べなさい。

➡ Answer33 p.206

B-mode　　　　　　　　　　　　　　Color flow image

Question 34
頸動脈エコーで描出された内頸動脈分岐部のこの所見を述べなさい。

➡ Answer34 p.206

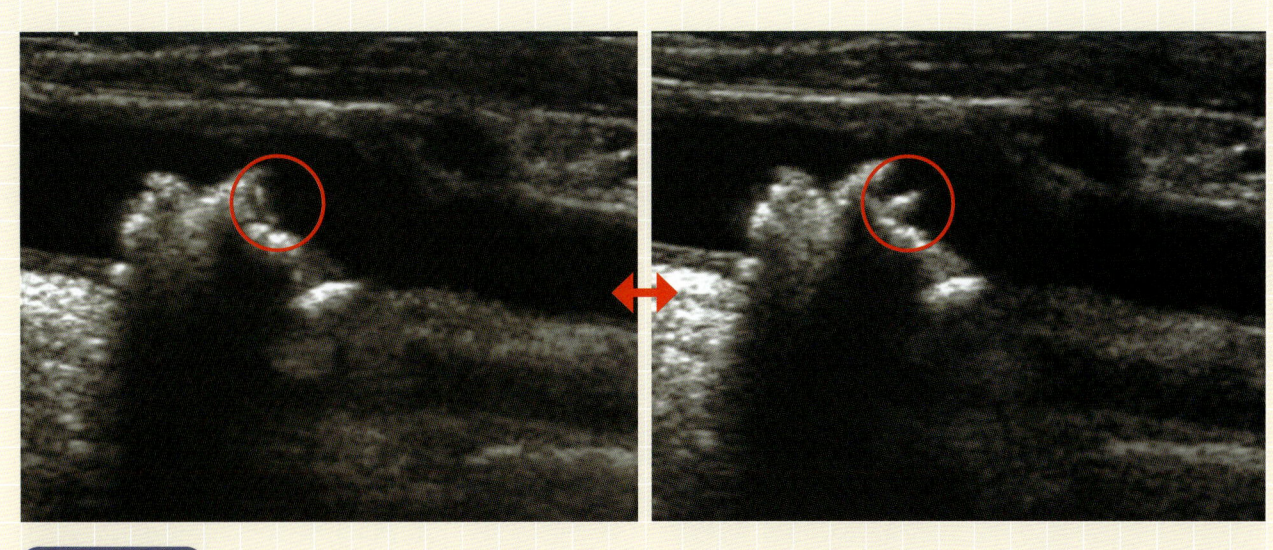

Question 35
頸動脈エコーで描出された総頸動脈分岐部のこの所見を述べなさい。

→ Answer35 p.206

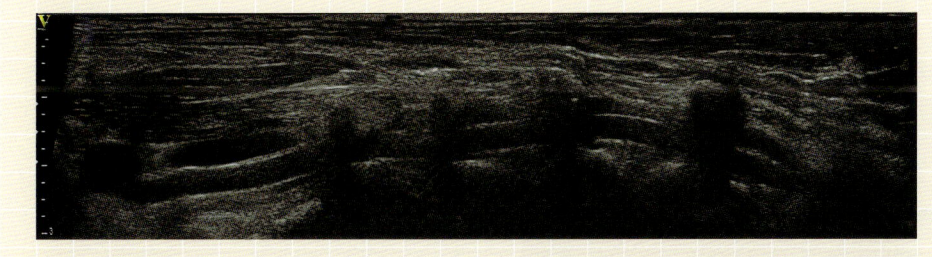

Question 36
頸動脈エコーで描出されたこの血管は何か述べなさい。

→ Answer36 p.207

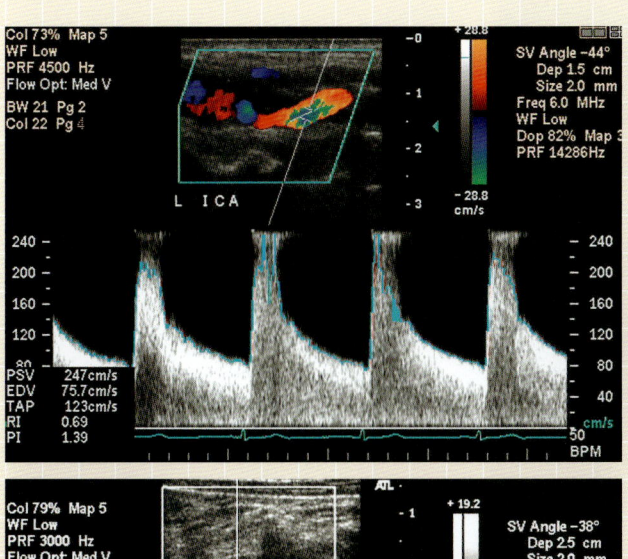

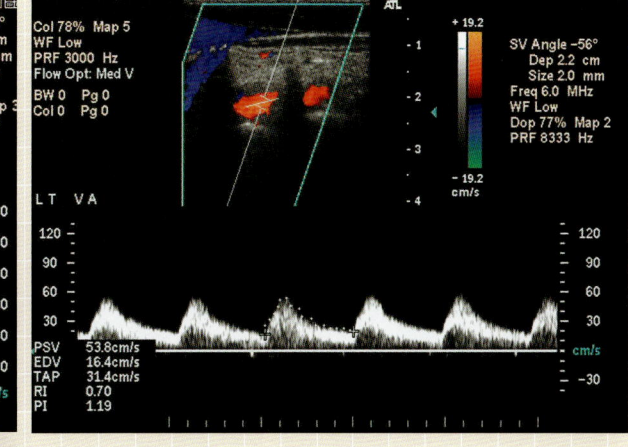

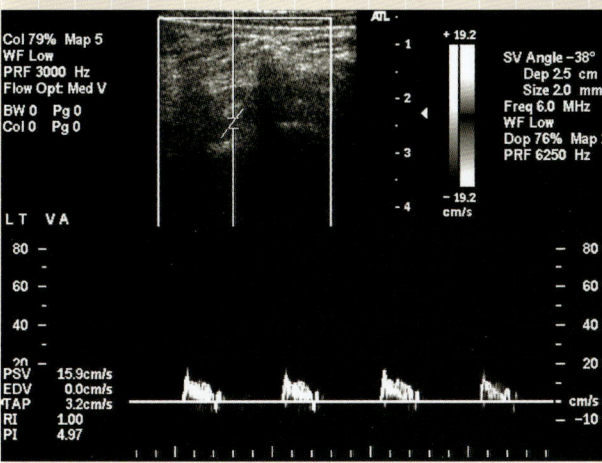

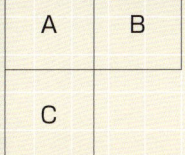

A	B
C	

Doppler 血流波形の基本的な異常所見

Question 37
これらの血流波形で、検出部より近位部での高度狭窄が疑われるのはどれか述べなさい。

→ Answer37 p.207

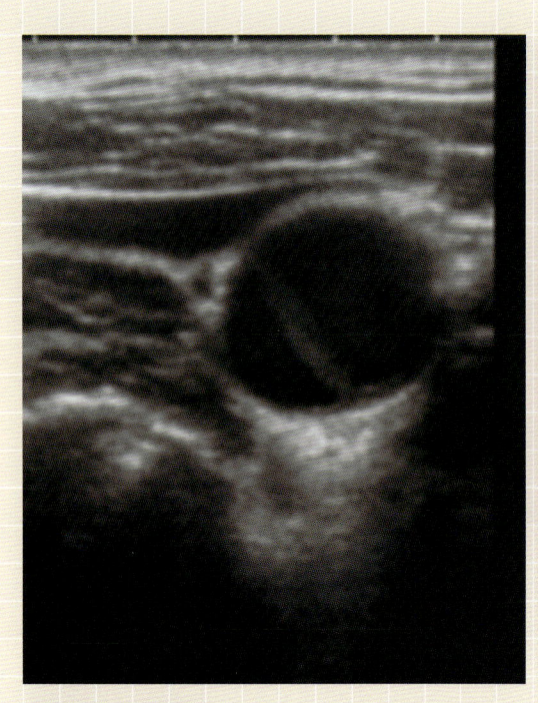

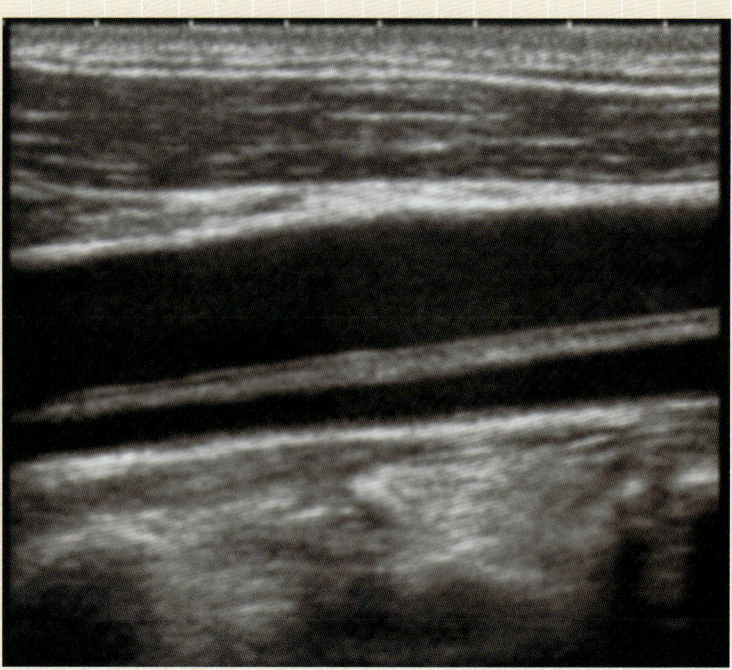

Question 38
頚動脈エコーで描出された総頚動脈のこの所見を述べなさい。

➡ Answer38 p.207

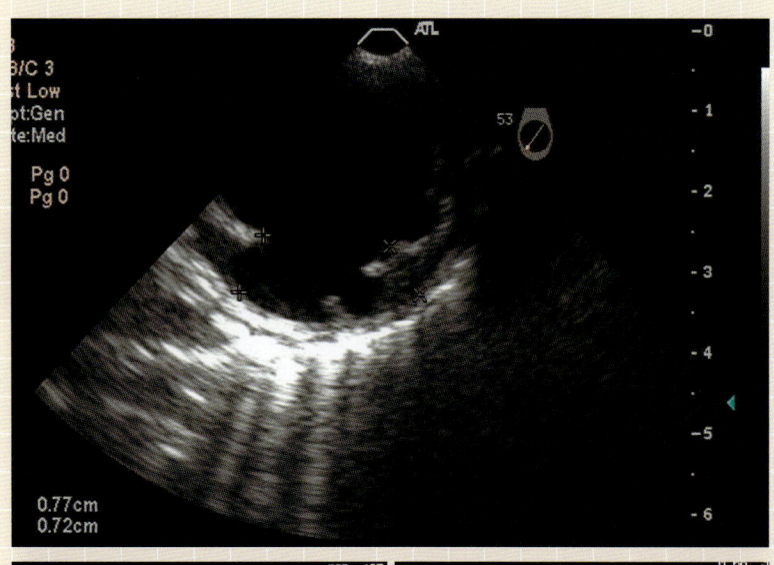

経食道心エコー図

MRI-DWI

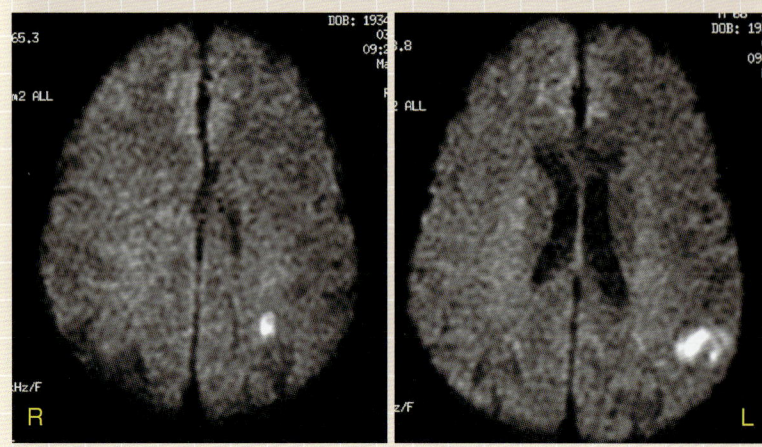

Question 39
経食道心エコー図で塞栓源が大動脈弓部に見つかったこの脳梗塞は、
（　　　　　）性脳塞栓と呼ばれる。

➡ Answer39 p.207

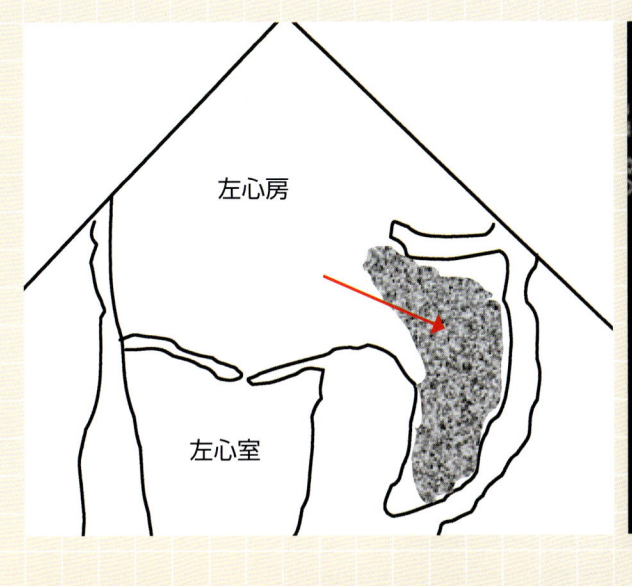

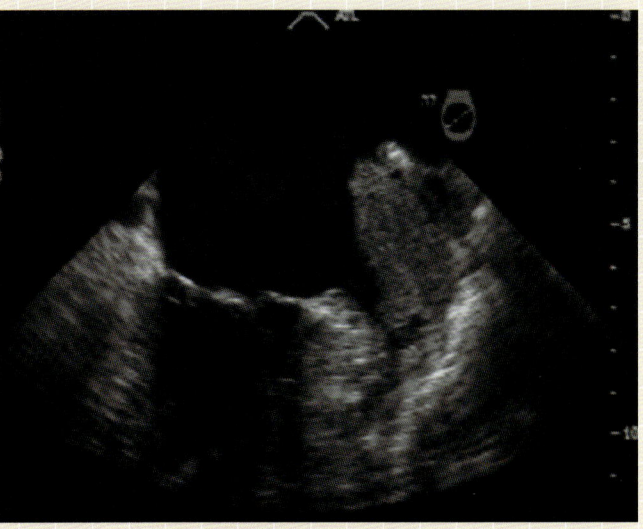

経食道心エコー図

運動性失語で発症した心房細動がある脳梗塞の60歳男性。

Question 40
経食道心エコー図で左心房内に認めた矢印の部分は、何と呼ばれるものか述べなさい。

➡ Answer40 p.208

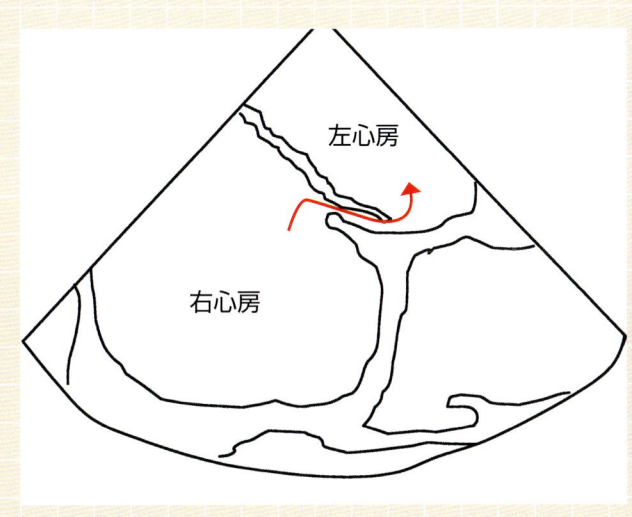

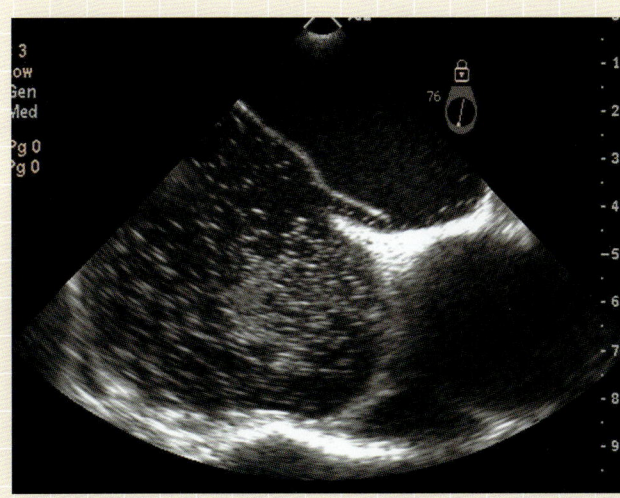

経食道心エコー図

Question 41
この症例のように、経食道心エコーでa.（　　　　）が観察され、深部静脈血栓症も合併していれば、b.（　　　　）性脳塞栓と診断される。

➡ Answer41 p.208

❸ 脳循環代謝編

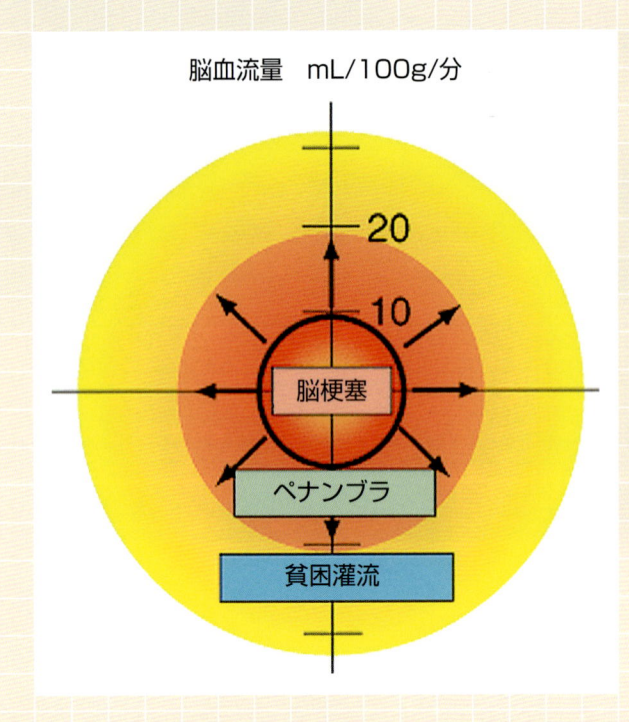

脳虚血の深度は3段階に分けられる
1. 脳梗塞（cerebral infarction）：
   不可逆性の神経細胞死（細胞性浮腫）に陥る重度の虚血。
2. ペナンブラ（Penumbra）：
   神経細胞が可逆性の機能停止（失神）状態に陥る中等度の虚血。
3. 貧困灌流（misery perfusion）：
   神経細胞機能を維持するため脳酸素代謝量（CMRO2）を、脳血流からの酸素摂取率（OEF）を上昇させることで、かろうじて維持している低灌流状態。

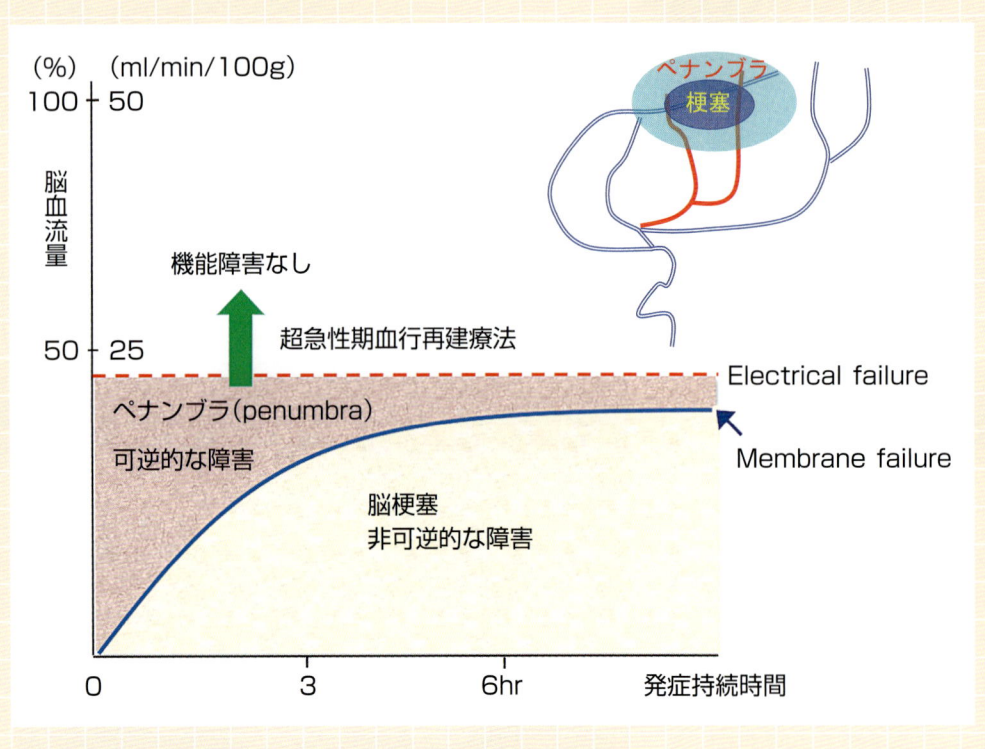

ペナンブラ：虚血深度 × 持続時間により脳梗塞に進展

- ペナンブラの画像評価の意義
  ペナンブラ領域を速やかに同定できれば、脳梗塞（細胞性浮腫）に陥る前に、血行再建療法で神経細胞を機能停止状態から救出（症状改善）することが可能になる。
- ペナンブラの評価方法（超急性期の脳血流評価）
  ① NIH stroke scale（NIHSS）と early CT sign
    NIHSS＞4、広範な early CT sign ないことが tPA 静注療法の適応条件。
  ② Perfusion-Diffusion mismatch
    MRI 灌流画像（perfusion weighted image）と拡散強調画像（diffusion weighted image）により評価される低灌流域ー梗塞領域の差の部分。
  ③ Clinical-Diffusion mismatch
    神経症状から推測される虚血領域と拡散強調画像（DWI）での梗塞巣との差の部分。

第9章　脳卒中

■ 脳低灌流の画像評価（慢性期の脳血流評価）

①脳血流SPECT（検査機器の普及が比較的進んでいる）
　安静時脳血流量で患側／健側比＜80％とアセタゾラミド負荷時の脳血流量増加率＜10％（脳血管反応性、脳循環予備能の低下）の症例でのEC-IC bypass術の有効性が日本の臨床試験（JET study）で証明されている。

②脳血流PET（限られた施設でのみ可能）
　脳血流量（CBF）と脳酸素代謝量（CMRO2）、脳血液量（CBV）を測定し、脳酸素摂取率（OEF）を算出する。OEFが上昇している（約50％以上）領域が misery perfusion。

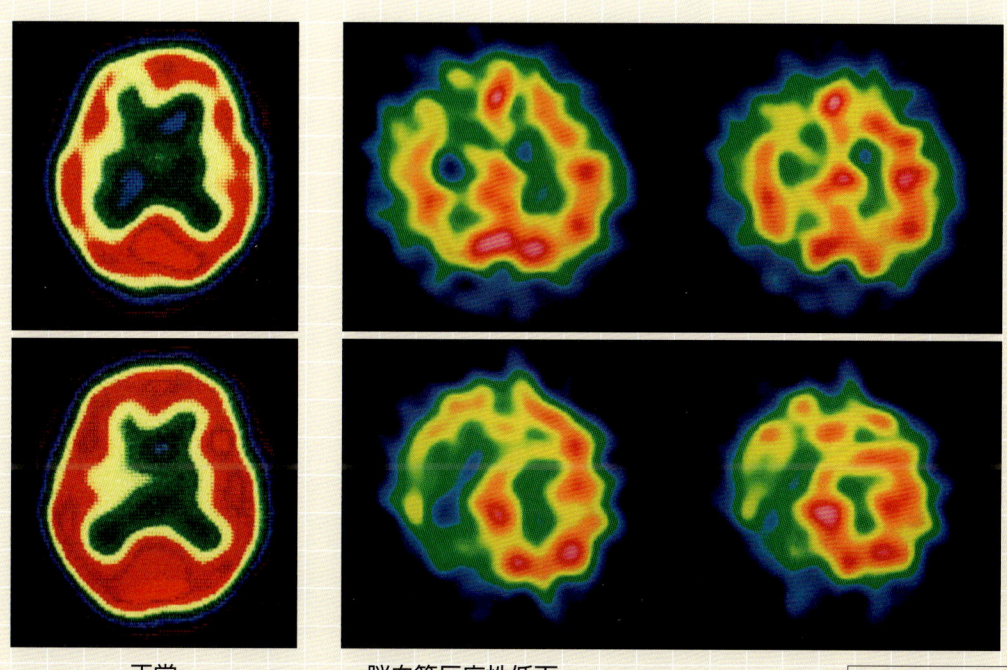

正常　　　　　　脳血管反応性低下

脳循環評価：SPECT
脳血管反応性・脳循環予備能の評価

	安静時	患側血流維持
	アセタゾラミド負荷時	患側血流低下顕在化

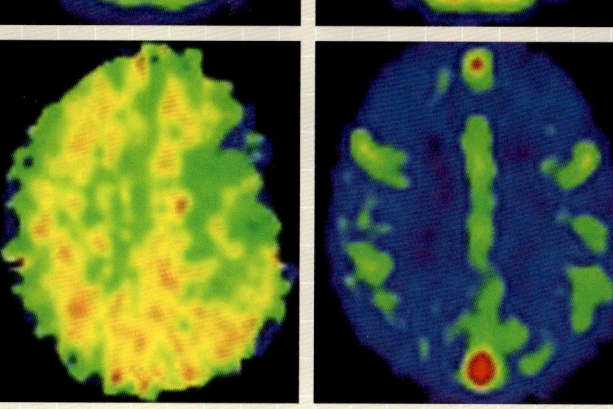

CBF	CMRO2
OEF	CBV

脳循環評価：PET
脳血流量と脳酸素代謝量の mismatch
　（貧困灌流：misery perfusion）を検出。

ガスPET
CBF (cerebral blood flow)
　脳血流量、$C^{15}O_2$吸入で測定。
　CMRO2 (cerebral metabolic rate of oxgen)
　脳酸素代謝量、$^{15}O_2$吸入で測定。
OEF (oxygen extraction fraction)
　脳酸素摂取率
CBV (cerebral blood volume)
　脳血液量、$C^{15}O$吸入測定。

水PET
　$H_2^{15}O$静注し測定。CBFが測定でき、アセタゾラミド負荷試験など連続測定可能。

❸ 脳循環代謝編

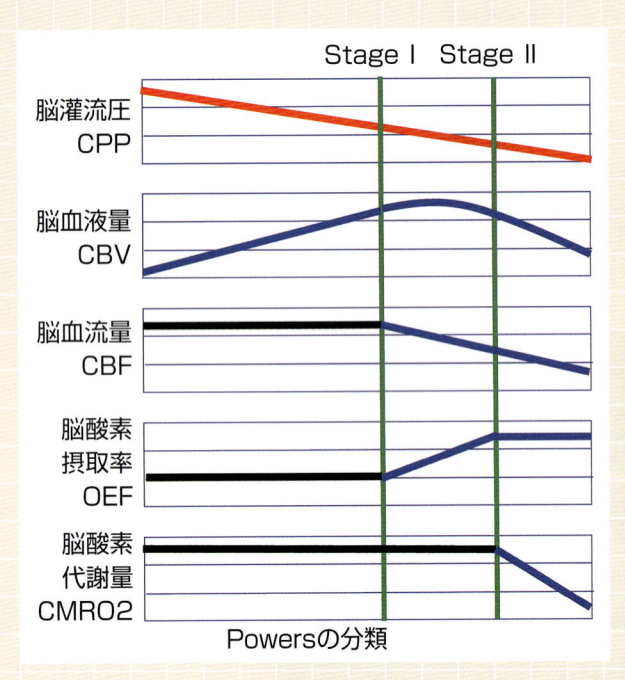

脳虚血重症度の分類（Powersの重症度分類）

脳灌流圧（動脈血圧 - 静脈圧 - 脳圧）が低下すると、脳血流量を一定に保つため、まず脳血管床の拡張が起こる（脳血液量上昇で代償：Stage I：脳血管反応性低下）。
その代償機能を越えて灌流圧が低下すると、脳血流量が低下し始め、組織の脳酸素代謝量を維持するため、血液（Hb）からの脳酸素摂取率が上昇する（Stage II：貧困灌流 misery perfusion）。
この代償機能も越えて灌流圧が低下すると、脳酸素代謝も低下し脳梗塞に陥る。

CPP：cerebral perfusion pressure, CBV：cerebral blood volume, CBF：cerebral blood volume, OEF：oxgen extraction fraction, CMRO2：cerebral metabolic rate of oxgen（Powers WJ：Ann Neurol 1991；29：231-240を改変）

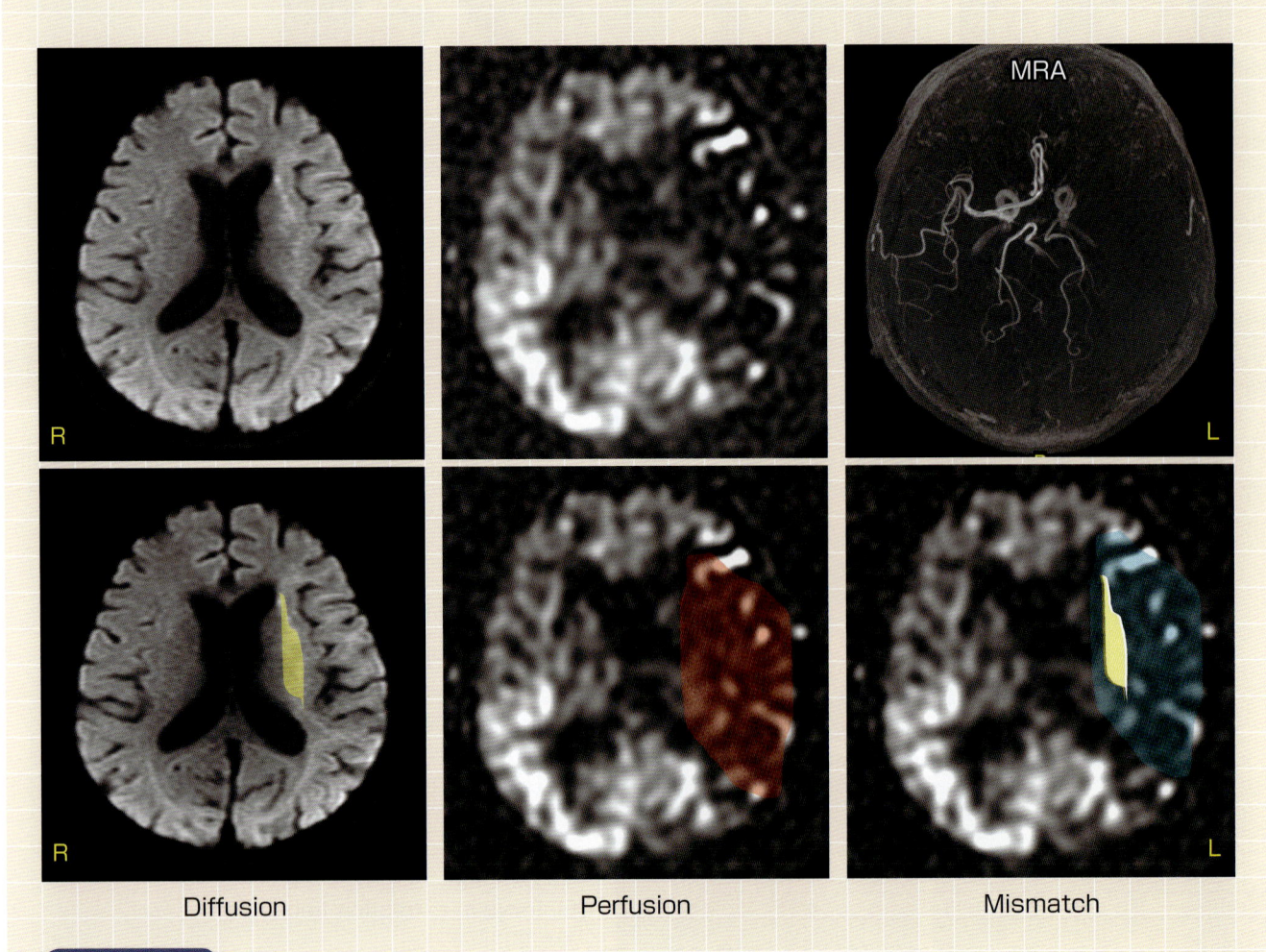

Diffusion　　Perfusion　　Mismatch

Question 42
Diffusion-perfusion mismatch を示す部分（Penumbra）は、図のどの色の部分か述べなさい。

➡ Answer42 p.208

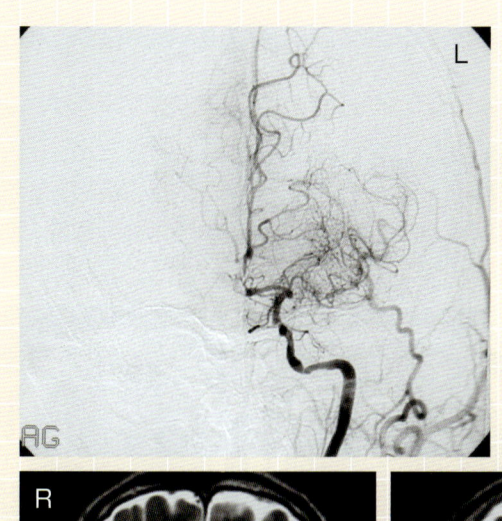

65歳の右利き男性。高血圧、糖尿病、喫煙歴あり。一過性の右片麻痺、失語で発症。左中大脳動脈は閉塞しているが、梗塞巣は左深部白質のみ。

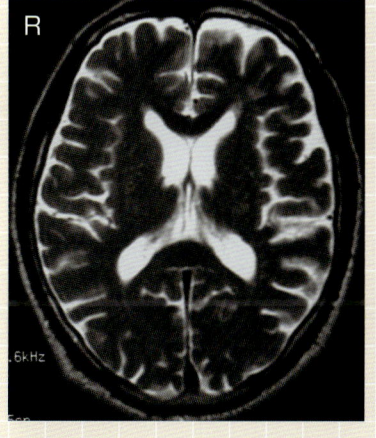

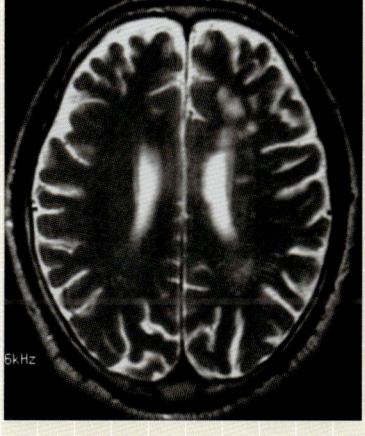

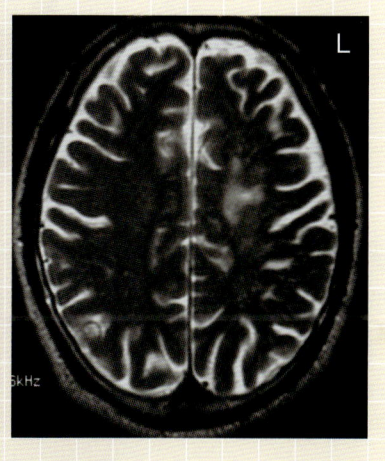

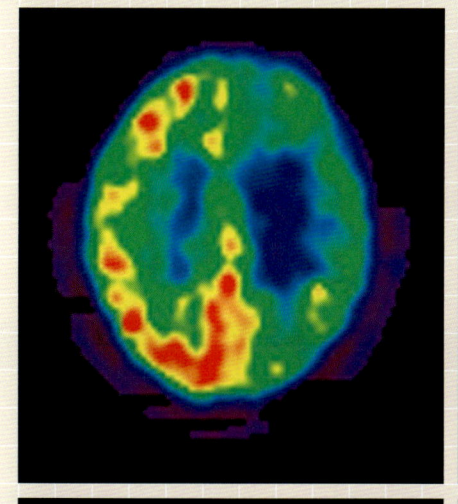

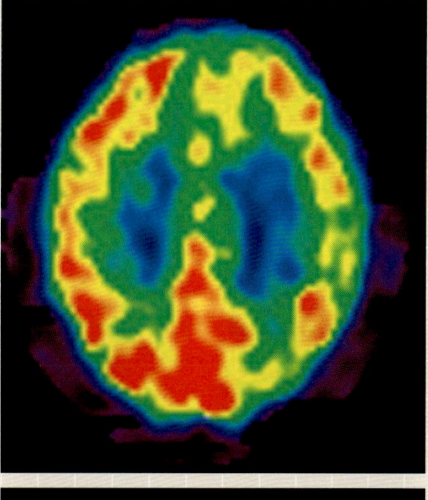

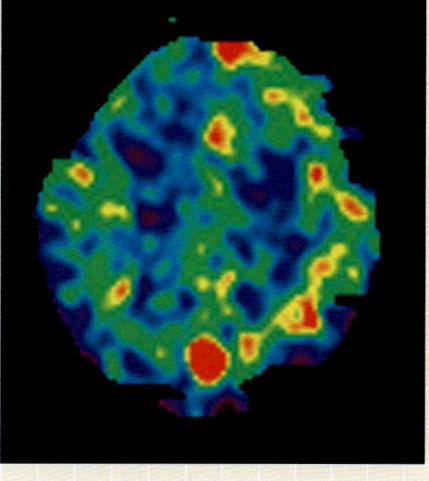

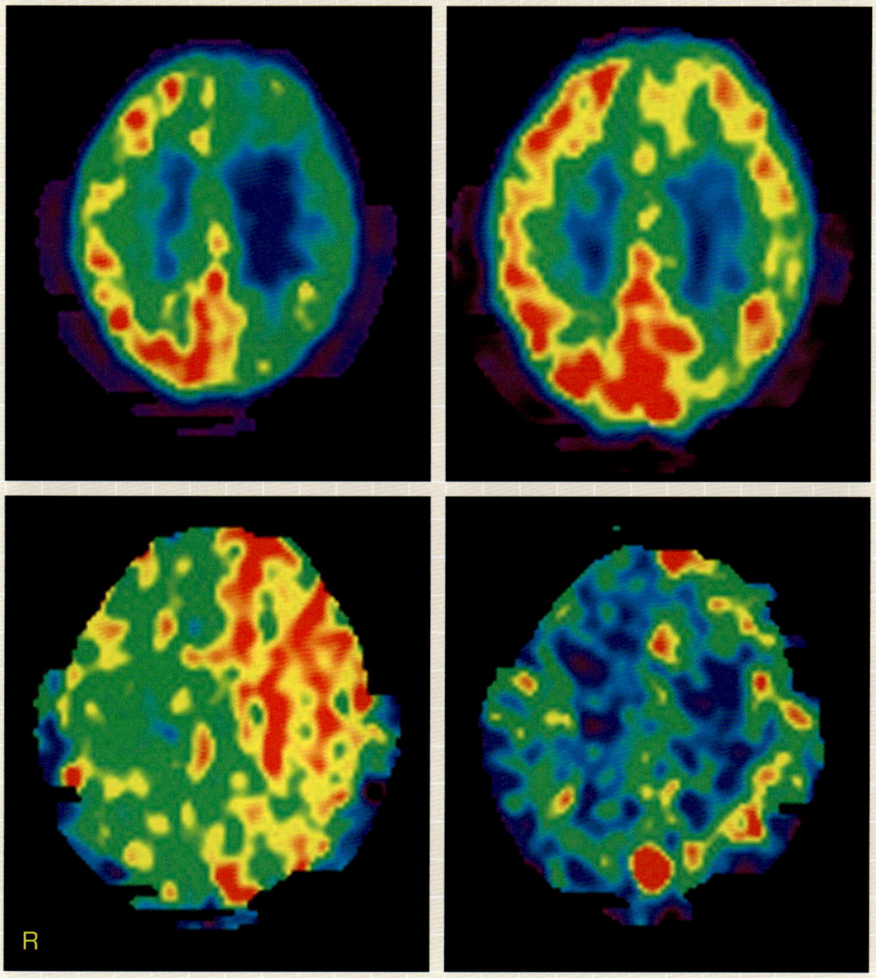

CBF 脳血流量	CMRO2 脳酸素 代謝量
OEF 脳酸素 摂取率	CBV 脳血液量

Question 43

上の症例のPET画像が左図である。Powersの重症度分類（P.198）での虚血のどの段階（正常、Stage I、Stage II）にあたるか述べなさい。

➡ Answer43 p.208

❸ 脳循環代謝編

Answer・解説

❶ MRI / CT 編

Answer 1　頭部 CT での脳卒中画像の鑑別

①脳梗塞（右前頭葉弁蓋部）：発症直後は CT では判別できないが、2-3 時間で early CT sign（後述）、6-12 時間で低吸収域。（黒、LDA：low density area）に見える。
②脳出血（左被殻）：発症直後から脳実質内に高吸収域（白：HDA：high density area）に見える。
　時間経過で周囲に浮腫（黒：LDA）を伴う。
③くも膜下出血（両側前頭葉の脳溝と大脳縦列）：発症直後から脳溝、脳槽が高吸収域（白く鋳型状に）見える。出血量が微量（切迫破裂）だと CT で判別つかないこともあるが、腰椎穿刺での血性髄液やキサントクロミーで鑑別する。

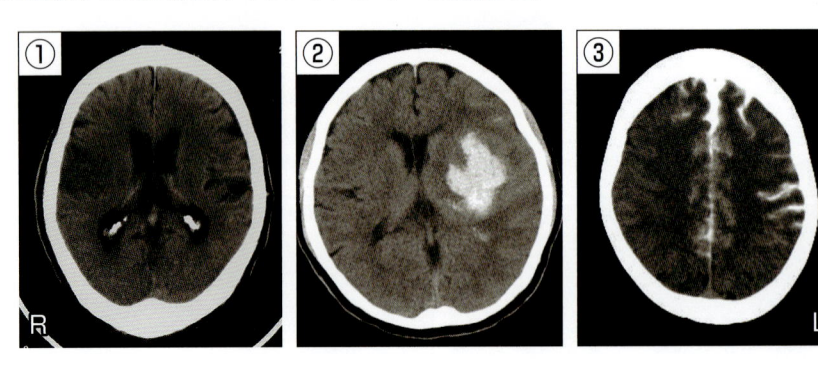

Answer 2　脳梗塞急性期の MRI 基本画像

本例は、超急性期の左内包後脚ラクナ梗塞である。
①脳梗塞発症超急性期（30分から 3 時間位まで）は、拡散強調画像（DWI）でのみ高信号域（high intensity area：HIA）を呈する。FLAIR, T1, T2, T2＊とも等信号。
②脳梗塞発症急性期（14日以内）では、DWI, FLAIR, T2WI, T2＊では高信号域（HIA）
　T1WI では淡い低信号域（low intensity area）を呈する。

Answer 3　脳梗塞慢性期（数ヶ月以上経過）の MRI 基本画像

本例は、両側放線冠、右脳梁膝部付近の陳旧性ラクナ梗塞である。
①古い梗塞巣の中心部は囊胞状になっているため、脳室や脳溝と同じ信号レベルになる。
② FLAIR：中心は低信号、周囲は高信号域
③ T2，T2＊：濃い高信号域、T1：濃い低信号域
④ DWI：通常は低信号になるが、T2 shine through 効果で高信号を呈することもある。

Answer 4　梗塞巣と白質病変の MRI 上の鑑別

大脳白質病変は、虚血と関係があると考えられているが、その組織学的変化の程度は様々である。脳室周囲病変（PVH：Periventricular Hyperintensity）と深部皮質下白質病変（DSWMH：Deep and Subcortical White Matter Hyperintensity）に分けられる。

	T1強調画像	T2強調画像	FLAIR
新しい梗塞巣	淡い低信号	淡い高信号	淡い高信号
古い梗塞巣	濃い低信号	濃い高信号	中心低信号 周囲高信号
白質病変	淡い低信号	淡い高信号	濃い高信号

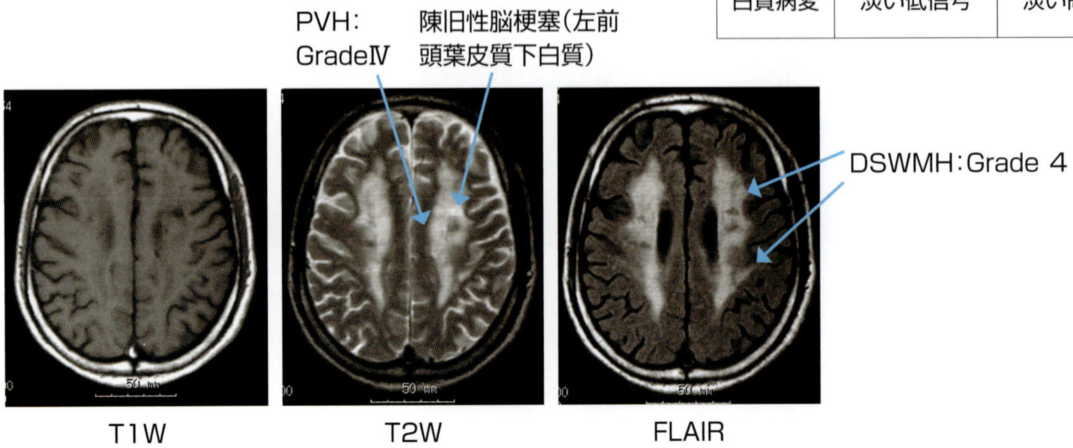

Answer 5　頚動脈病変の画像診断法

① 頚動脈超音波検査：内膜中膜厚（IMT）、狭窄率、血流速度、プラーク性状など観察可能。
②a MRA（Time of flight（TOF）法）：狭窄病変、プラーク内出血（高信号）の観察。
②b T1-Black Blood 法：プラーク性状診断に用いられる。不安定プラークが高信号（白）を呈する。
③ CT angiography（CTA）：3D-CTA 画像。血管周囲の構造物や石灰化病変の描出に優れる。
④ 血管造影：侵襲性が高いが、狭窄率評価の gold standard。3D 画像も構成可能。

Answer 6　頭部血管の画像診断法

① 経頭蓋カラードプラ法（TCCFI：transcranial color flow image）：B-mode 法により血管同定が容易で、血流速度を測定可能。高齢女性で検出率低下。
② MRA：造影剤を用いず検出可能。狭窄率を過大評価する傾向あり。Willis 動脈輪の描出に優れている。
③ CTA：造影剤が必要。頭蓋底部と血管の解剖把握に優れている。
④ 脳血管造影：最も侵襲的。3D 画像も撮像可能。

Answer 7　脳梗塞の臨床病型、発症機序の分類

1. 臨床病型の分類
   1.（ ラクナ ）梗塞
   2.（ アテローム血栓性 ）脳梗塞
   3.（ 心原性 ）脳塞栓
   これら以外に、その他の脳梗塞、分類不能の脳梗塞、原因不明の脳梗塞
2. 発症機序の分類
   1.（ 血栓 ）性
   2.（ 塞栓 ）性
   3.（ 血行力学 ）的
   同一症例で複数の発症機序が重なることもある。

Answer 8　この脳梗塞の臨床病型、病巣部位、原因血管

臨床病型：ラクナ梗塞➡頭蓋内主幹動脈から分岐する穿通枝領域の径 1.5 cm 以下の梗塞
病巣部位：左放線冠（右図●部分）
原因血管：左中大脳動脈穿通枝（外側レンズ核線状体動脈）

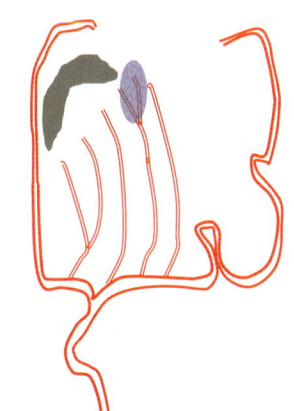

Answer 9　この脳梗塞の臨床病型、病巣部位、原因血管

臨床病型：ラクナ梗塞
病巣部位：右橋下部傍正中部（右図●部分）
原因血管：脳底動脈穿通枝（傍正中枝）
この症例の複視は、R.MLF 症候群（右内転障害）によると考えられる。

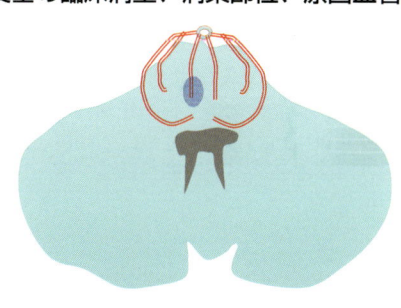

Answer 10　この脳梗塞の臨床病型、病巣部位、原因血管

臨床病型：ラクナ梗塞
病巣部位：左内包後脚（錐体路、皮質視床路が通る）
原因血管：左前脈絡叢動脈

前脈絡叢動脈は、後交通動脈が分岐した遠位の内頸動脈から分岐する。内包後脚後ろ 2/3、視放線の一部、外側膝状体の外側、扁桃体などを灌流。閉塞すると、対側の片麻痺、感覚低下、同名半盲が出現する（Monakow syndrome）。

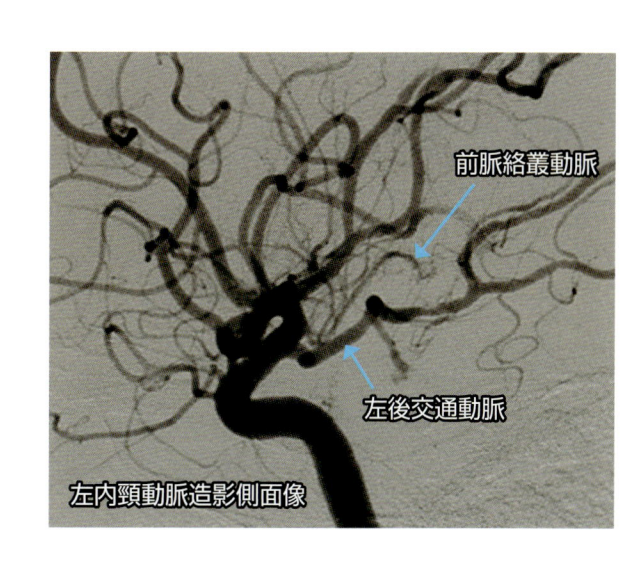

前脈絡叢動脈
左後交通動脈
左内頸動脈造影側面像

Answer 11
この脳梗塞の臨床病型、病巣部位、原因血管

臨床病型：ラクナ梗塞
病巣部位：左視床腹外側核（知覚神経の中継核）（下図●部分）
原因血管：左後大脳動脈穿通枝（視床膝状体枝）

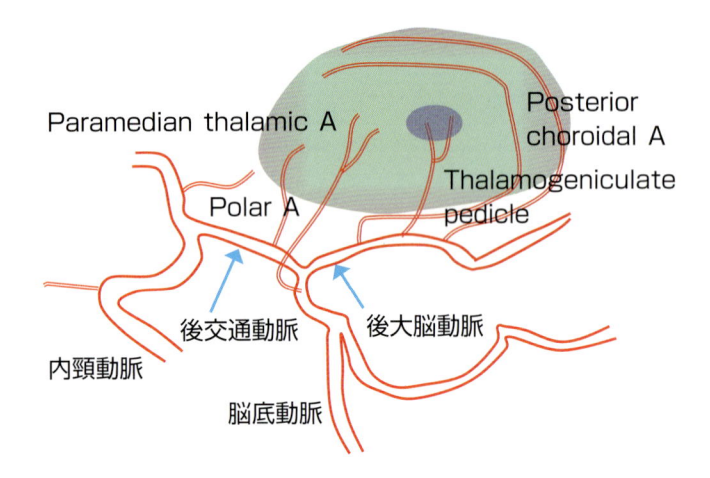

Paramedian thalamic A
Posterior choroidal A
Polar A
Thalamogeniculate pedicle
後交通動脈
後大脳動脈
内頸動脈
脳底動脈

Answer 12
この脳梗塞の臨床病型、発症機序、病巣部位、原因血管

臨床病型：アテローム血栓性脳梗塞
発症機序：血行力学的。動揺性に進行するも梗塞巣は不鮮明。
病巣部位：右前頭葉深部白質（右図●部分）。中大脳動脈-前大脳動脈終末領域。もっとも低灌流状態の部分に梗塞巣が出現する。
原因血管：右内頸動脈起始部の高度狭窄、高度石灰化を伴う。

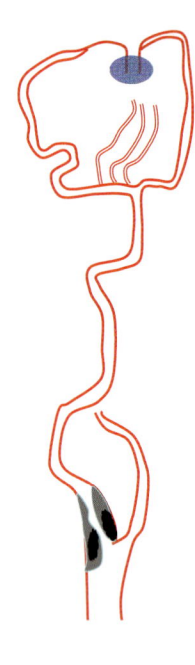

Answer 13
この脳梗塞の臨床病型、発症機序、病巣部位、原因血管

臨床病型：アテローム血栓性脳梗塞
発症機序と梗塞巣：血行力学的：血圧低下時、頭位挙上時に症状出現し、動揺。右中大脳動脈髄質枝や穿通枝終末領域に多発性梗塞（右図●部分）
（前頭葉深部白質、尾状核頭部）
塞栓性：A-to-A embolism
右頭頂葉皮質梗塞（右図●部分）
原因血管：右内頸動脈起始部の高度狭窄による低灌流と血栓形成―塞栓症

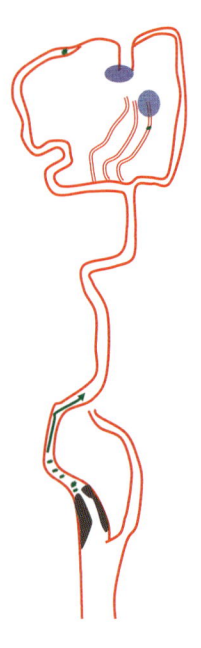

Answer 14
この脳梗塞の臨床病型、発症機序、病巣部位、原因血管

臨床病型：アテローム血栓性脳梗塞
発症機序：塞栓性
右中大脳動脈領域末梢に多発性小梗塞（右図●部分）
原因血管：右中大脳動脈水平部の高度狭窄からのA-to-A embolism

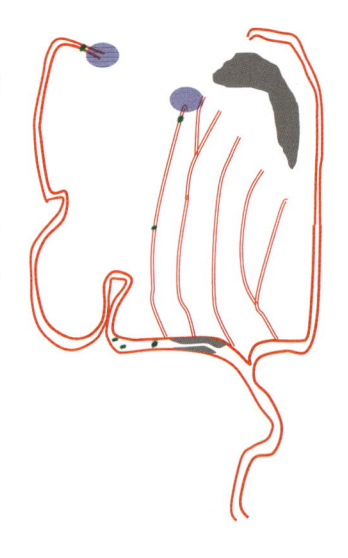

Answer 15
この脳梗塞の臨床病型、発症機序、原因血管

臨床病型：アテローム血栓性脳梗塞
発症機序：
① 1ヶ月前のevent：
　塞栓性：脳底動脈より左後大脳動脈領域（右図●部分）末梢（後頭極）にA-to-A embolism
　（FLAIRで内部低信号の慢性梗塞）
② 1日前のevent：
　血栓性：右前下小脳動脈起始部の血栓性閉塞に伴う右下小脳脚や小脳半球腹側部の梗塞（右図●部分）
原因血管：脳底動脈中央部の高度狭窄

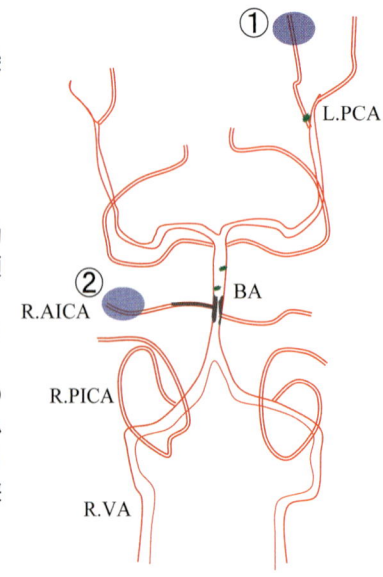

① L.PCA
② R.AICA
BA
R.PICA
R.VA

Answer 16
この脳梗塞の臨床病型、発症機序、閉塞血管

臨床病型：心原性脳塞栓症
発症機序：塞栓性
塞栓源：心房細動に伴う左心房血栓が最も疑われる。
閉塞血管：右中大脳動脈水平部
梗塞巣：中大脳動脈穿通枝領域全体および皮質枝前方2/3領域（右図●部分）

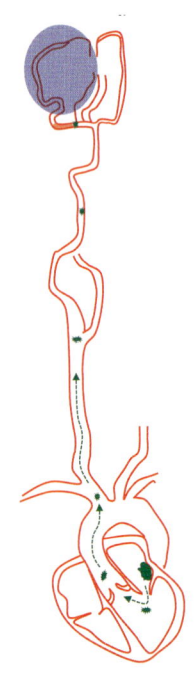

Answer 17

この画像では全ての early CT sign が認められる。通常頭部 CT では、明らかな梗塞巣（LDA）出現には発症 6-12 時間ほど掛かる。しかし発症 1 時間ほどでも虚血の深度が深く、すでに不可逆性の脳梗塞が完成している部位は、詳しく観察すれば、初期の変化が認められる。それらを early CT sign と呼び、広範囲にあると tPA 静注療法は不適応となる。

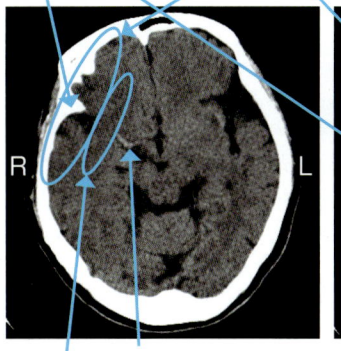

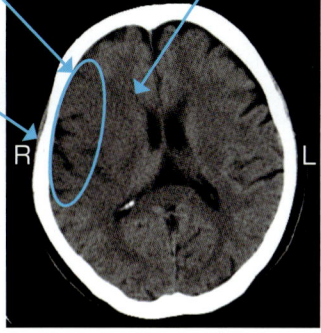

1. 皮髄境界の不鮮明化
2. 島葉皮質の不鮮明化
3. 基底核の不鮮明化
4. 脳溝の狭小化
5. Hyperdense MCA sign

ASPECTS score

単純 CT の early CT sign を定量化したスコア法。一側の中大脳動脈領域を 10 個の領域に分け、各領域ごとに早期虚血変化の有無を評価し、減点方式でスコア化。
- tPA 静注療法の画像的な適応条件：広範な early CT sign がないこと。
- 0～10 点：7 点以上なら tPA 静注療法後の予後良好が有意に多い。
（MELT-Japan ASIST-Japan の Web 上で評価練習可能）

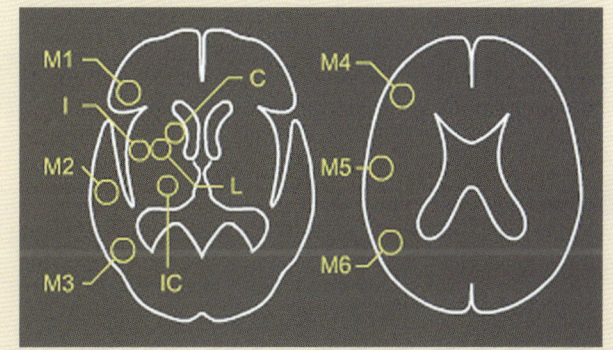

Answer 18　この症例の ASPECTS score　8 点

ASPECTS score の評価領域で、左 M1、M4 に皮髄境界の不鮮明化を認める。tPA 静注療法の禁忌事項、慎重投与事項がなければ、良い適応になる。

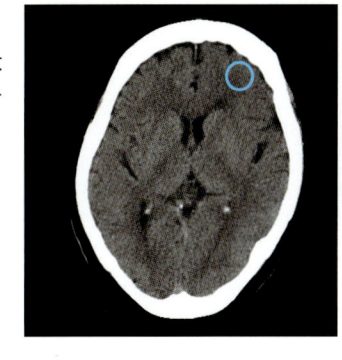

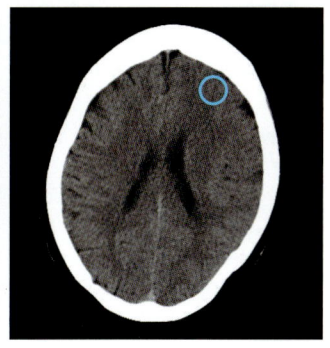

Answer 19　右中大脳動脈水平部塞栓症

この症例の経過で見られる CT 画像所見は、1、2、4。

心原性脳塞栓症の典型的な CT 画像推移

心原性脳塞栓症は通常、梗塞巣が大きく、4-7 日目を peak に①脳浮腫の進行（低吸収域の拡大と脳溝狭小化）と、それに伴う② mid-line shift（脳浮腫が正中線（大脳縦列）を越えて反対側も圧迫）を認めることがある。さらに塞栓症の場合、閉塞血管の再開通現象が起こることがあり、その際に梗塞巣内に出血（低吸収域の中に高吸収域）を伴うことがある。これを③出血性梗塞（hemorrhagic infarction または hemorrhagic transformation）と呼ぶ。出血が梗塞巣を上回る範囲に及ぶと症状再増悪の原因となる。梗塞発症 2-3 週後に頭部 CT を撮像すると、低吸収域の梗塞巣が等吸収域化し、梗塞巣が正常化したように見える時期がある。これを④ fogging effect と呼ぶ。梗塞巣の吸収過程での新生血管の造成を反映していると考えられている。さらに時間が経過すると梗塞巣は嚢胞化し濃い低吸収域となる。

Answer 20

左中大脳動脈分枝塞栓症の急性期経過中に右中大脳動脈分枝塞栓症を再発した症例。この症例の経過で見られる CT 画像所見は、1、2、3、4 である。

心原性脳塞栓症では、発症後も心腔内血栓が残存していることがあり、2 週間以内に 4-5％程度再発をきたすことがある。本症例は、左中大脳動脈皮質枝梗塞（弁蓋部）で発症し、第 11 病日目に反対側の①右中大脳動脈領域（弁蓋部）に再発。この際、左弁蓋部梗塞巣は④ fogging effect（+）。

第 27 日目 CT では、右中大脳動脈領域梗塞部に梗塞巣を上回る③出血性梗塞を認め、側脳室前角の圧排像とわずかな② mid-line shift を認める（左弁蓋部梗塞巣内にも淡い出血性梗塞あり）。第 53 日目 CT では、左弁蓋部梗塞巣の鮮明化と右弁蓋部血腫の吸収過程が進行している。

Answer 21

　右小脳出血。出血はCTでの高吸収域が出現するので診断は容易。MRIでは、出血後時間経過とともに画像が変化する。これを利用して、出血からのおおよその時間が見当つけられる。

【脳出血後の時間経過とMRI画像の見え方の推移】

経過時間	T1強調	T2強調	血腫内部	血腫辺縁・周囲
24時間以内	Iso-やや low	内部均一 high 辺縁 low　周囲 high	oxyHb、血腫含水量が高くT2 high	辺縁：血清 周囲：浮腫
24時間頃	Iso-low	不均一	deoxyHb 優位	
24-48時間頃	T2に遅れて low	ほぼ均一 low 周囲 high	deoxyHb から metHb（赤血球内）	周囲浮腫増強
2-3日以降	辺縁より high	内部 low、T1より遅れて辺縁より high	赤血球内 metHb	辺縁より赤血球融解（細胞外 metHb 増加）
2週間	均一 high	均一 high	metHb 細胞外放出	
2-4週間	T2より遅れて辺縁より low	内部 high 辺縁 low	細胞外 metHb	辺縁 hemosiderin
慢性期	Low	内部 high-low、辺縁 low	嚢胞形成例ではT2 high	辺縁より徐々に hemosiderin

Answer 22

　いずれも頭部CTでの出血像。それぞれの出血部位は、以下のとおりである。
1．左視床
2．右被殻
3．右被殻出血の脳室穿破

脳室穿破による血腫が中脳水道や第4脳室を占拠すると、脳髄液が鬱帯し、水頭症を呈する。意識障害が進行すれば、脳室ドレナージが必要になる。

Answer 23

　それぞれの出血部位は、以下のとおりである。
1．右橋
2．右内包後脚
3．左頭頂葉皮質下

被殻、視床、脳幹、小脳は、高血圧性脳出血の始発部位。皮質下出血は、血管奇形や脳腫瘍を伴う可能性が高くMRI、造影CT、血管造影などで精査が必要となる。

Answer 24

　右内包後脚：FLAIR画像で内部 low、周囲 high intensity のラクナ梗塞を認める（右図）。

Answer 25

　Microbleeds：T2* image で両側の基底核に多発性の low intensity spot を認める。これらは microbleeds と呼ばれ、微小出血痕と考えられている。ラクナ梗塞の症例では、microbleeds を多数認める症例も多く、安易な抗血小板薬投与で脳出血の頻度を高める危険性が指摘されている。

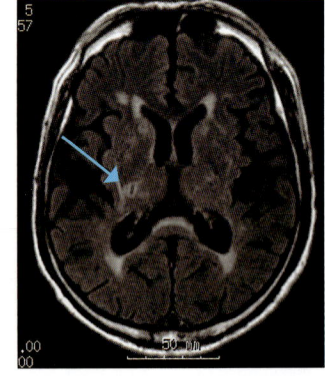

Answer 26　Branch atheromatous disease（BAD）：左放線冠から内包後脚に梗塞

・中大脳動脈や脳底動脈などの穿通枝に沿って、梗塞巣が拡がるタイプの脳梗塞。
・ラクナ梗塞は1.5cm以下の梗塞と定義されているが、BADは中大脳動脈穿通枝であれば、垂直方向に3スライス以上連続した小梗塞を認める。
・梗塞巣が錐体路を縦長に分断すると、当初軽度だった麻痺症状が数日かけて増悪し、完全麻痺に至ることもあり、機能予後も悪い。
・非常に治療抵抗性で、進行し始めると止めることができないことが多い。

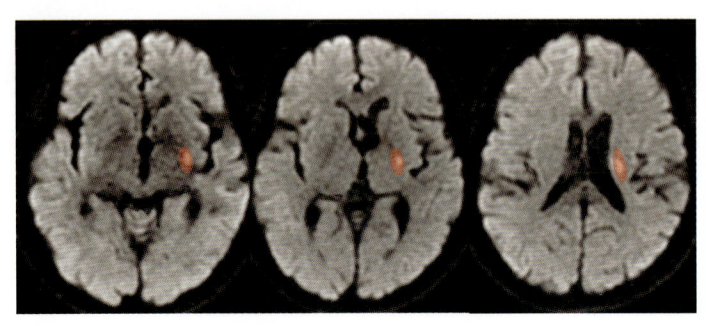

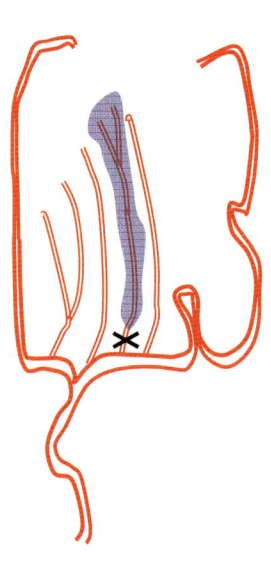

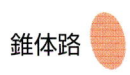

錐体路

Answer 27

橋左側のBAD。脳底動脈から分岐する穿通枝（傍正中枝）領域のBAD。脳幹のBADの場合、一旦は症状増悪するが、回復してくる症例もある。

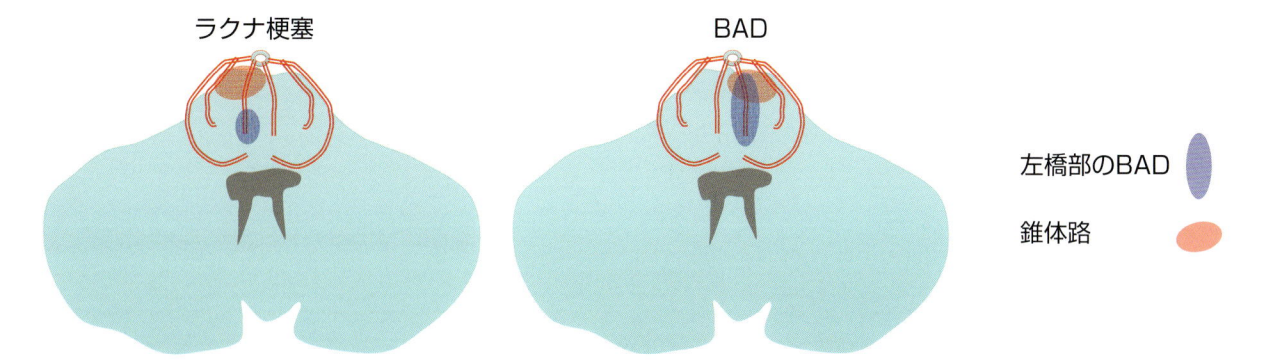

ラクナ梗塞　　　　　　　　　BAD

左橋部のBAD
錐体路

Answer 28

多発性に皮質、皮質下 microbleeds を認め、脳アミロイドアンギオパチー（cerebral amyloid angiopathy）が疑われる。
脳アミロイドアンギオパチー
　Amyloid 蛋白（老人斑を構成する amyloid と同じ）が くも膜下（軟膜動脈）から皮質内に分布する細動脈の中膜から外膜に沈着し、内膜のヒアリン化や、微小動脈瘤様の拡張、フィブリノイド壊死などを来たす。高齢者の皮質下出血の原因のひとつとして重要で、再発性に多発性に出血を来すこともしばしばある。画像診断では、MRI-T2＊画像で大脳皮質下に多発性微小出血痕 microbleeds を認めることが特徴である（他の撮像法では、なかなかわからない）。

Answer 29

高血圧性脳症（hypertensive encephalopathy）：両側後頭葉白質に血管性浮腫を認める。
　Posterior reversible encephalopathy syndrome（PRES）のひとつ。急激な血圧上昇が脳血管の自動調節能の上限血圧を上回り、blood brain barrier の破綻から、特に両側の後頭葉、頭頂葉、脳幹、小脳に血管性浮腫が生じる。腎不全患者ではより低い血圧で生じることがあるとされる。PRES は、高血圧性脳症以外にも、子癇や免疫抑制薬、化学療法時に生じることも知られている。典型的な症状は、かすみ目から始まり、意識障害、痙攣発作を呈する。
PRES の MRI 画像：白質の血管性浮腫
　FLAIR, T2WI ➡ 高信号、T1WI ➡ 淡い低信号、DWI ➡ 等から低信号、組織障害強ければ高信号

❷ 超音波検査編

Answer 30

経頭蓋超音波ドプラ法：Transcranial Doppler ultrasonography（TCD）
　2MHz の超音波探触子（プローベ）を用いて、側頭骨窓や大後頭孔窓を通じて頭蓋内主幹動脈の血流をドプラ信号として捉える検査法。プローベの向き、プローベからの深さおよび血流の向きで血管の同定を blind で行うため、検者の熟達が要求される。プローベが小さく、ヘッドバンドで固定できるため、長時間血流モニタがベッドサイドで可能であることが長所である。

Answer 31

微小塞栓子信号：Microembolic signal（MES）High intensity transient signal（HITS）とも言う。
　TCD の超音波探触子（プローベ）を専用のヘッドバンドを用いて、おもに側頭骨窓に固定し、頭蓋内の主幹動脈を検出、通常30-60分モニタする。その間に塞栓源より微小塞栓子が飛来するかどうかを検出する。2つのプローベで両側の中大脳動脈を同時にモニタできるので、片側でのみ MES が検出されれば、同側の頚動脈系に塞栓源となる血管病変があることになり、両側で MES が検出されれば、大動脈や心臓に塞栓源があるか凝固系異常があることになる。MES が1個以上/30分でも検出されれば、塞栓源の活動性、脆弱性が高いと判断される。

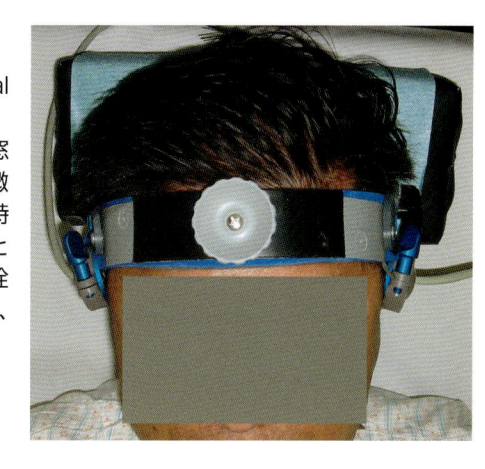

Answer 32

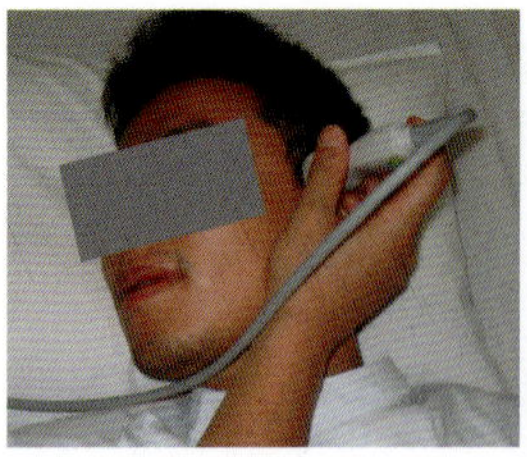

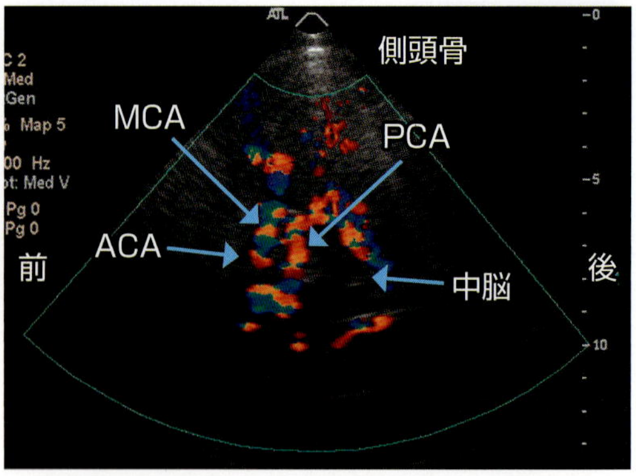

経頭蓋カラードプラ法：Transcranial color flow image（TCCFI）。B-mode color flow image では、検出血管を可視下で鑑別が可能で、ドプラ信号の血管への入射角度補正もできるので、より正確な血流速度が計測できる。TCD よりも再現性が高い。プローブ固定は困難で長時間モニタはできない。右図のようにウィリス動脈輪は側頭骨窓から、椎骨脳底動脈系は大後頭孔からアプローチする。

頸動脈超音波検査（通称：頸動脈エコー）
- 総頸動脈、内頸動脈近位部、外頸動脈近位部、椎骨動脈起始部から軸椎レベル、腕頭動脈遠位部、鎖骨下動脈が観察可能。
- B-mode：IMT（Intima-media thickness）内膜中膜肥厚、早期動脈硬化の指標、プラークの性状評価、狭窄率、血管壁の動的な評価（可動性プラークや動脈解離の intimal flap）
- Doppler 波形：血流速度が測定可能。

Answer 33　プラークの見え方の種類と性状診断

①低輝度プラーク：モノクロの B-mode だけでは、プラークの存在は血管腔と等輝度で判別できないが、color-flow 画像を併用すると確認できる。プラーク内出血や脂質、壊死組織、炎症細胞浸潤と対応しているとされ、不安定プラークの可能性が高い。
②等輝度プラーク：繊維性病変（安定化プラーク）
③高輝度プラーク，Acoustic shadow（+）：石灰化病変。その他いろいろな要素が混じった不均一病変も不安定性が高いとされている。

Answer 34

潰瘍性病変：プラーク破綻後の状態とされ、潰瘍底に血栓形成しやすく、塞栓源となりやすい。

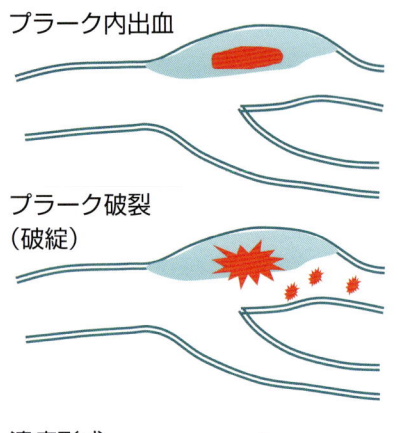

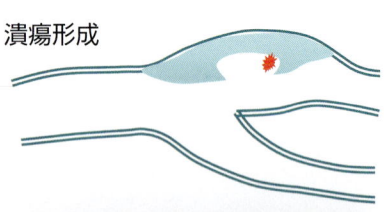

プラーク内出血

プラーク破裂（破綻）

潰瘍形成

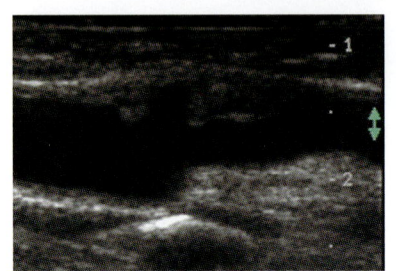

Answer 35

可動性プラーク：総頸動脈分岐部病変遠位側に有茎可動性プラークを認める。頸動脈エコーでは、リアルタイムに動きを捉えることができるので、可動性プラークを観察できる。これは不安定プラークと考えられ、CAS/CEA の適応が考慮される。

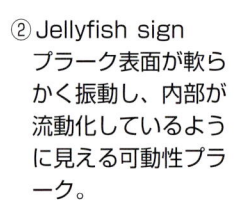

①有茎可動性プラーク

②Jellyfish sign
プラーク表面が軟らかく振動し、内部が流動化しているように見える可動性プラーク。

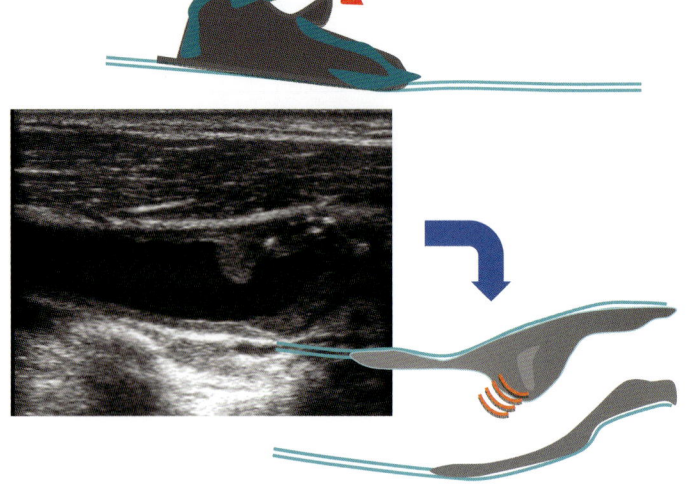

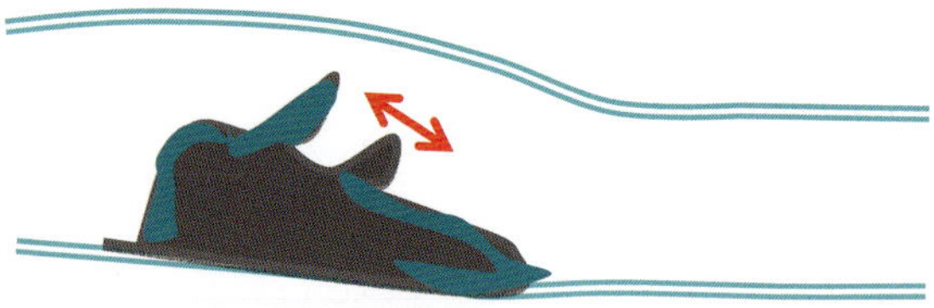

Answer 36

椎骨動脈（vertebral artery　VA）：起始部から C2（第2頸椎）レベルまで観察可能。VAの血流波形から、遠位部病変やSA近位部病変も推測できる。

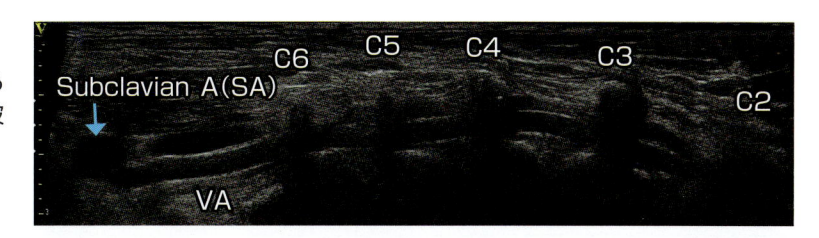

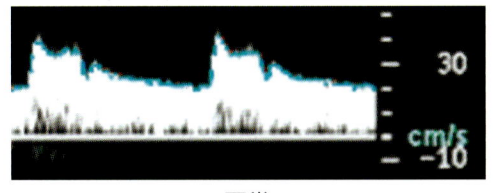

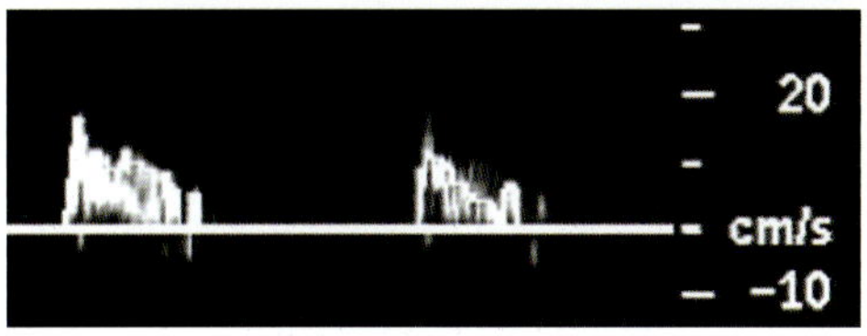

正常

VA遠位部閉塞（PICA分岐前）
拡張末期血流速度：0cm/s

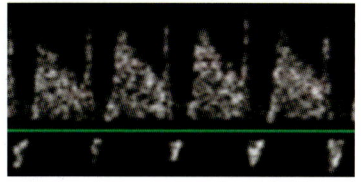

SA近位部高度狭窄
To-and-fro pattern

Answer 37

Bの血流波形である。
血流波形の異常所見と意義
A：Peak systolic velocity（PSV）が200cm/s以上と上昇しており、径狭窄率（NASCET法）で70%以上に相当。
B：収縮期の立ち上がりが鈍。近位部高度狭窄の症例。
C：拡張期末期血流が0で、遠位部閉塞パターン。VAの場合、後下小脳動脈を分岐する前で閉塞している波形。

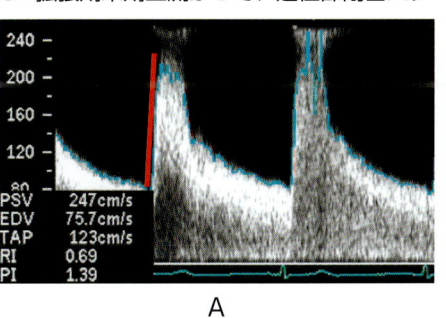

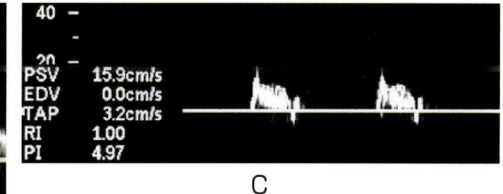

Answer 38

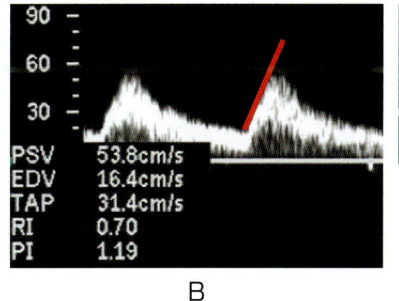

総頸動脈解離：真腔・偽腔の2腔構造、intimal flapがはっきりわかる。真腔側の内腔には、IMTが確認できる。脳梗塞超急性期のrtPA静注療法前に、この所見をcheckすることが必須。総頸動脈解離があれば、大動脈解離の合併を強く示唆し、rtPA投与は禁忌となる。

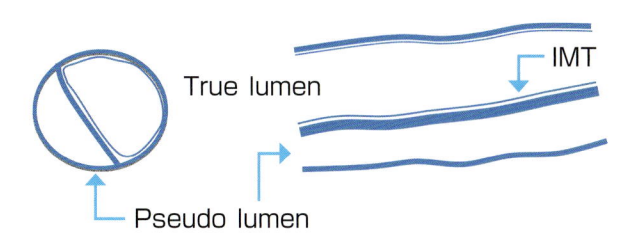

Answer 39

大動脈原性脳塞栓：大動脈弓部などの動脈硬化性複合病変からA-to-A embolismを起こす。本例は、経食道心エコー図で大動脈弓部に可動性プラークと潰瘍形成を伴った複合病変（complex lesion）がある。大動脈原性脳塞栓の場合、本例のように梗塞巣は皮質髄質枝への小塞栓であることが多い。

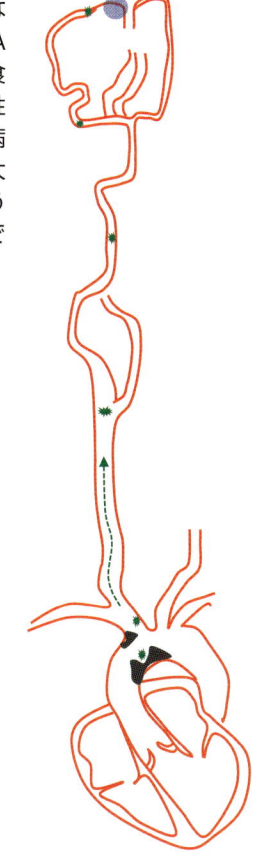

Answer 40

左心耳内血栓：心房細動が一過性にでもあると、左心房内に血流の鬱帯が生じ、特に盲端となっている左心耳内が最も血栓（赤色血栓：fibrin rich）のできやすい場所となる。左心耳は心臓の背側に位置するため、経胸壁心エコーでは描出しにくく、逆に経食道心エコー図では鮮明に描出できる位置となる。

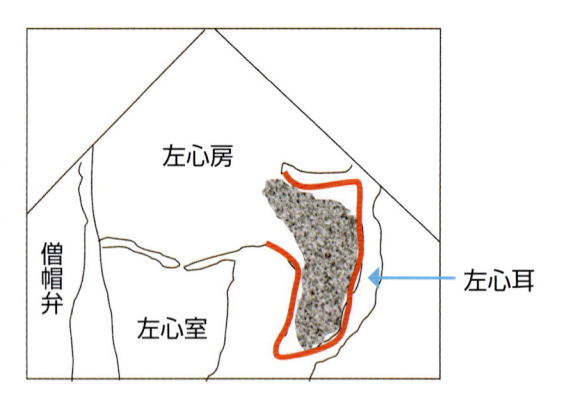

左心房／僧帽弁／左心室／左心耳

Answer 41

a. 卵円孔開存（Patent foramen ovale：PFO）
b. 奇異性脳塞栓（Paradoxical embolism）

卵円孔は心房中隔にあり、左心房側からふたをされたようになっている。胎児期には開存しているが、出生後に通常完全に閉鎖する。しかし、成人期になっても5-20%は閉鎖が不完全であり、排便時など息んだ後で下肢からの静脈灌流が増え右心房圧が上昇した際に、心房中隔が左心房側にめくれ、一瞬卵円孔が開口し右左シャント血流が生じる。この時に深部静脈血栓の断片が血流に乗り、たまたま卵円孔を通過すると、通常は肺循環で捉えられる血栓が体循環に入り、脳塞栓症をきたすことがある。

この経食道心エコー図は、生理食塩水と空気をシリンジ内で撹拌し作成したair bubbleを右肘静脈より注入し、同時にバルサルバ負荷を解除することで生じる右心房圧上昇に伴い、卵円孔が開き右心房から左心房にair bubbleが流入した瞬間の写真である。卵円孔開存を診断するために汎用される負荷テストである。

❸ 脳循環代謝編

Answer 42

Penumbraを画像化する最も一般的な方法は、MRIのDiffusion-perfusion mismatchである。
大阪大学医学部附属病院では、脳梗塞超急性期のpenumbraの評価を次の手順で行い、血行再建療法を実施する。

①神経症状とearly CT signのmismatchで血行再建療法の適応をまず判断。
②rtPA静注療法の適応基準合致症例は、優先的にrtPA静注を選択。
③血行再建適応例でrtPA静注療法不適応症例は、直ちにMRI-DWIを施行し、Clinical-Diffusion mismatchを評価した上で、血管内治療（PTA, Merci retriever, Penumbra system）に移る。
②rtPA投与終了直後にMRI-DWI施行し、Clinical-Diffusion mismatchが広範に残っていれば、血管内治療を考慮する。

右下の図内部分の色

Answer 43　慢性期の脳貧困灌流（misery perfusion）の評価

貧困灌流（misery perfusion）　Powers分類：Stage II：閉塞している左中大脳動脈領域の脳血流量CBFは低下しているが、脳酸素代謝量CMRO2は比較的残っている。脳血液量CBVが高値で、さらに脳酸素摂取率OEFも上昇させて脳酸素代謝を維持しているので、Stage II。本例は、misery perfusion状態の有症候例であり、STA-MCA bypass術（EC-IC bypass）の良い適応症例である。

第10章

頭蓋内出血

❶ 正常解剖について

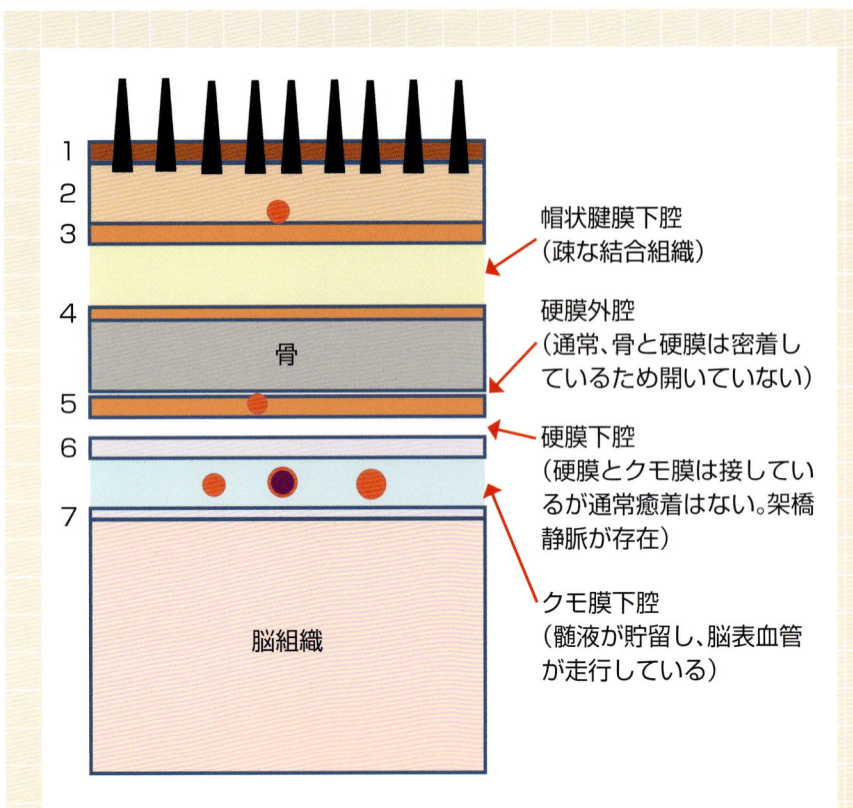

正常解剖1：頭部の層構造について

1. 表皮＋真皮
2. 皮下組織
3. 帽状腱膜
4. 骨膜
5. 硬膜
6. クモ膜
7. 軟膜

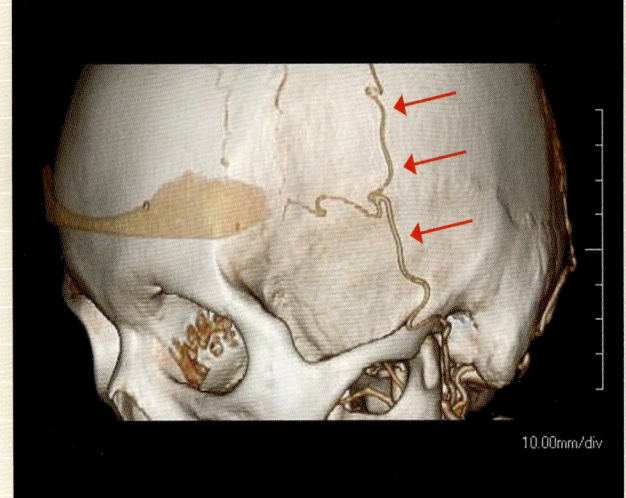

- 帽状腱膜下腔（疎な結合組織）
- 硬膜外腔（通常、骨と硬膜は密着しているため開いていない）
- 硬膜下腔（硬膜とクモ膜は接しているが通常癒着はない。架橋静脈が存在）
- クモ膜下腔（髄液が貯留し、脳表血管が走行している）

A：皮下を走行する血管　　B：頭蓋骨

正常解剖2

A：頭部皮下組織内（細かく言うと帽状腱膜の皮下組織側）には浅側頭動脈が走行している。この血管は頭蓋外内血管吻合時に使用される重要な血管である。

B：脳底部の血管に到達するために『前頭側頭開頭』による『経シルビウス裂アプローチ』が汎用される。本術式を行うためには、前頭骨（a）・頭頂骨（b）・側頭骨（c）・蝶形骨（d）を含む開頭が必要である。

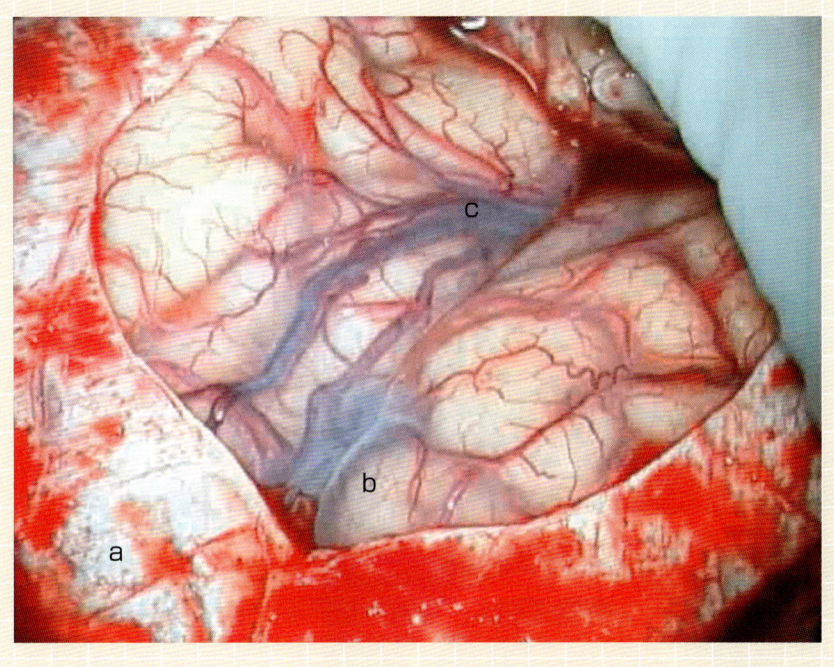

正常解剖3：開頭された脳の所見
開頭後にまず露出されるのは硬膜（a）である。硬膜は硬い膜組織であり、これを切開するとクモ膜（b）に覆われた脳表を見ることができる。このクモ膜の下には髄液が貯留しており、その髄液腔内に脳表の血管（c）が存在している。（クモ膜下腔の血管が破れるとクモ膜下出血になる）。脳実質は軟膜という極めて薄い膜に覆われており、細かい脳表血管は軟膜を貫通して脳実質内に入り、脳を栄養する。

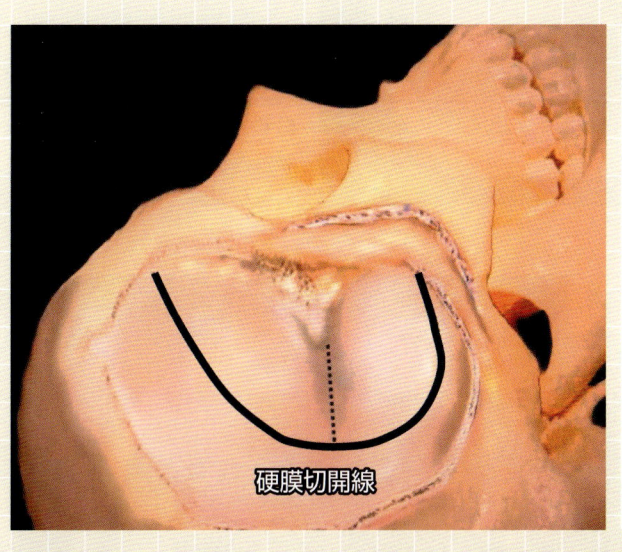

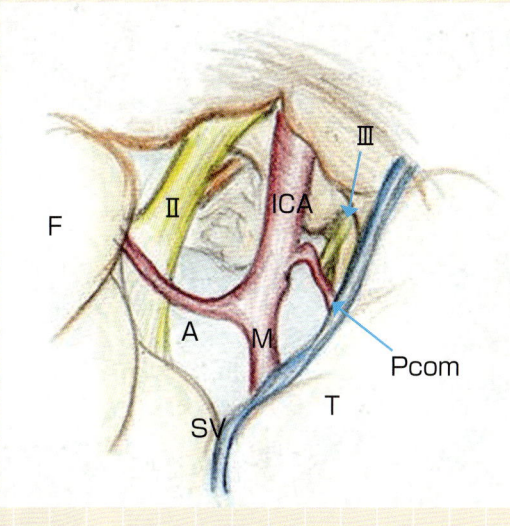

硬膜切開線

正常解剖4：手術時のview（視神経、内頸動脈、動眼神経）
ウィリス動脈輪近傍に到達するためには左図のような前頭側頭開頭を行うことが多い。硬膜を切開し、前頭葉（F）と側頭葉（T）の間（シルビウス裂）を開放すると、右図のような術野を得ることができる。
ICA：内頸動脈、A：前大脳動脈、M：中大脳動脈、Pcom：後交通動脈、SV：シルビウス静脈、Ⅱ：視神経、Ⅲ：動眼神経

❶ 正常解剖について　211

❷ 脳神経外科診療で用いられる各種画像検査について

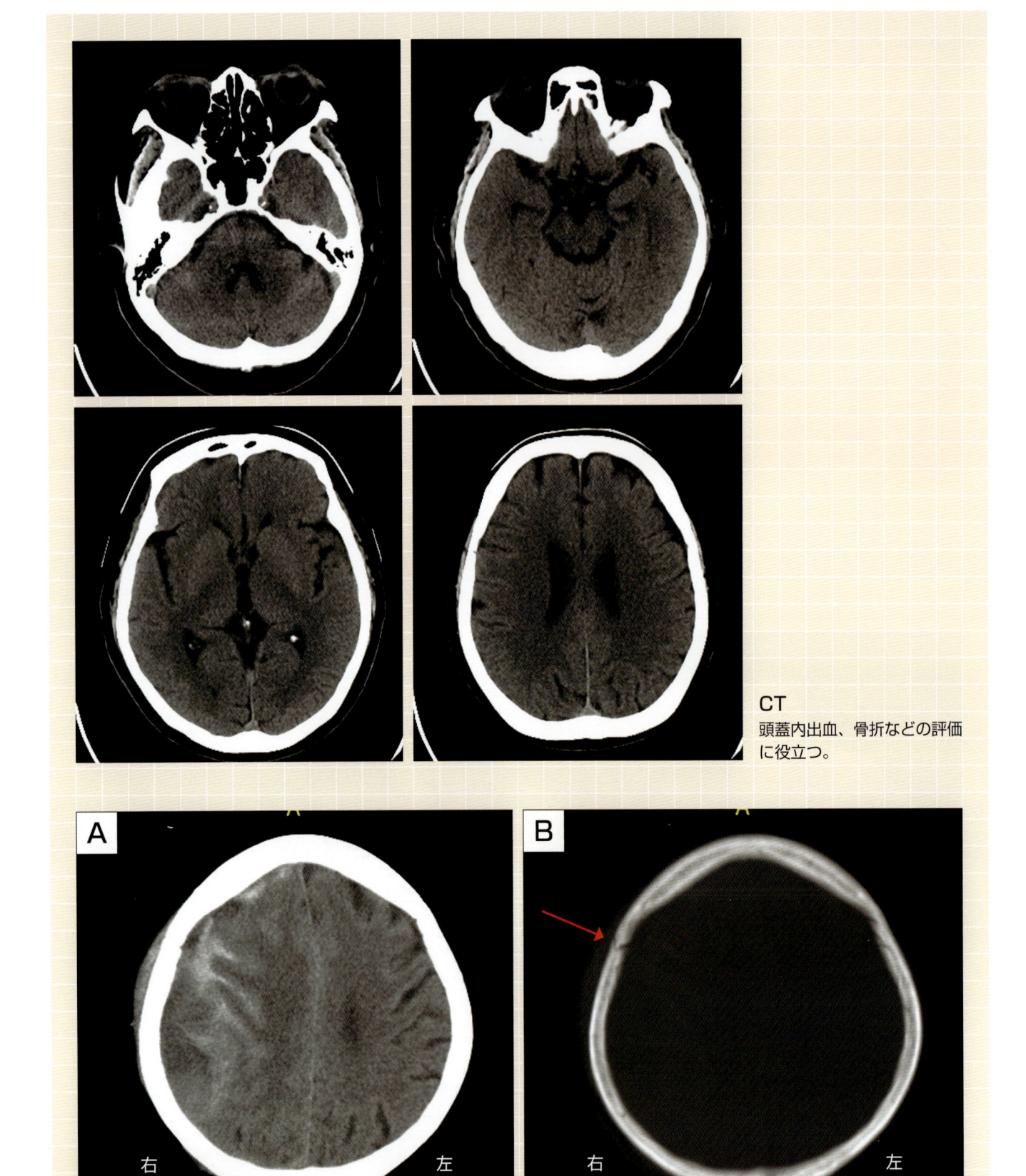

CT
頭蓋内出血、骨折などの評価に役立つ。

A：通常のCT撮影。右側頭部皮下血腫、右硬膜下血腫、外傷性くも膜下出血を認める（向かって左の白いところ）。
B：骨条件のCT。受傷部位に骨折を認める。

T1	T2
DWI	FLAIR

MRI
種々の撮影方法がある。

T1　　　　　　　　　　　T2

MRI（T1，T2）
脳実質の形を確認するために役立つ。
・腫瘍性病変がないか？
・髄液腔のサイズに異常がないか？
・脳溝や脳室に異常がないか？

❷ 脳神経外科診療で用いられる各種画像検査について　213

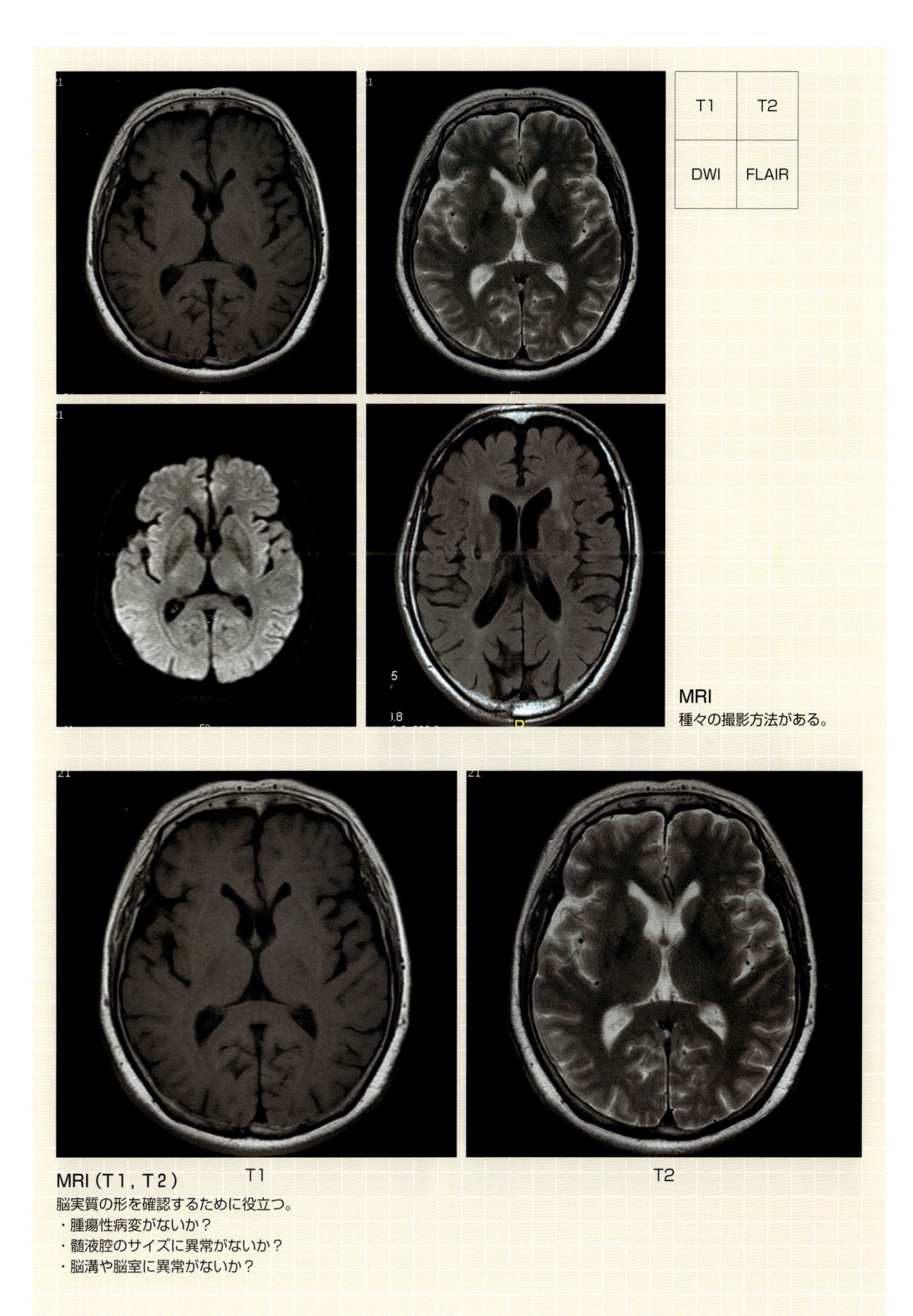

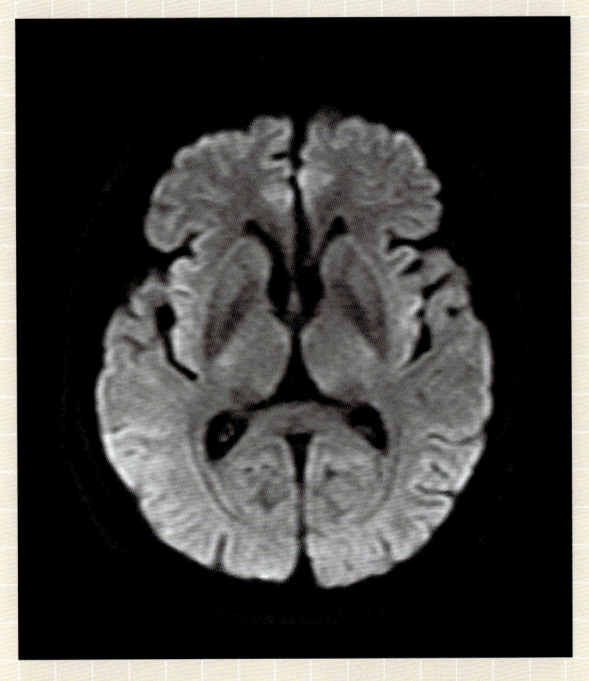

MRI（DWI）
超急性期の脳梗塞を見つけるために有用。発症後30分程度の脳梗塞でも診断可能。

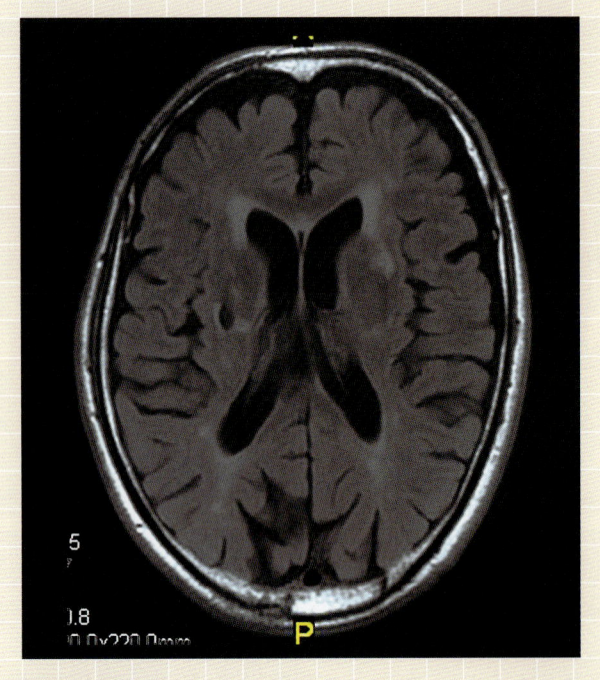

MRI（FLAIR）
古い脳梗塞や加齢性変化の発見に役立つ。脳浮腫のある部分も発見できる（たとえば腫瘍の周囲の脳で腫れているところなど）。

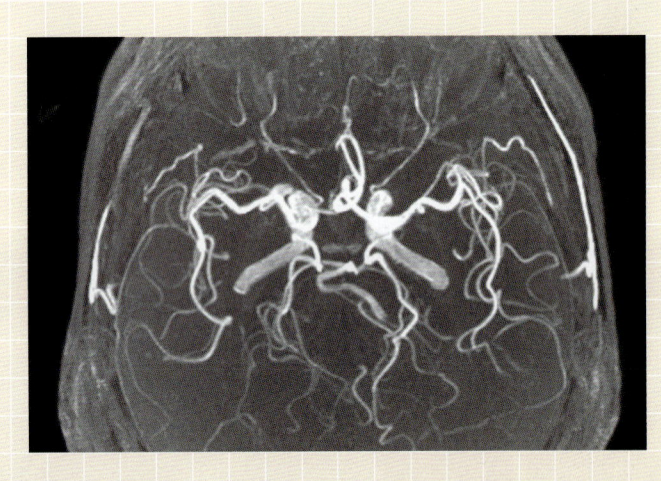

MR angiography（MRA）
造影剤不要。➡無侵襲なのでスクリーニングに有用。

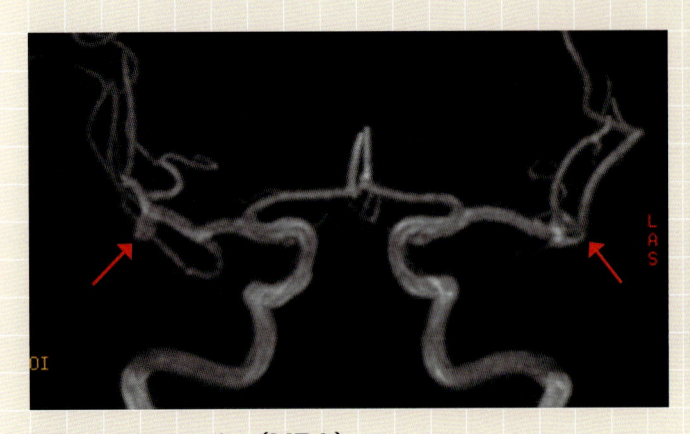

MR angiography（MRA）
両側中大脳動脈に未破裂脳動脈瘤を認める。右は5 mm、左は3 mm 程度。

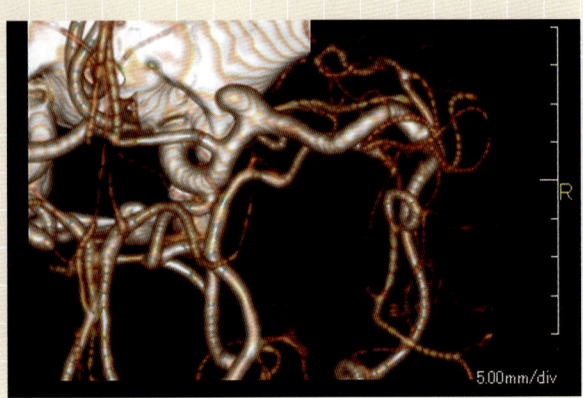

CT angiography（CTA）
造影剤必要だがMRAよりは解像度高い。➡MRAで異常を認めた場合の精査に用いる。

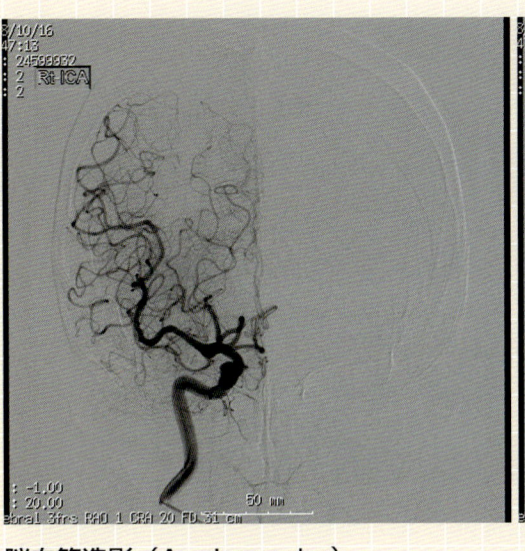

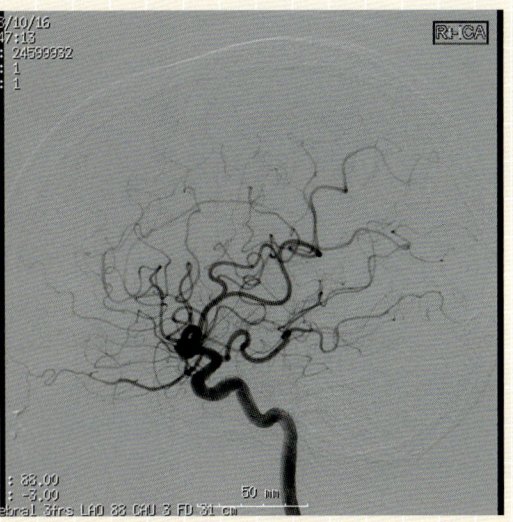

脳血管造影（Angiography）
MRAやCTAよりも細かいところまでわかる。
＊脳血管造影の長所と短所
〈長所〉MRAやCTアンギオよりも詳しい検査。血液の流れ方がわかる（形が分かるだけではない）。
〈短所〉血管内にカテーテルを入れなければならないので、稀に脳梗塞や血管損傷などの合併症が起こる。

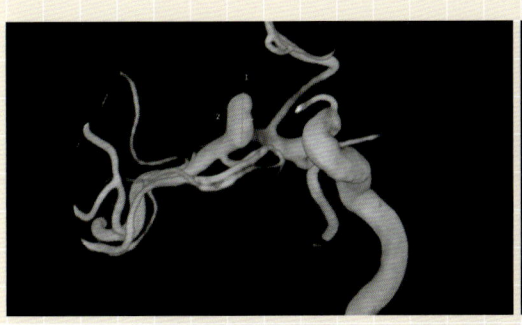

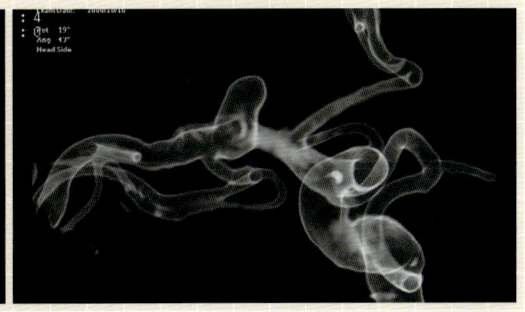

3D-rotational angiography（3D-RA）
最新の脳血管造影装置を用いると、3D画像を得ることができる。これにより、動脈瘤の立体構造や、詳細なサイズを把握することができる。

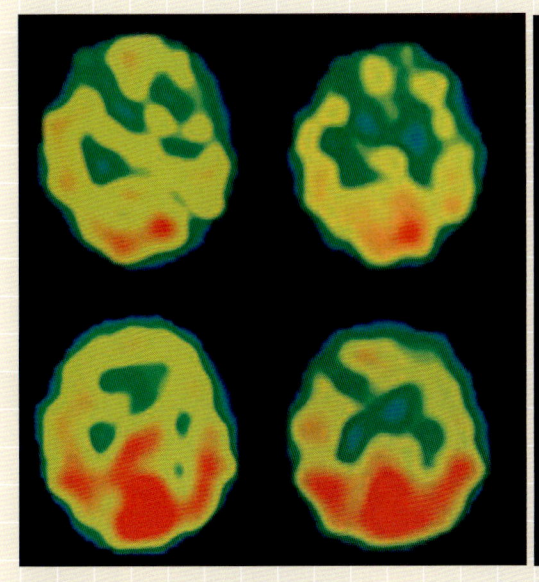

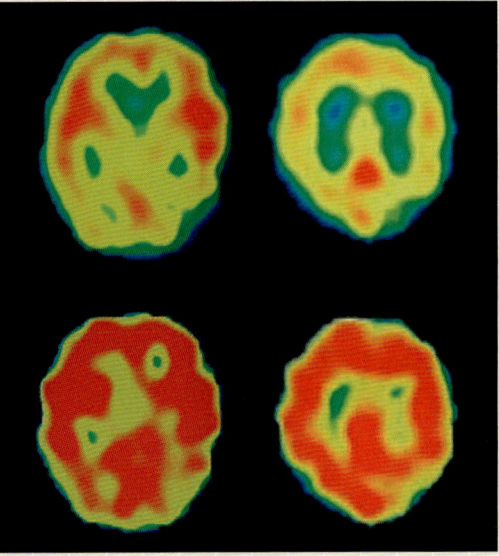

核医学検査（SPECT, PET）
脳に流れている血流量がわかる。

❷ 脳神経外科診療で用いられる各種画像検査について

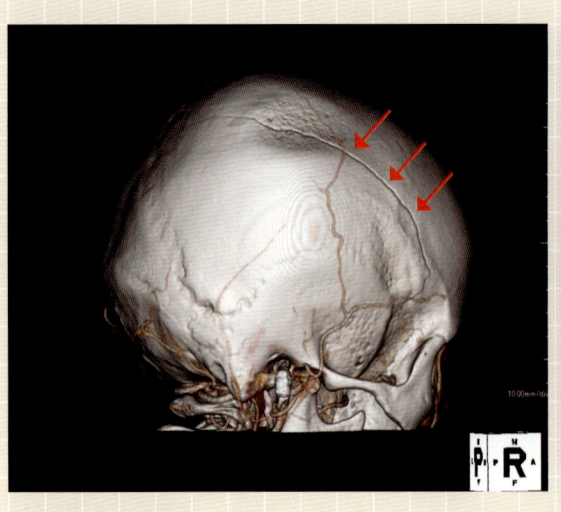

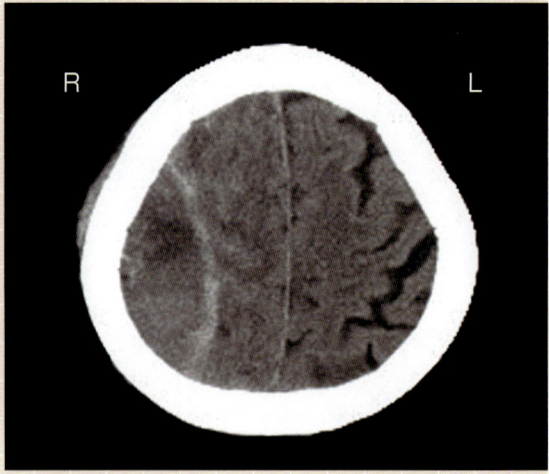

③ Q&A

Question 1
交通事故で右側頭部を強打した患者。左図のように右側頭部に線状骨折を認めている。頭部CTの所見と病名を述べなさい。

➡ Answer 1　p.219

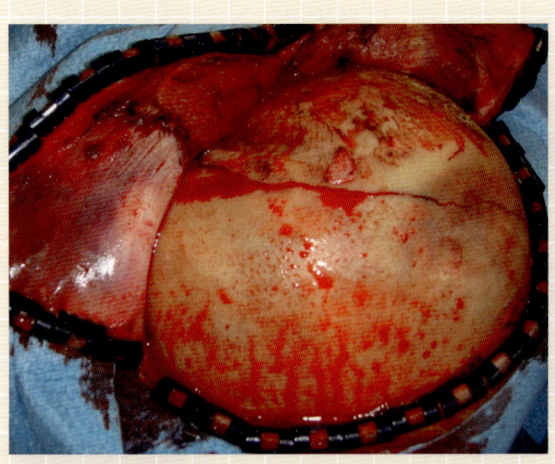

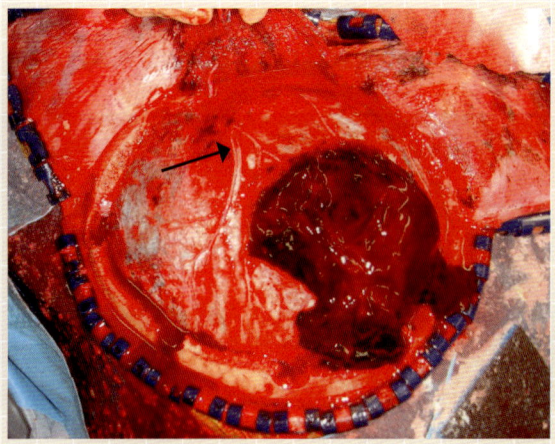

Question 2
Question 1の患者に対し緊急開頭血腫除去術を施行した。左図は開頭前、右図は開頭後の術中写真である。矢印に示された、出血源となっている血管の名称を述べなさい。

➡ Answer 2　p.219

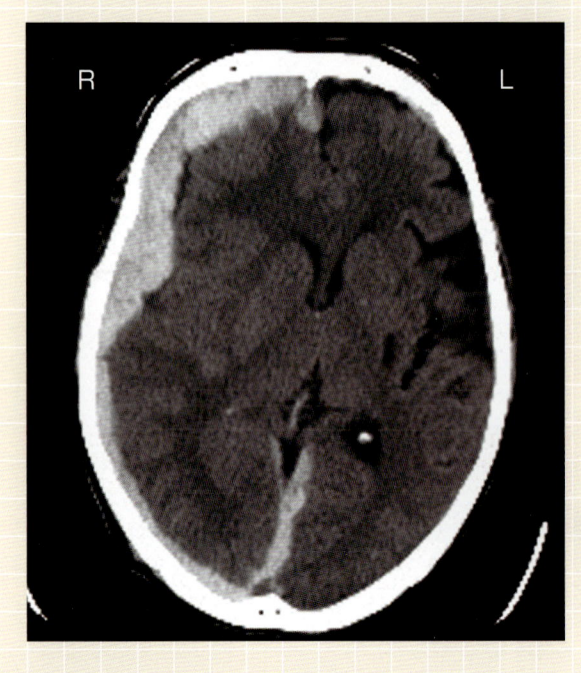

Question 3
抗凝固薬内服中の患者が転倒し、直後から急激な意識障害と左片麻痺を認めたため救急搬送された。左記CT所見と病名を述べなさい。

➡ Answer 3　p.219

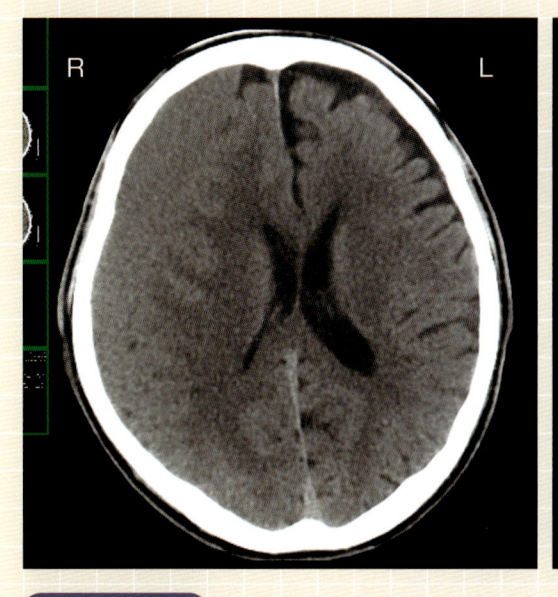

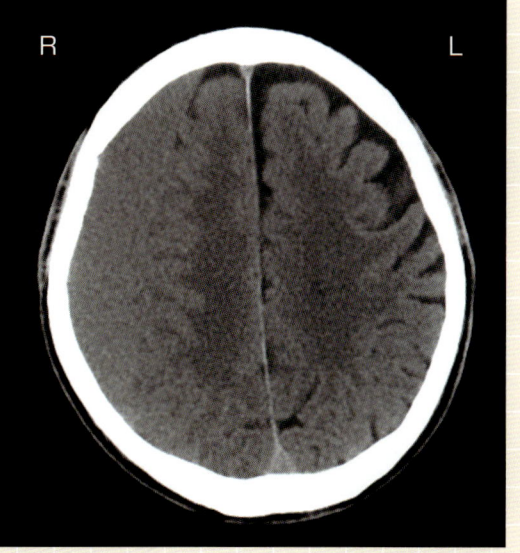

Question 4

1か月前に頭部外傷歴あり。ふらつきと反応性低下の進行を認めたため救急外来を受診された。病名および治療法（手術術式）を述べなさい。

→ Answer 4　p.219

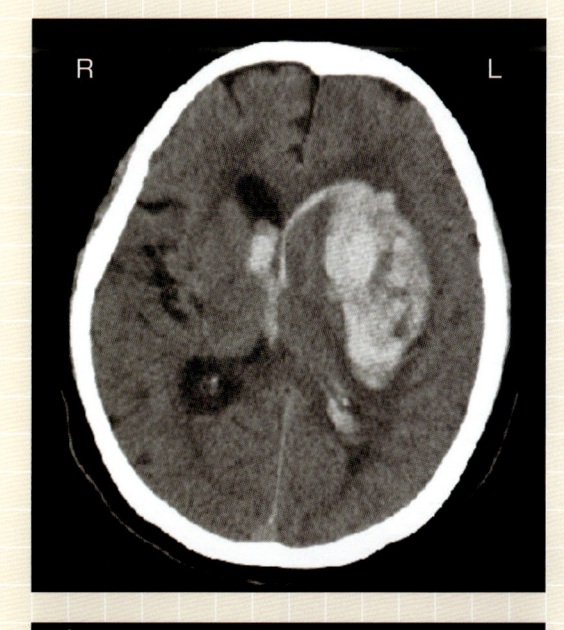

Question 5

高血圧の既往がある75歳の男性。急激な意識障害と右片麻痺を認め救急搬送された。左記CTから本疾患の病名を述べよ。また、本疾患の原因として有名な血管の名前を述べなさい。

→ Answer 5　p.219

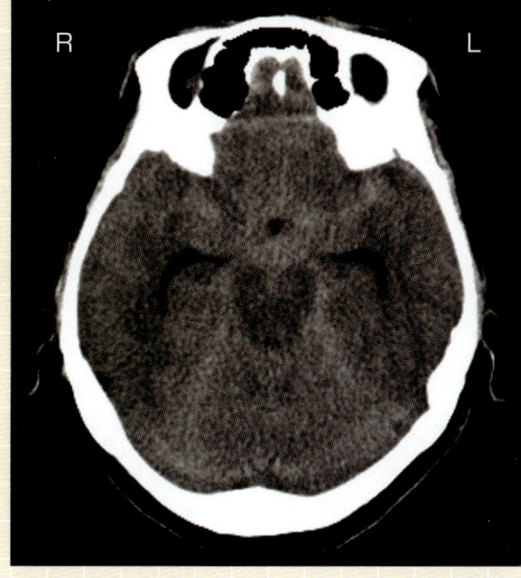

Question 6

突然の頭痛と意識障害を認め救急搬送された。頭部CT所見と病名を述べなさい。

→ Answer 6　p.219

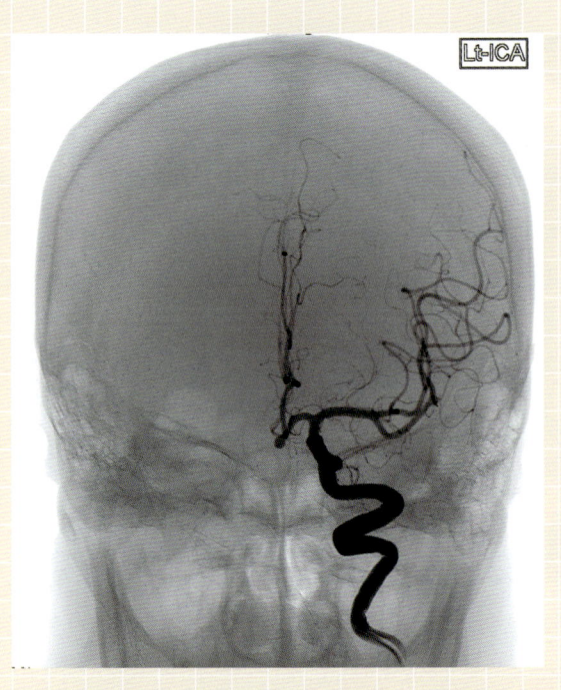

Question 7

左図はQuestion 6の患者の脳血管造影写真（左内頸動脈造影）である。異常所見を述べなさい。

→ Answer 7 p.220

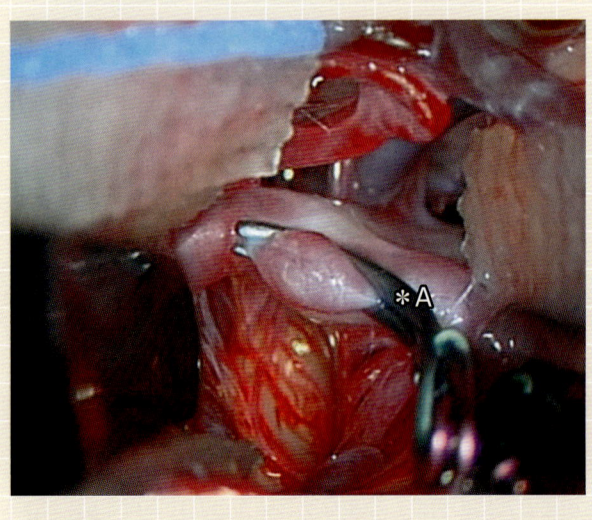

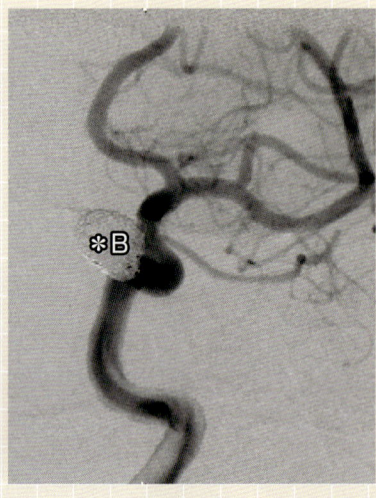

Question 8

脳動脈瘤の治療法として、主に左図の2つの方法が行われる。それぞれ術式名と使用される道具（＊A、＊B）を述べなさい。

→ Answer 8 p.220

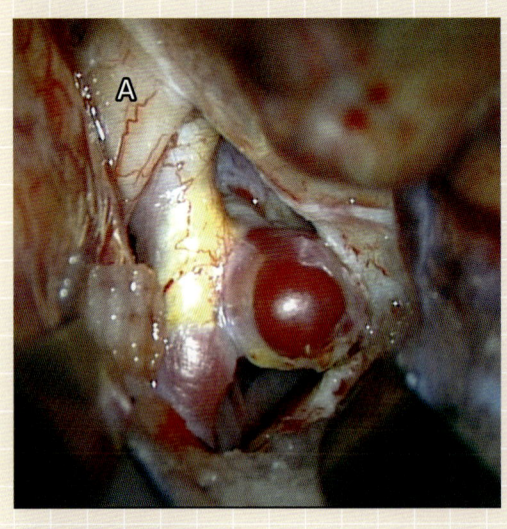

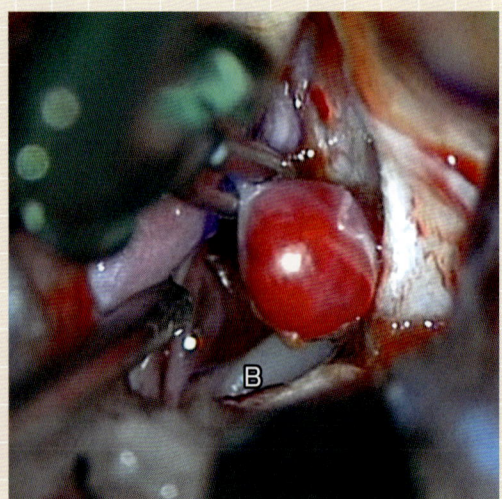

Question 9

右内頸動脈‐後交通動脈分岐部の未破裂動脈瘤に対し、右前頭側頭開頭にてクリッピング術を施行した。左図は動脈瘤を露出した時点、右図はクリッピング後の術中画像である。AおよびBの名称を述べなさい。

→ Answer 9 p.220

Answer・解説

❸ Q&A

Answer 1
病名：急性硬膜外血腫
骨折部位の頭蓋骨直下に凸レンズ状の等〜高吸収域を認める。急性硬膜外血腫の所見である。

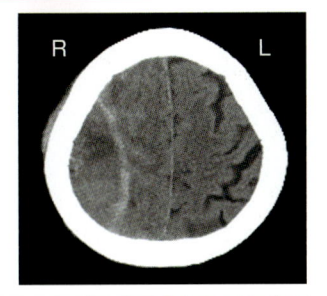

急性硬膜外血腫
若年者に多い。外傷で発生することがほとんど。大部分の例で線状骨折を伴う。頭蓋骨と硬膜は強固に癒着しているため三日月状というよりも両側凸の形状になることが多い。

Answer 2
血管名：中硬膜動脈
急性硬膜外血腫の原因として有名な硬膜栄養血管。骨折に伴い本血管が損傷され、硬膜外腔に血腫が形成される。
＊急性硬膜外血腫の治療は開頭血腫除去術である。急激に意識レベルが低下し、瞳孔不同が出現するような症例では救急室で緊急穿頭ドレナージを行い、開頭までの時間稼ぎを行う場合もある。

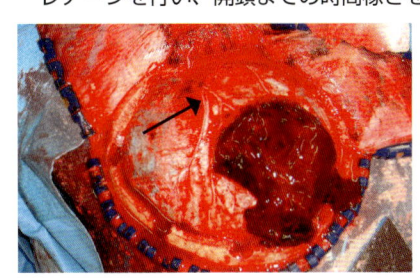

Answer 3
病名：急性硬膜下血腫
三日月状の高吸収域が頭蓋骨直下に認められる。一部大脳半球間裂にも高吸収域を認める。軽度正中偏位も出現している。

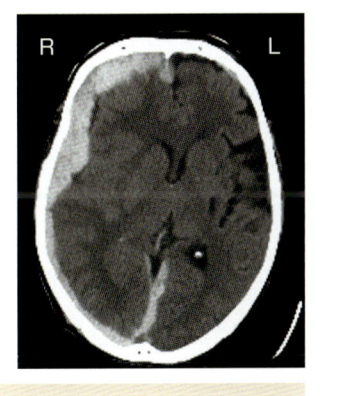

急性硬膜下血腫
ほとんどが外傷で発生。40歳以上に多く、男性に多い。小皮質動脈が出血源であることが多い。頭蓋骨骨折は認めないことが多い。脳挫傷を伴う場合は予後が極めて悪い。

Answer 4
病名：右慢性硬膜下血腫
治療法：穿頭ドレナージ術
頭部外傷後3週間以上を経て硬膜下に血液が貯留した状態。頭痛・精神活動の遅鈍・記憶障害・片麻痺・尿失禁などの症状が徐々に出現してきて気付かれることが多い。血腫は黒褐色液状であるため開頭ではなく穿頭ドレナージが行われる。
＊急性硬膜下血腫はCTで白く描出されるが、慢性硬膜下血腫は脳と同じかやや黒っぽく描出される。

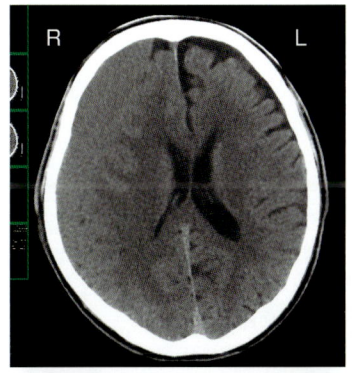

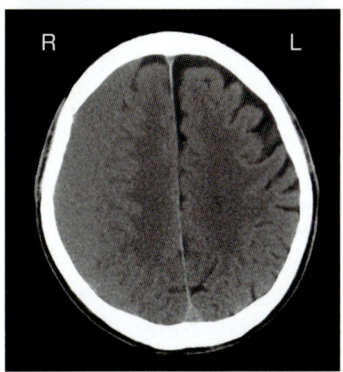

Answer 5
病名：左被殻出血。
左脳室前角から穿破し、脳室内にも血腫が流出している。被殻出血の責任血管として、中大脳動脈から分枝し、基底核部を栄養する血管である「レンズ核線条体動脈」が有名である。本症例に対しては緊急開頭血腫除去術が施行された（下図）。

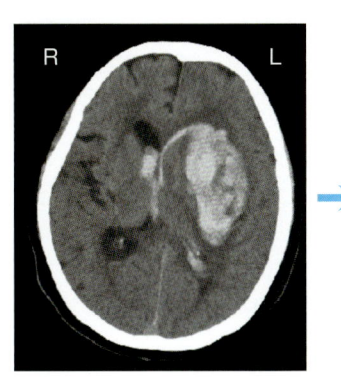

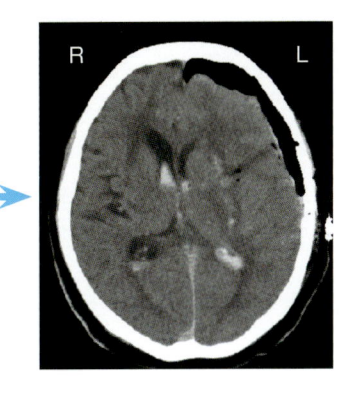

Answer 6
病名：クモ膜下出血
頭部CTでは基底槽が高吸収域として描出されている。星型に見えることから「ペンタゴン」と呼ばれ、典型的なクモ膜下出血の所見である。

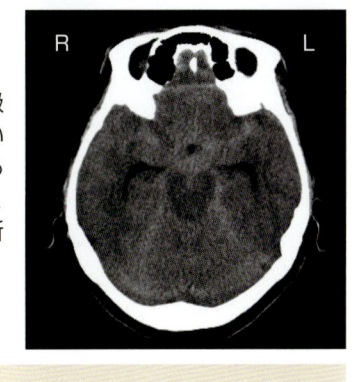

クモ膜下出血
脳動脈瘤の破裂で発症することがほとんど。突然の頭痛・項部硬直が典型的な症状。外傷で発症する「外傷性クモ膜下出血」もあるが、その場合は基底槽ではなく脳表のクモ膜下腔に出血を認めることが多い。

Answer 7

　左内頸動脈造影にて前交通動脈に下向きの動脈瘤を認める。3D rotational angiography（右図）で瘤の形状・サイズを評価した上で治療方針を決定することが多い。状況によっては脳血管造影を省略し、CT angiography のみで治療を行う場合もある。

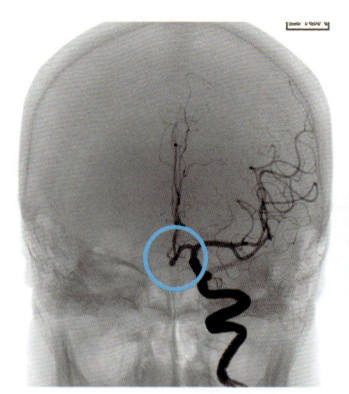

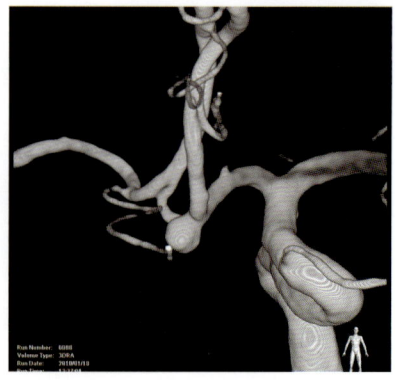

Answer 8

A：脳動脈瘤頸部クリッピング術（＊チタン製クリップ）
　最近では術後にMRIが施行できるようにチタン製クリップが使用されている。形状・サイズにはバリエーションがあり、各々の動脈瘤に適したものを選択する。

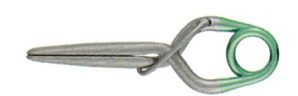

B：脳動脈瘤塞栓術（＊プラチナ製コイル）
　コイル塞栓術と呼ばれる方法。開頭を要さないため低侵襲であるが本治療が不向きな形状の動脈瘤も存在する。柔らかいプラチナ合金製コイルを瘤内に充填し、血流を遮断する。

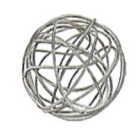

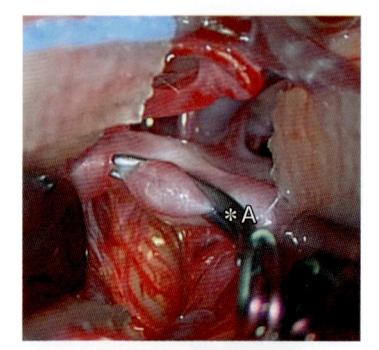

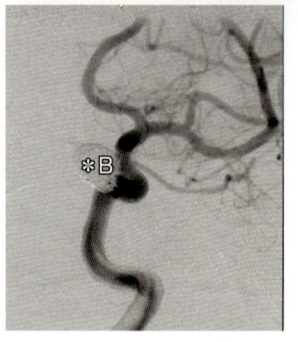

Answer 9

A：視神経
　前頭葉下面に位置し、内頸動脈の頭側を横切る神経は視神経である。上向きの動脈瘤では視神経が圧迫され、視力・視野障害で発見されることがある。

B：動眼神経
　内頸動脈の外側を通り、後交通動脈のすぐ下を横切るのは動眼神経である。
　外下向きの動脈瘤の場合、本神経が圧迫され、動眼神経麻痺で発見されることもある。

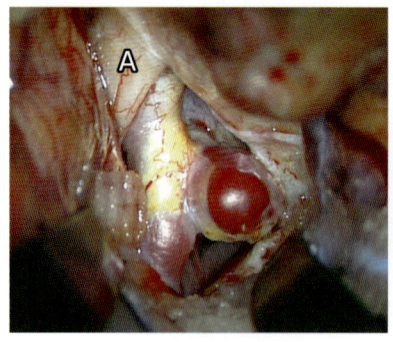

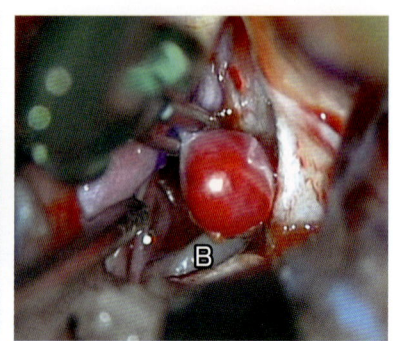

第11章

血液

❶ 正常血液細胞

末梢血液像

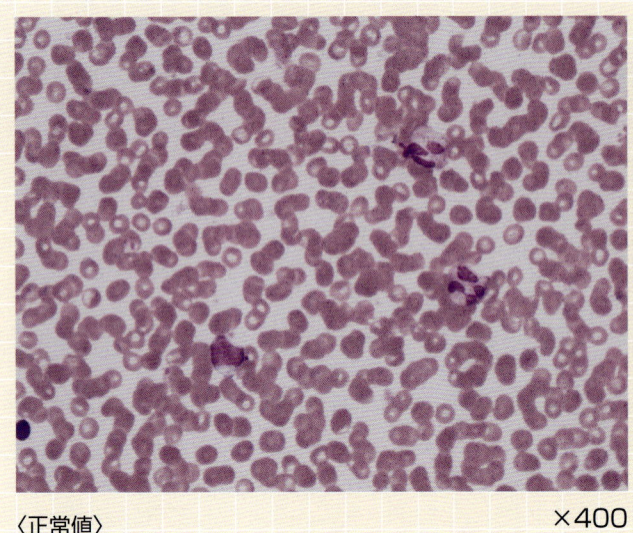

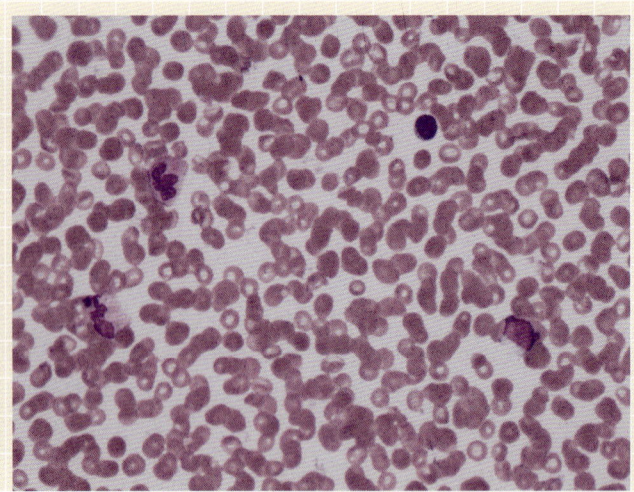

×400　　×400

〈正常値〉
赤血球（RBC）
　男：440-560万/μl
　女：390-510万/μl
ヘモグロビン値（Hb）
　男：13.8 -17.0 g/dl
　女：12.0 -15.0 g/dl
白血球（WBC）：3300-9400 /μl
血小板（Plt）：13.2 -32.0万/μl

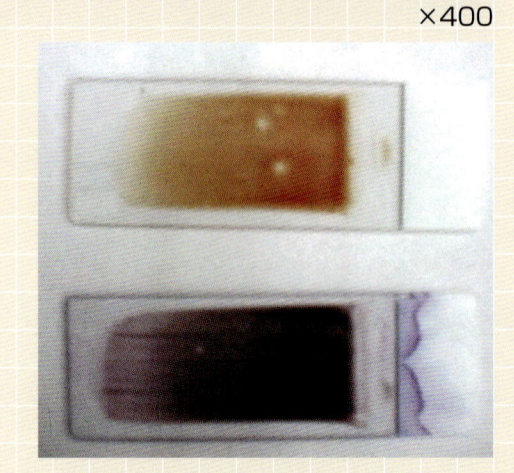

骨髄像

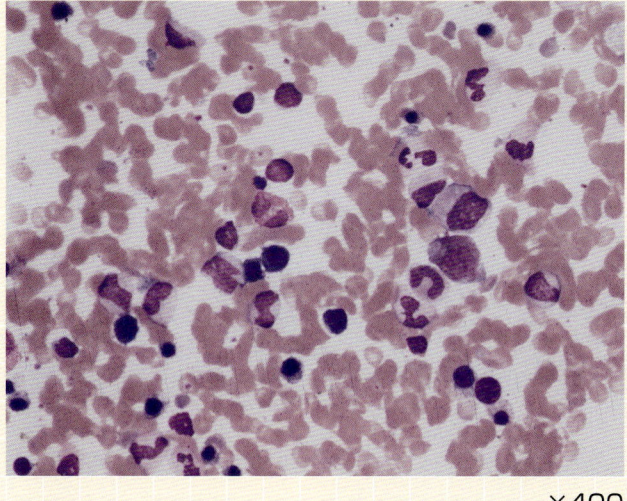

×400

×400

有核細胞数：10万〜20万/μL　　赤芽球系：20〜25%　　骨髄芽球：0.4〜1.6%　　M/E比：1.5〜2.0
顆粒球系：40〜50%　　　　　　リンパ球系：15〜20%　　巨核球：100〜200/μL

好中球系細胞

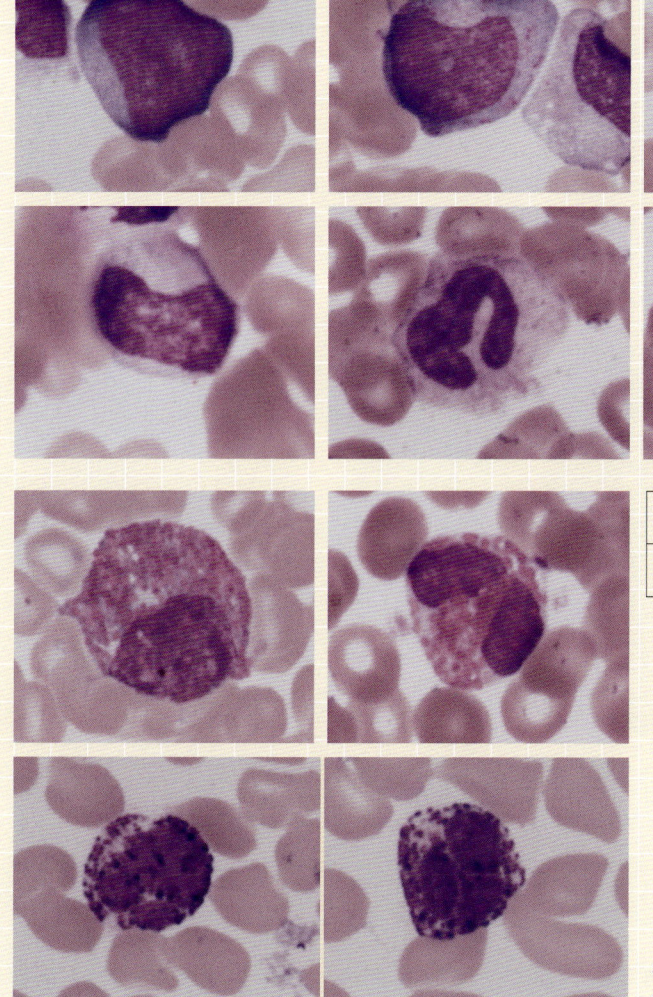

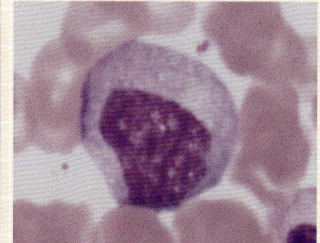

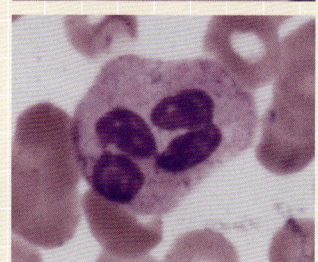

a	b	c
d	e	f

a：骨髄芽球
b：前骨髄球
c：骨髄球
d：後骨髄球
e：桿状核好中球
f：分節核好中球

a	b
c	d

a：好酸球性骨髄球、b：好酸球、
c, d：好塩基球

a	b	c
d	e	f	g

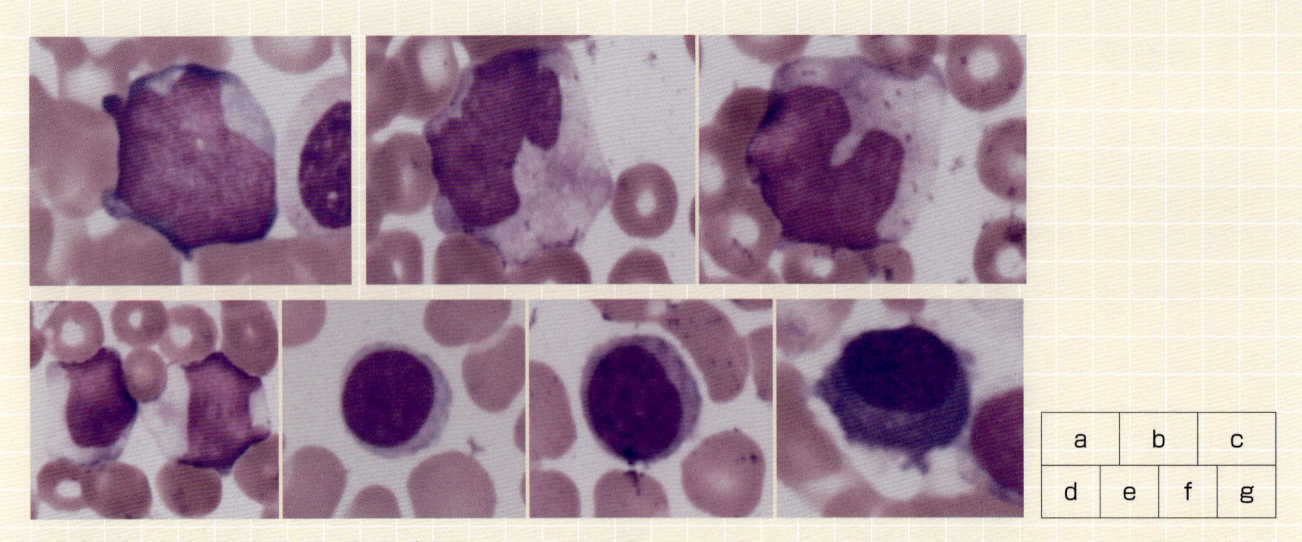

a：単芽球、b, c：単球、d〜g：リンパ球

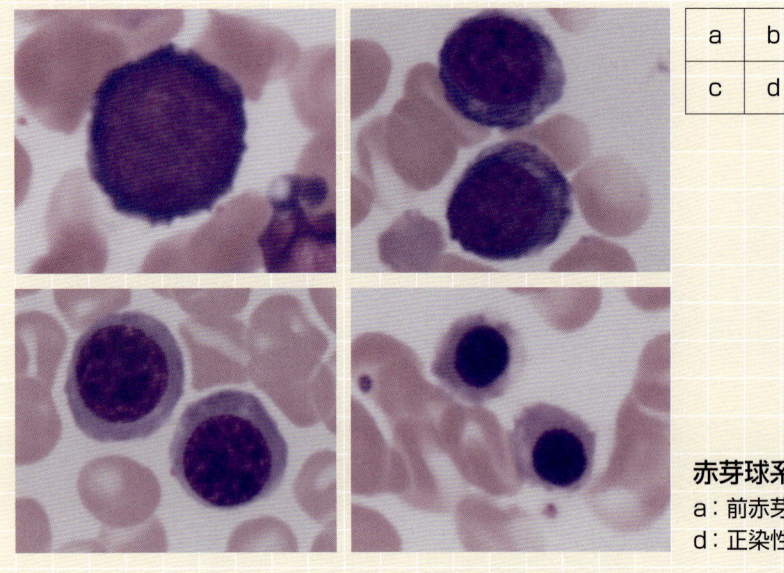

a	b
c	d

赤芽球系細胞
a：前赤芽球、b：好塩基性赤芽球、c：多染性赤芽球、
d：正染性赤血球

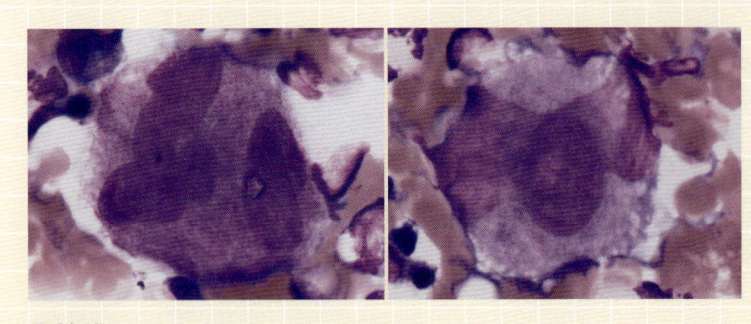

巨核球

❷ 急性白血病の分類

■ 急性白血病の FAB 分類，1976

急性白血病（FAB 対象定型例：骨髄正～過形成、芽球30%以上）

A. 急性骨髄性白血病 AML
- M 0　MPO 陰性、CD 13/33、EMMPO / anti-MPO のいずれか陽性、リンパ系マーカー陰性
- M 1　myeloblast 90%以上、MPO 3％以上
- M 2　分化傾向（＋）、前骨髄球以後 10%以上
- M 3　前骨髄球様異常細胞（M 3v：アズール顆粒がみえない）
- M 4　骨髄系と単球系の混在（M 4Eo：異常な好酸球増加）
- M 5　単球系 80%以上（M 5a：単芽球 90%以上、M 5b：成熟単球主体）
- M 6　骨髄芽球：非赤芽球成分の30%以上と赤芽球（50%以上の混在）
- M 7　巨核芽球（EMPPO 陽性 / CD41 陽性：30% 以上）

B. 急性リンパ性白血病 ALL（MPO 3％未満）
- L 1　核小体に乏しい小型リンパ芽球が主体
- L 2　核小体の明瞭な大型リンパ芽球が主体
- L 3　大型で円形核と濃青色胞体に空胞を多数もつリンパ芽球主体（バーキット型）

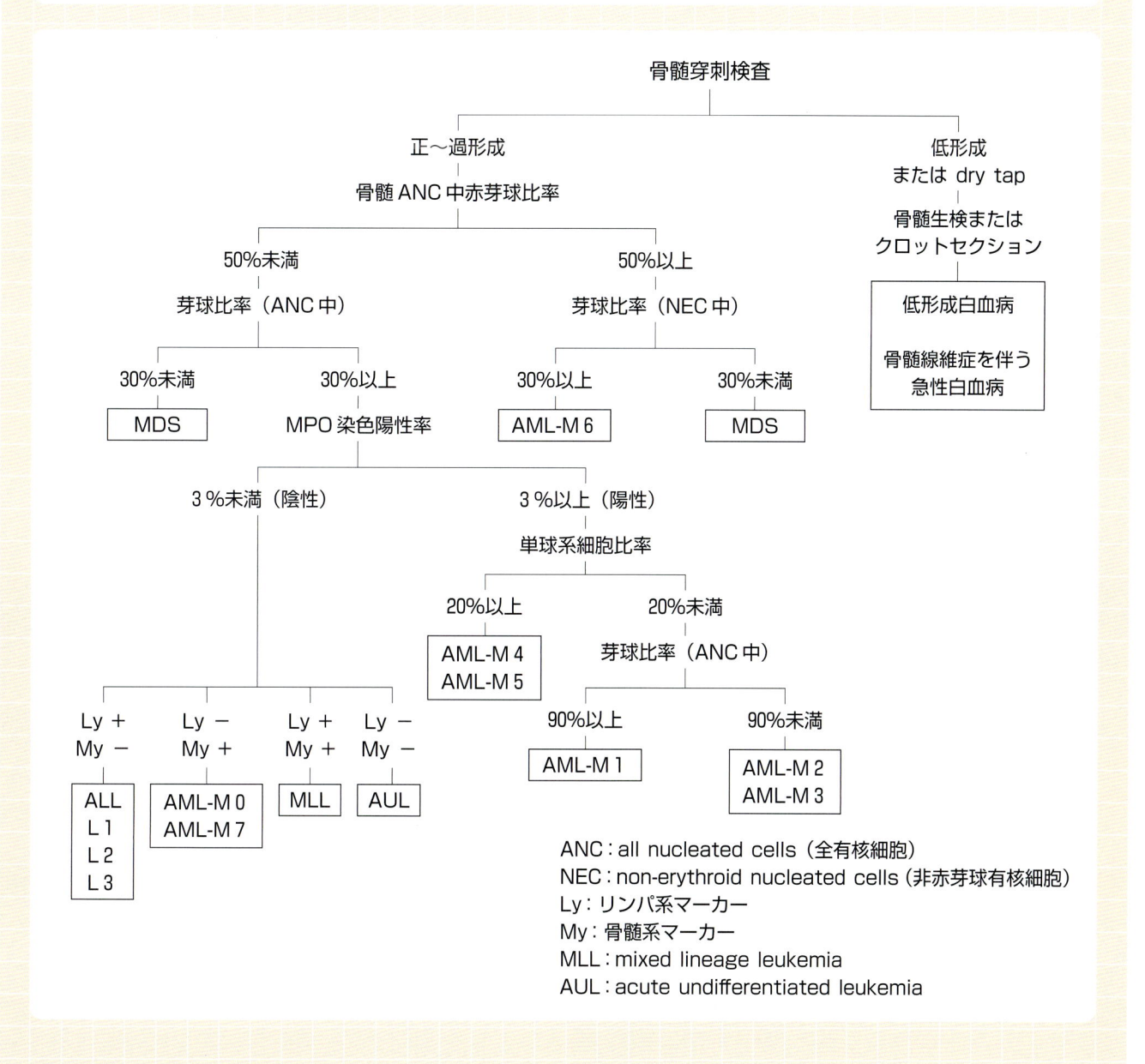

```
骨髄穿刺検査
├── 正～過形成
│    骨髄 ANC 中赤芽球比率
│    ├── 50%未満
│    │    芽球比率（ANC 中）
│    │    ├── 30%未満 → MDS
│    │    └── 30%以上
│    │         MPO 染色陽性率
│    │         ├── 3％未満（陰性）
│    │         │    ├── Ly+ My−: ALL L1 L2 L3
│    │         │    └── Ly− My+: AML-M 0 / AML-M 7
│    │         └── 3％以上（陽性）
│    │              単球系細胞比率
│    │              ├── 20%以上 → AML-M 4 / AML-M 5
│    │              └── 20%未満
│    │                   芽球比率（ANC 中）
│    │                   ├── 90%以上 → AML-M 1
│    │                   └── 90%未満 → AML-M 2 / AML-M 3
│    │         （Ly+ My+: MLL、Ly− My−: AUL）
│    └── 50%以上
│         芽球比率（NEC 中）
│         ├── 30%以上 → AML-M 6
│         └── 30%未満 → MDS
└── 低形成 または dry tap
     骨髄生検またはクロットセクション
     → 低形成白血病
       骨髄線維症を伴う急性白血病
```

ANC：all nucleated cells（全有核細胞）
NEC：non-erythroid nucleated cells（非赤芽球有核細胞）
Ly：リンパ系マーカー
My：骨髄系マーカー
MLL：mixed lineage leukemia
AUL：acute undifferentiated leukemia

■ FAB分類, 1976

形態学的、細胞化学的、免疫学的形質の解析に基づく。

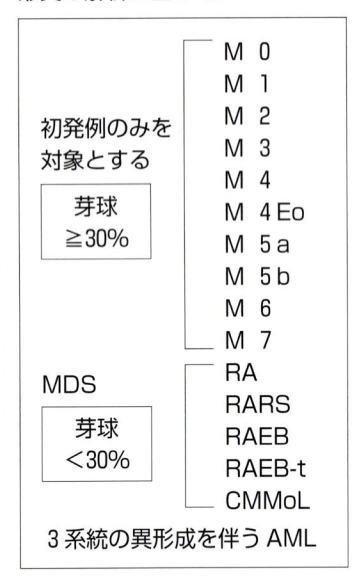

初発例のみを対象とする
芽球 ≧30%
- M 0
- M 1
- M 2
- M 3
- M 4
- M 4 Eo
- M 5 a
- M 5 b
- M 6
- M 7

MDS
芽球 <30%
- RA
- RARS
- RAEB
- RAEB-t
- CMMoL

3系統の異形成を伴うAML

■ WHO分類（第3版), 2001

染色体解析、遺伝子解析の結果を重視する。
発症原因など臨床経過を重視する。

芽球≧20%でAMLとする

1. 特異的染色体異常を有するAML
   t(8;21)
   inv(16)
   t(15;17)
   11q23
2. 多血球系の異形成を伴うAML
   MDSからの移行例
   初発AML
3. 治療関連AML/MDS
   アルキル化剤／放射線療法関連
   トポイソメラーゼⅡ阻害剤関連
   その他
4. 上記で未分類のAML
   M 0
   M 1
   M 2
   M 4
   M 5
   M 6 未分化型
   M 6 分化型
   M 7
   急性好塩基球性白血病
   骨髄線維化を伴う急性汎骨髄症
   骨髄肉腫

■ 白血病の染色体転座と癌遺伝子

細胞	疾患	染色体転座	関与する遺伝子	
Myeloid	AML / M 2	t(8;21) (q22;q22)	AML-1	MTG-8
	AML / M 2 (M 4)	t(6;9) (p23;q34)	DEK	CAN
	AML / M 3	t(15;17) (q22;q21)	PML	RARα
	AML / M 4 Eo	inv(16) (p13 q22)	CBFβ	MYH11
	AML / M 4	t(11;19) (q23;p13)	MLL	MEN
	AML / M 7	inv(3) (q21 q26)	Evi-1	RPN 1
	CML	t(9;22) (q34;q11)	BCR	ABL
	CML-BC / M 7	t(3;21) (q26;q22)	AML-1	Evi-1
B-cell	Pre-B-ALL	t(1;19) (q23;p13)	PBX-1	E 2 A
	Pre-B-ALL	t(17;19) (q22;p13)	HLF	E 2 A
	B-ALL	t(4;11) (q21;q23)	MLL	AF 4
	B-CLL	t(14;19) (q32;q13)	BCL-3	IgH
	B-lymphoma	t(11;14) (q13;q32)	Cyclin D 1	IgH
	B-lymphoma	t(14;18) (q32;q21)	BCL-2	IgH
	Burkitt	t(8;14) (q24;q32)	MYC	IgH
T-cell	T-ALL	t(8;14) (q24;q11)	MYC	TCRα
	T-ALL	t(11;14) (p15;q11)	LMO 1	TCRα
	T-ALL	t(11;14) (p13;q11)	LMO 2	TCRα
	T-ALL	t(10;14) (q24;q11)	HOX11	TCRα
	T-ALL	t(1;14) (p32;q11)	TAL-1	TCRα
	T-ALL	t(7;9) (q35;q34)	TAL-2	TCRβ
	T-ALL	t(7;19) (q35;p13)	LYL-1	TCRβ

■ WHO分類（第4版），2008でのAMLの分類

1. Acute myeloid leukemia with recurrent genetic abnormalities
2. Acute myeloid leukemia with myelodysplasia-related changes
3. Therapy-related myeloid neoplasms
4. Acute myeloid leukemia, not otherwise specified
5. Myeloid sarcoma
6. Myeloid proliferations related to Down syndrome
7. Blastic plasmacytoid dendritic cell neoplasms

1. Acute myeloid leukemia with recurrent genetic abnormalities
   AML with t(8;21)(q22;q22); RUNX1-RUNX1T1
   AML with inv(16)(p13.1;q22); CBFB-MYH11
   APL with t(15;17)(q22;q21); PML-RARA
   AML with t(9;11)(p22;q23); MLLT3-MLL
   AML with t(6;9)(p23;q34); DEK-NUP214
   AML with inv(3)(q21;q26.2); RPN1-EVI1
   AML (megakaryoblastic) with t(1;22)(p13;q13); RBM15-MKL1

   Provisional entity: AML with mutated NPM1
   Provisional entity: AML with mutated CEBPA

4. Acute myeloid leukemia, not otherwise specified
   AML with minimal differentiation
   AML without maturation
   AML with maturation
   Acute myelomonocytic leukemia
   Acute monoblastic/monocytic leukemia
   Acute erythroid leukemia
   Acute magakaryoblastic leukemia
   Acute basophilic leukemia
   Acute panmyelosis with myelofibrosis

■ WHO分類（第4版），2008でのALLの分類

Precursor lymphoid neoplasms
1) B lymphoblastic leukemia/lymphoma
   with recurrent genetic abnormalities
   a) t(9;22)(q34;q11.2); BCR-ABL1
   b) t(v;11q23); MLL rearranged
   c) t(12;21)(p13;q22); TEL-AML1 (ETV6-RUNX1)
   d) hyperdiploidy（＞50染色体）
   e) hypodiploidy（＜45染色体）
   f) t(5;14)(q31;q32); IL3-IGH
   g) t(1;19)(q23;p13.3); E2A-PBX1 (TCF3-PBX1)

   not otherwise specified

2) T lymphoblastic leukemia/lymphoma

❸ 急性白血病細胞

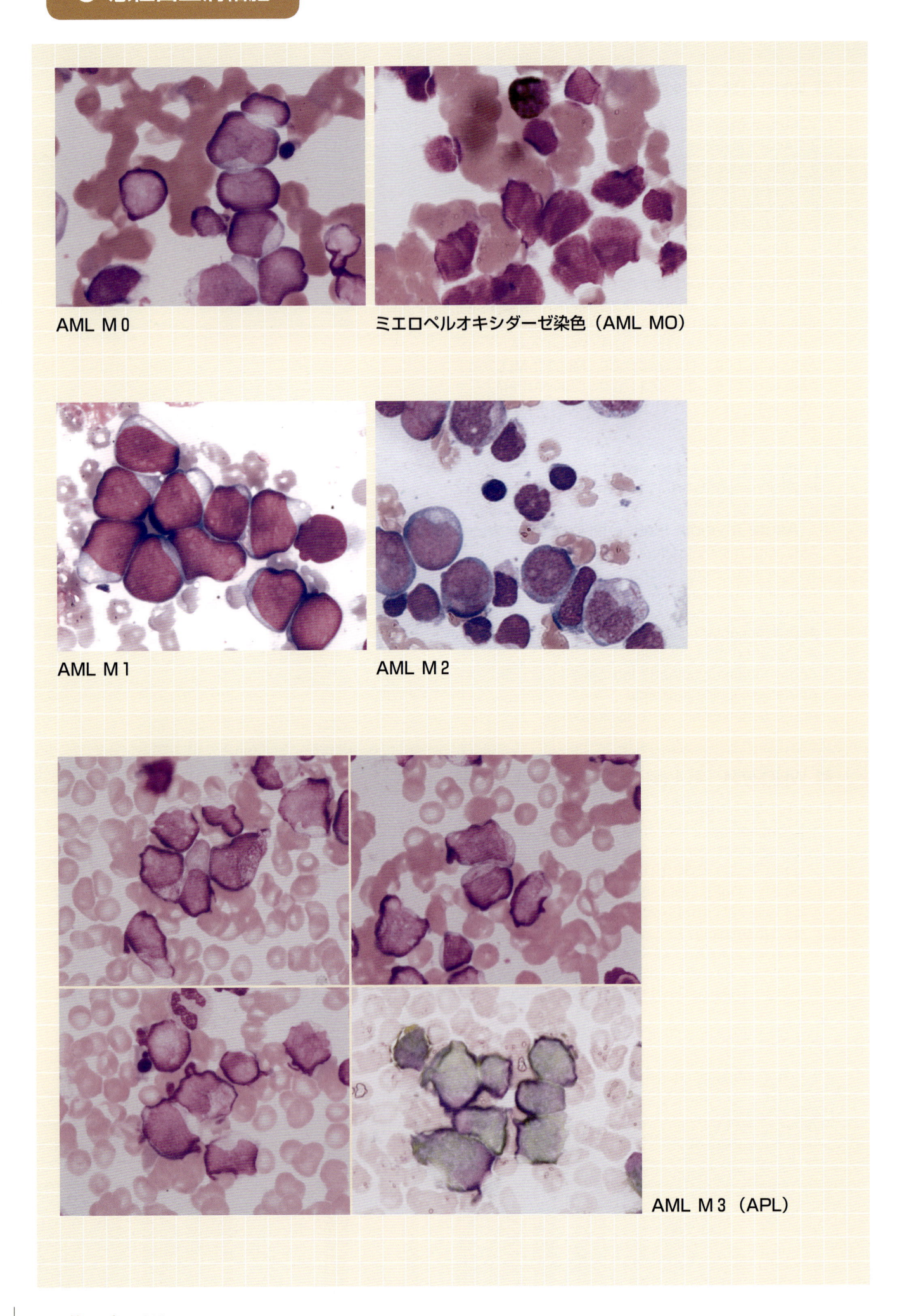

AML M 0

ミエロペルオキシダーゼ染色（AML M0）

AML M 1

AML M 2

AML M 3（APL）

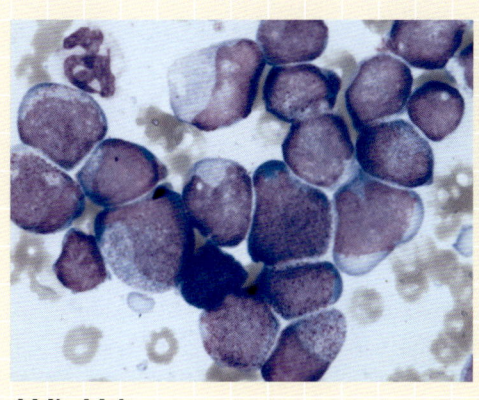

AML M 4

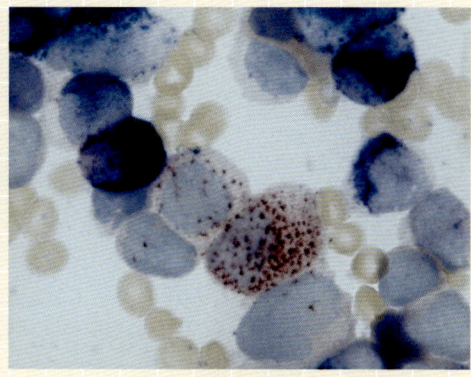

エステラーゼ二重染色（AML M 4）

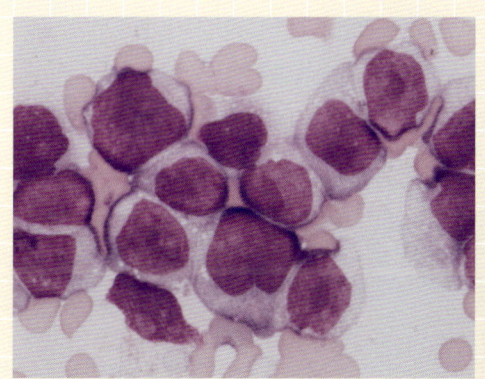

AML M 5 a

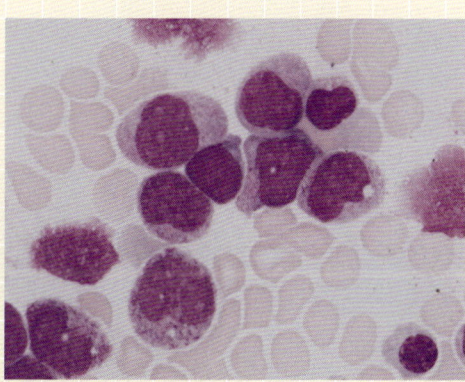

AML M 5 b

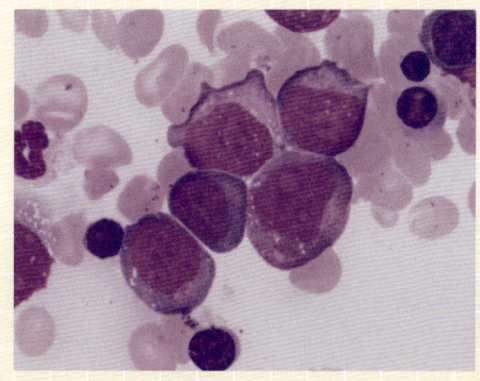

AML M 6

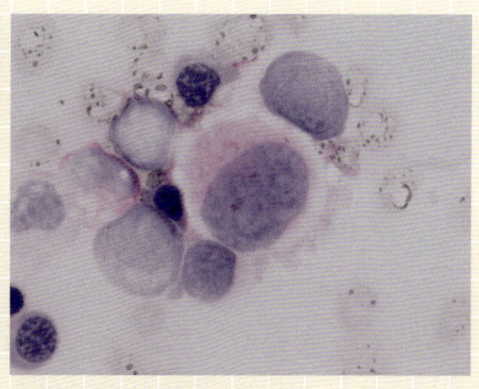

PAS染色（AML M 6）

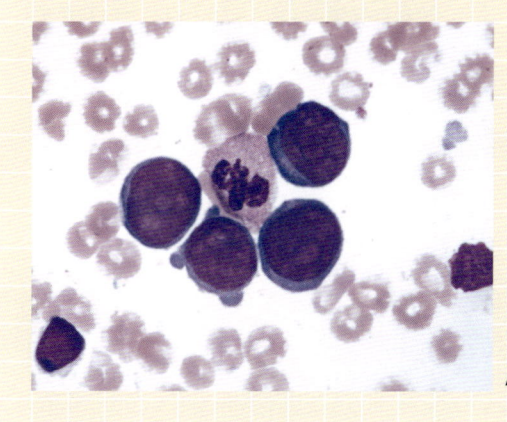

AML M 7

❸ 急性白血病細胞

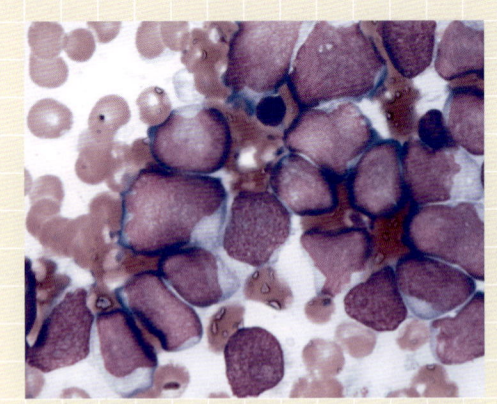

ALL L2

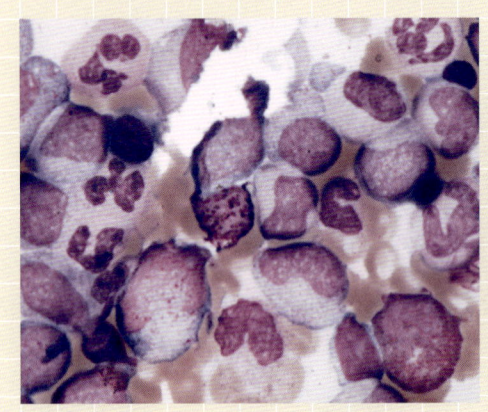

CML-Chronic phase（慢性期）

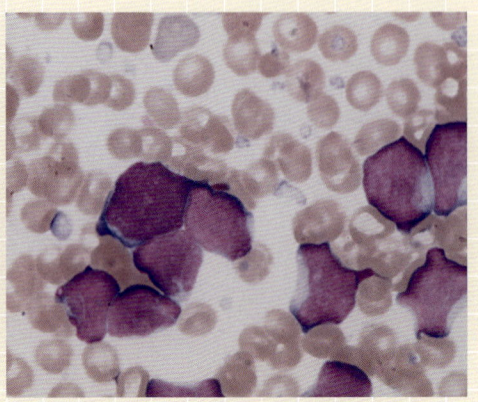

CML-Blastic crisis（急性転化期）

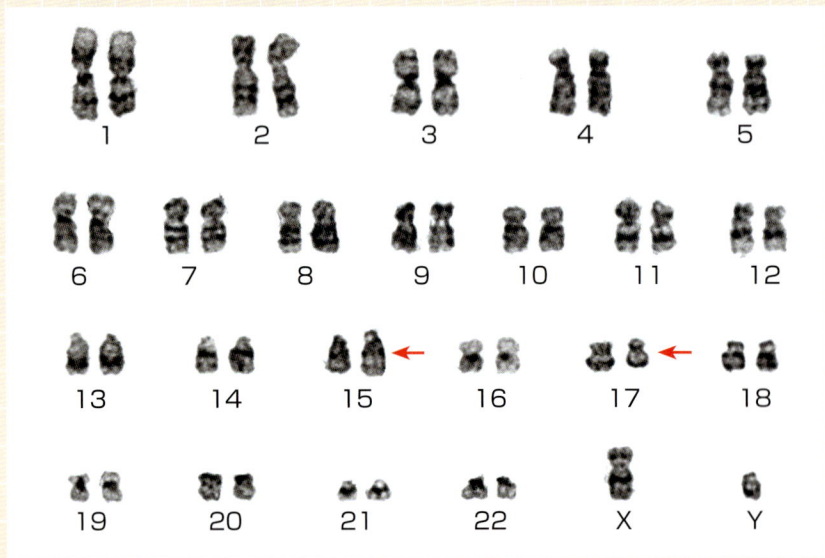

染色体分析（G-Band）
AML M3（APL）症例。
染色体異常 t(15;17)(q22;q21) を認める。

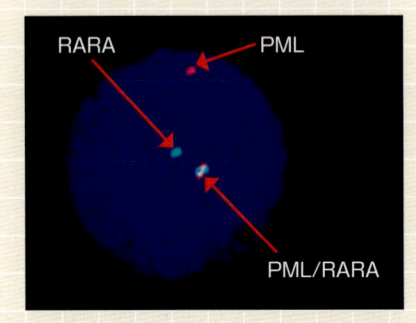

FISH法
AML M3（APL）症例。
PML/RARα融合シグナルを認める。

230　第11章　血液

❹ リンパ球系腫瘍の分類

■ WHO分類（第4版），2008でのリンパ系腫瘍の分類

前駆リンパ球腫瘍
1）Bリンパ芽球性白血病／リンパ腫（B-ALL／LBL）
2）Tリンパ芽球性白血病／リンパ腫（T-ALL／LBL）

成熟B細胞腫瘍
1）慢性リンパ性白血病／小リンパ球性リンパ腫（CLL／SLL）
2）B細胞前リンパ球性白血病（B-PLL）
3）脾濾胞辺縁帯リンパ腫（SMZL）
4）ヘアリー細胞白血病（HCL）
5）リンパ形質細胞性リンパ腫（LPL）
6）重鎖病
7）形質細胞腫瘍
8）節外性濾胞辺縁帯リンパ腫；粘膜関連リンパ組織リンパ腫（MALT）
9）濾胞性リンパ腫（FL）
10）皮膚原発濾胞中心リンパ腫
11）マントル細胞リンパ腫（MCL）
12）びまん性大細胞型B細胞リンパ腫（DLBCL）
13）慢性炎症関連びまん性大細胞型B細胞リンパ腫
14）縦隔（胸腺）原発大細胞型B細胞リンパ腫（PMBL）
15）血管内大細胞型B細胞リンパ腫（IVL）
16）ALK陽性大細胞型B細胞リンパ腫
17）形質芽細胞性リンパ腫（PBL）
18）原発性滲出リンパ腫（PEL）
19）Burkittリンパ腫
20）びまん性大細胞型B細胞リンパ腫とBurkittリンパ腫との中間型の特徴をもつ分類不能B細胞リンパ腫
21）びまん性大細胞型B細胞リンパ腫と古典的Hodgkinリンパ腫との中間型の特徴をもつ分類不能B細胞リンパ腫

成熟T／NK細胞腫瘍
1）T細胞前リンパ球性白血病（T-PLL）
2）T細胞大顆粒リンパ球性白血病（T-LGL）
3）アグレッシブNK細胞白血病
4）小児EBV陽性Tリンパ増殖性疾患
5）成人T細胞性白血病／リンパ腫（ATLL）
6）節外性NK／T細胞リンパ腫、鼻型
7）腸管症関連T細胞リンパ腫
8）肝脾T細胞リンパ腫
9）皮下脂肪織炎様T細胞リンパ腫
10）菌状息肉症
11）セザリー症候群
12）皮膚原発末梢性T細胞リンパ腫、まれな準疾患単位
13）末梢性T細胞リンパ腫、非特異型（PTCL,NOS）
14）血管免疫芽球性T細胞リンパ腫（AITL）
15）未分化大細胞型リンパ腫、ALK陽性（ALCL,ALK positive）
16）未分化大細胞型リンパ腫、ALK陰性（ALCL,ALK negative）

ホジキンリンパ腫
1）結節性リンパ球優位型ホジキンリンパ腫（NLPHL）
2）古典的ホジキンリンパ腫（CHL）

免疫不全症関連リンパ増殖性疾患
1）原発性免疫異常症関連リンパ増殖性疾患
2）HIV感染症関連リンパ腫
3）移植後リンパ増殖性疾患（PT-LPD）
4）他の医原性免疫不全症関連リンパ増殖性疾患

❺ リンパ系腫瘍細胞

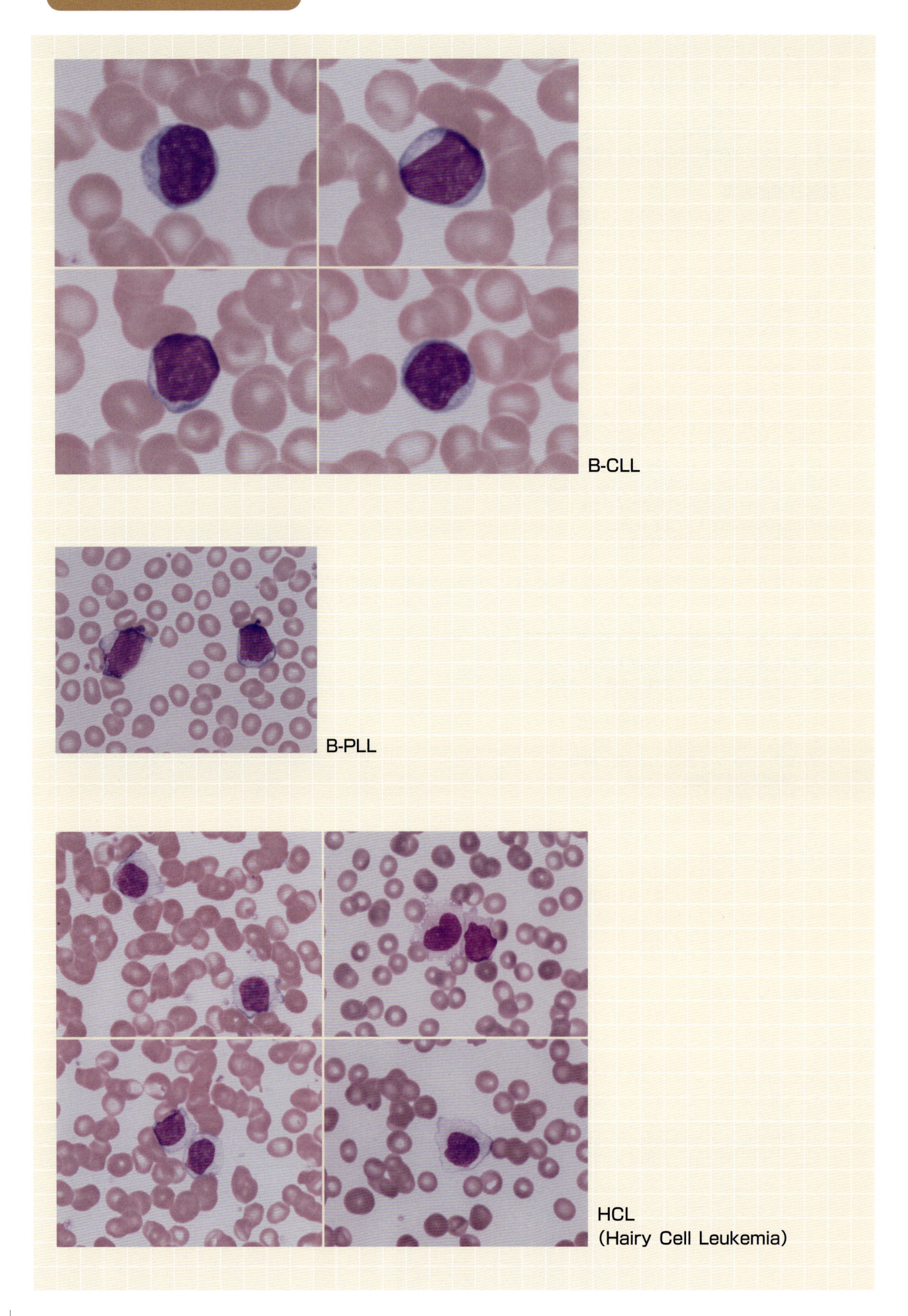

B-CLL

B-PLL

HCL（Hairy Cell Leukemia）

232　第11章　血液

LPL

SMZL   MCL

T-LGL

❺ リンパ系腫瘍細胞　233

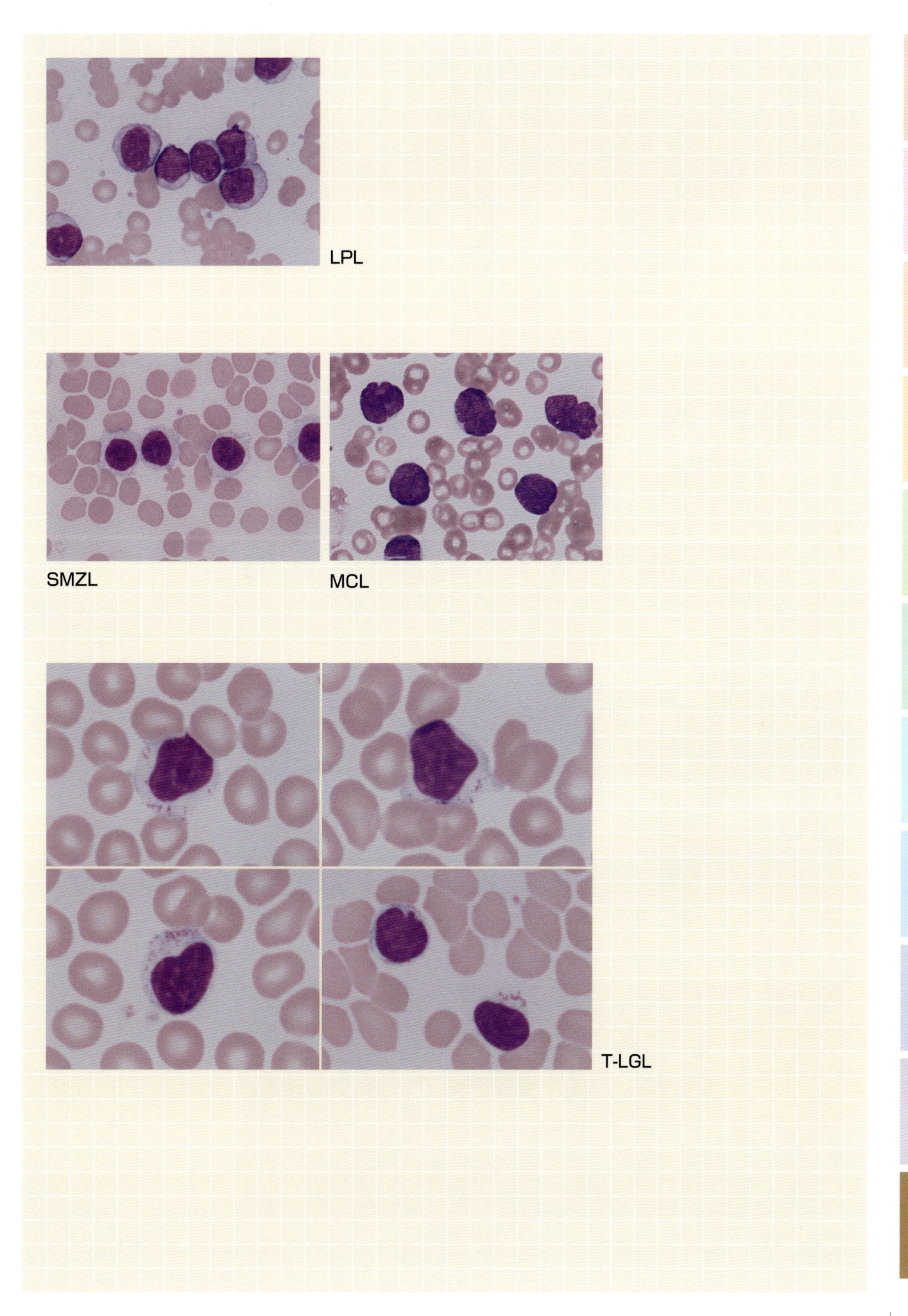

FL

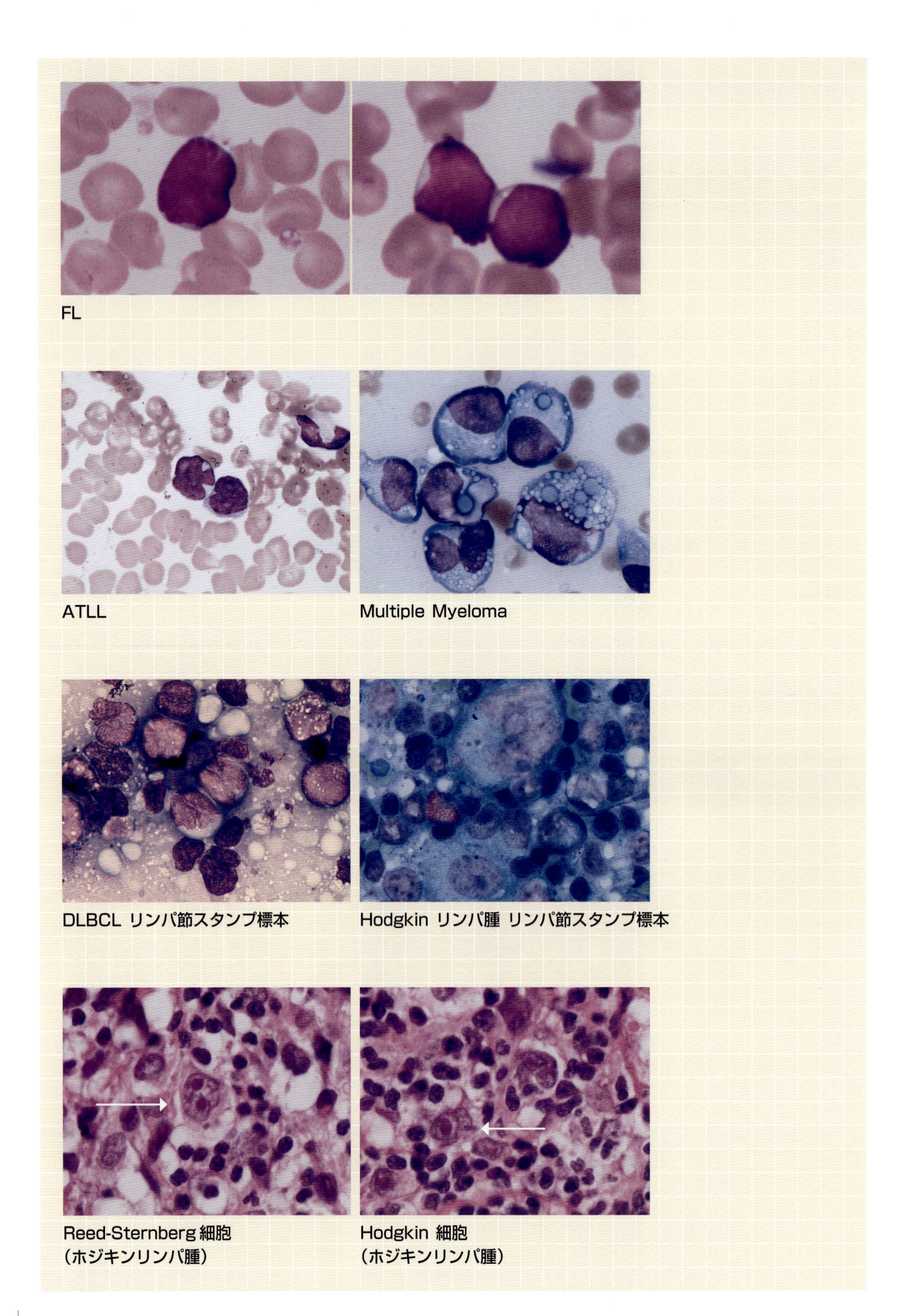

ATLL

Multiple Myeloma

DLBCL リンパ節スタンプ標本

Hodgkin リンパ腫 リンパ節スタンプ標本

Reed-Sternberg 細胞
（ホジキンリンパ腫）

Hodgkin 細胞
（ホジキンリンパ腫）

〔監修〕

奥村 明之進　　呼吸器外科　　大阪大学医学部医学科教育センター
土岐 祐一郎　　消化器外科　　大阪大学医学部医学科教育センター

〔編集〕

渡部 健二　　消化器内科　　大阪大学医学部医学科教育センター
和佐 勝史　　小児外科　　　大阪大学医学部医学科教育センター

（所属は初版刊行時のもの）

臨床実習のための画像診断入門

2013年8月29日　初版第1刷発行　　〔検印廃止〕
2017年12月4日　初版第2刷発行　　〔検印廃止〕

監　　修　　奥村 明之進, 土岐 祐一郎
編　　者　　渡部 健二, 和佐 勝史
発 行 所　　大阪大学出版会
　　　　　　代表者　三成 賢次
　　　　　　〒565-0871　大阪府吹田市山田丘2-7
　　　　　　大阪大学ウエストフロント
　　　　　　電話：06-6877-1614　FAX：06-6877-1617
　　　　　　URL: http://www.osaka-up.or.jp
デザイン・組版　株式会社 遊文舎
印刷・製本　　　日本印刷出版株式会社

© Medical Education Center, Osaka University Medical School 2013
Printed in Japan
ISBN978-4-87259-456-0 C3047

JCOPY 〈出版者著作権管理機構 委託出版物〉
本書の無断複製は著作権法上での例外を除き禁じられています。複製される場合は、その都度事前に、出版者著作権管理機構（電話 03-3513-6969、FAX 03-3513-6979、e-mail: info@jcopy.or.jp）の許諾を得てください。